流动与固定采血设施设计配置指南

戚 海　张新童　孙 俊　朱永宝　李 蓬 / 主编

山东城市出版传媒集团 · 济南出版社

图书在版编目（CIP）数据

流动与固定采血设施设计配置指南 / 戚海等主编．
—济南 : 济南出版社 , 2020.12

ISBN 978-7-5488-4395-5

Ⅰ．①流…　Ⅱ．①戚…　Ⅲ．①血液—采集设备—配置
—指南　Ⅳ．① R446.11-62

中国版本图书馆 CIP 数据核字 (2020) 第 244733 号

出 版 人　崔　刚
责任编辑　宋书强
装帧设计　焦萍萍
出版发行　济南出版社
地　　址　济南市二环南路 1 号（250002）
编辑热线　0531-86131725
发行热线　0531-86131728　86922073　86131701
印　　刷　济南鲁艺彩印有限公司
版　　次　2020 年 12 月第 1 版
印　　次　2021 年 2 月第 1 次印刷
成品尺寸　185mm × 260mm　16 开
印　　张　26
字　　数　437 千
印　　数　1—1070 册
定　　价　180.00 元

编 委 会

前　言

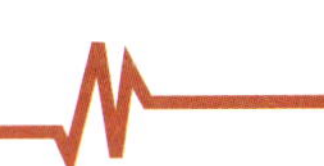

《中华人民共和国献血法》颁布实施二十多年来，我国无偿献血事业得到了蓬勃发展，为我国医疗卫生事业的进步和人民群众的生命健康做出了突出贡献。特别是党的十八大以来，在以习近平总书记为核心的党中央的坚强领导下，国家公共卫生体系不断完善，血液保障水平大力提高。各级采供血机构在当地党委和政府的领导下，充分发挥中国特色社会主义制度优势，重点加强了对以党政机关、高等院校、国有企事业单位为主体的团体无偿献血工作；以社会主义新农村建设为契机，积极开展无偿献血进乡村活动；以加强中国特色社会主义精神文明建设和志愿服务为平台，全面提高社会各界参与无偿献血工作的热情。政府主导，部门支持，全社会共同参与无偿献血的良好氛围已经形成。

为大力提升对献血者的关爱水平和服务能力，各级采供血机构主动加强人员培训，优化服务流程，完善服务设施，设计了各具特色的流动采血车、采血方舱和固定献血屋。重庆市卫健委、重庆市血液中心组织制定了《重庆市献血屋标准化设计规范》，北京市红十字血液中心等单位还在全国率先设计了流动机采献血车，为广大献血者提供了舒适、便捷、安全的献血环境，为促进无偿献血事业的发展做出了较大贡献。但是，目前国内流动采血车、采血方舱、固定献血屋的设计标准不一、配置参数多样，流动与固定采血设施的设计、参数配置、外观形象等方面信息资料收集困难，不利于各单位建设造型新颖、布局合理、流程科学、先进时尚的采血设施。为帮助各采供血机构解决上述实际问题，中国输血协会献血服务专业委员会联合中国输血协会装备专业委员会、中国输血协会输血伦理学专业委员会等，组织了山东威高集团医用高分子制品股份有限公司（WG）、西安长峰

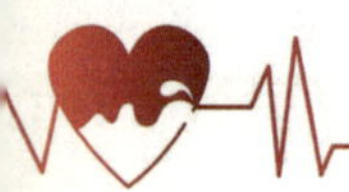

机电研究所（中国航天科工集团有限公司六院 210 所）（210S）、青岛捷福凯科工贸有限公司（JFK）、厦门金龙联合汽车工业有限公司（XMKL）、厦门市佳乐新创机电设备有限公司（JL）等国内重点采血车（方舱、采血屋）制造商，组织精干力量，收集整理了大量的设计图纸、配置参数以及典型案例，编辑完成了《流动与固定采血设施设计配置指南》。为便于读者阅读，编者对有关功能和型号信息以字母缩写表示，例如：有动力：YDL；无动力：WDL；可伸缩：KSS；无伸缩：WSS；采血屋：CXW；采血车：CXC；采血方舱：CXFC。每组缩写字母之间以“–”隔开，例如：山东威高集团医用高分子制品股份有限公司有动力可伸缩采血方舱 1 号：WG–YDL–KSS–CXFC–01。

本书的出版还得到了以下单位的大力支持：山东省血液中心、河北省血液中心、重庆市血液中心、北京市红十字血液中心、天津市血液中心、河南省血液中心等，在此一并表示感谢！希望本书的出版，能够对我国各级各类采供血机构流动与固定采血设施的设计和功能提升提供有益的帮助，同时有效搭建起使用单位和设计单位之间的交流平台，共同促进我国无偿献血事业的快速发展。需要说明的是，本书附录三《采血屋（车）建设标准》所采用的上海市、天津市地方标准是为采供血机构的工作人员提供参考。

《流动与固定采血设施设计配置指南》编委会

2020 年 6 月 14 日

目 录

第一章

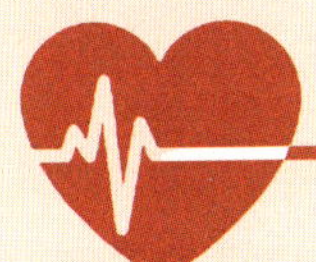

采血车布局设计图、配置参数和典型案例

一、各型采血车内部布局设计图

WG-YDL-WSS-CXC-01 采血车布局图

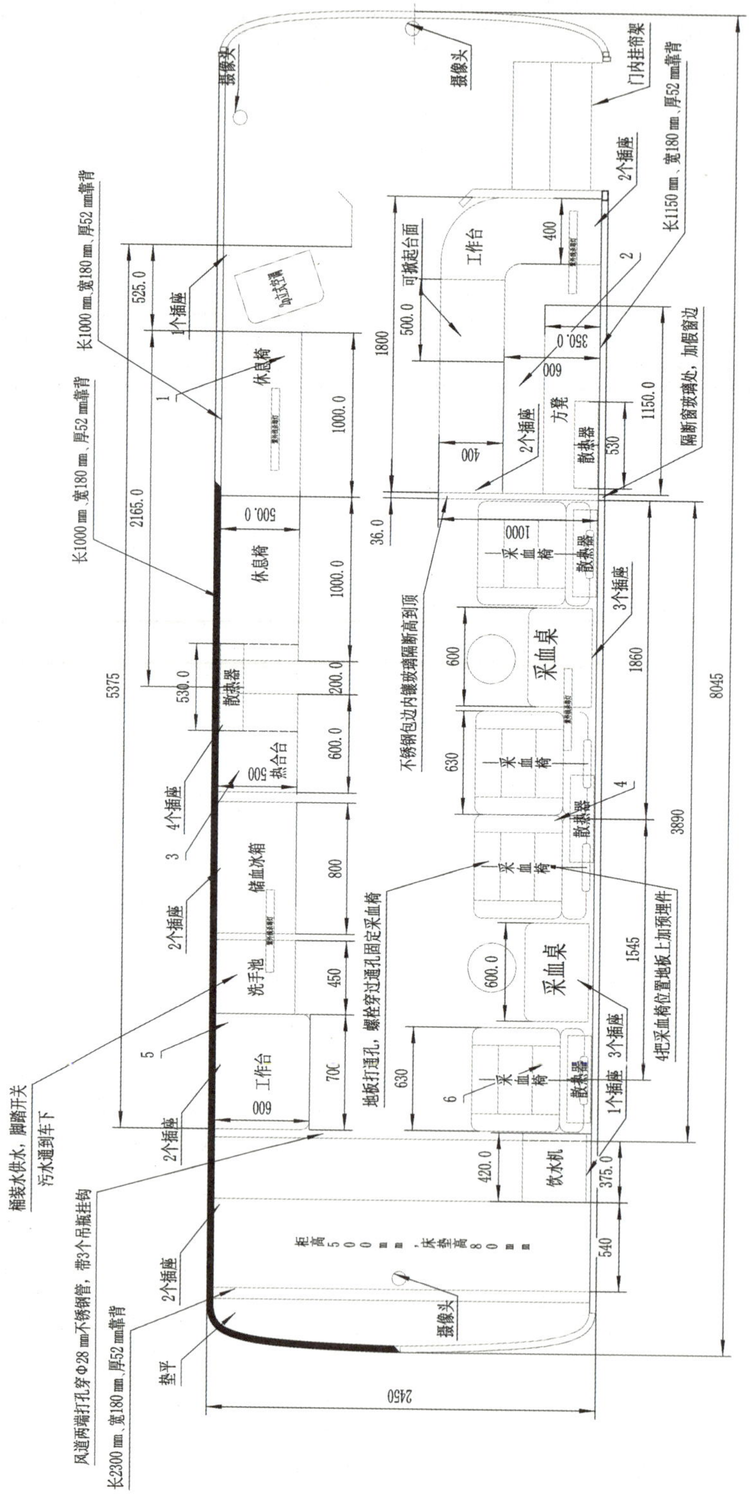

摄像头
摄像头
门内挂帘架
长1150㎜、宽180㎜、厚52㎜靠背
2个插座
工作台
400
可掀起台面
500.0
1800
2
350.0
600
2个插座
方凳
散热器
530
1150.0
隔断窗玻璃处，加假窗边
400
36.0
不锈钢包边内镶玻璃隔断高到顶
1000
采血椅
散热器
3个插座
600
采血桌
1860
8045
630
采血椅
4
散热器
3890
采血椅
4把采血椅位置地板上加预埋件
1545
600.0
采血桌
3个插座
地板打通孔，螺栓穿过通孔固定采血椅
630
6
采血椅
散热器
1个插座
420.0
饮水机
375.0
柜高500㎜，床垫高800㎜
540
摄像头
2450
长1000㎜、宽180㎜、厚52㎜靠背
525.0
1个插座
1
休息椅
1000.0
长1000㎜、宽180㎜、厚52㎜靠背
2165.0
500.0
休息椅
1000.0
5375
530.0
散热器
200.0
4个插座
500
热合台
600.0
3
储血冰箱
800
2个插座
洗手池
450
5
工作台
700
600
2个插座
桶装水供水，脚踏开关
污水通到车下
风道两端打孔穿Φ28㎜不锈钢管，带3个吊瓶挂钩
2个插座
垫平
长2300㎜、宽180㎜、厚52㎜靠背

WG-YDL-WSS-CXC-02 采血车布局图

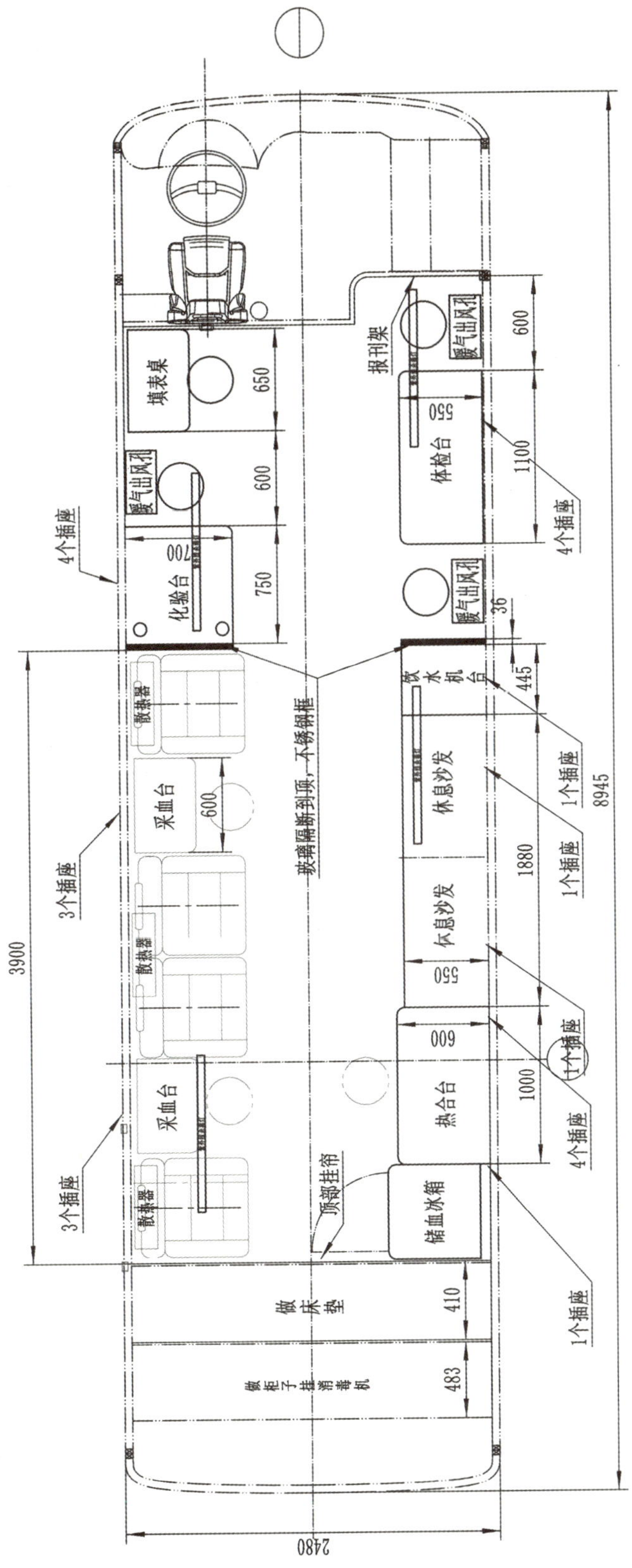

WG-YDL-WSS-CXC-03 采血车布局图

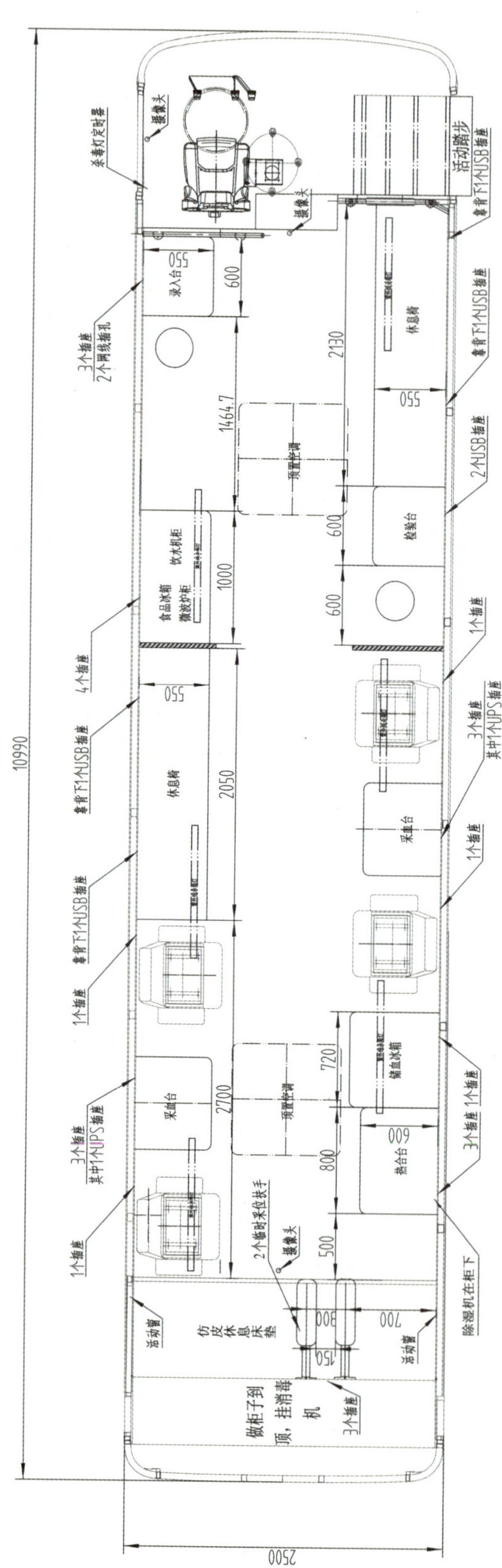

WG-YDL-WSS-CXC-04 采血车布局图

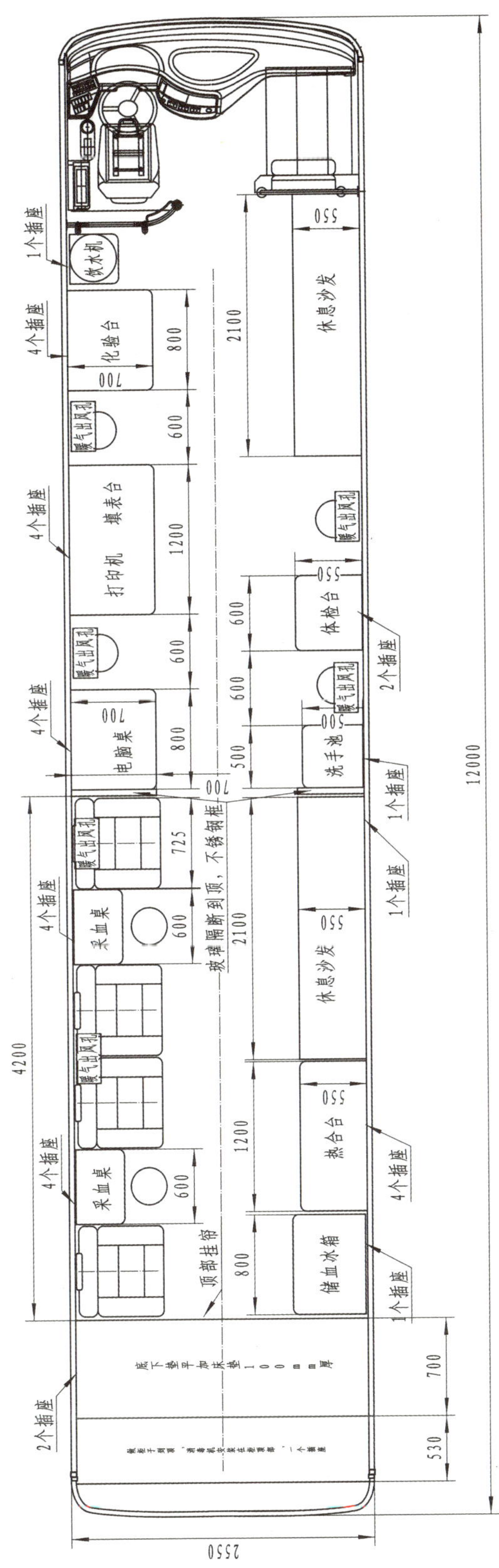

WG-YDL-KSS-CXC-01 采血车布局图

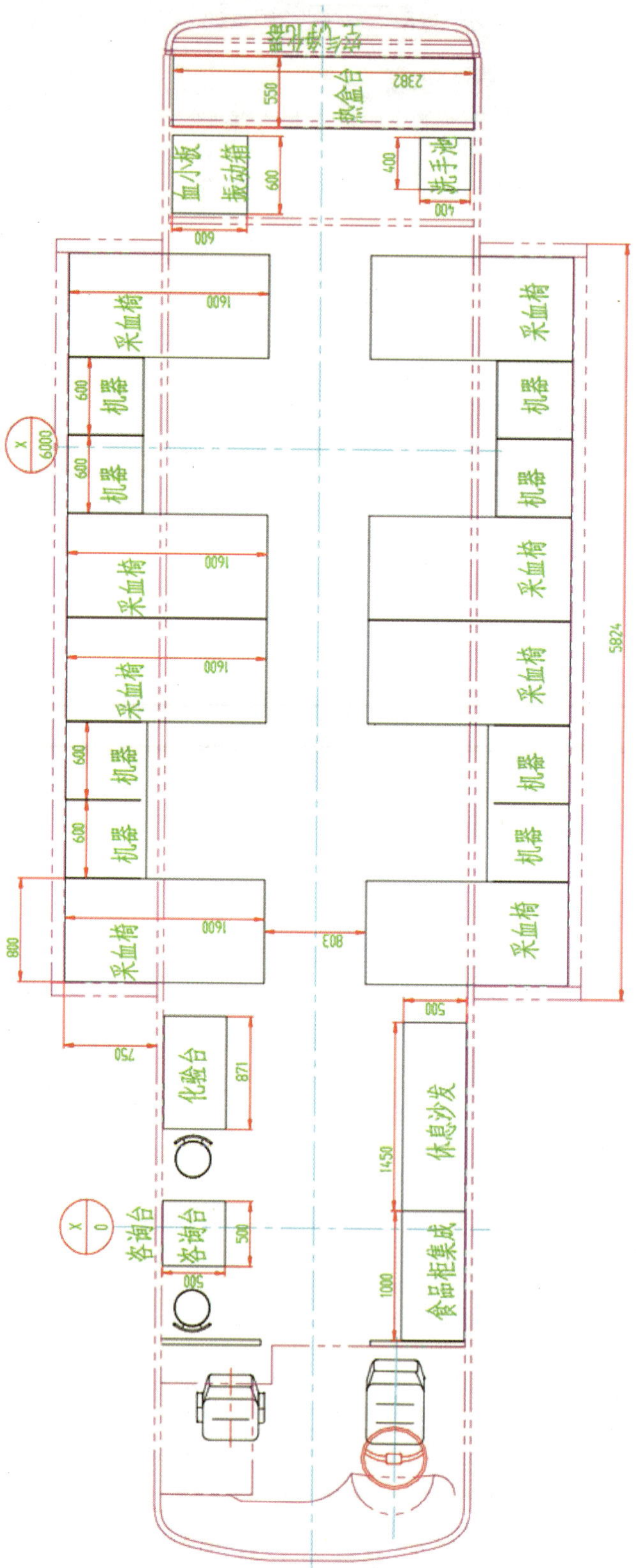

JL-YDL-WSS-CXC-01 采血车布局图

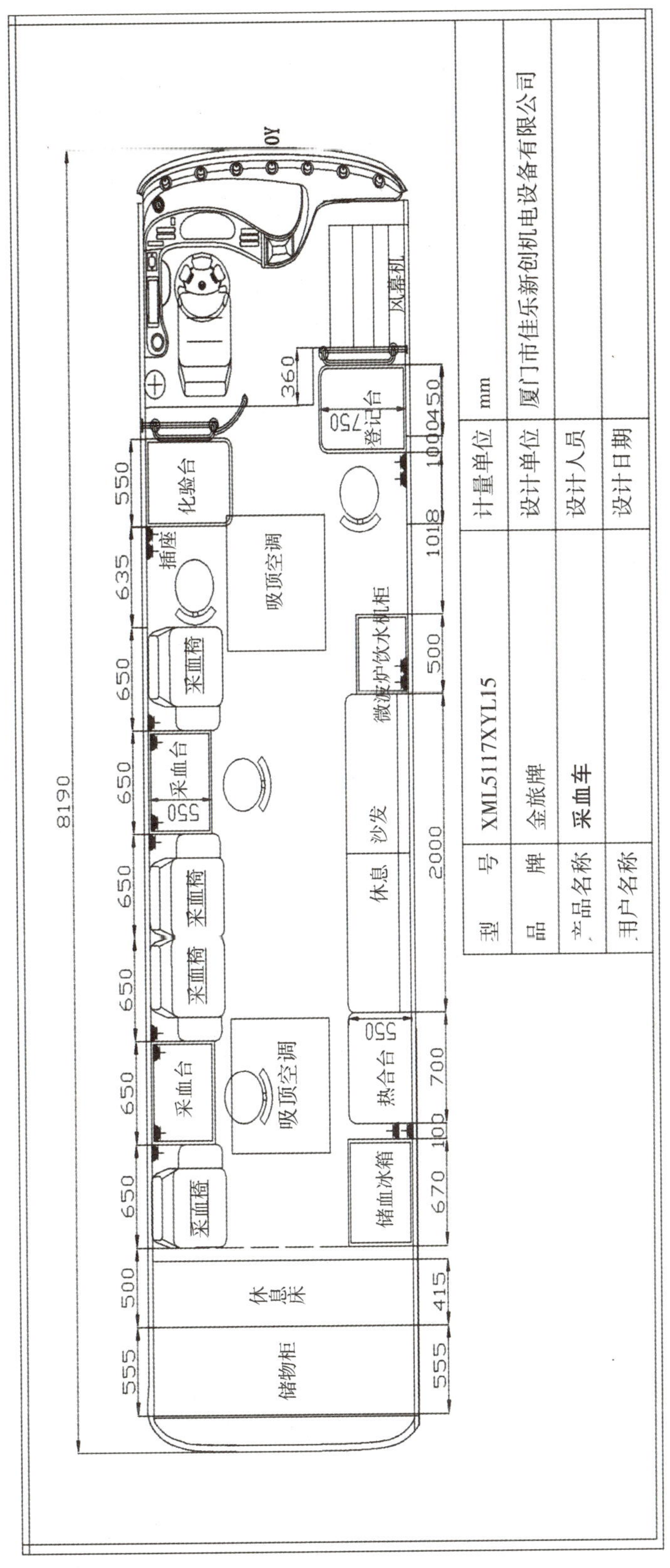

JL-YDL-WSS-CXC-02 采血车布局图

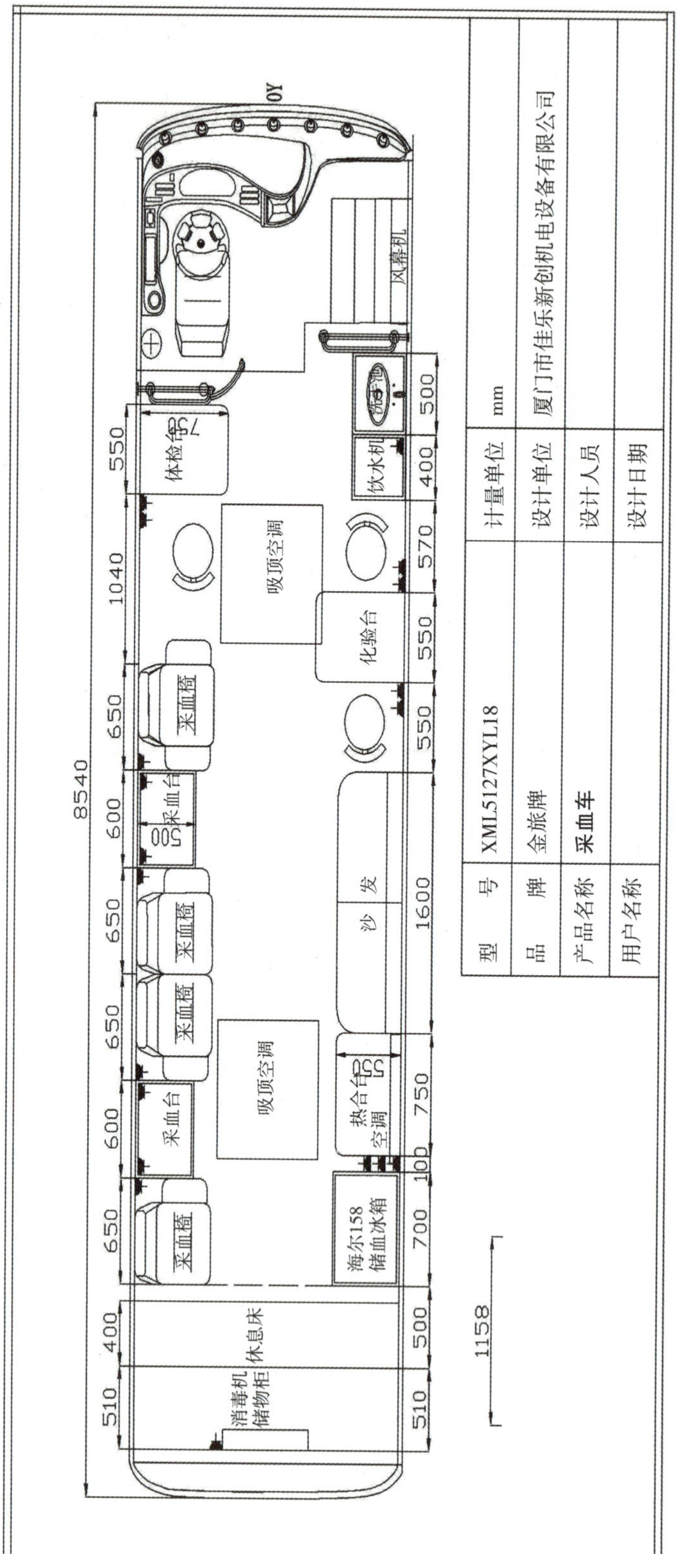

风幕机
洗手池
饮水机
体检台
吸顶空调
化验台
采血椅
采血台
沙发
热合台
空调
海尔158储血冰箱
休息床
消毒机
储物柜

8540
550 1040 650 600 650 650 600 650 400 510
500 400 570 550 550 1600 750 100 700 500 510
750 500 550 1158

型号	XML5127XYL18	计量单位	mm
品牌	金旅牌	设计单位	厦门市佳乐新创机电设备有限公司
产品名称	**采血车**	设计人员	
用户名称		设计日期	

JL-YDL-WSS-CXC-03采血车布局图

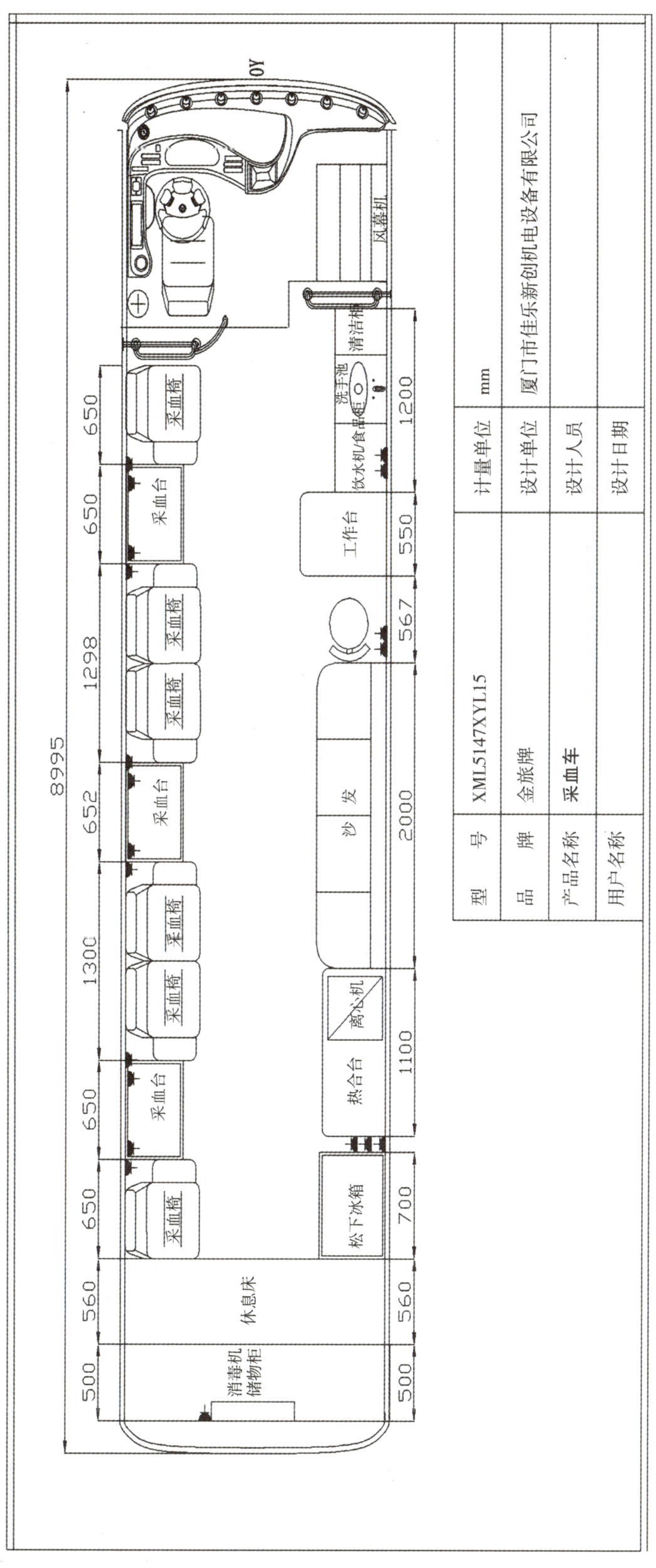

JL-YDL-WSS-CXC-04 采血车布局图

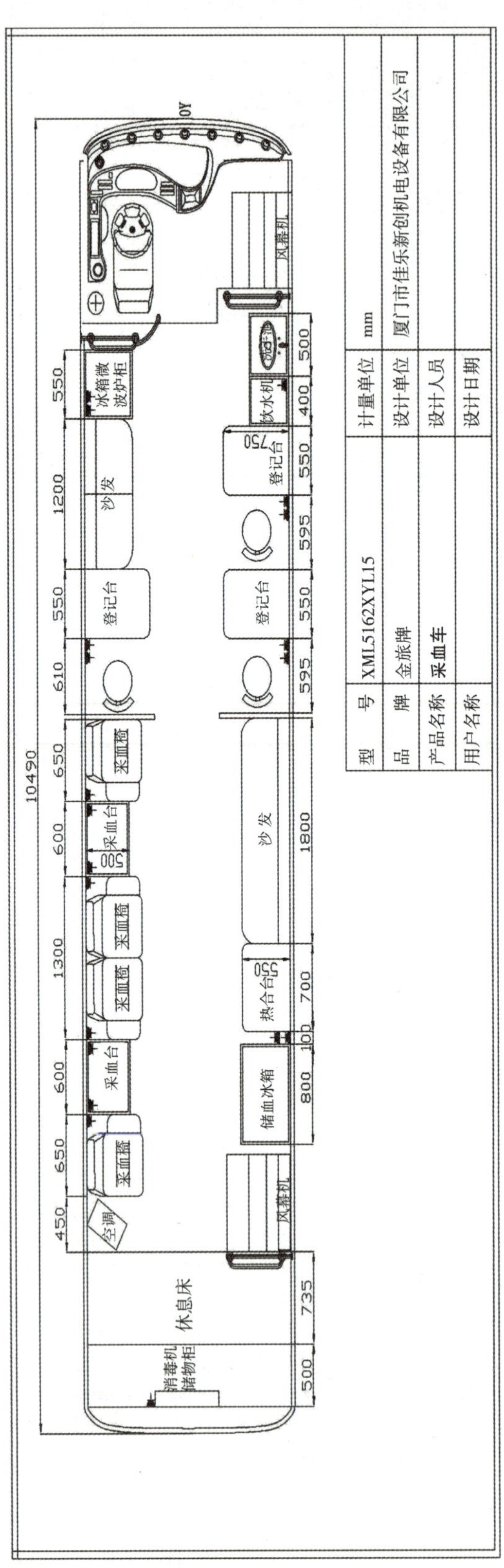

JL-YDL-WSS-CXC-05 采血车布局图

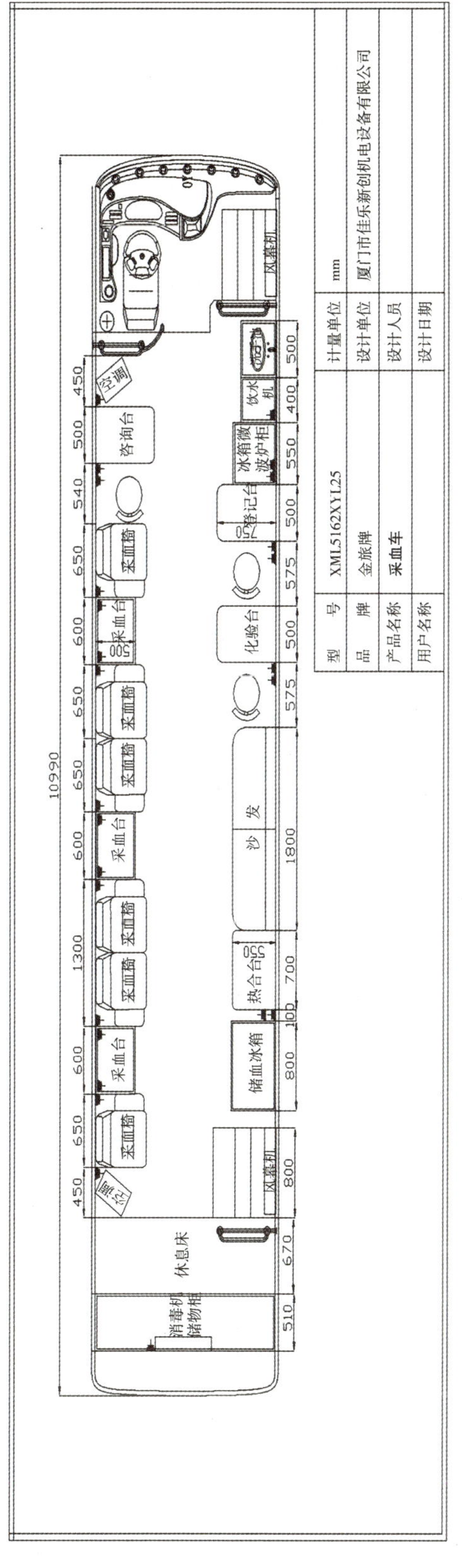

JL-YDL-WSS-CXC-06 采血车布局图

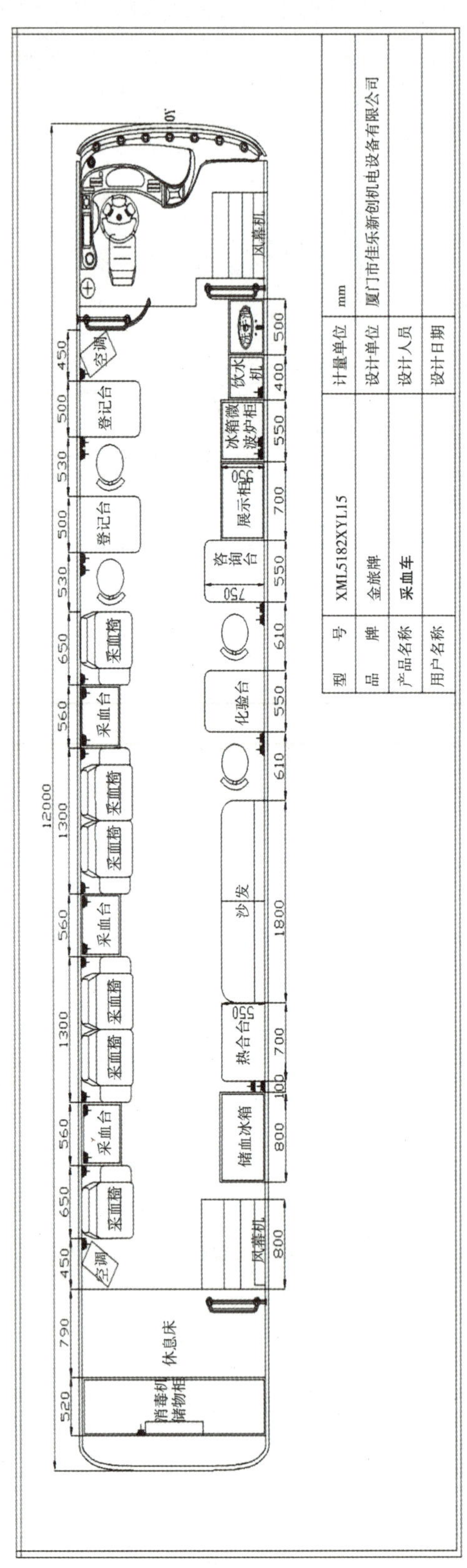

JL-YDL-WSS-CXC-07 采血车布局图

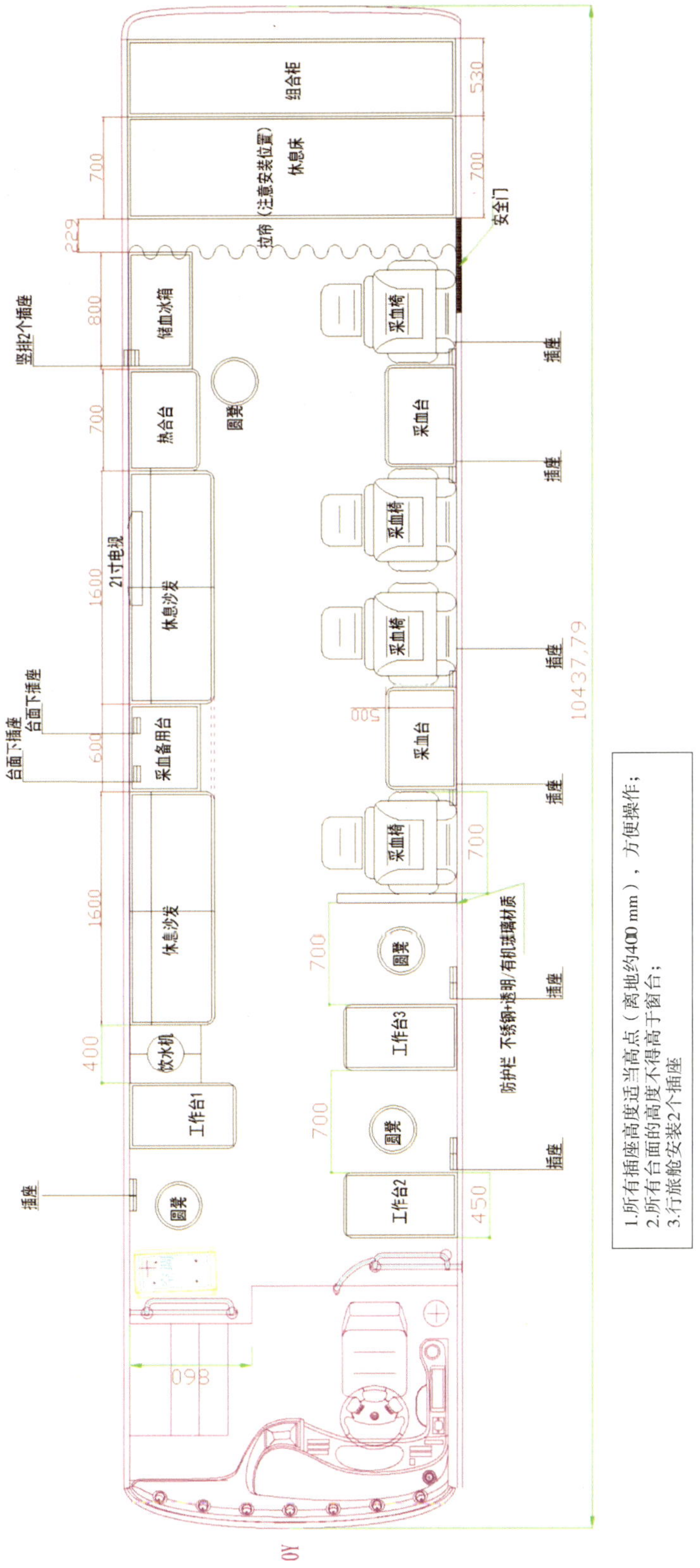

1.所有插座高度适当高点（离地约400 mm），方便操作；
2.所有台面的高度不得高于窗台；
3.行旅舱安装2个插座

JL-YDL-WSS-CXC-08 采血车布局图

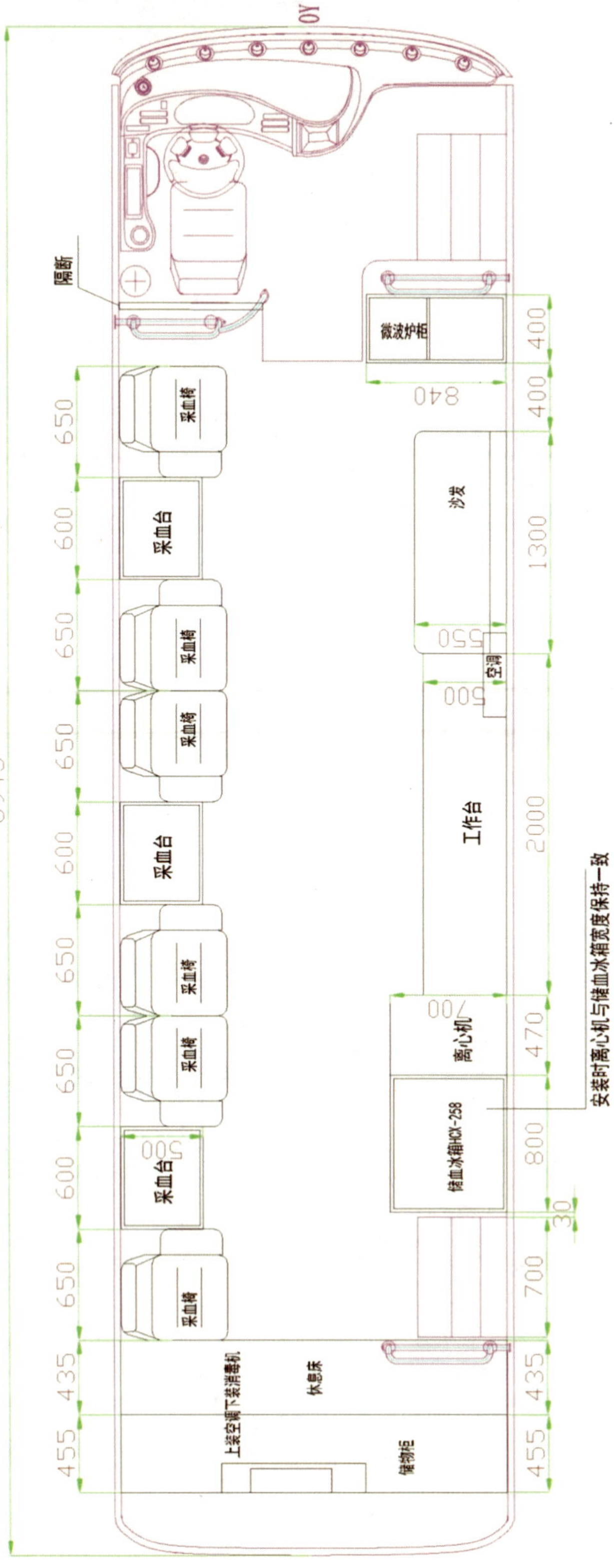
隔断
采血椅
采血台
采血椅
采血椅
采血台
采血椅
采血椅
采血台
采血椅
微波炉柜
沙发
空调
工作台
离心机
储血冰箱HCX-258
安装时离心机与储血冰箱宽度保持一致
上装空调下装消毒机
休息床
储物柜
8945
650
600
650
650
600
650
650
600
650
435
455
400
400
840
1300
550
500
2000
700
470
800
30
700
435
455
500

JL-YDL-WSS-CXC-09 采血车布局图

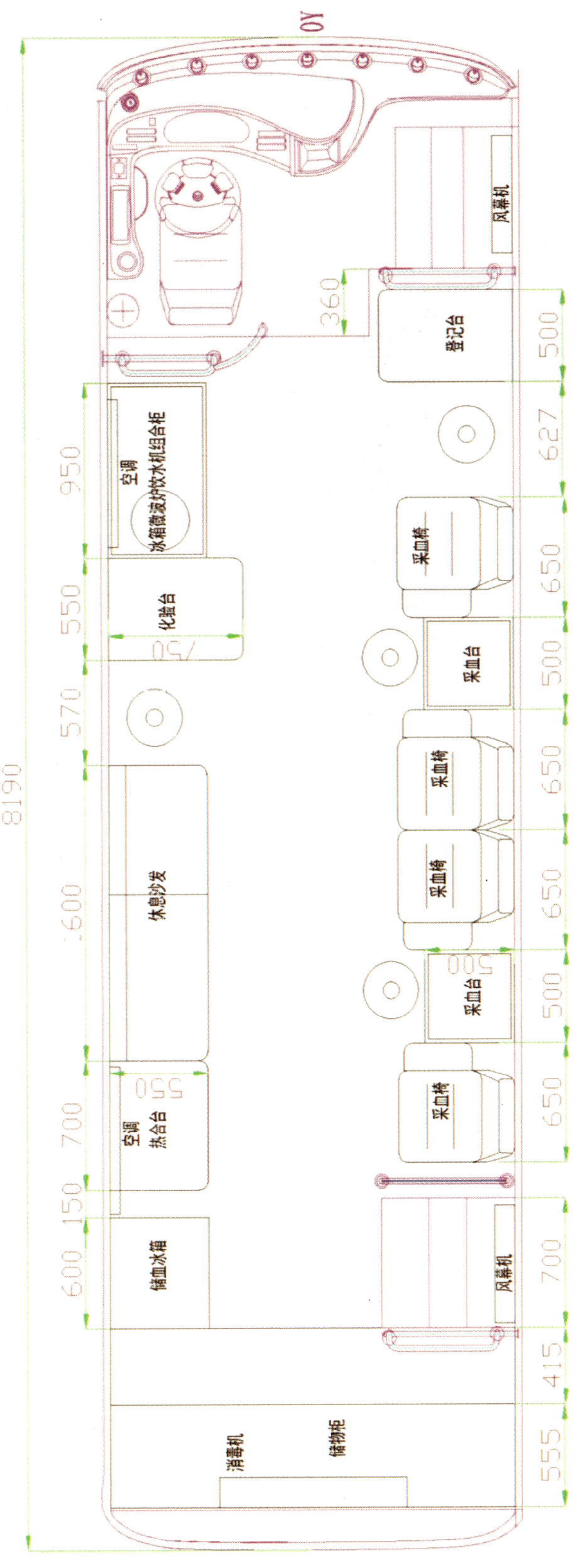

JL-YDL-WSS-CXC-10 采血车布局图

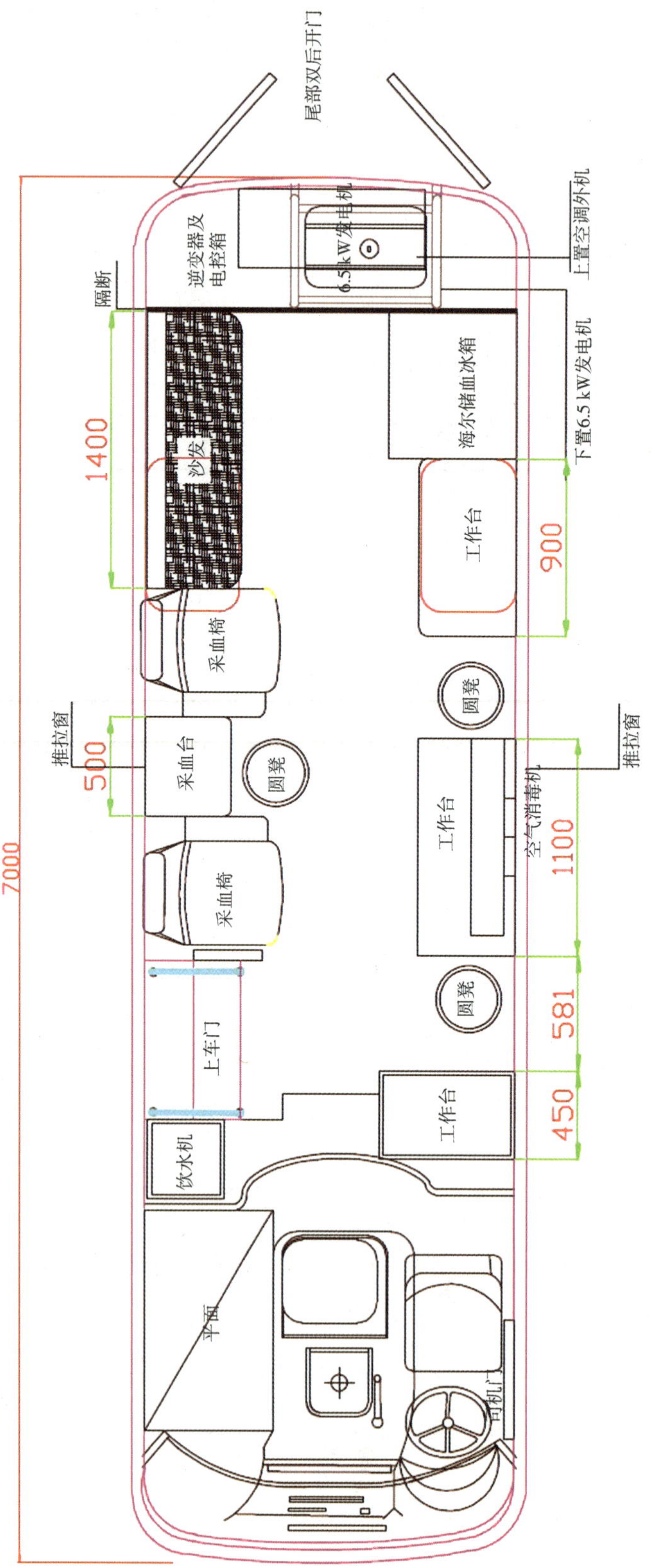

尾部双后开门
上置空调外机
逆变器及电控箱
6.5 kW发电机
隔断
下置6.5 kW发电机
海尔储血冰箱
沙发
1400
工作台
900
采血椅
圆凳
推拉窗
采血台
500
圆凳
推拉窗
工作台
空气消毒机
1100
7000
采血椅
圆凳
581
上车门
工作台
450
饮水机
平面
司机门

JL-YDL-WSS-CXC-11 采血车布局图

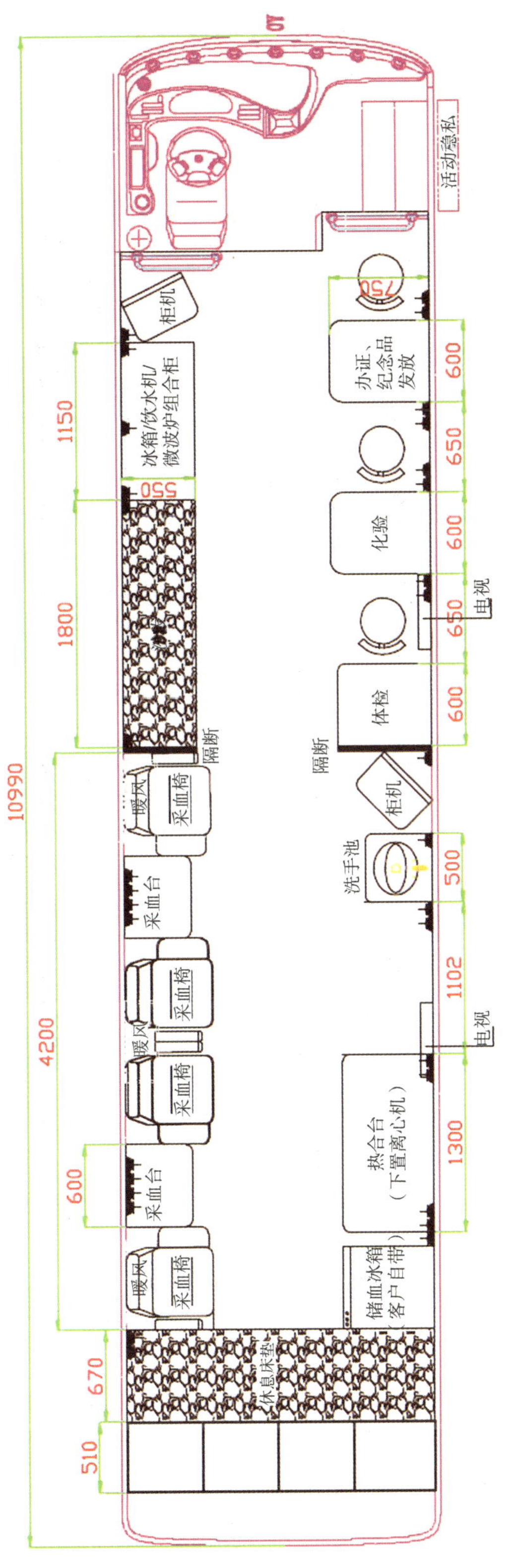

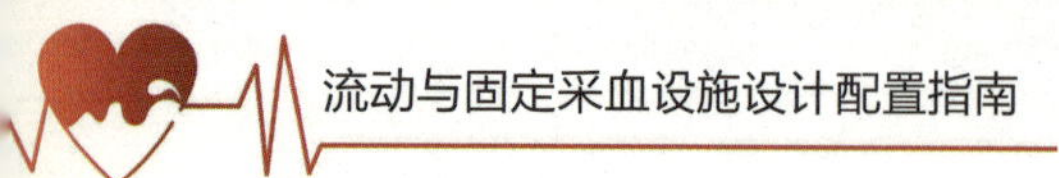

JL-YDL-WSS-CXC-12 采血车布局图

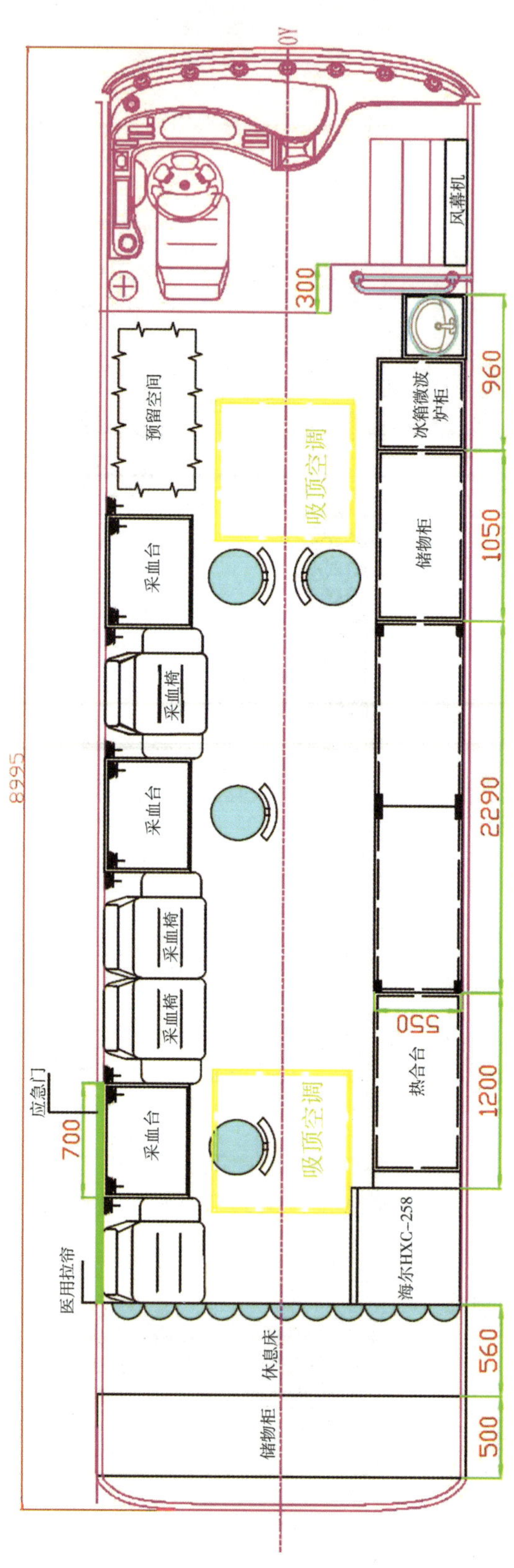

JL-YDL-WSS-CXC-13 采血车布局图

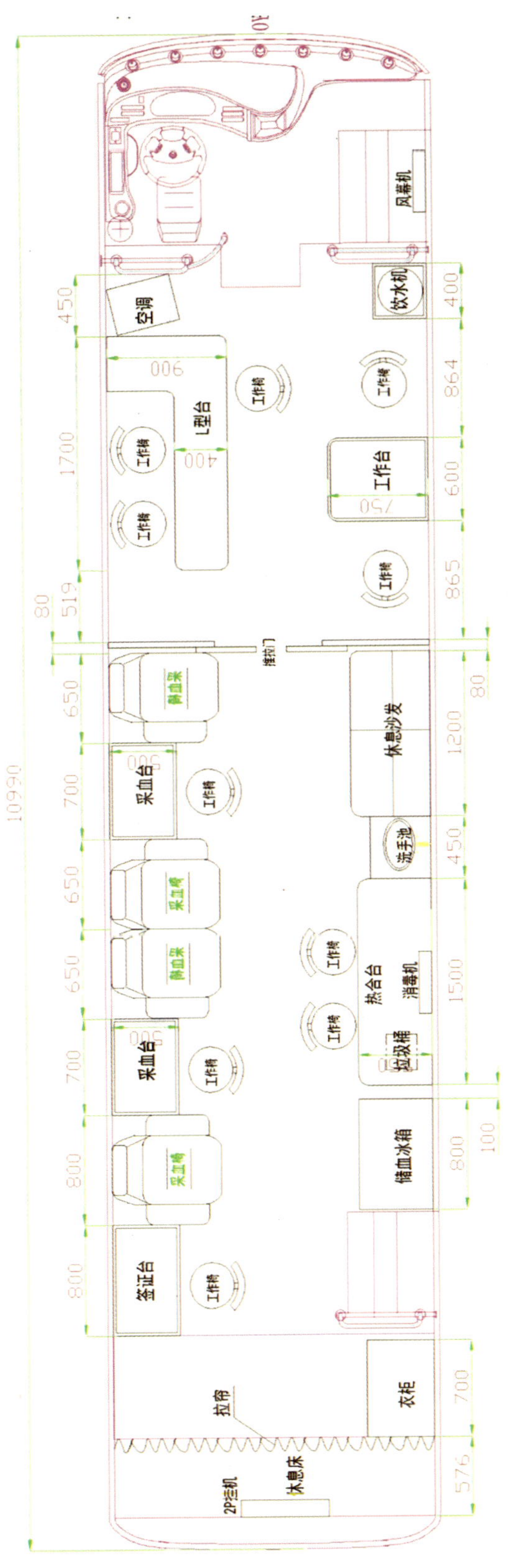

JL-CXC-014 采血车布局图

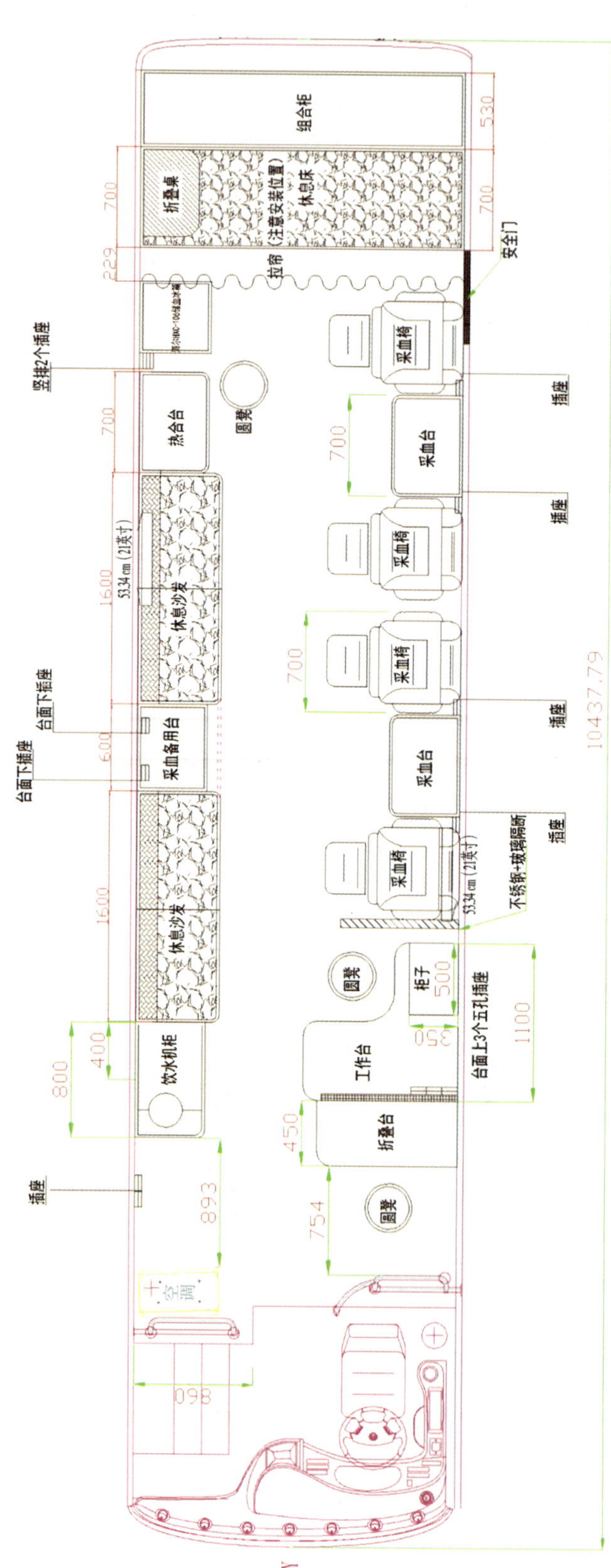

1.所有插座高度适当高点（离地约400 mm），方便操作；
2.所有台面的高度不得高于窗台；
3.行旅舱安装2个插座；
4.拉帘采用客车折叠式，且材质要好。安装位置如图

JL-CXC-014 采血车布局图

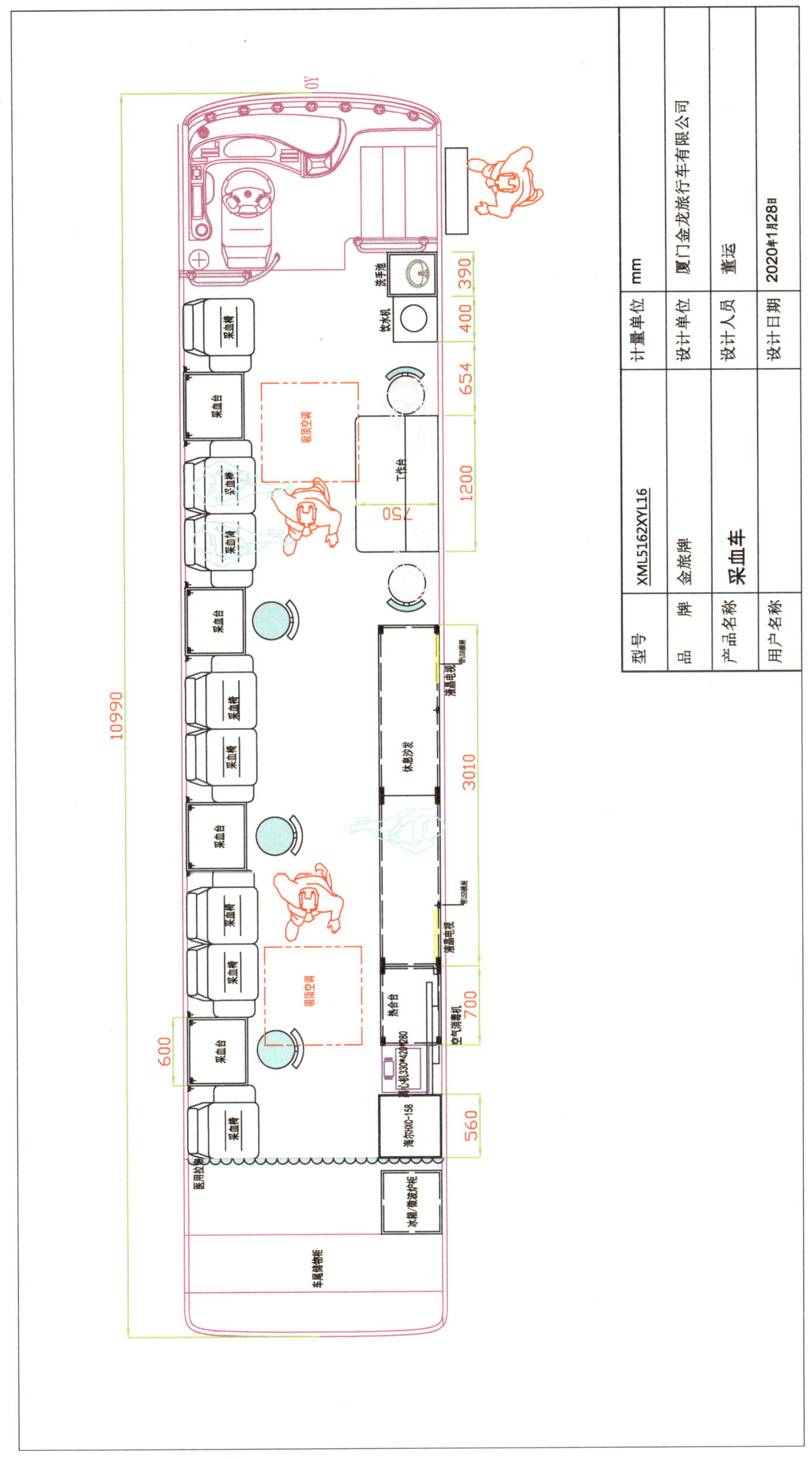

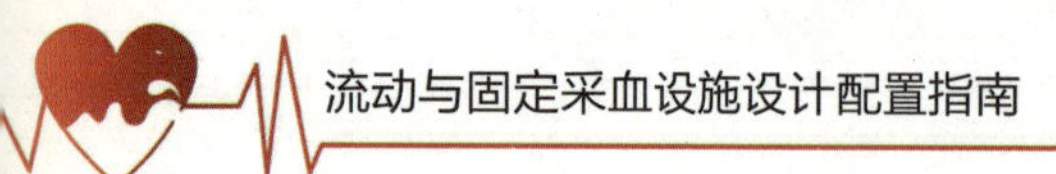

JL-CXC-015 采血车布局图

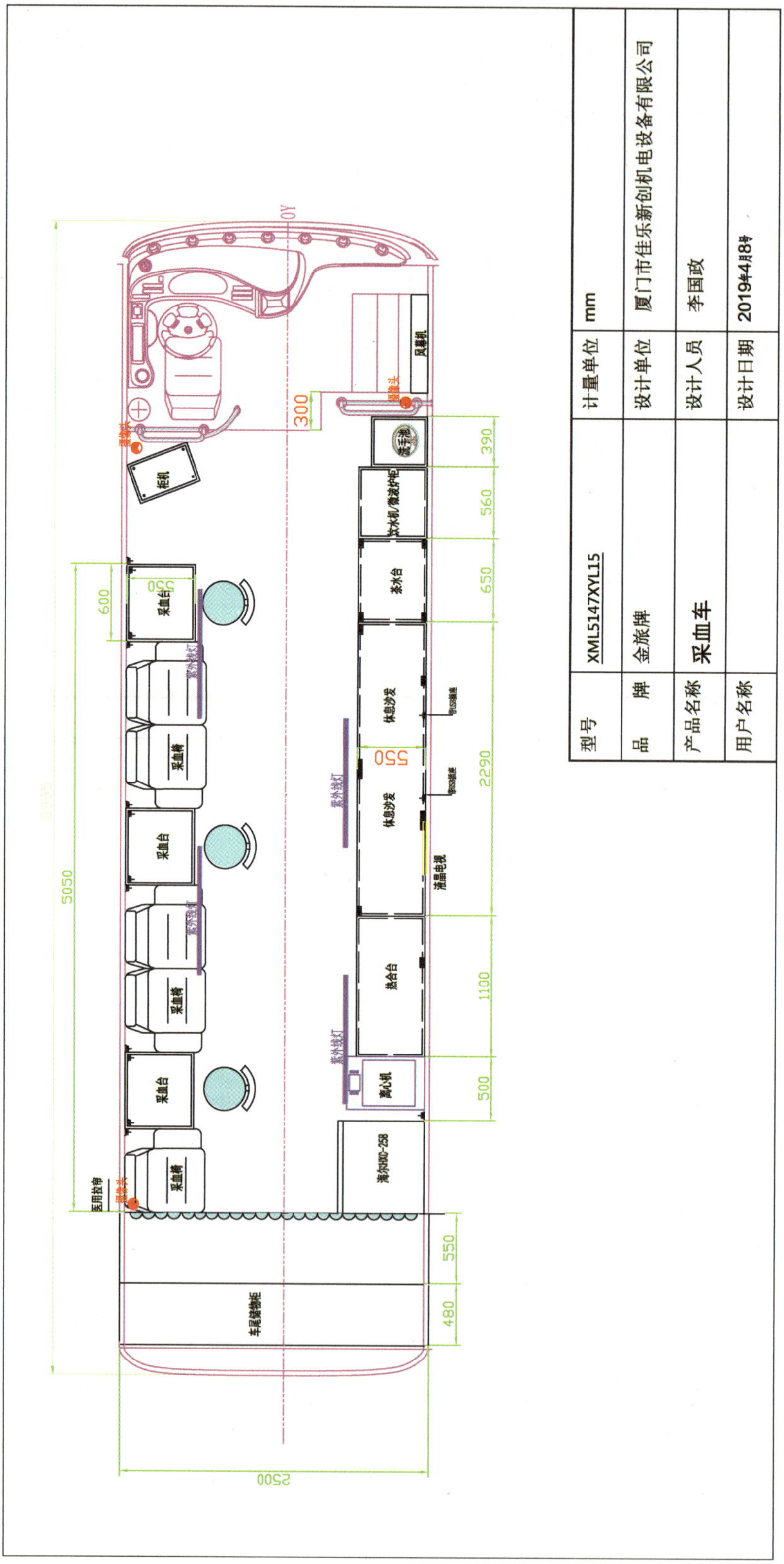
型号
XML5147XYL15
品牌
金旅牌
产品名称
采血车
用户名称
计量单位
mm
设计单位
厦门市佳乐新创机电设备有限公司
设计人员
李国政
设计日期
2019年4月8日
风幕机
柜机
洗手池
饮水机/微波炉柜
茶水台
休息沙发
液晶电视
离心机
海尔HXC-258
采血台
采血椅
紫外线灯
医用拉帘
车尾储物柜
300
390
560
650
2290
550
1100
500
600
5050
550
480
2500

XMKL-YDL-WSS-CXC-01 采血车布局图

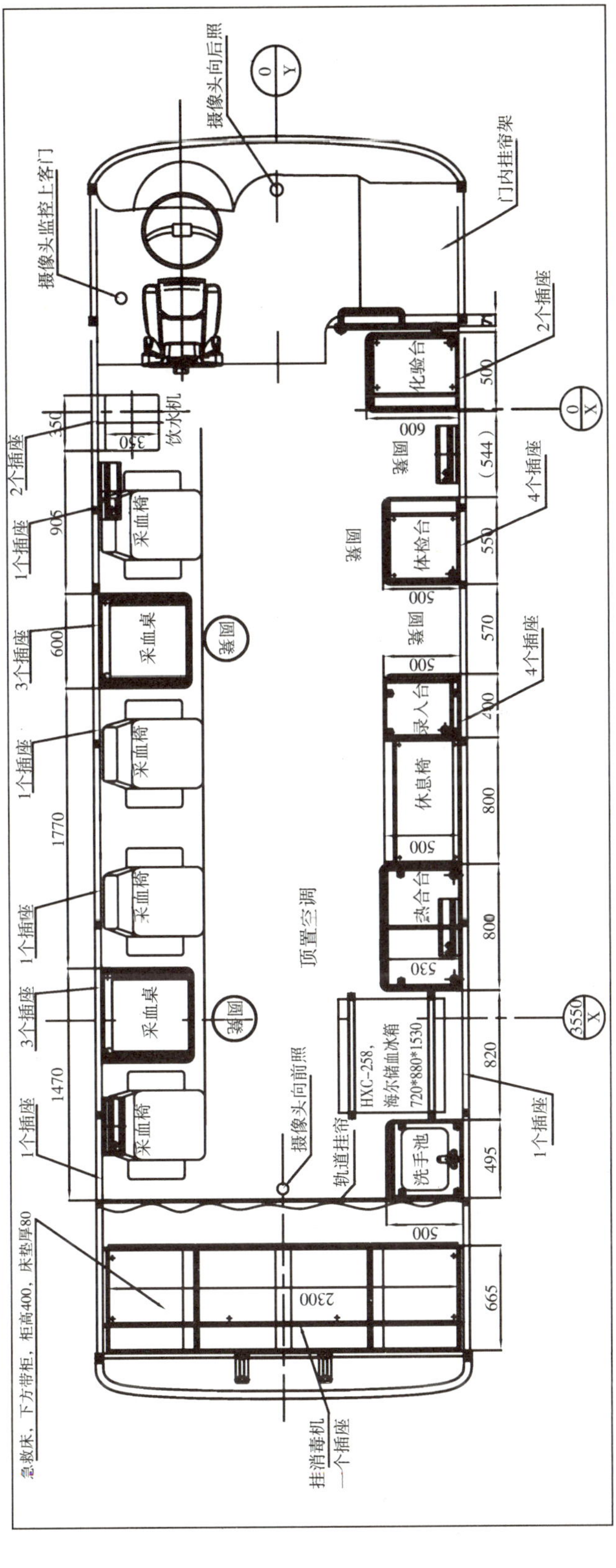

XMKL-YDL-WSS-CXC-02 采血车布局图

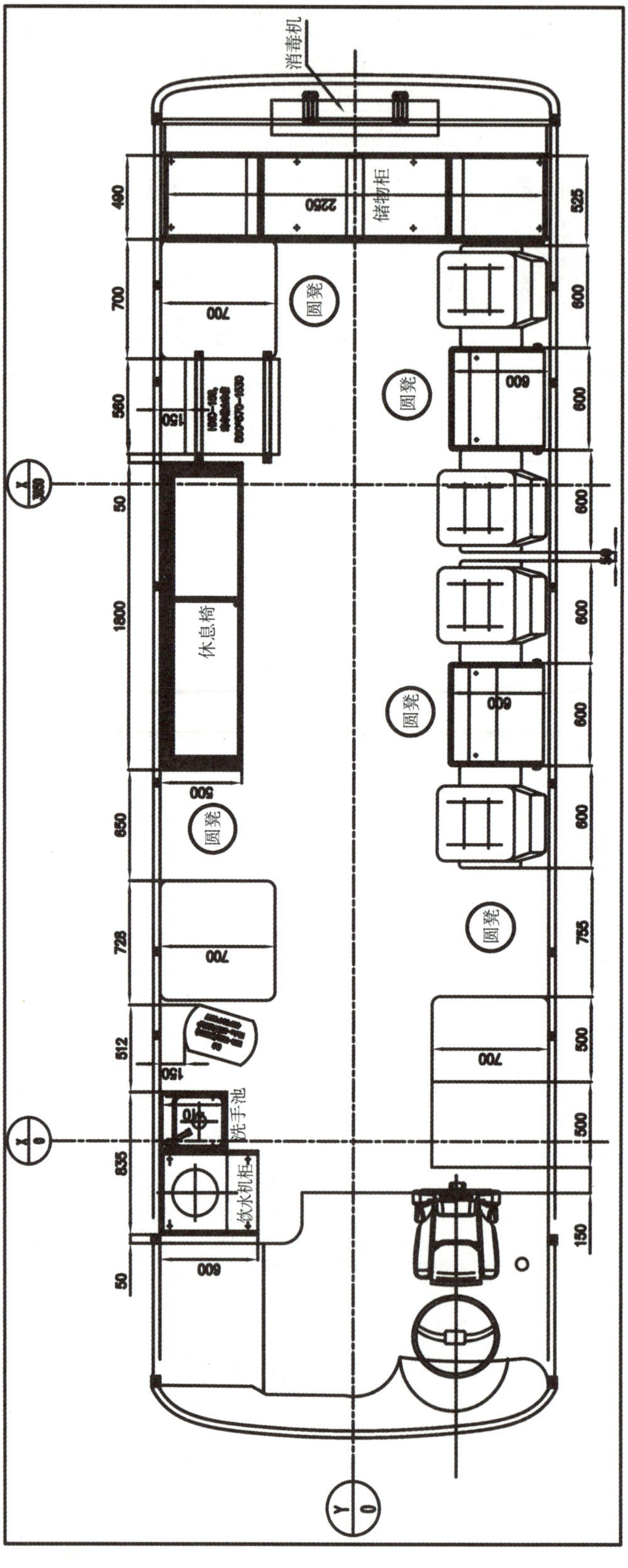

XMKL-YDL-WSS-CXC-03 采血车布局图

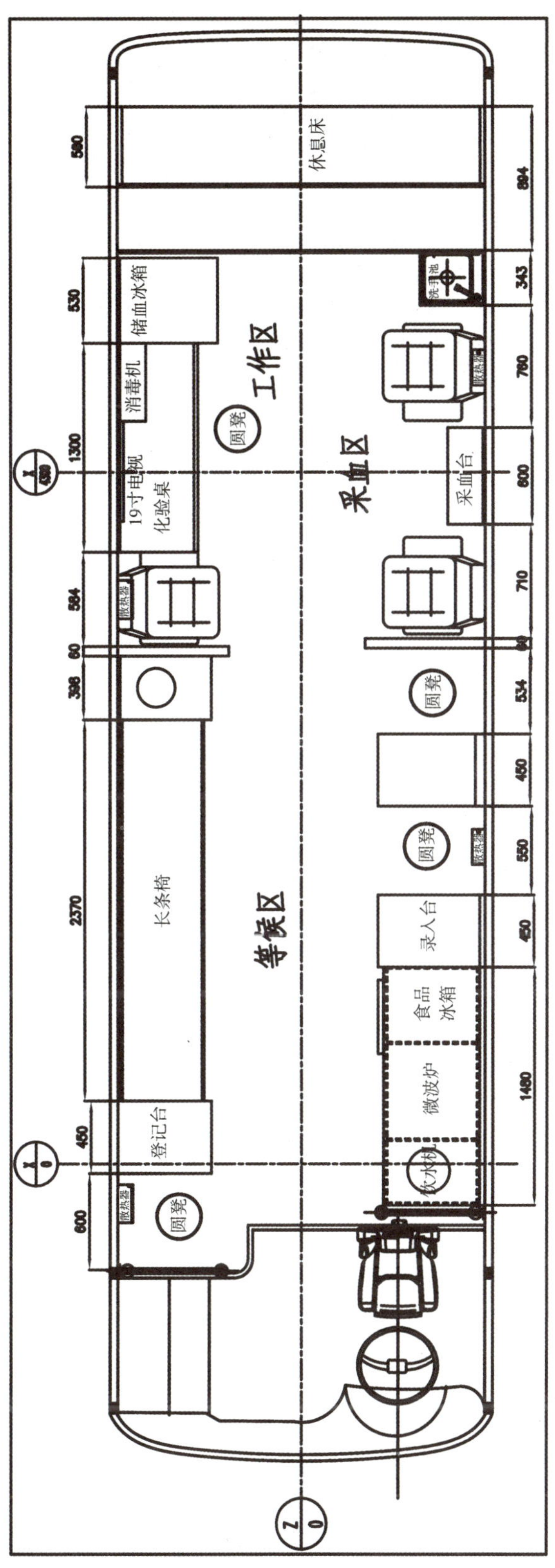

XMKL-YDL-WSS-CXC-04 采血车布局图

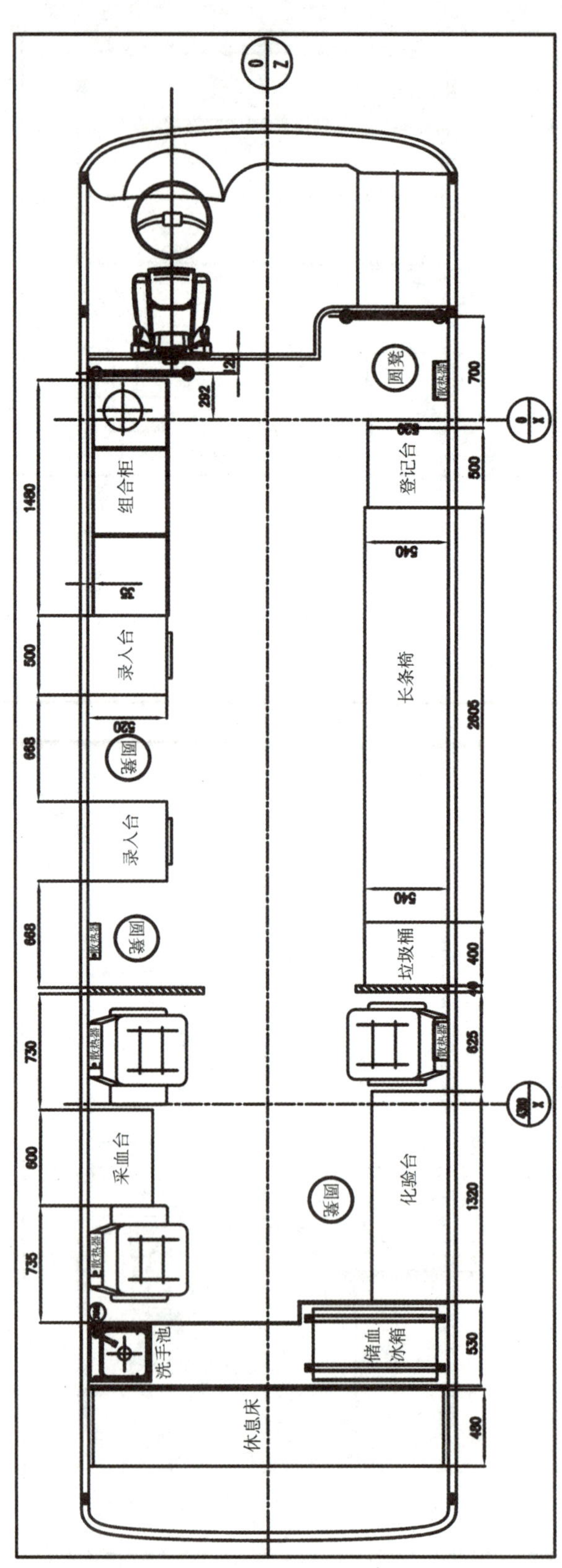

XMKL-YDL-WSS-CXC-05 采血车布局图

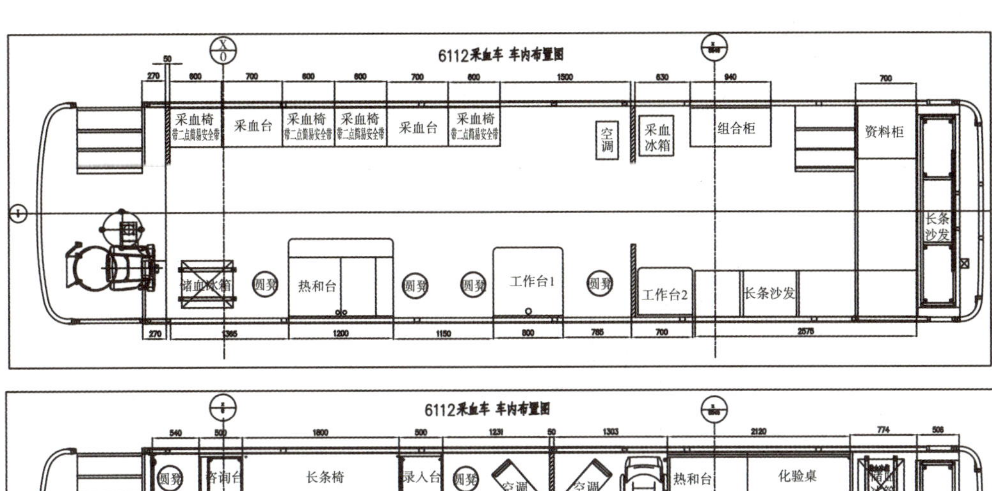

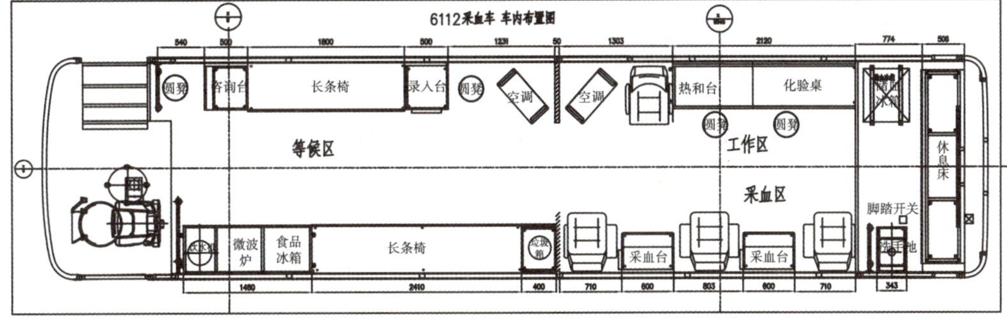

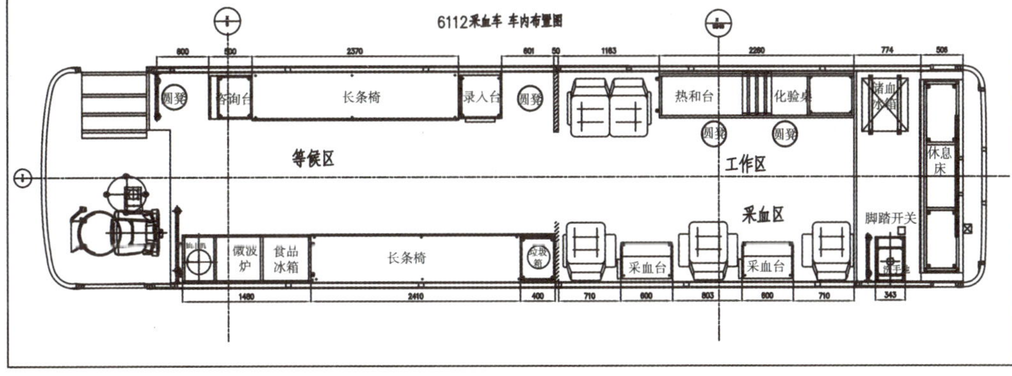

XMKL-YDL-WSS-CXC-06 采血车布局图

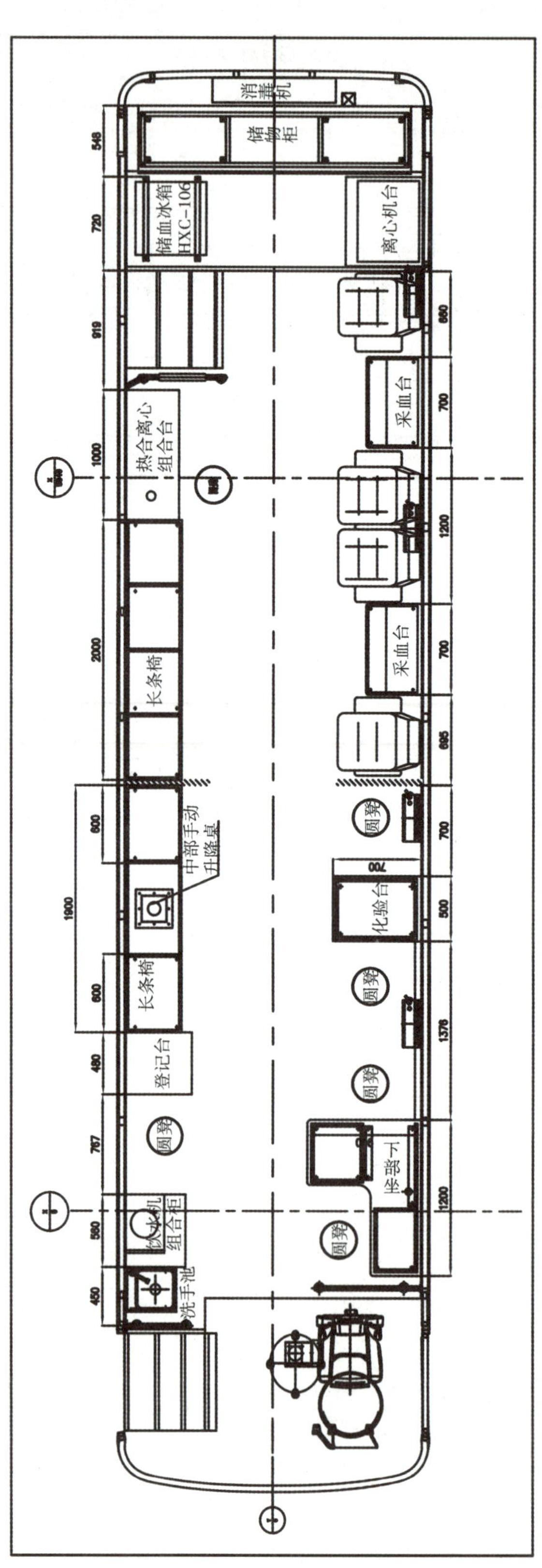

XMKL-YDL-WSS-CXC-07 采血车布局图

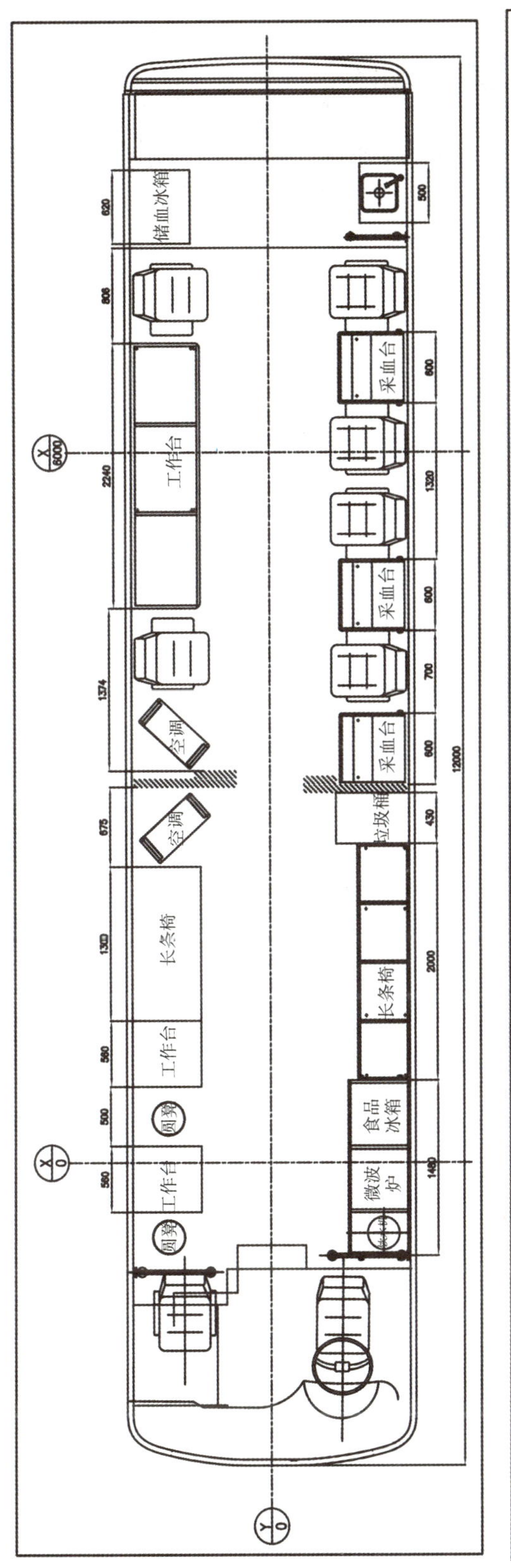

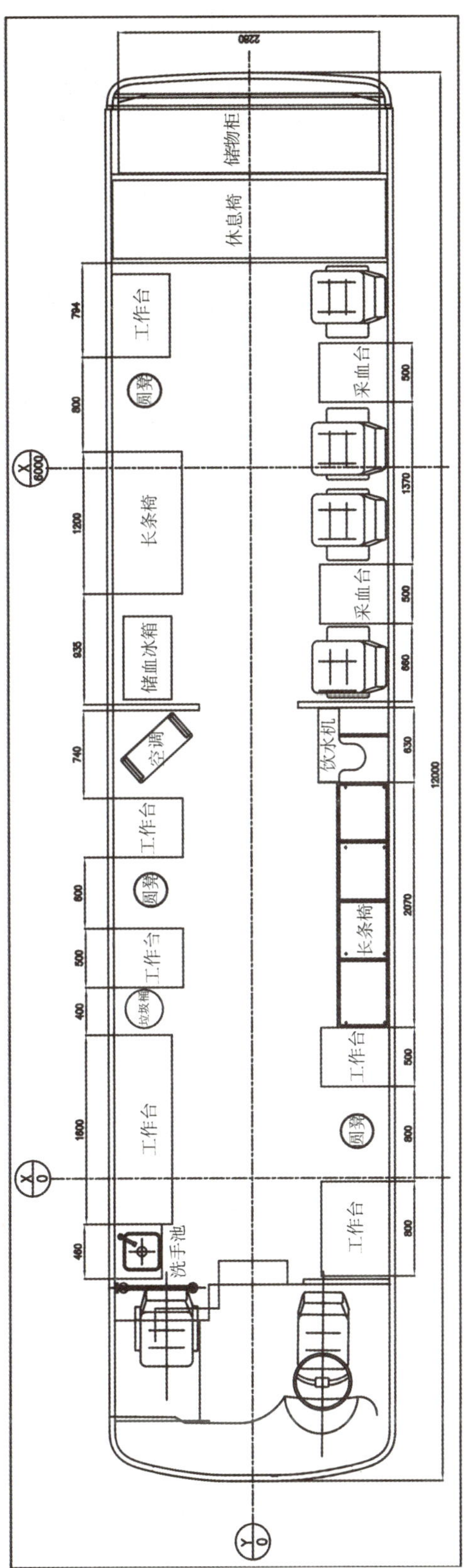

XMKL-YDL-WSS-CXC-08 采血车布局图

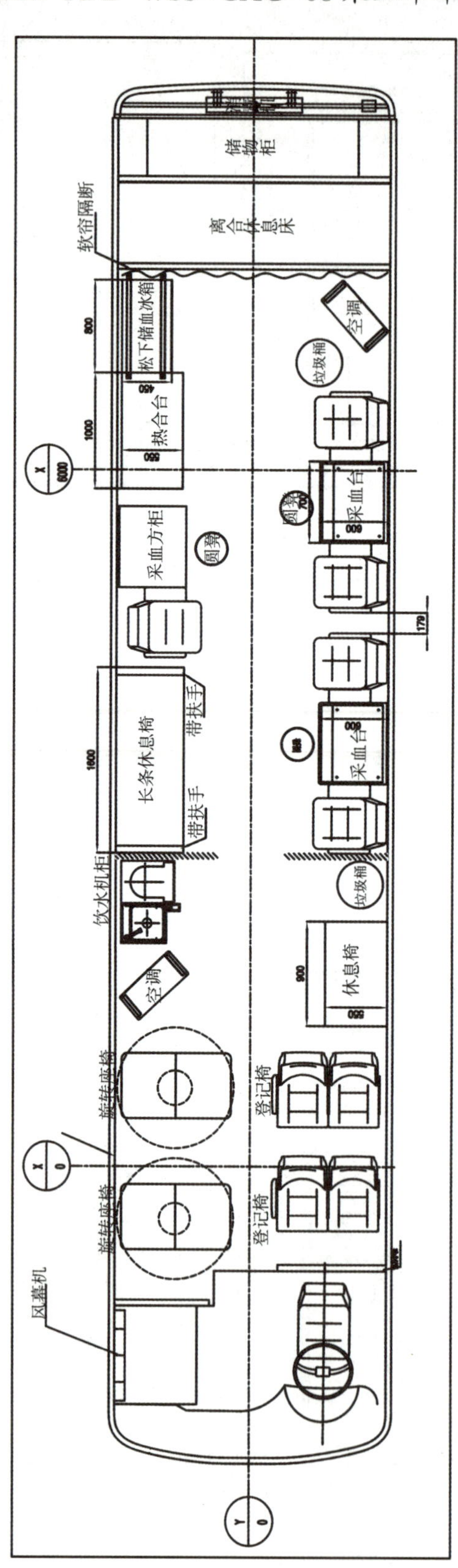

JFK-YDL-WSS-CXC-01 采血车布局图

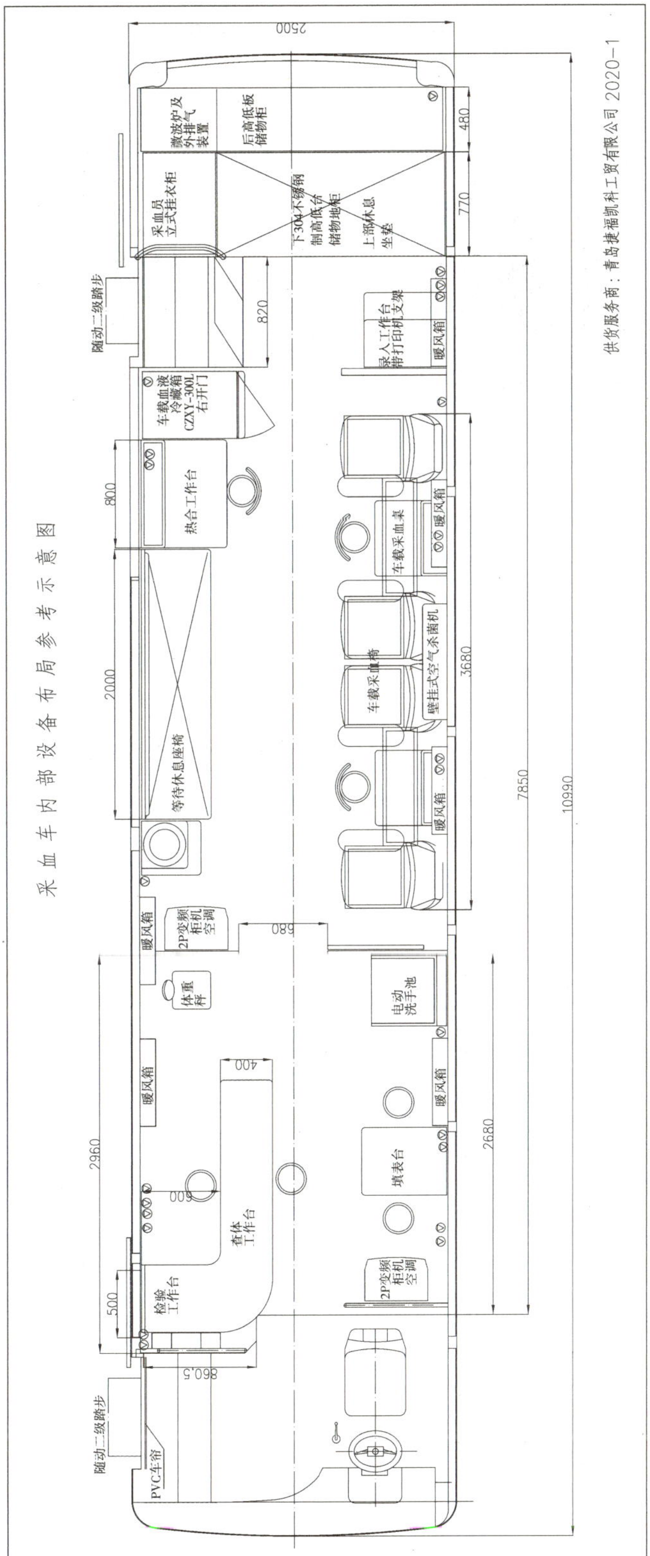

采血车内部设备布局参考示意图

供货服务商：青岛捷福凯科工贸有限公司 2020-1

JFK-YDL-WSS-CXC-02 采血车布局图

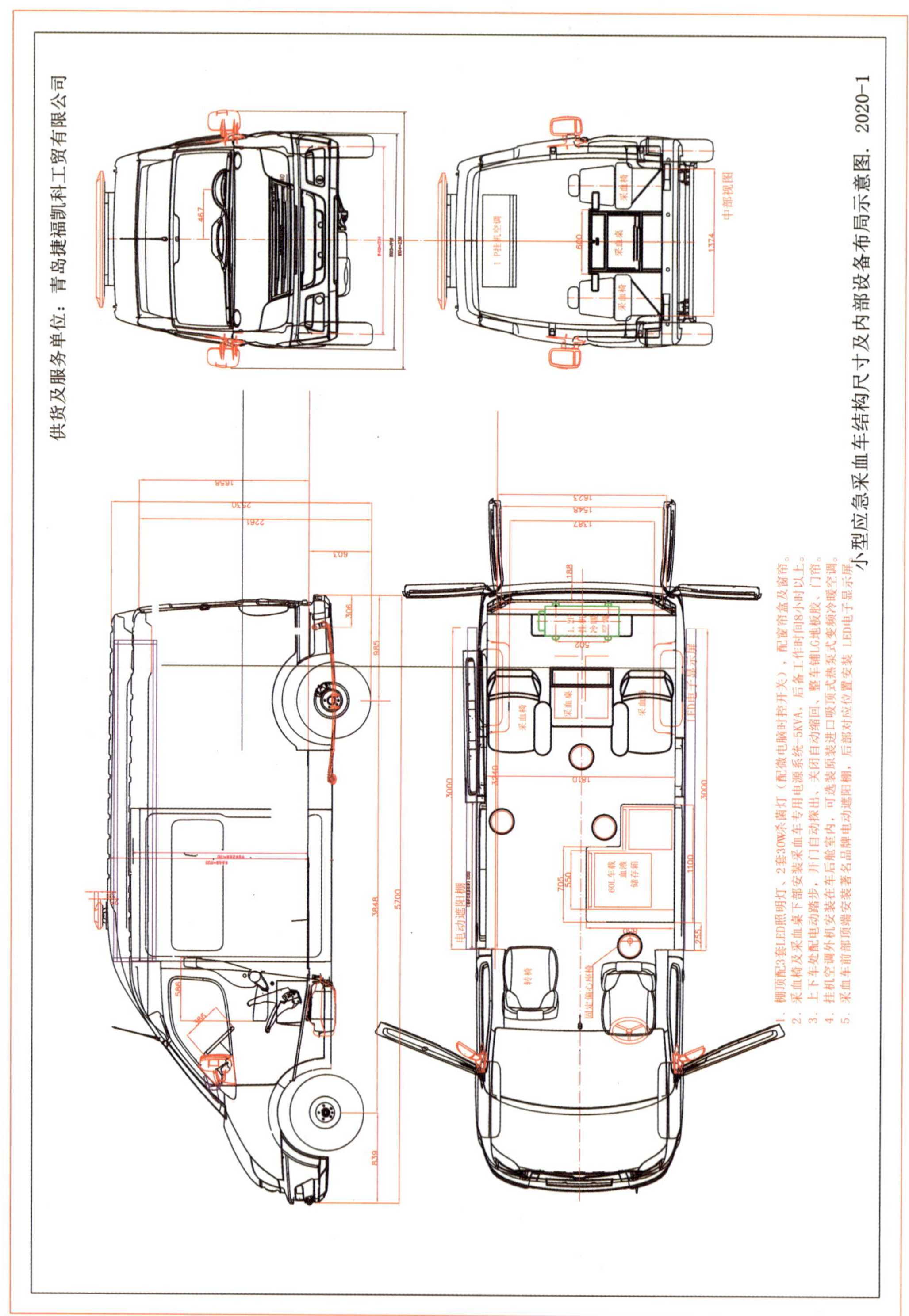

BJ-CXC-JC 流动成分献血车

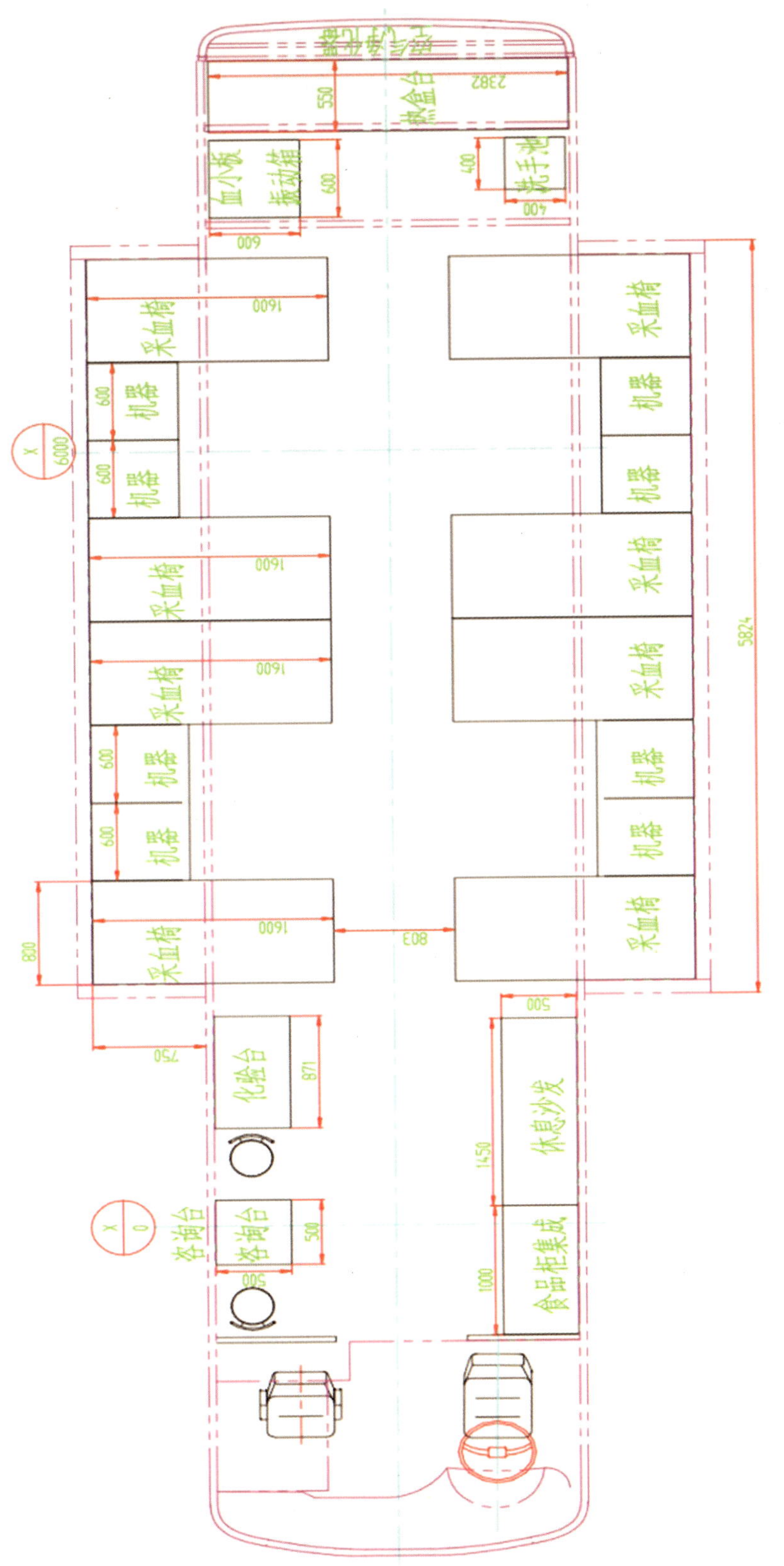

二、各型采血车装备配置及参数

WG-YDL-WSS-CXC-01

（8.045 米金龙采血车配置、参数）

序号	技术参数及要求
	一、客车配置及参数
1	总长：8 045 mm
2	总宽：≥ 2 480 mm
3	总高：≤ 3 356 mm（带车载非独立顶置空调状态）
4	总质量： 11 000 kg
5	轴距：3 850 mm
6	最小离地间隙：230 mm
7	最大爬坡能力：≥ 30（%）
8	最小转弯直径：≤ 17（m）
9	制动距离（30 km/h）：≤ 10
10	驻坡制动能力（20% 坡道）：5 min 不动
11	油耗：16.8 L/ 百公里
12	最高时速：≤ 100 km/h
13	载客人数：5
14	发动机型号：国内知名品牌（YC4G200-50）（国五排放），额定功率：147 kW；最大扭距：720 N.m/1100—1400 rpm
15	排气量：5.2 L
16	发动机形式：高压电控制喷、直列四缸、增压中冷
17	前桥：东风德纳 4.2 T；型式：整体锻钢件，工字梁，端拳式
18	后桥：东风德纳 8 T（4.1）；型式：整体冲压焊接，全浮式桥壳
19	行车制动：前后鼓式

（续表）

序号	技术参数及要求
20	缓速器：无电涡流缓速器
21	ABS：科密 ABS
22	调整臂：国产自动调整臂
23	变速器：綦江变速器 S6−80
24	变速箱操纵机构：两软轴远距离操纵器
25	离合器：铁流 ϕ395 离合器
26	悬架：钢板弹簧 6/9
27	轮胎：国产 8R/22.5
28	油箱：160 L
29	方向机：江门 GX85
30	承载方式：半承载车身
31	乘客门：全铝遥控外摆乘客门
32	司机椅：减震可调司机椅，三点式安全带
33	侧窗：全封闭绿色钢化玻璃，左右最后一扇上推拉窗
34	侧窗帘：普通蓝色布窗帘
35	司机窗：内嵌式推拉司机窗
36	地板：平地板，高级耐磨地板革，灰色直纹黑白方点
37	天窗：一个
38	后视镜：电动电除霜兔耳后视镜
39	侧舱门：手动上移式侧舱门
40	出风口：简易出风口
41	活动踏步：前门活动踏步
42	暖风：独立燃烧加热器暖风，水暖除霜，全车安装若干个散热器，进出水口向下，从行李舱内走管，散热器长度 530 mm，位置按平面图

（续表）

序号	技术参数及要求
43	除霜：宏业 240 W 无外循环除霜机
44	音箱系统：KL-988 专业版
45	行车记录仪：有行车记录仪
46	节油驾驶提醒：有节油驾驶提醒
47	服务设施：灭火器、发动机舱自动灭火装置、钢丝防盗安全锤、时间单显电子钟、前挡单幅遮阳帘、车载电源插座 /UBS、GPS 定位系统
48	油漆：素色漆
49	空调：a. 标配：金龙 KL-IIY/ 奥柯压缩机 /1.8 万大卡非独立顶置空调；b. 选配：顶置式双动力非独立空调机组——行车时发动机带动空调机组工作，停车时市电或车载锂电池组带动空调机组工作，选择顶置式双动力非独立空调机组，可同时替代 49 项顶置空调标配和 58 项家用空调配置
50	内部高度：车内中部最高度要求达到 1 950 mm
51	车体喷绘：整车喷白色，车体广告喷绘一套（用户提供图案）
52	上门台阶处，改为两级台阶加活动踏步，尽量均分台阶高度
53	行车时使用原车照明，驻车工作时使用 24 V 长条日光灯照明，双路控制（灯罩宽度约 100 mm），安装在风道与顶部结合处，车厢内亮度达到 300 lx
54	发动机舱上方车内平台，两个平台改为水平，第一级纵向长度标配为 300 mm，要求尽量缩小尺寸，第二级台阶纵向长度保持为 705 mm
55	在风道中间部位错开安装，左右各两只 30 W 带格栅护罩的紫外线杀毒灯（避开中间隔断），定时器开关安装在司机上方风道处
56	采血椅 3 把
57	除标配两个摄像头外，车内后顶部增加摄像头 1 个
58	家用空调
二、车辆改装要求及采血装备参数	
1	配置储血冰箱一台（2 ℃—8 ℃）
2	配置 28 升血液保温运输箱两个（★具有二类医疗器械注册证——根据血液运输、存储规范的冷链要求，当储血冰箱达到存储极限时临时存储和及时运输血液）
3	所有工作台、柜柜体使用、加拿大进口香槟金色免漆生态板，台面材料为白色人造理石板，圆角桌面，防酸、防腐蚀

（续表）

序号	技术参数及要求
4	安装 48.26 cm（19 英寸）电源控制箱一套，带漏电保护系统，箱内配置功放一套，充电器一套，控制面板一套，带一个外接音箱
5	配置长 60 m、2 芯 6 mm^2 外接电缆
6	整车电路布线，并用电缆线保护套保护，确保供电安全
7	所有抽屉带碰珠，柜门必须带锁且全车钥匙通用，确保行车中抽屉、门不能自行打开
8	采血车供电线路为四路：（1）采血设备一路，（2）冰箱一路，（3）空调一路，（4）生活、照明用电一路
9	所有桌位和设备位置预留电源插座
10	要求所有的工作台及采血台都贴近车玻璃（避免卫生死角）
11	配置司迈特多功能茶吧机一台（BMW-1），固定隔板 1 个
12	休息沙发一个，高纤 PU 蒙皮坐垫，厚 80 mm，靠背长与坐箱相等，厚 52 mm、宽 180 mm
13	录入台 1 个
14	化验台 1 个
15	安装改造 3 个采血椅。左右宽 630 mm、前后深 700 mm，坐垫高 400 mm，高靠背，其中 1 个带左扶手，1 个带右扶手，扶手宽度为 150，扶手高度可调，座椅高纤蒙皮
16	采血台 2 个
17	热合台 1 个
18	洗手池台长 500 mm、宽 500 mm、高 760 mm（桶装水供水，配备不锈钢洗手池、水龙头、自吸泵、脚踏开关。污水管通到车底部）
19	体检台 1 个
20	后部急救床，床垫下坐箱长 2 300 mm、宽 500 mm、高 500 mm，床垫厚 80 mm
21	6 个圆凳（3 个不带靠背；非滚轮式，可升降）
22	5 孔插座若干个
23	车底下轮胎前安装 4 个机械支腿

（续表）

序号	技术参数及要求
24	车内安装不锈钢包边的木质隔断（厚 36 mm，长 1 000 mm，高到顶，内镶玻璃 1 个）
25	上车门内安装挂帘架
26	后部急救床上顶部安装横杆一个及挂帘
27	a. 标配：外接市电电源；b. 选配：车载电源系统 60 kWh 锂电池组 1 套；c. 选配：欧码超静音发电机组 1 台；d. 选配：车载 12 kW 油电混合发电机组电源系统 1 套
28	选配国产或进口热合机
29	选配国产或进口采血秤
30	选配空气消毒机
31	选配其他采血设备

WG-YDL-WSS-CXC-8.19 米采血车配置及参数

序号	技术参数及要求
一、客车配置及参数	
1	总长：8 190 mm
2	总宽：≥ 2 500 mm
3	总高：≤ 3 300 mm（带车载非独立顶置空调状态）
4	最大总质量：≥ 11 000 kg
5	载客人数：2—9
6	轴距：3 960 mm
7	最高时速：≤ 100 km/h
8	发动机型号：国内知名品牌（YC4G200-50）（国五排放），功率：147 kW
9	排量：5 200 mL
10	离合器：铁流，液压气助力、推式
11	变速器：国产六挡，远距离两软轴操纵
12	前桥 / 后桥：国产 3.6 T 宽桥精磨齿 / 国产 7.2 T
13	悬挂系统：8/10 多片簧
14	转向系统：动力转向器
15	制动系统：鼓式双回路气压制动；储能弹簧驻车制动；国产 ABS，制动间隙自动调整臂
16	辅助制动：缓速器
17	轮胎：国产 9R22.5 无内胎子午线轮胎
18	油箱：200 L
19	车身：承载式车身

（续表）

序号	技术参数及要求
20	空调：a. 标配车载非独立顶置空调 SZG-II-DA（AK 单压缩机 17 000—19 000 kcal/h）；b. 选配车载非独立双动力单冷顶置空调——行车时发动机带动空调机组工作制冷，停车时市电或车载锂电池组或发电机带动空调机组工作制冷，选择顶置式双动力非独立单冷空调机组，在配置了 26 项暖风系统时可同时替代 20 项顶置空调标配和 38 项家用空调配置
21	地板形式：平地板、耐磨地板革。车内配置高度要求达到 1 950 mm（保证风道底平面距地板高度不得低于 1 706 mm）
22	车门：铝合金气动单外摆门，带遥控器
23	行李舱：贯通式，铺地板革。左右各两个上移式铝合金行李舱门，装空调外机的行李舱上移门加百叶窗，无须装地板
24	内饰：锦程舒适版内饰，内侧面纤维板覆皮
25	车窗：最后两侧车窗为内置上推拉下固定推拉窗，其余为全封闭钢化玻璃
26	暖风系统：a. 标配独立燃油加热器暖风，水暖除霜，全车安装若干个散热器，进出水口向下，从行李舱内走管，散热器长度 530 mm；位置按平面图。b. 选配纯电加热器；c. 选配燃油加热器；d. 选配油电一体加热器
27	视听系统：MP3 播放器
28	后视系统：电动除霜后视镜
29	服务设施：司机遮阳帘；全车窗帘；全车流水槽；电子钟（温度 / 时间显示）；换气扇顶风窗；电 / 气喇叭；高位刹车灯；行车记录仪带 GPS 功能、平台管理及两探头；UBS 电源
30	其他：国产素色漆，整车喷白色，车体广告喷绘一套（用户提供图案）；发动机舱内自动灭火设备，带 GPS 行车记录仪；车内配置 2 kg 干粉灭火器 1 个
31	客车整车车身、底盘一体化阴极电泳，确保十年以上防腐
32	上门台阶处，改为两级台阶加活动踏步，尽量均分台阶高度
33	行车时使用原车照明，驻车工作时使用 24 V 长条日光灯照明，双路控制（灯罩宽度约 100 mm），安装在风道与顶部结合处，车厢内亮度达到 300 lx
34	发动机舱上方车内平台，两个平台改为水平，第一级纵向长度标配为 375 mm，要求尽量缩小尺寸，第二级台阶纵向长度保持为 540 mm
35	在风道中间部位错开安装，左右各两只 30 W 带格栅护罩的紫外线杀毒灯（避开中间隔断），定时器开关安装在司机上方风道处，杀毒灯、定时器由威高购买、安装；金旅负责布线

（续表）

序号	技术参数及要求
36	带单人座椅 3 把，型号同 3832330 号车
37	除标配两个摄像头外，车内后顶部增加摄像头 1 个
38	家用空调
二、车辆改装要求及采血装备参数	
1	配置家用空调时，冷凝水管不能高于冷凝水盘，室外机安装在司机侧行李箱内，箱内无底板，后部与其他行李箱隔开
2	配置储血冰箱一台（2 ℃—8 ℃）
3	配置 28 L 血液保温运输箱两个（★具有二类医疗器械注册证——根据血液运输、存储规范的冷链要求，当储血冰箱达到存储极限时临时存储和及时运输血液）
4	所有工作台、柜柜体使用加拿大进口香槟金色免漆生态板，台面材料为白色人造理石板，圆角桌面，防酸、防腐蚀
5	安装 48.26 cm（19 英寸）电源控制箱一套，带漏电保护系统，箱内配置功放一套，充电器一套，控制面板一套，带一个外接音箱
6	配置长 50 m、2 芯 6 mm^2 外接电缆
7	整车电路布线，并用电缆线保护套保护，确保供电安全
8	所有抽屉带碰珠，柜门必须带锁且全车钥匙通用，确保行车中抽屉、门不能自行打开
9	采血车供电线路为四路：（1）采血设备一路，（2）冰箱一路，（3）空调一路，（4）生活、照明用电一路
10	所有桌位和设备位置预留电源插座
11	要求所有的工作台及采血台都贴近车玻璃（避免卫生死角）
12	配置司迈特多功能茶吧机一台（BMW-1），固定隔板 1 个
13	休息沙发，高纤 PU 蒙皮，坐垫厚 80 mm，靠背长与坐箱相等，厚 52 mm、宽 180 mm
14	体检、化验、录入台各 1 个
15	安装改造 3 个采血椅，左右宽 630 mm、前后深 700 mm、坐垫高 400 mm，高靠背，其中 1 个带左扶手，1 个带右扶手，扶手宽度为 150 mm，扶手高度可调，座椅高纤蒙皮
16	采血台 2 个

（续表）

序号	技术参数及要求
17	热合台 1 个
18	洗手池台长 500 mm、宽 500 mm、高 760 mm（桶装水供水，配备不锈钢洗手池、水龙头、自吸泵、脚踏开关。污水管通到车底部）
19	后部急救床，床垫下坐箱长 2 300 mm、宽 500 mm、高 500 mm，床垫厚 80 mm，靠背长与坐箱相等，厚 52 mm、宽 180 mm
20	6 个圆凳（3 个不带靠背，非滚轮式、可升降）
21	5 孔插座若干个
22	车底下轮胎前安装 4 个机械支腿
23	车内安装不锈钢包边的木质隔断（厚 36 mm、长 1 000 mm，高到顶、内镶玻璃 1 个）
24	上车门内安装挂帘架
25	后部急救床上顶部安装横杆挂帘一个
26	选配全盒式 sozy-8000 型伸缩遮阳棚 1 个（上车门端），尺寸 5.5 m×2.5 m，左边手摇式，4 个安装固定位（杭州赛欧遮阳棚有限公司）
27	电源：a. 标配：外接市电电源，使用车载非独立双动力顶置单冷空调时需 380 V 动力电源；b. 选配：车载电源系统 60 kWh 锂电池组 1 套；c. 选配：16 kW 超静音发电机组 1 台，使用车载非独立双动力顶置单冷空调时需输出电压 380 V
28	选配国产或进口热合机
29	选配国产或进口采血秤
30	选配空气消毒机
31	选配其他采血设备

WG-YDL-WSS-CXC-8.54 米采血车配置及参数

序号	技术参数及要求
一、客车配置及参数	
1	总长：8 540 mm
2	总宽：≥ 2 500 mm
3	总高：≤ 3 300 mm（带车载非独立顶置空调状态）
4	最大总质量：≥ 13 000 kg
5	载客人数：2—9
6	轴距：4 100 mm
7	最高时速：≤ 100 km/h
8	发动机型号：国内知名品牌（YC4G200-50）（国五排放），功率：147 kW
9	排量：5 200 mL
10	离合器：铁流，液压气助力、推式
11	变速器：国产六挡，远距离两软轴操纵
12	前桥 / 后桥：国产 4.2 T 宽桥精磨齿 / 国产 8 T
13	悬挂系统：7/10 多片簧
14	转向系统：动力转向器
15	制动系统：鼓式双回路气压制动；储能弹簧驻车制动；国产 ABS，制动间隙自动调整臂
16	辅助制动：缓速器
17	轮胎：国产 9R22.5 无内胎子午线轮胎
18	油箱：200 L
19	车身：承载式车身

（续表）

序号	技术参数及要求
20	空调：a. 标配车载非独立顶置空调 SZG-II-DA（AK 单压缩机 17 000—19 000 kcal/h）；b. 选配车载非独立双动力单冷顶置空调——行车时发动机带动空调机组工作制冷，停车时市电或车载锂电池组或发电机带动空调机组工作制冷，选择顶置式双动力非独立单冷空调机组，在配置了 26 项暖风系统时可同时替代 20 项顶置空调标配和 38 项家用空调配置
21	地板形式：平地板、耐磨地板革。车内中部最高度要求达到 1 950 mm（保证风道底平面距地板高度不得低于 1 706 mm）
22	车门：铝合金气动单外摆门，带遥控器
23	行李舱：贯通式，铺地板革。左右各两个上移式铝合金行李舱门 ，装空调外机的行李舱上移门加百叶窗，无须装地板
24	内饰：锦程舒适版内饰，内侧面纤维板覆皮
25	车窗：最后两侧车窗为内置上推拉下固定推拉窗，其余为全封闭钢化玻璃
26	暖风系统：a. 标配独立燃油加热器暖风，水暖除霜，全车安装若干个散热器，进出水口向下，从行李舱内走管，散热器长度 530 mm。位置按平面图。b. 选配纯电加热器。c. 选配燃油加热器。d. 选配油电一体加热器
27	视听系统：MP3 播放器
28	后视系统：电动除霜后视镜
29	服务设施：司机遮阳帘；全车窗帘；全车流水槽；电子钟（温度 / 时间显示）；换气扇顶风窗；电 / 气喇叭；高位刹车灯；行车记录仪带 GPS 功能、平台管理及两探头；UBS 电源
30	其他：国产素色漆，整车喷白色，车体广告喷绘一套（用户提供图案）；发动机舱内自动灭火设备，带 GPS 行车记录仪；车内配置 2 kg 干粉灭火器 1 个
31	客车整车车身、底盘一体化阴极电泳，确保十年以上防腐
32	上门台阶处，改为两级台阶加活动踏步，尽量均分台阶高度
33	行车时使用原车照明，驻车工作时使用 24 V 长条日光灯照明，双路控制（灯罩宽度约 100 mm），安装在风道与顶部结合处，车厢内亮度达到 300 lx
34	发动机舱上方车内平台，两个平台改为水平，第一级纵向长度标配为 375 mm，要求尽量缩小尺寸，第二级台阶纵向长度保持为 540 mm
35	在风道中间部位错开安装，左右各两只 30 W 带格栅护罩的紫外线杀毒灯（避开中间隔断），定时器开关安装在司机上方风道处，杀毒灯、定时器由威高购买、安装，金旅负责布线

（续表）

序号	技术参数及要求
36	带单人座椅 3 把，型号同 3832330 号车
37	除标配两个摄像头外，车内后顶部增加摄像头 1 个
38	家用空调
二、车辆改装要求及采血装备参数	
1	配置家用空调时，冷凝水管不能高于冷凝水盘，室外机安装在司机侧行李箱内，箱内无底板，后部与其他行李箱隔开
2	配置储血冰箱一台（2 ℃—8 ℃）
3	配置 28 升血液保温运输箱两个（★具有二类医疗器械注册证——根据血液运输、存储规范的冷链要求，当储血冰箱达到存储极限时临时存储和及时运输血液）
4	所有工作台、柜柜体使用加拿大进口香槟金色免漆生态板，台面材料为白色人造理石板，圆角桌面，防酸、防腐蚀
5	安装 48.26 cm（19 英寸）电源控制箱一套，带漏电保护系统，箱内配置功放一套，充电器一套，控制面板一套，带一个外接音箱
6	配置长 50 m、2 芯 6 mm^2 外接电缆
7	整车电路布线，并用电缆线保护套保护，确保供电安全
8	所有抽屉带碰珠，柜门必须带锁且全车钥匙通用，确保行车中抽屉、门不能自行打开
9	采血车供电线路为四路：（1）采血设备一路，（2）冰箱一路，（3）空调一路，（4）生活、照明用电一路
10	所有桌位和设备位置预留电源插座
11	要求所有的工作台及采血台都贴近车玻璃（避免卫生死角）
12	配置司迈特多功能茶吧机一台（BMW-1），固定隔板 1 个
13	休息沙发，高纤 PU 蒙皮，坐垫厚 80 mm，靠背长与坐箱相等，厚 52 mm、宽 180 mm
14	体检、化验、录入台各 1 个
15	安装改造 3 个采血椅。左右宽 630 mm、前后深 700 mm，坐垫高 400 mm，高靠背，其中 1 个带左扶手，1 个带右扶手，扶手宽度为 150 mm，扶手高度可调，座椅高纤蒙皮
16	采血台 2 个

（续表）

序号	技术参数及要求
17	热合台 1 个
18	洗手池台长 500 mm、宽 500 mm、高 760 mm（桶装水供水，配备不锈钢洗手池、水龙头、自吸泵、脚踏开关。污水管通到车底部）
19	后部急救床，床垫下坐箱长 2 300 mm、宽 500 mm、高 500 mm，床垫厚 80 mm，靠背长与坐箱相等，厚 52 mm、宽 180 mm
20	6 个圆凳（3 个不带靠背，非滚轮式、可升降）
21	5 孔插座若干个
22	车底下轮胎前安装 4 个机械支腿
23	车内安装不锈钢包边的木质隔断（厚 36 mm，长 1 000 mm，高到顶，内镶玻璃 1 个）
24	上车门内安装挂帘架
25	后部急救床上顶部安装横杆挂帘一个
26	选配全盒式 sozy-8000 型伸缩遮阳棚 1 个（上车门端），尺寸 5.5 m×2.5 m，左边手摇式，4 个安装固定位（杭州赛欧遮阳棚有限公司）
27	电源：a. 标配：外接市电电源，使用车载非独立双动力顶置单冷空调时需 380 V 动力电源；b. 选配：车载电源系统 60 kWh 锂电池组 1 套；c. 选配： 16 kW 超静音发电机组 1 台，使用车载非独立双动力顶置单冷空调时需输出电压 380 V
28	选配国产或进口热合机
29	选配国产或进口采血秤
30	选配空气消毒机
31	选配其他采血设备

WG-YDL-WSS-CXC-02
（8.945 米金龙采血车配置、参数）

序号	技术参数及要求
	一、客车配置及参数
1	总长：8 945 mm
2	总宽：≥ 2 480 mm
3	总高：≤ 3 282 mm（带车载非独立顶置空调状态）
4	总质量：12 000 kg
5	轴距：4 300 mm
6	最小离地间隙：230 mm
7	最大爬坡能力：≥ 30（%）
8	最小转弯直径：≤ 19（m）
9	制动距离（30 km/h）：≤ 10
10	驻坡制动能力（20% 坡道）：5 min 不动
11	油耗：20 L/ 百公里
12	最高时速：≤ 100 km/h
13	载客人数：2—9
14	发动机型号：国内知名品牌（YC6J220-50）（国五排放），额定功率：162 kW；最大扭距：800/1 200—1 700（N.m/r/pm）
15	排气量：6.5 L
16	发动机形式：高压共轨直列六缸、增压中冷
17	前桥：东风德纳 4.5 T；型式：整体锻钢件，工字梁，端拳式
18	后桥：东风德纳 9.5 T（4.1）；型式：整体冲压焊接，全浮式桥壳
19	行车制动：前后鼓式
20	缓速器：无电涡流缓速器
21	ABS：科密 ABS

（续表）

序号	技术参数及要求
22	调整臂：国产自动调整臂
23	变速器：綦江变速器 S6−80
24	变速箱操纵机构：两软轴远距离操纵器
25	离合器：铁流 ф395 离合器
26	悬架：钢板弹簧 7/10
27	轮胎：国产 9R/22.5
28	油箱：160 L
29	方向机：江门 GX85C
30	承载方式：半承载车身
31	乘客门：全铝遥控外摆乘客门
32	司机椅：减震可调司机椅，三点式安全带
33	侧窗：全封闭绿色钢化玻璃，左右最后一扇上推拉窗
34	侧窗帘：普通蓝色布窗帘
35	司机窗：内嵌式推拉司机窗
36	地板：平地板，高级耐磨地板革，灰色直纹黑白方点
37	天窗：1 个换气扇顶风窗
38	后视镜：电动电除霜兔耳后视镜
39	侧舱门：手动上移式侧舱门
40	出风口：简易出风口
41	活动踏步：前门活动踏步
42	暖风：独立燃烧加热器暖风，水暖除霜，全车安装若干个散热器，进出水口向下，从行李舱内走管，散热器长度 530 mm，位置按平面图
43	除霜：宏业 240 W 无外循环除霜机
44	音箱系统：KL−988 专业版
45	行车记录仪：有行车记录仪

（续表）

序号	技术参数及要求
46	节油驾驶提醒：有节油驾驶提醒
47	服务设施：灭火器、发动机舱自动灭火装置、钢丝防盗安全锤、时间单显电子钟、前挡单幅遮阳帘、车载电源插座 /UBS、GPS 定位系统
48	油漆：素色漆
49	空调：顶置式双动力非独立空调机组
50	内部高度：车内中部最高度要求达到 1 950 mm
51	车体喷绘：整车喷白色，车体广告喷绘一套（用户提供图案）
52	上门台阶处，改为两级台阶加活动踏步，尽量均分台阶高度
53	行车时使用原车照明，驻车工作时使用 24 V 长条日光灯照明，双路控制（灯罩宽度约 100 mm），安装在风道与顶部结合处，车厢内亮度达到 300 lx
54	发动机舱上方车内平台，两个平台改为水平，第一级纵向长度标配为 500 mm，要求尽量缩小尺寸，第二级台阶纵向长度保持为 495 mm
55	在风道中间部位错开安装，左右各两只 30 W 带格栅护罩的紫外线杀毒灯（避开中间隔断），定时器开关安装在司机上方风道处
56	采血椅 4 把
57	除标配两个摄像头外，车内后顶部增加摄像头 1 个
58	家用空调
二、车辆改装要求及采血装备参数	
1	配置储血冰箱一台（2 ℃—8 ℃）
2	配置 28 升血液保温运输箱两个（★具有二类医疗器械注册证——根据血液运输、存储规范的冷链要求，当储血冰箱达到存储极限时临时存储和及时运输血液）
3	所有工作台、柜柜体使用加拿大进口香槟金色免漆生态板，台面材料为白色人造理石板，圆角桌面，防酸、防腐蚀
4	安装 48.26 cm（19 英寸）电源控制箱一套，带漏电保护系统，箱内配置功放一套，充电器一套，控制面板一套，带一个外接音箱
5	配置长 50 m、2 芯 6 mm^2 外接电缆
6	整车电路布线，并用电缆线保护套保护，确保供电安全
7	所有抽屉带碰珠，柜门必须带锁并全车钥匙通用，确保行车中抽屉、门不能自行打开

（续表）

序号	技术参数及要求
8	采血车供电线路为四路：（1）采血设备一路，（2）冰箱一路，（3）空调一路，（4）生活、照明用电一路
9	所有桌位和设备位置预留电源插座
10	要求所有的工作台及采血台都贴近车玻璃（避免卫生死角）
11	配置司迈特多功能茶吧机一台（BMW-1），固定隔板 1 个
12	休息沙发一个，高纤 PU 蒙皮，坐垫厚 80 mm，靠背长与坐箱相等，厚 52 mm、宽 180 mm
13	录入台 1 个
14	化验台 1 个
15	安装改造 4 个采血椅。左右宽 630 mm、前后深 700 mm 坐垫高 400 mm，高靠背，其中 1 个带左扶手，1 个带右扶手，扶手宽度为 150，扶手高度可调，座椅高纤蒙皮
16	采血台 2 个
17	热合台 1 个
18	洗手池台长 500 mm、宽 500 mm、高 760 mm（桶装水供水，配备不锈钢洗手池、水龙头、自吸泵、脚踏开关。污水管通到车底部）
19	体检台 1 个
20	后部急救床，床垫下坐箱长 2 300 mm、宽 500 mm、高 500 mm，床垫厚 80 mm
21	6 个圆凳（3 个不带靠背，非滚轮式、可升降）
22	5 孔插座若干个
23	车底下轮胎前安装 4 个机械支腿
24	车内安装不锈钢包边的木质隔断（厚 36 mm，长 1 000 mm，高到顶、内镶玻璃 1 个）
25	上车门内安装挂帘架。
26	后部急救床上顶部安装横杆一个及挂帘
27	a. 标配：外接市电电源；b. 选配：车载电源系统 60 kWh 锂电池组 1 套；c. 选配：欧码超静音发电机组 1 台；d. 选配：车载 12 kW 油电混合发电机组电源系统 1 套
28	选配国产或进口热合机
29	选配国产或进口采血秤
30	选配空气消毒机
31	选配其他采血设备

WG-YDL-WSS-CXC-8.54 米采血车配置及参数

序号	技术参数及要求
一、客车配置及参数	
1	总长：8 995 mm
2	总宽：≥ 2 500 mm
3	总高：≤ 3 650 mm（带车载非独立顶置空调状态）
4	最大总质量：≥ 13 500 kg
5	载客人数：2—9
6	轴距：4 300 mm
7	最高时速：≤ 100 km/h
8	发动机型号：国内知名品牌（YC6JG245-50）（国五排放），功率：180 kW
9	排量：6 500 mL
10	离合器：铁流，液压气助力、推式
11	变速器：国产六挡，远距离两软轴操纵
12	前桥 / 后桥：国产 4.5 T 宽桥精磨齿 / 国产 9.5 T
13	悬挂系统：前后外摆六气囊
14	转向系统：动力转向器
15	制动系统：鼓式双回路气压制动；储能弹簧驻车制动；国产 ABS，制动间隙自动调整臂
16	辅助制动：缓速器
17	轮胎：国产 10 R22.5 无内胎子午线轮胎
18	油箱：200 L
19	车身：承载式车身

（续表）

序号	技术参数及要求
20	空调：a. 标配车载非独立顶置空调 SZG-II-DA（AK 单压缩机 17 000—19 000 kcal/h）；b. 选配车载非独立双动力单冷顶置空调——行车时发动机带动空调机组工作制冷，停车时市电或车载锂电池组或发电机带动空调机组工作制冷，选择顶置式双动力非独立单冷空调机组，在配置了 26 项暖风系统时可同时替代 20 项顶置空调标配和 38 项家用空调配置
21	地板形式：平地板、耐磨地板革。车内中部最高度要求达到 1 950 mm（保证风道底平面距地板高度不得低于 1 706 mm）
22	车门：铝合金气动单外摆门，带遥控器
23	行李舱：贯通式，铺地板革。左右各两个上移式铝合金行李舱门，装空调外机的行李舱上移门加百叶窗，无须装地板
24	内饰：锦程舒适版内饰，内侧面纤维板覆皮
25	车窗：最后两侧车窗为内置上推拉下固定推拉窗，其余为全封闭钢化玻璃
26	暖风系统：a. 标配独立燃油加热器暖风，水暖除霜，全车安装若干个散热器，进出水口向下，从行李舱内走管，散热器长度 530 mm，位置按平面图。b. 选配纯电加热器。c. 选配燃油加热器。d. 选配油电一体加热器
27	视听系统：MP3 播放器
28	后视系统：电动除霜后视镜
29	服务设施：司机遮阳帘；全车窗帘；全车流水槽；电子钟（温度 / 时间显示）；换气扇顶风窗；电 / 气喇叭；高位刹车灯；行车记录仪带 GPS 功能、平台管理及两探头；UBS 电源
30	其他：国产素色漆，整车喷白色，车体广告喷绘一套（用户提供图案）；发动机舱内自动灭火设备，带 GPS 行车记录仪；车内配置 2 kg 干粉灭火器 1 个
31	客车整车车身、底盘一体化阴极电泳，确保十年以上防腐
32	上门台阶处，改为两级台阶加活动踏步，尽量均分台阶高度
33	行车时使用原车照明，驻车工作时使用 24 V 长条日光灯照明，双路控制（灯罩宽度约 100 mm），安装在风道与顶部结合处，车厢内亮度达到 300 lx
34	发动机舱上方车内平台，两个平台改为水平，第一级纵向长度标配为 814 mm，要求尽量缩小尺寸，第二级台阶纵向长度保持为 472 mm
35	在风道中间部位错开安装，左右各两只 30 W 带格栅护罩的紫外线杀毒灯（避开中间隔断），定时器开关安装在司机上方风道处，杀毒灯、定时器由威高购买、安装；金旅负责布线

（续表）

序号	技术参数及要求
36	带单人座椅 4 把，型号同 3832330 号车
37	除标配两个摄像头外，车内后顶部增加摄像头 1 个
38	家用空调
二、车辆改装要求及采血装备参数	
1	配置家用空调时，冷凝水管不能高于冷凝水盘，室外机安装在司机侧行李箱内，箱内无底板，后部与其他行李箱隔开
2	配置储血冰箱一台（2 ℃—8 ℃）
3	配置 28 升血液保温运输箱两个（★具有二类医疗器械注册证——根据血液运输、存储规范的冷链要求，当储血冰箱达到存储极限时临时存储和及时运输血液）
4	所有工作台、柜柜体使用加拿大进口香槟金色免漆生态板，台面材料为白色人造理石板，圆角桌面，防酸、防腐蚀
5	安装 48.26 cm（19 英寸）电源控制箱一套，带漏电保护系统，箱内配置功放一套，充电器一套，控制面板一套，带一个外接音箱
6	配置长 50 m、2 芯 6 mm^2 外接电缆
7	整车电路布线，并用电缆线保护套保护，确保供电安全
8	所有抽屉带碰珠，柜门必须带锁并全车钥匙通用，确保行车中抽屉、门不能自行打开
9	采血车供电线路为四路：（1）采血设备一路，（2）冰箱一路，（3）空调一路，（4）生活、照明用电一路
10	所有桌位和设备位置预留电源插座
11	要求所有的工作台及采血台都贴近车玻璃（避免卫生死角）
12	配置司迈特多功能茶吧机一台（BMW-1），固定隔板 1 个
13	休息沙发，高纤 PU 蒙皮，坐垫厚 80 mm，靠背长与坐箱相等，厚 52 mm、宽 180 mm
14	体检、化验、录入台各 1 个
15	安装改造 4 个采血椅。左右宽 630 mm、前后深 700 mm、坐垫高 400 mm，高靠背，其中 1 个带左扶手，1 个带右扶手，扶手宽度为 150 mm，扶手高度可调，座椅高纤蒙皮
16	采血台 2 个

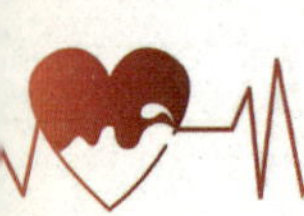

（续表）

序号	技术参数及要求
17	热合台 1 个
18	洗手池台长 500 mm、宽 500 mm、高 760 mm（桶装水供水，配备不锈钢洗手池、水龙头、自吸泵、脚踏开关。污水管通到车底部）
19	后部急救床，床垫下坐箱长 2 300 mm、宽 500 mm、高 500 mm，床垫厚 80 mm，靠背长与坐箱相等，厚 52 mm、宽 180 mm
20	6 个圆凳（3 个不带靠背，非滚轮式，可升降）
21	5 孔插座若干个
22	车底下轮胎前安装 4 个机械支腿
23	车内安装不锈钢包边的木质隔断（厚 36 mm、长 1 000 mm，高到顶，内镶玻璃 1 个）
24	上车门内安装挂帘架
25	后部急救床上顶部安装横杆挂帘一个
26	选配全盒式 sozy-8000 型伸缩遮阳棚 1 个（上车门端），尺寸 5.5 m×2.5 m，左边手摇式，4 个安装固定位（杭州赛欧遮阳棚有限公司）
27	电源：a. 标配：外接市电电源，使用车载非独立双动力顶置单冷空调时需 380 V 动力电源；b. 选配：车载电源系统 60 kWh 锂电池组 1 套；c. 选配：16 kW 超静音发电机组 1 台，使用车载非独立双动力顶置单冷空调时需输出电压 380 V
28	选配国产或进口热合机
29	选配国产或进口采血秤
30	选配空气消毒机
31	选配其他采血设备

WG-YDL- WSS-CXC-10.49 米采血车配置及参数

序号	技术参数及要求
一、客车配置及参数	
1	总长：10 490 mm
2	总宽：≥ 2 500 mm
3	总高：≤ 3 690 mm（带车载非独立顶置空调状态）
4	最大总质量：≥ 16 400 kg
5	载客人数：2—9
6	轴距：5 200 mm
7	最高时速：≤ 100 km/h
8	发动机型号：国内知名品牌（YC6A270-50）（国五排放），功率：199 kW
9	排量：7 520 mL
10	离合器：铁流，液压气助力、推式
11	变速器：国产六挡，远距离两软轴操纵
12	前桥 / 后桥：国产 4.5 T 宽桥精磨齿 / 国产 9.5 T
13	悬挂系统：钢板弹簧 8/11
14	转向系统：动力转向器
15	制动系统：鼓式双回路气压制动；储能弹簧驻车制动；国产 ABS，制动间隙自动调整臂
16	辅助制动：缓速器
17	轮胎：国产 11R22.5 无内胎子午线轮胎
18	车身：承载式车身
19	空调：a. 标配车载非独立顶置空调 SZG-II-DA（AK 单压缩机 17 000—19 000 kcal/h）；b. 选配车载非独立双动力单冷顶置空调——行车时发动机带动空调机组工作制冷，停车时市电或车载锂电池组或发电机带动空调机组工作制冷，选择顶置式双动力非独立单冷空调机组，在配置了 26 项暖风系统时可同时替代 20 项顶置空调标配和 38 项家用空调配置

（续表）

序号	技术参数及要求
20	地板形式：平地板、耐磨地板革。车内中部最高度要求达到 1 950 mm（保证风道底平面距地板高度不得低于 1 706 mm）
21	车门：铝合金气动单外摆门，带遥控器
22	行李舱：贯通式，铺地板革。左右各两个上移式铝合金行李舱门，装空调外机的行李舱上移门加百叶窗，无须装地板
23	内饰：锦程舒适版内饰，内侧面纤维板覆皮
24	车窗：最后两侧车窗为内置上推拉下固定推拉窗，其余为全封闭钢化玻璃
25	暖风系统：a. 标配独立燃油加热器暖风，水暖除霜，全车安装若干个散热器，进出水口向下，从行李舱内走管，散热器长度 530 mm。位置按平面图。b. 选配纯电加热器。c. 选配燃油加热器。d. 选配油电一体加热器
26	视听系统：MP3 播放器
27	后视系统：电动除霜后视镜
28	服务设施：司机遮阳帘；全车窗帘；全车流水槽；电子钟（温度 / 时间显示）；换气扇顶风窗；电 / 气喇叭；高位刹车灯；行车记录仪带 GPS 功能、平台管理及两探头；UBS 电源
29	其他：国产素色漆，整车喷白色，车体广告喷绘一套（用户提供图案）；发动机舱内自动灭火设备，带 GPS 行车记录仪；车内配置 2 kg 干粉灭火器 1 个
30	客车整车车身、底盘一体化阴极电泳，确保十年以上防腐
31	上门台阶处，改为两级台阶加活动踏步，尽量均分台阶高度
32	行车时使用原车照明，驻车工作时使用 24 V 长条日光灯照明，双路控制（灯罩宽度约 100 mm），安装在风道与顶部结合处，车厢内亮度达到 300 lx
33	发动机舱上方车内平台，两个平台改为水平，第一级纵向长度标配为 375 mm，要求尽量缩小尺寸，第二级台阶纵向长度保持为 540 mm
34	在风道中间部位错开安装，左右各两只 30 W 带格栅护罩的紫外线杀毒灯（避开中间隔断），定时器开关安装在司机上方风道处，杀毒灯、定时器由威高购买、安装；金旅负责布线
35	带单人座椅 4 把，型号同 3832330 号车
36	除标配两个摄像头外，车内后顶部增加摄像头 1 个
37	家用空调

（续表）

序号	技术参数及要求
二、车辆改装要求及采血装备参数	
1	配置家用空调时，冷凝水管不能高于冷凝水盘，室外机安装在司机侧行李箱内，箱内无底板，后部与其他行李箱隔开
2	配置储血冰箱一台（2 ℃—8 ℃）
3	配置 28 升血液保温运输箱两个（★具有二类医疗器械注册证——根据血液运输、存储规范的冷链要求，当储血冰箱达到存储极限时临时存储和及时运输血液）
4	所有工作台、柜柜体使用加拿大进口香槟金色免漆生态板，台面材料为白色人造理石板，圆角桌面，防酸、防腐蚀
5	安装 48.26 cm（19 英寸）电源控制箱一套，带漏电保护系统，箱内配置功放一套，充电器一套，控制面板一套。带一个外接音箱
6	配置长 50 m、2 芯 6 mm^2 外接电缆
7	整车电路布线，并用电缆线保护套保护，确保供电安全
8	所有抽屉带碰珠，柜门必须带锁并全车钥匙通用，确保行车中抽屉、门不能自行打开
9	采血车供电线路为四路：（1）采血设备一路，（2）冰箱一路，（3）空调一路，（4）生活、照明用电一路
10	所有桌位和设备位置预留电源插座
11	要求所有的工作台及采血台都贴近车玻璃（避免卫生死角）
12	配置司迈特多功能茶吧机一台（BMW-1），固定隔板 1 个
13	休息沙发，高纤 PU 蒙皮，坐垫厚 80 mm，靠背长与坐箱相等，厚 52 mm、宽 180 mm
14	体检、化验、录入台各 1 个
15	安装改造 4 个采血椅。左右宽 630 mm、前后深 700 mm，坐垫高 400 mm，高靠背，其中 1 个带左扶手，1 个带右扶手，扶手宽度为 150 mm，扶手高度可调，座椅高纤蒙皮
16	采血台 2 个
17	热合台 1 个
18	洗手池台长 500 mm、宽 500 mm、高 760 mm（桶装水供水，配备不锈钢洗手池、水龙头、自吸泵、脚踏开关。污水管通到车底部）

（续表）

序号	技术参数及要求
19	后部急救床，床垫下坐箱长 2 300 mm、宽 500 mm、高 500 mm，床垫厚 80 mm，靠背长与坐箱相等，厚 52 mm、宽 180 mm
20	6 个圆凳（3 个不带靠背，非滚轮式、可升降）
21	5 孔插座若干个
22	车底下轮胎前安装 4 个机械支腿
23	车内安装不锈钢包边的木质隔断（厚 36 mm、长 1 000 mm，高到顶，内镶玻璃 1 个）
24	上车门内安装挂帘架
25	后部急救床上顶部安装横杆挂帘一个
26	选配全盒式 sozy–8000 型伸缩遮阳棚 1 个（上车门端），尺寸 5.5 m × 2.5 m，左边手摇式，4 个安装固定位（杭州赛欧遮阳棚有限公司）
27	电源：a. 标配：外接市电电源，使用车载非独立双动力顶置单冷空调时需 380 V 动力电源；b. 选配：车载电源系统 60 kWh 锂电池组 1 套；c. 选配：16 kW 超静音发电机组 1 台，使用车载非独立双动力顶置单冷空调时需输出电压 380 V
28	选配国产或进口热合机
29	选配国产或进口采血秤
30	选配空气消毒机
31	选配其他采血设备

WG-YDL-WSS-CXC-03

（10.990 米金龙采血车配置、参数）

序号	技术参数及要求
	一、客车配置及参数
1	总长：10 990 mm
2	总宽：≥ 2 500 mm
3	总高：≤ 3 700 mm（带车载非独立顶置空调状态）
4	总质量：16 400 kg
5	轴距：5 640 mm
6	最小离地间隙：230 mm
7	最大爬坡能力：≥ 30（%）
8	最小转弯直径：≤ 18（m）
9	制动距离（30 km/h）：≤ 10
10	驻坡制动能力（20% 坡道）：5 min 不动
11	油耗：20 L/ 百公里
12	最高时速：≤ 100 km/h
13	载客人数：4—16
14	发动机型号：国内知名品牌（YC6L260-50）（国五排放），额定功率：191 kW；最大扭距：1 030/1 200-1 700（N.m/r/pm）
15	排气量：8.424 L
16	发动机形式：直列六缸、水冷、四冲程，高压共轨
17	前桥：东风德纳 5.5 T；型式：整体锻钢件，工字梁，端拳式
18	后桥：东风德纳 11 T（4.44）；型式：整体冲压焊接，全浮式桥壳
19	行车制动：前盘（22.5 寸）后鼓式
20	缓速器：泰乐玛电涡流缓速器
21	ABS：科密 ABS
22	调整臂：国产自动调整臂

（续表）

序号	技术参数及要求
23	变速器：法士特变速器 6DS95T/0.74
24	变速箱操纵机构：两软轴远距离操纵器
25	离合器：铁流离合器 /ϕ430/ 推式
26	悬架：钢板弹簧 9/11
27	轮胎：国产 9R/22.5
28	油箱：240 L
29	方向机：江门 GX100D
30	承载方式：半承载车身
31	乘客门：全铝遥控外摆乘客门
32	司机椅：减震可调司机椅，三点式安全带
33	侧窗：全封闭绿色钢化玻璃，左右最后一扇上推拉窗
34	侧窗帘：普通蓝色布窗帘
35	司机窗：内嵌式推拉司机窗
36	地板：平地板，高级耐磨地板革，灰色直纹黑白方点
37	天窗：双天窗 / 空调中置 / 带换气扇
38	后视镜：电动电除霜兔耳后视镜
39	侧舱门：手动上移式侧舱门
40	出风口：简易出风口
41	活动踏步：前门活动踏步
42	暖风：独立燃烧加热器暖风，水暖除霜，全车安装若干个散热器，进出水口向下，从行李舱内走管，散热器长度 530 mm，位置按平面图
43	除霜：南风 240 W 无外循环除霜机
44	音箱系统：KL−988 专业版
45	行车记录仪：有行车记录仪
46	节油驾驶提醒：有节油驾驶提醒
47	服务设施：灭火器、发动机舱自动灭火装置、钢丝防盗安全锤、时间单显电子钟、前挡单幅遮阳帘、车载电源插座 /UBS、GPS 定位系统

（续表）

序号	技术参数及要求
48	油漆：素色漆
49	空调：a. 标配：金龙 KL-IIY/ 奥柯压缩机 /1.8 万大卡非独立顶置空调；b. 选配：顶置式双动力非独立空调机组——行车时发动机带动空调机组工作，停车时市电或车载锂电池组带动空调机组工作，选择顶置式双动力非独立空调机组可同时替代 49 项顶置空调标配和 58 项家用空调配置
50	内部高度：车内中部最高度要求达到 2 030 mm
51	车体喷绘：整车喷白色，车体广告喷绘一套（用户提供图案）
52	上门台阶处，改为两级台阶加活动踏步，尽量均分台阶高度
53	行车时使用原车照明，驻车工作时使用 24 V 长条日光灯照明，双路控制（灯罩宽度约 100 mm），安装在风道与顶部结合处，车厢内亮度达到 300 lx
54	发动机舱上方车内平台，两个平台改为水平，第一级纵向长度标配为 753 mm，要求尽量缩小尺寸，第二级台阶纵向长度保持为 506 mm
55	在风道中间部位错开安装，左右各两只 30 W 带格栅护罩的紫外线杀毒灯（避开中间隔断），定时器开关安装在司机上方风道处
56	采血椅 4 把
57	除标配两个摄像头外，车内后顶部增加摄像头 1 个
58	家用空调
二、车辆改装要求及采血装备参数	
1	配置储血冰箱一台（2 ℃—8 ℃）
2	配置 28 升血液保温运输箱两个（★具有二类医疗器械注册证——根据血液运输、存储规范的冷链要求，当储血冰箱达到存储极限时临时存储和及时运输血液）
3	所有工作台、柜柜体使用加拿大进口香槟金色免漆生态板，台面材料为白色人造理石板，圆角桌面，防酸、防腐蚀
4	安装 48.26 cm（19 英寸）电源控制箱一套，带漏电保护系统，箱内配置功放一套，充电器一套，控制面板一套，带一个外接音箱
5	配置长 60 m、2 芯 6 mm^2 外接电缆
6	整车电路布线，并用电缆线保护套保护，确保供电安全
7	所有抽屉带碰珠，柜门必须带锁且全车钥匙通用，确保行车中抽屉、门不能自行打开
8	采血车供电线路为四路：（1）采血设备一路，（2）冰箱一路，（3）空调一路，（4）生活、照明用电一路

（续表）

序号	技术参数及要求
9	所有桌位和设备位置预留电源插座
10	要求所有的工作台及采血台都贴近车玻璃（避免卫生死角）
11	配置司迈特多功能茶吧机一台（BMW—1），固定隔板 1 个
12	休息沙发一个，高纤 PU 蒙皮，坐垫厚 80 mm，靠背长与坐箱相等，厚 52 mm、宽 180 mm
13	录入台 1 个
14	化验台 1 个
15	安装改造 4 个采血椅。左右宽 630 mm、前后深 700 mm，坐垫高 400 mm，高靠背，其中 1 个带左扶手，1 个带右扶手，扶手宽度为 150 mm，扶手高度可调，座椅高纤蒙皮
16	采血台 2 个
17	热合台 1 个
18	洗手池台长 500 mm、宽 500 mm、高 760 mm（桶装水供水，配备不锈钢洗手池、水龙头、自吸泵、脚踏开关。污水管通到车底部）
19	体检台 1 个
20	后部急救床，床垫下坐箱长 2 300 mm、宽 753 mm，床垫厚 80 mm，急救床后部台阶做储物柜，到顶
21	6 个圆凳（3 个不带靠背，非滚轮式、可升降）
22	5 孔插座若干个
23	车底下轮胎前安装 4 个机械支腿
24	车内安装不锈钢包边的木质隔断（厚 36 mm，长 1 000 mm，高到顶，内镶玻璃 1 个）
25	上车门内安装挂帘架
26	后部急救床上顶部安装横杆一个及挂帘
27	a. 标配：外接市电电源；b. 选配：车载电源系统 60 kWh 锂电池组 1 套；c. 选配：欧码超静音发电机组 1 台；d. 选配：车载 12 kW 油电混合发电机组电源系统 1 套
28	选配国产或进口热合机
29	选配国产或进口采血秤
30	选配空气消毒机
31	选配其他采血设备

WG-YDL-WSS-CXC-10.99 米采血车配置及参数

序号	技术参数及要求
一、客车配置及参数	
1	总长：10 990 mm
2	总宽：≥ 2 500 mm
3	总高：≤ 3 690 mm（带车载非独立顶置空调状态）
4	最大总质量：≥ 16 400 kg
5	载客人数：2—15
6	轴距：5 200 mm
7	最高时速：≤ 100 km/h
8	发动机型号：国内知名品牌（YC6L280-50）（国五排放），功率：206 kW
9	排量：8 424 mL
10	离合器：铁流，液压气助力、推式
11	变速器：国产六挡，远距离两软轴操纵
12	前桥 / 后桥：国产 4.5 T 宽桥精磨齿 / 国产 9.5 T
13	悬挂系统：钢板弹簧 10/12
14	转向系统：动力转向器
15	制动系统：鼓式双回路气压制动；储能弹簧驻车制动；国产 ABS，制动间隙自动调整臂
16	辅助制动：缓速器
17	轮胎：国产 11R22.5 无内胎子午线轮胎
18	车身：承载式车身
19	空调：a. 标配车载非独立顶置空调 SZG-II-DA（AK 单压缩机 17 000—19 000 kcal/h）；b. 选配车载非独立双动力单冷顶置空调——行车时发动机带动空调机组工作制冷，停车时市电或车载锂电池组或发电机带动空调机组工作制冷，选择顶置式双动力非独立单冷空调机组，在配置了 26 项暖风系统时可同时替代 20 项顶置空调标配和 38 项家用空调配置

（续表）

序号	技术参数及要求
20	地板形式：平地板、耐磨地板革。车内中部最高度要求达到 1 950 mm（保证风道底平面距地板高度不得低于 1 706 mm）
21	车门：铝合金气动单外摆门，带遥控器
22	行李舱：贯通式，铺地板革。左右各两个上移式铝合金行李舱门，装空调外机的行李舱上移门加百叶窗，无须装地板
23	内饰：锦程舒适版内饰，内侧面纤维板覆皮
24	车窗：最后两侧车窗为内置上推拉下固定推拉窗，其余为全封闭钢化玻璃
25	暖风系统：a. 标配独立燃油加热器暖风，水暖除霜，全车安装若干个散热器，进出水口向下，从行李舱内走管，散热器长度 530 mm。位置按平面图。b. 选配纯电加热器。c. 选配燃油加热器。d. 选配油电一体加热器
26	视听系统：MP3 播放器
27	后视系统：电动除霜后视镜
28	服务设施：司机遮阳帘；全车窗帘；全车流水槽；电子钟（温度 / 时间显示）；换气扇顶风窗；电 / 气喇叭；高位刹车灯；行车记录仪带 GPS 功能、平台管理及两探头；UBS 电源
29	其他：国产素色漆，整车喷白色，车体广告喷绘一套（用户提供图案）；发动机舱内自动灭火设备，带 GPS 行车记录仪；车内配置 2 kg 干粉灭火器 1 个
30	客车整车车身、底盘一体化阴极电泳，确保十年以上防腐
31	上门台阶处，改为两级台阶加活动踏步，尽量均分台阶高度
32	行车时使用原车照明，驻车工作时使用 24 V 长条日光灯照明，双路控制（灯罩宽度约 100 mm），安装在风道与顶部结合处，车厢内亮度达到 300 lx
33	发动机舱上方车内平台，两个平台改为水平，第一级纵向长度标配为 375 mm，要求尽量缩小尺寸，第二级台阶纵向长度保持为 540 mm
34	在风道中间部位错开安装，左右各两只 30 W 带格栅护罩的紫外线杀毒灯（避开中间隔断），定时器开关安装在司机上方风道处，杀毒灯、定时器由威高购买、安装；金旅负责布线
35	带单人座椅 4 把，型号同 3832330 号车
36	除标配两个摄像头外，车内后顶部增加摄像头 1 个
37	家用空调

（续表）

序号	技术参数及要求
二、车辆改装要求及采血装备参数	
1	配置家用空调时，冷凝水管不能高于冷凝水盘，室外机安装在司机侧行李箱内，箱内无底板，后部与其他行李箱隔开
2	配置储血冰箱一台（2 ℃—8 ℃）
3	配置 28 升血液保温运输箱两个（★具有二类医疗器械注册证——根据血液运输、存储规范的冷链要求，当储血冰箱达到存储极限时临时存储和及时运输血液）
4	所有工作台、柜柜体使用加拿大进口香槟金色免漆生态板，台面材料为白色人造理石板，圆角桌面，防酸、防腐蚀
5	安装 48.26 cm（19 英寸）电源控制箱一套，带漏电保护系统，箱内配置功放一套，充电器一套，控制面板一套，带一个外接音箱
6	配置长 50 m、2 芯 6 mm^2 外接电缆
7	整车电路布线，并用电缆线保护套保护，确保供电安全
8	所有抽屉带碰珠，柜门必须带锁并全车钥匙通用，确保行车中抽屉、门不能自行打开
9	采血车供电线路为四路：（1）采血设备一路，（2）冰箱一路，（3）空调一路，（4）生活、照明用电一路
10	所有桌位和设备位置预留电源插座
11	要求所有的工作台及采血台都贴近车玻璃（避免卫生死角）
12	配置司迈特多功能茶吧机一台（BMW-1），固定隔板 1 个
13	休息沙发，高纤 PU 蒙皮，坐垫厚 80 mm，靠背长与坐箱相等，厚 52 mm、宽 180 mm
14	体检、化验、录入台各 1 个
15	安装改造 4 个采血椅。左右宽 630 mm、前后深 700 mm，坐垫高 400 mm，高靠背，其中 1 个带左扶手，1 个带右扶手，扶手宽度为 150 mm，扶手高度可调，座椅高纤蒙皮
16	采血台 2 个
17	热合台 1 个
18	洗手池台长 500 mm、宽 500 mm、高 760 mm（桶装水供水，配备不锈钢洗手池、水龙头、自吸泵、脚踏开关。污水管通到车底部）

（续表）

序号	技术参数及要求
19	后部急救床，床垫下坐箱长 2 300 mm、宽 500 mm、高 500 mm，床垫厚 80 mm，靠背长与坐箱相等，厚 52 mm、宽 180 mm
20	6 个圆凳（3 个不带靠背，非滚轮式、可升降）
21	5 孔插座若干个
22	车底下轮胎前安装 4 个机械支腿
23	车内安装不锈钢包边的木质隔断（厚 36 mm、长 1 000 mm，高到顶，内镶玻璃 1 个）
24	上车门内安装挂帘架
25	后部急救床上顶部安装横杆挂帘一个
26	选配全盒式 sozy–8000 型伸缩遮阳棚 1 个（上车门端），尺寸 5.5 m×2.5 m，左边手摇式，4 个安装固定位（杭州赛欧遮阳棚有限公司）
27	电源：a. 标配：外接市电电源，使用车载非独立双动力顶置单冷空调时需 380 V 动力电源；b. 选配：车载电源系统 60 kWh 锂电池组 1 套；c. 选配：16 kW 超静音发电机组 1 台，使用车载非独立双动力顶置单冷空调时需输出电压 380 V
28	选配国产或进口热合机
29	选配国产或进口采血秤
30	选配空气消毒机
31	选配其他采血设备

WG-YDL-WSS-CXC-04
（12 米金龙采血车配置、参数）

序号	技术参数及要求
一、客车配置及参数	
1	总长：12 000 mm
2	总宽：≥ 2 550 mm
3	总高：≤ 3 920 mm（带车载非独立顶置空调状态）
4	总质量：18 000 kg
5	轴距：6 000 mm
6	最小离地间隙：260 mm
7	最大爬坡能力：≥ 30（%）
8	最小转弯直径：≤ 24（m）
9	制动距离（30 km/h）：≤ 10
10	驻坡制动能力（20% 坡道）：5 min 不动
11	油耗：25 L/ 百公里
12	最高时速：≤ 100 km/h
13	载客人数：4—16
14	发动机型号：国内知名品牌（YC6L330-50）（国五排放），额定功率：243 kW；最大扭距：1 280/1 200—1 700（N.m/r/pm）
15	排气量：8.424 L
16	发动机形式：直列六缸、水冷、四冲程，高压共轨
17	前桥：东风德纳 6.5 T；型式：整体锻钢件，工字梁，端拳式
18	后桥：东风德纳 13 T（3.55）；型式：整体冲压焊接，全浮式桥壳
19	行车制动：前盘（22.5 寸）后鼓式
20	缓速器：特尔佳电涡流缓速器
21	ABS：科密 ABS
22	调整臂：国产自动调整臂

（续表）

序号	技术参数及要求
23	变速器：綦江变速器 S6-150（0.74）
24	变速箱操纵机构：三软轴远距离操纵器
25	离合器：西湖 ф430 离合器
26	悬架：钢板弹簧 10/12
27	轮胎：295/80R22.5 双钱
28	油箱：360 L
29	方向机：江门 GX100D
30	承载方式：半承载车身
31	乘客门：全铝遥控外摆乘客门
32	司机椅：真皮减震司机椅（三点式安全带）
33	侧窗：全封闭绿色钢化玻璃，左右最后一扇上推拉窗
34	侧窗帘：普通蓝色布窗帘
35	司机窗：内嵌式推拉司机窗
36	地板：平地板，高级耐磨地板革，灰色直纹黑白方点
37	天窗：1 个
38	后视镜：电动电除霜兔耳后视镜
39	侧舱门：手动上移式侧舱门
40	出风口：简易出风口
41	活动踏步：前门活动踏步
42	暖风：独立燃烧加热器暖风，水暖除霜，全车安装若干个散热器，进出水口向下，从行李舱内走管，散热器长度 530 mm，位置按平面图
43	除霜：南风 240 W 无外循环除霜机
44	音箱系统：KL-988 专业版
45	行车记录仪：有行车记录仪
46	节油驾驶提醒：有节油驾驶提醒
47	服务设施：灭火器、发动机舱自动灭火装置、钢丝防盗安全锤、时间单显电子钟、前挡单幅遮阳帘、车载电源插座 /UBS、GPS 定位系统

（续表）

序号	技术参数及要求
48	油漆：素色漆
49	空调：a. 标配：金龙 KL–XIY/ 比泽尔压缩机 / 冷前蒸后 /3.2 万大卡非独立空调；b. 选配：顶置式双动力非独立空调机组——行车时发动机带动空调机组工作，停车时市电或车载锂电池组带动空调机组工作，选择顶置式双动力非独立空调机组，可同时替代 49 项顶置空调标配和 58 项家用空调配置
50	内部高度：车内中部最高度要求达到 2 030 mm
51	车体喷绘：整车喷白色，车体广告喷绘一套（用户提供图案）
52	上门台阶处，改为两级台阶加活动踏步，尽量均分台阶高度
53	行车时使用原车照明，驻车工作时使用 24 V 长条日光灯照明，双路控制（灯罩宽度约 100 mm），安装在风道与顶部结合处，车厢内亮度达到 300 lx
54	发动机舱上方车内平台，两个平台改为水平，第一级纵向长度标配为 753 mm，要求尽量缩小尺寸，第二级台阶纵向长度保持为 506 mm
55	在风道中间部位错开安装，左右各两只 30 W 带格栅护罩的紫外线杀毒灯（避开中间隔断），定时器开关安装在司机上方风道处
56	采血椅 4 把
57	除标配两个摄像头外，车内后顶部增加摄像头 1 个
58	家用空调
二、车辆改装要求及采血装备参数	
1	配置储血冰箱一台（2 ℃—8 ℃）
2	配置 28 L 血液保温运输箱两个（★具有二类医疗器械注册证——根据血液运输、存储规范的冷链要求，当储血冰箱达到存储极限时临时存储和及时运输血液）
3	所有工作台、柜柜体使用加拿大进口香槟金色免漆生态板，台面材料为白色人造理石板，圆角桌面，防酸、防腐蚀
4	安装 48.26 cm（19 英寸）电源控制箱一套，带漏电保护系统，箱内配置功放一套，充电器一套，控制面板一套，带一个外接音箱
5	配置长 60 m、2 芯 6 mm^2 外接电缆
6	整车电路布线，并用电缆线保护套保护，确保供电安全
7	所有抽屉带碰珠，柜门必须带锁并全车钥匙通用，确保行车中抽屉、门不能自行打开
8	采血车供电线路为四路：（1）采血设备一路，（2）冰箱一路，（3）空调一路，（4）生活、照明用电一路

（续表）

序号	技术参数及要求
9	所有桌位和设备位置预留电源插座
10	要求所有的工作台及采血台都贴近车玻璃（避免卫生死角）
11	配置司迈特多功能茶吧机一台（BMW—1），固定隔板1个
12	休息沙发一个，高纤PU蒙皮，坐垫厚80 mm，靠背长与坐箱相等，厚52 mm、宽180 mm
13	录入台1个
14	化验台1个
15	安装改造4个采血椅。左右宽630 mm、前后深700 mm，坐垫高400 mm，高靠背，其中1个带左扶手，1个带右扶手，扶手宽度为150 mm，扶手高度可调，座椅高纤蒙皮
16	采血台2个
17	热合台1个
18	洗手池台长500 mm、宽500 mm、高760 mm（桶装水供水，配备不锈钢洗手池、水龙头、自吸泵、脚踏开关。污水管通到车底部）
19	体检台1个
20	后部急救床，床垫下坐箱长2 300 mm、宽753 mm，床垫厚80 mm，急救床后部台阶做储物柜，到顶
21	6个圆凳（3个不带靠背，非滚轮式、可升降）
22	5孔插座若干个
23	车底下轮胎前安装4个机械支腿
24	车内安装不锈钢包边的木质隔断（厚36 mm、长1 000 mm，高到顶，内镶玻璃1个）
25	上车门内安装挂帘架
26	后部急救床上顶部安装横杆一个及挂帘
27	a. 标配：外接市电电源；b. 选配：车载电源系统60 kWh锂电池组1套；c. 选配：欧码超静音发电机组1台；d. 选配：车载12 kW油电混合发电机组电源系统1套
28	选配国产或进口热合机
29	选配国产或进口采血秤
30	选配空气消毒机
31	选配其他采血设备

WG-YDL-KSS-CXC-05

（12 米双滑移采血车技术规格及要求）

序号	技术参数及要求
1. 整车参数要求	
1.1#	车型：12 米医疗专用采血车
1.2	底盘型号：三类客车底盘
1.3	座位数（人）：2—9
1.4	外形尺寸（mm）：（11 990—12 000）×（2 500—2 550）×（3 635—3 920）
1.5	轴距（mm）：5 700—6 300
1.6	承载方式：承载式或半承载式
1.7	整备质量（kg）：18 000（整车电泳，防腐处理）
1.8#	卖方负责上牌照，车辆外观颜色、图案由买方提供
2. 发动机参数要求	
2.1	发动机：中冷增压高压共轨直喷玉柴发动机
2.2	排放标准：国 V 以上
3. 底盘配置	
3.1	独立悬挂系统、气囊减震，前后盘式刹车
3.2	博世方向机，米其林子午线无内胎轮胎，镁铝钢圈
3.3	国产 ABS 及车道偏离系统
3.4	车身底部增加 4 个支撑架（电机带动或液压升降），安装在前后轮前后，保证采血时车身平稳
4. 空调暖风	
4.1#	制冷：
4.1.1	进口油电一体法雷奥空调，不允许有空调外机占用行李舱空间，制冷既可由油驱动又可由电驱动实现

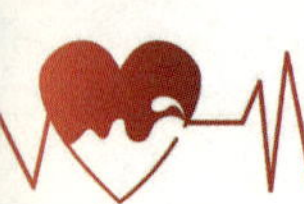

（续表）

序号	技术参数及要求
4.1.2	在车辆行驶时，可通过车辆发动机提供动力，驱动油电一体压缩机运行，实现制冷功能。在车辆停止时，可通过外接三相电源（3P380 V+N）或者车载发电机3P380 V+N）供电，驱动油电一体压缩机运行，实现制冷功能
4.1.3	司机可自由选择室内设定温度，由控制面板控制单冷空调机组自动运行，需要制冷时，控制面板发送信号给电控柜，使压缩机离合器线圈吸合，发动机通过带传动驱动压缩机运行。油驱动时，空调机组各风机均由发动机驱动的发电机供电
4.1.4	车辆停车需要电系统运行时，首先连接车载发电机组或市电，为整车提供3ф380 V以及220 V电源，车载AC/DC电源用于将380 V/220 V电转化为DC24 V电，为整车负载提供DC24 V电源。有空调应用需求时，首先开启电制冷开关，然后开启空调控制面板，空调机组可根据设定温度自动运行。当有制冷需求时，由电控柜控制压缩机接触器吸合，油电一体压缩机在电驱动下运行。不需要使用电制冷时，只需要关闭空调控制面板并将电制冷开关关闭即可
4.2	制热：燃油取暖器安装散热器，大功率外循环除霜
5. 车身及服务设施	
5.1	车身两侧中空玻璃，两侧最后玻璃框留一个推拉活动窗，便于通风换气
5.2	整车身和车顶与骨架厚度一样用聚苯板或聚胺脂发泡填充保温，达到街头采血车内保温需求。车厢地板与玻璃下的内饰围板成直角焊接（方便设备、柜体安装，与围板无缝隙）
5.3	车辆安装双水冷久保田四缸机直流25 kW发电机组带25度锂电池油电混合机组（安装左侧行李舱内）
5.4	车内后窗处安装一台肯格王医用空气消毒机
5.5#	车地板高度下降，车内高度达到2.20 m以上（达到车内高度最大值），前成型顶上移200 mm，防止上下车碰头。全车工作区域平地板，驾驶区到工作区的两级台阶改成一级台阶（可能台阶高度略高，可加高司机右侧地面高度，重新布置上车台阶高度，达到台阶高度小于250 mm），并要求增大台阶宽度，乘客区域后排台阶高度差尽可能减小
5.6	安装双侧滑移舱，要求舱内长度6 m，滑移舱内高度1.8 m，滑移0.7 m以上（使用5 000次滑移以上，充气密封），窗框按房车装饰
5.7	司机座后面改为平防护栏，防护栏与冷气道之间加隔板（使用遮光卷帘代替）
5.8	车内冷气道上安装2个宣传栏，要求透明、可更换内部宣传广告内容，安装在不影响风道通风的位置上，尺寸为900 mm×150 mm×4 mm
5.9	车内饰整体色彩为米黄色。侧窗下PVC围板采用浅白灰色，侧窗包柱采用房车内饰
5.10	行李舱门为手动外摆舱门（外摆门开启时所有外摆门上沿与车窗玻璃下沿平行），要求在不影响静音发电机组安装的前提下，行李舱长度按照发电机组的尺寸设计

（续表）

序号	技术参数及要求
5.11	车内配备以下设施： ①不锈钢电控感应洗手池一个 ②安装 15 层血小板震动箱一台 ③工作台、工作椅、圆凳、长条椅等若干，要求表面用超千仿皮灰色和蓝色相接包缝，长条椅椅垫、椅背表面明线缝合 ④机械式微波炉（品质不低于格兰仕 800 W）、饮水机（品质不低于安吉尔牌带冰水）、食品冰箱（≧ 50 L）各一个
5.12	利用乘客区最后排台阶安装于后窗玻璃下檐做储物柜
5.13	其他采血冰箱、饮水机等设备各留一个电源插座。用电设备要求有独立的空气保护开关（使用电线 4 mm^2，线头全部涮锡处理）
5.14	外接三相超级静音柴油发电机组供电和 380 V 市电供电，具备两种供电保障
5.15	工作台采用冷轧板或实木做柜体，台面为防火板或人造理石，表面喷漆处理，颜色为灰色，但台面颜色比工作台体颜色稍浅，实木为本色喷漆
5.16	配备专用功放和广场专用防水音箱设备，放于行李舱内，便于采血对外宣传
5.17	车内每把采血椅上配备 1 台平板 IPAD 及 USB 接口，对面风道加装两台 19 英寸 LED 液晶电视并与硬盘播放器相连
5.18	带彩色液晶倒车监视器
5.19	车内必须配置在原地停车采血时，车上所有 24 V 用电设备直接由 220 V 市电变压并同时可以给车用电瓶充电（带数字显示）的限压限流自动充电机 1 台
5.20	第 5.15 和 5.18 做成 48.26 cm（19 英寸）国际标准的一体机柜，将车用电源与电气设备放在一起，达到规范、易操作、体积小的要求并放置于后轮前的小行李舱里
5.21	车内安装 4 个摄像头，其中一个安装在车门外上方，另 3 个安装在车内并带实音盒，配一个 500 G 硬盘储存器，以备随时调看监控录像
5.22#	成分采血车，安装 25 kW 直流油电混合带 25 度磷酸锂电池发电机组及不间断电源（保证成分血采集时设备不断电）。双滑移成分血采血车，既能采集成分血又能采集全血（必须安装专用的成分血采血椅，电控两种采血时都能使用）。发电机、380 V 市电，双路供电保障
5.23	布局图由双方商定，买方确认

WG-YDL-KSS-CXC-06
（12 米单滑移采血车技术规格及要求）

序号	技术参数及要求
1. 整车参数要求	
1.1#	车型：12 米医疗专用采血车
1.2	底盘型号：三类客车底盘
1.3	座位数（人）：2—9
1.4	外形尺寸（mm）：（11 900—12 000）×（2 480—2 510）×（3 635—3 755）
1.5	轴距（mm）：5 700—6 300
1.6	承载方式：承载式或半承载式
1.7	整车整备质量≥ 17 000 kg。（整车电泳，防腐处理）
2. 发动机参数要求	
2.1	发动机：中冷增压高压共轨直喷玉柴发动机
2.2	排放标准：国 V 以上
3. 底盘配置	
3.1	AT5 代自动挡带液力缓速器的变速箱（带预诊断功能）
3.2	独立悬挂系统、气囊减震，前 / 后盘式刹车
3.3	博世方向机，米其林子午线无内胎轮胎
3.4	ABS+ 自动间隙调整臂
3.5	车身底部增加 4 个支撑架（电机带动升降或液压）安装在前后轮前后，保证采血时车身平稳
4. 空调暖风	
4.1#	制冷：共用一台压缩机油电一体空调；制热：电加热器、燃油加热器 2 个加热器串联，车内北方寒冷地区安装散热器，大功率外循环除霜（冷热系统为同一品牌）
5. 车身及服务设施	
5.1	车身两侧中空玻璃，两侧最后玻璃框留一个推拉活动窗，便于通风换气

序号	技术参数及要求
5.2	整车身和车顶与骨架厚度一样用聚本版或聚胺脂发泡填充保温，达到采血车内保温需求。车厢地板与玻璃下的内饰围板成直角焊接（方便设备、柜体安装，与围板无缝隙）
5.3	车辆安装双水冷四缸机 16 kW 三相极超静音发电机组或用直流 25 kW 发电机组带 25 度锂电池油电混合机组（安装左侧行李舱内）
5.4	车内后窗处安装一台医用空气消毒机
5.5	车地板高度下降，车内高度达到 2.20 m 以上（达到车内高度最大值），前成型顶上移 200 mm，防止上下车碰头。全车工作区域平地板，驾驶区到工作区的两级台阶改成一级台阶（可能台阶高度略高，可加高司机右侧地面高度，重新布置上车台阶高度，达到台阶高度小于 250 mm），并要求增大台阶宽度，乘客区域后排台阶高度差尽可能减小
5.6	车辆左侧单滑移舱，要求舱内长度 4.5 m，滑移舱内高度 1.8 m，滑移 0.7 m 以上。（使用 5 000 次滑移以上，充气密封），窗框按房车装饰
5.7	司机座后面改为平防护栏，防护栏与冷气道之间加隔板（使用遮光卷帘代替）
5.8	车内冷气道上安装 2 个宣传栏，要求透明、可更换内部宣传广告用，安装在不影响风道通风的位置上，尺寸为 900 mm × 150 mm × 4 mm
5.9	车内饰整体色彩为米黄色。侧窗下 PVC 围板采用浅白灰色，侧窗包柱采用房车内饰
5.10	行李舱门为手动外摆舱门（外摆门开启时所有外摆门上沿与车窗玻璃下沿平行），要求在不影响静音发电机组安装的前提下，行李舱长度按照发电机组的尺寸设计。 车内配备以下设施： ①不锈钢电控洗手池一个。 ② 2 台安装专业储血冰箱一个，170 L 以上，A、B、O、AB 每层要隔层门。（1 台安装 16 层血小板震动箱）。 ③工作台、工作椅、圆凳、长条椅等若干，要求表面用超纤仿皮灰色和蓝色相接包缝，长条椅椅垫、椅靠背表面明线缝合。 ④机械式微波炉（品质不低于格兰仕 800 W）、饮水机（品质不低于安吉尔牌带冰水）、食品冰箱（100 L 左右）各一个
5.11	利用乘客区最后排台阶安装与后窗玻璃下檐做储物柜
5.12	其他采血冰箱、饮水机等设备各留一个电源插座。用电设备要求有独立的空气保护开关（使用电线 4 mm^2，线头全部涮锡处理）
5.13	外接三相级超静音柴油发电机组供电和 380 V 市电供电，具备两种供电
5.14	工作台采用冷轧板或实木做柜体，台面为防火板或人造理石，表面喷漆处理，颜色为灰色，但台面颜色比工作台体颜色稍浅
5.15	配备专用功放和广场专用防水音箱设备，放于行李舱内，便于采血对外宣传
5.16	车内采血椅对面风道加装 46.99 cm（18.5 英寸）LED 液晶电视一台并与硬盘播放器相连

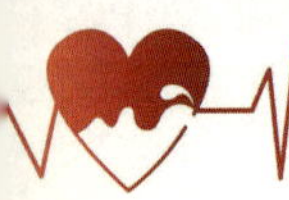

序号	技术参数及要求
5.17	带彩色液晶倒车监视器
5.18	车内必须配置在原地停车采血时，车上所有 24 V 用电设备直接由 220 V 市电变压并同时可以给车用电瓶充电（带数字显示）限压限流自动充电机 1 台
5.19	第 5.15 和第 5.18 做成 48.26 cm（19 英寸）国际标准的一体机柜，将车用电源与电气设备放在一起，达到规范、易操作、体积小，放置于后轮前小行李舱里
5.20	车内安装 4 个摄像头，其中一个安装在车门外上方，另 3 个在车内带实音盒，配一个 500 G 硬盘储存器以备随时调看监控录像
5.21	安装 16 kW 三相发电机或安装 25 kW 直流油电混合带 25 度磷酸锂电池发电机组，单滑移全血街头采血车（必须安装专用的成分血采血椅，4 000 W 不间断电源。保证成分血采集时设备不断电）380 V 市电，双路供电保障

JL–CXC–7 米 – 采血车配置及参数

车型	XML6700J15　医疗车公告	外型尺寸(mm)	7 045×2 050×2 640，2 770	公告座位（人）	2—9
	底盘	新款造型	车身配置		电器配置
发动机	YC4FA130–50	行旅舱	0.8 m	空调	松芝非独立内置式，制冷量 12 000 kcal/h
功率 kW/rpm	95/3 200	后视镜	手动	暖风	前除霜器
扭矩 N.m/rpm	340/1 600–2 400	内饰	新款内饰	视听系统	MP3 播放器
离合器	单片、干式	侧窗	全封闭玻璃	电子钟	有
操纵形式	液压操纵、推式	仪表台	新款仿桃木仪表台	电喇叭	有
变速箱	国产五挡	司机椅	绒布靠背，前后可调	行车记录仪	带 GPS 功能、平台管理
操纵形式	远距离二软轴	遮阳板	双边	彩色倒车影视	一体机
前后桥	国产精磨齿	行旅舱门	钣金冲压件		
行车制动	鼓式双回路气压制动	天窗	有		
驻车制动	中央鼓式机械制动	乘客门	气动外摆门		
辅助制动	排气制动	后雨刷	有		
转向器	动力转向器	后照地镜	有		
悬挂系统	3/4 少片簧	后门	双开后门 / 后侧门		
轮胎	玲珑 215/75R17.5 真空子午线				

（续表）

油箱容积	90 L				
限速装置	100 km/h				
ABS	国产				
自动间隙调整	国产				
考斯特系列采血车配置表					
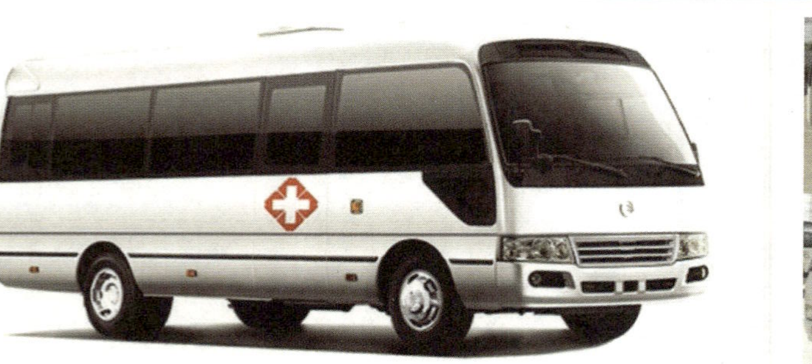 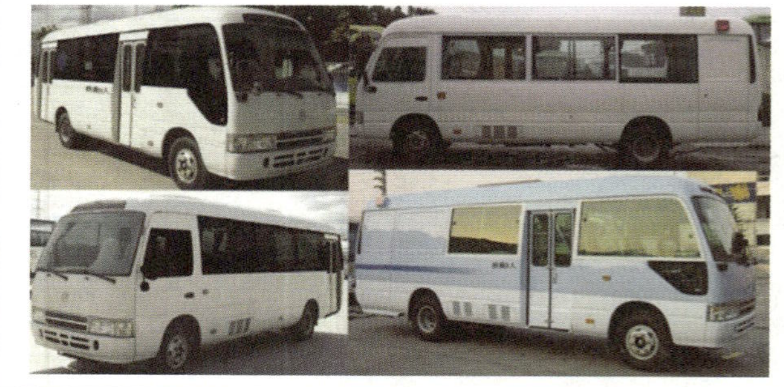					
专用设施改装：					
工作设施	采血椅 2—4 张、采血台 1—2 张、工作台 2—3 张、多人沙发 1 张、车尾储物柜 1 套				
专用设备	空气消毒机 1 台、158 L 储血冰箱 1 台、紫外线消毒灯 3 盏 选装：三洋或海尔储血冰箱、国产或进口热合机 / 采血秤 / 离心机 / 干式生化分析仪 / 血压计 / 血压计 / 急救箱				
电路系统	备用 6.5 kW 发电机一台、2 kW 车载逆变系统、50 米 3×6 线盘、智能配电箱 选装：UPS 不间断电源				
生活服务	饮水机 1 套 选装：洗手池、50 L 家用冰箱 1 套、微波炉				

（续表）

空调	2 P格力空调柜机 / 挂机 选装：整车地暖（高寒地区）、房车专用空调
多媒体 / 宣传	48.26 cm（19英寸）车载电视 选装：外宣传LED显示屏、外宣传广播系统

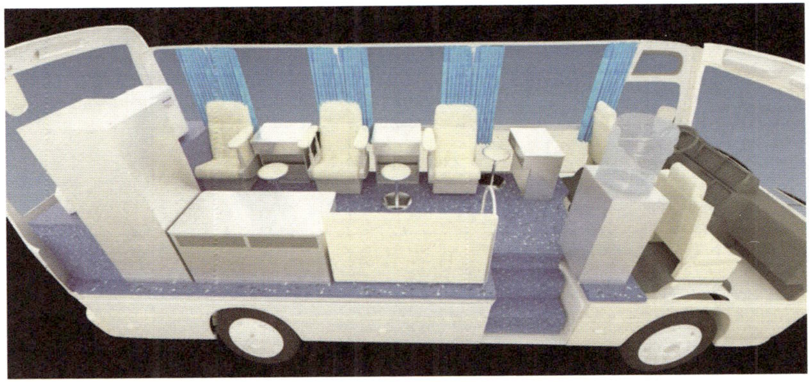

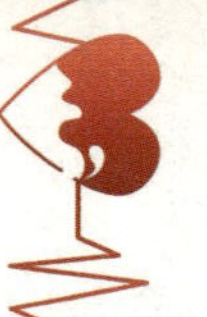

JL-CXC-8.2 米 - 采血车配置及参数

车型	XML5117XYL15 医疗车公告	外型尺寸(mm)	8 190×2 500×3 240	公告座位（人）	2—10
	底盘	新款造型	车身配置		电器配置
发动机	YC4G200-50　国五排放标准	行旅舱	贯通式 3m，铺地板革	空调	松芝顶置 SZG-II-DA（AK 单压缩机 17 000—19 000 kcal/h）
功率 kW/rpm	147/2 200	后视镜	电动除霜	暖风	除霜器
扭矩 N.m/rpm	720/1 350±250	内饰	锦程舒适版内饰，无行李架	视听系统	MP3 播放器
离合器	铁流	侧窗	最后两侧为内置上推拉下固定，其余为全封闭钢化玻璃	电子钟	有
操纵形式	液压气助力、推式	仪表台	新款仪表台	电喇叭	有
变速箱	綦江 S6-80 六挡	司机椅	三向可调	行车记录仪	带 GPS 功能、平台管理
操纵形式	远距离二软轴	窗帘	双幅遮阳帘 / 全车窗帘	彩色倒车影视	一体机
前后桥	柳汽 3.6 T 宽桥 / 柳汽 7.2 T，精磨齿	行旅舱门	上掀式　可选上移门		
行车制动	鼓式双回路气压制动	天窗	有		
驻车制动	储能弹簧驻车制动	乘客门	铝合金气动外摆门，带遥控锁		
辅助制动	泰乐玛电涡流 GD1200	灭火装置	发动机舱自动灭火装置		
转向器	动力转向器	应急开关	有		

（续表）

悬挂系统	8/10 多片簧	中 / 后门	可选		
轮胎	玲珑 9R22.5 无内胎子午线	安全门	有		
油箱容积	90 L				
限速装置	100 km/h				
ABS	国产				
自动间隙调整	国产				
锦程系列采血车配置表					
专用设施改装：					
工作设施	采血椅 4 张、采血台 2 张、工作台 2—3 张、热合台 1 张、多人沙发 1 张、车尾储物柜 1 套				
专用设备	空气消毒机 1 台、158 L 储血冰箱 1 台、紫外线消毒灯 3 盏 选装：三洋或海尔储血冰箱、国产或进口热合机 / 采血秤 / 离心机 / 干式生化分析仪 / 血压计 / 血压计 / 急救箱				
电路系统	备用本田 6.5 kW 发电机、2 kW 车载逆变系统、50 米 3×6 线盘、智能配电箱 选装：山特 UPS 不间断电源、佳乐锂电池新能源供电模块（40 度电—80 度电）、欧玛 / 金鹏 / 熊猫柴油静音发电机				

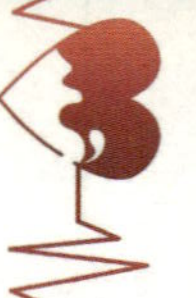

（续表）

生活服务	饮水机、洗手池、50 L 家用冰箱 1 套、微波炉
空调及辅助系统	2 P 格力空调柜机 / 挂机 2 台 选装：整车地暖（高寒地区），液压平衡装置，金旅双动力空调—电空调、车外手动遮阳棚
多媒体 / 宣传	48.26 cm（19 英寸）车载电视、外宣传广播系统 选装：外宣传 LED 显示屏
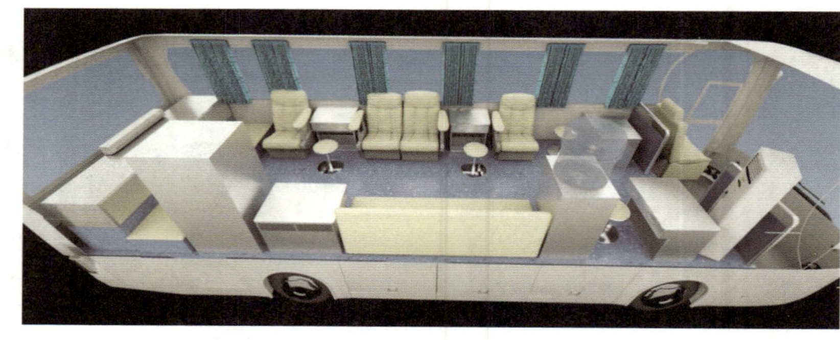	

JL-CXC-8.5 米 - 采血车配置及参数

车型	XML5127XYL15 医疗车公告	外型尺寸(mm)	8 540×2 500×3 240	公告座位（人）	2—15
	底盘	新款造型	车身配置		电器配置
发动机	YC4G200-50 国五排放标准	行旅舱	贯通式 3.2 m，铺地板革	空调	松芝非独立顶置 SZQ-III-DT 制冷量 21 000—23 000 Kcal/h
功率 kW/rpm	147/2 200	后视镜	电动除霜	暖风	除霜器
扭矩 N.m/rpm	720/1 350±250	内饰	锦程舒适版内饰，无行李架	视听系统	MP3 播放器
离合器	铁流	侧窗	最后两侧为内置上推拉下固定，其余为全封闭钢化玻璃	电子钟	有
操纵形式	液压气助力、推式	仪表台	新款仪表台	电喇叭	有
变速箱	綦江 S6-80 六挡	司机椅	三向可调	行车记录仪	带 GPS 功能、平台管理及双探头
操纵形式	远距离二软轴	窗帘	双幅遮阳帘 / 全车窗帘	彩色倒车影视	一体机
前后桥	柳汽 4.2T 宽桥 / 柳汽 8T，精磨齿	行旅舱门	上掀式 可选上移门		
行车制动	鼓式双回路气压制动	天窗	有		
驻车制动	储能弹簧驻车制动	乘客门	铝合金气动外摆门，带遥控锁		
辅助制动	泰乐玛电涡流 GD1200	灭火装置	发动机舱自动灭火装置		

（续表）

转向器	动力转向器	应急开关	有		
悬挂系统	7/10 多片簧	中 / 后门	可选		
轮胎	玲珑 9R22.5 无内胎子午线	安全门	有		
油箱容积	200 L				
限速装置	100 km/h				
ABS	国产				
自动间隙调整	国产				
锦程系列采血车配置表					
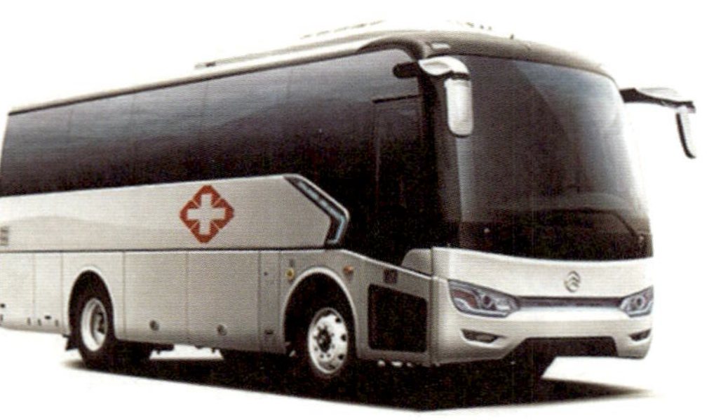 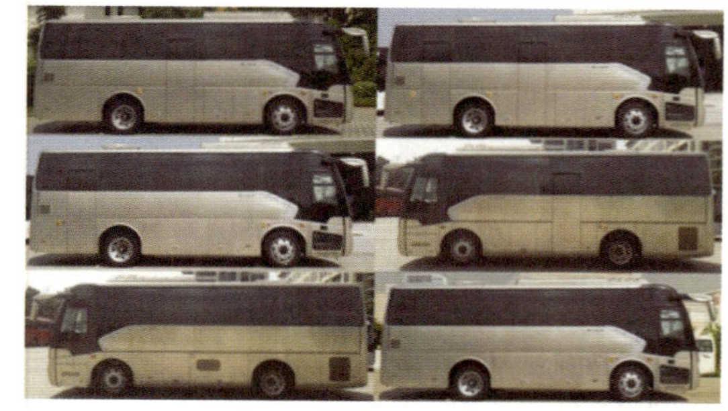					
专用设施改装：					
工作设施	采血椅 4 张、采血台 2 张、工作台 2—3 张、热合台 1 张、多人沙发 1 张、车尾储物柜 1 套				
专用设备	空气消毒机 1 台、158 L 储血冰箱 1 台、紫外线消毒灯 3 盏 选装：三洋或海尔储血冰箱、国产或进口热合机 / 采血秤 / 离心机 / 干式生化分析仪 / 血压计 / 血压计 / 急救箱				

（续表）

电路系统	备用本田 6.5 kW 发电机、2 kW 车载逆变系统、50 米 3×6 线盘、智能配电箱 选装：山特 UPS 不间断电源、佳乐锂电池新能源供电模块（40 度电—80 度电）、欧玛 / 金鹏 / 熊猫柴油静音发电机
生活服务	饮水机、洗手池、50 L 家用冰箱 1 套、微波炉
空调及辅助系统	2 P 格力空调柜机 / 挂机 2 台 选装：整车地暖（高寒地区），液压平衡装置，全旅双动力空调—电空调、车外手动遮阳棚
多媒体 / 宣传	48.26 cm（19 英寸）车载电视、外宣传广播系统 选装：外宣传 LED 显示屏
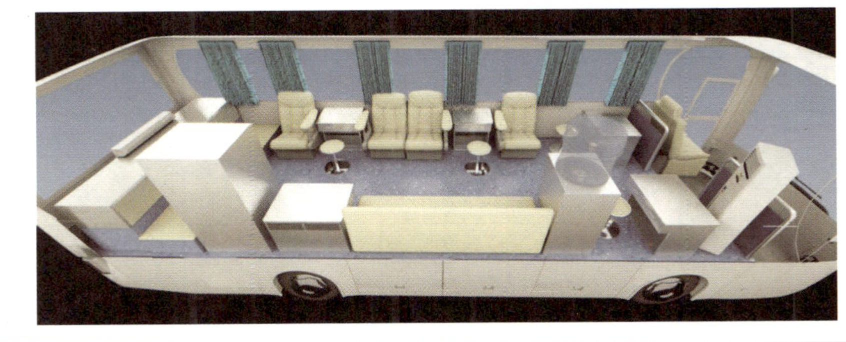	

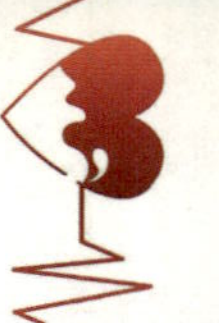
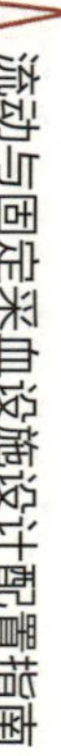

JL-CXC-9 米 -1- 采血车配置及参数

车型	XML5147XYL15 医疗车公告	外型尺寸(mm)	8 995×2 500×3 350	公告座位（人）	2—10
	底盘	新款造型	车身配置		电器配置
发动机	YC6J245-50　国五排放标准	行旅舱	贯通式 4.2 m，铺地板革	空调	松芝非独立顶置 SZQ-III-D 制冷量 21 000—23 000 kcal/h
功率 kW/rpm	180/2 500	后视镜	电动除霜	暖风	除霜器
扭矩 N.m/rpm	890/1 200 — 1 700	内饰	锦程舒适版内饰，无行李架	视听系统	MP3 播放器
离合器	福达	侧窗	最后两侧为内置上推拉下固定，其余为全封闭钢化玻璃	电子钟	有
操纵形式	液压气助力、推式	仪表台	新款仪表台	电喇叭	有
变速箱	法士特 6DS95T	司机椅	三向可调，机械减震	行车记录仪	带 GPS 功能、平台管理及双探头
操纵形式	远距离二软轴	窗帘	双幅遮阳帘 / 全车窗帘	彩色倒车影视	一体机
前后桥	柳汽 4.5 T 宽桥 / 柳汽 9.5 T，精磨齿	行旅舱门	上掀式　可选上移门	USB 电源	司机位
行车制动	鼓式双回路气压制动	天窗	有		
驻车制动	储能弹簧驻车制动	乘客门	铝合金气动外摆门，带遥控锁		
辅助制动	泰乐玛电涡流 GD1500	灭火装置	发动机舱自动灭火装置		

（续表）

转向器	动力转向器	应急开关	有		
悬挂系统	多片簧	中 / 后门	可选		
轮胎	三角 10R22.5 无内胎子午线	安全门	有		
油箱容积	200 L				
发动机热管理	二级				
ABS	国产				
自动间隙调整	国产				
锦程系列采血车配置表					
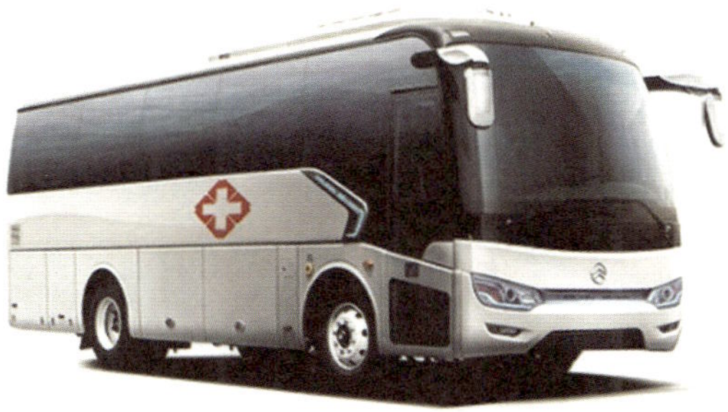 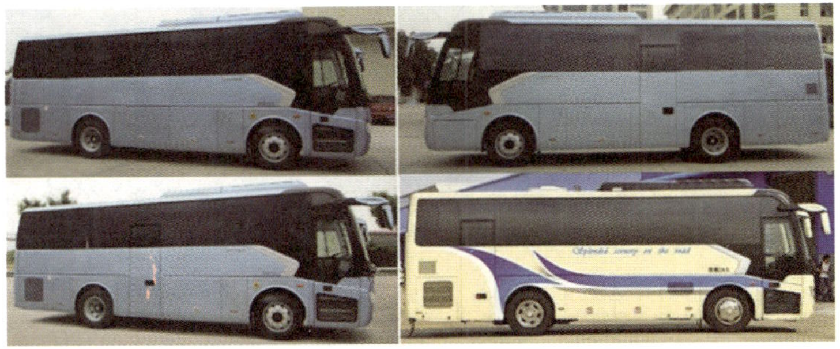					
专用设施改装：					
工作设施	采血椅 4 张、采血台 2 张、工作台 2—3 张、热合台 1 张、多人沙发 1 张、车尾储物柜 1 套				
专用设备	空气消毒机 1 台、158 L 储血冰箱 1 台、紫外线消毒灯 3 盏 选装：三洋或海尔储血冰箱、国产或进口热合机 / 采血秤 / 离心机 / 干式生化分析仪 / 血压计 / 血压计 / 急救箱				

（续表）

电路系统	备用本田 6.5 kW 发电机、2 kW 车载逆变系统、50 米 3×6 线盘、智能配电箱 选装：山特 UPS 不间断电源、佳乐锂电池新能源供电模块（40 度电—80 度电）、欧玛 / 金鹏 / 熊猫柴油静音发电机
生活服务	饮水机、洗手池、50 L 家用冰箱 1 套、微波炉
空调及辅助系统	2 P 格力空调柜机 / 挂机 2 台 选装：整车地暖（高寒地区），液压平衡装置，金旅双动力空调—电空调、车外手动遮阳棚
多媒体 / 宣传	48.26 cm（19 英寸）车载电视、外宣传广播系统 选装：外宣传 LED 显示屏
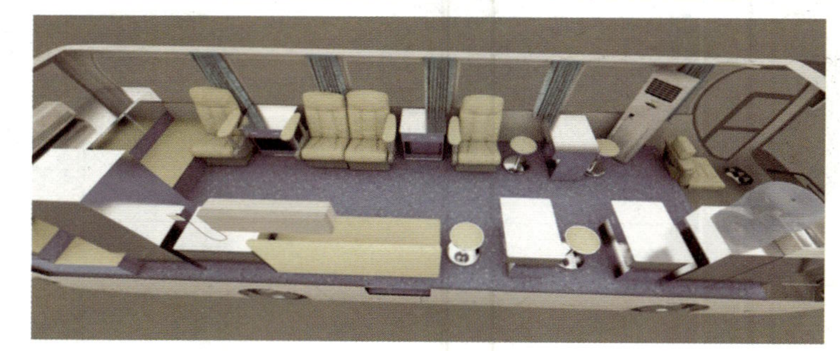	

JL-CXC-9 米 -2- 采血车配置及参数

<table>
<tr><td rowspan="9">基型车信息及参数</td><td rowspan="3">车型信息</td><td>公告车型</td><td>公告批次</td><td>发动机型号</td><td>▲额定功率（kW/rpm）</td><td>▲额定扭转（N.m/rpm）</td><td>排量（L）</td><td colspan="2">▲整备质量（kg）</td><td>▲最大总质量(kg)</td><td>▲接近角/离去角（°）</td><td>发动机形式</td><td>最高车速（km/h）</td><td>乘员数（人）</td></tr>
<tr><td rowspan="2">XML5147XYL15</td><td rowspan="2">298</td><td rowspan="2">YC6J245-50</td><td rowspan="2">180/2 500</td><td rowspan="2">890/1 200-1 700</td><td rowspan="2">6.5</td><td>整车</td><td>轴荷</td><td>整车</td><td rowspan="2">12/9</td><td rowspan="2">立式、直列六缸、水冷、四冲程、电控直喷</td><td rowspan="2">100</td><td rowspan="2">2—10（人）</td></tr>
<tr><td>10 700</td><td>4 500/9 000</td><td>13 500</td></tr>
<tr><td rowspan="6">基本参数</td><td colspan="2">▲总长×总宽（mm）</td><td colspan="3">8 995×2 500</td><td colspan="4">发动机热管理</td><td colspan="4">二级</td></tr>
<tr><td colspan="2">总高（mm）</td><td colspan="3">3 560</td><td colspan="4">ABS</td><td colspan="4">国产</td></tr>
<tr><td colspan="2">轴距（mm）</td><td colspan="3">4 300</td><td colspan="4">自动间隙调整</td><td colspan="4">国产</td></tr>
<tr><td colspan="2">轮距前/后(mm)</td><td colspan="3">2 060/1 850</td><td colspan="4">行李舱容积</td><td colspan="4">被相关设备占用</td></tr>
<tr><td colspan="2">▲前悬/后悬（mm）</td><td colspan="3">1 905/2 790</td><td colspan="4">油箱容积</td><td colspan="4">200 L</td></tr>
<tr><td colspan="2">底盘厂家</td><td colspan="3">厦门金龙旅行车有限公司</td><td colspan="4">发动机位置</td><td colspan="4">后置</td></tr>
<tr><td rowspan="6">基型车配置</td><td colspan="3">项目</td><td colspan="7">标准配置</td><td colspan="4">选装配置</td></tr>
<tr><td rowspan="5">底盘配置</td><td colspan="2">离合器</td><td colspan="7">福达、液压气助力、推式</td><td colspan="4"></td></tr>
<tr><td colspan="2">变速器</td><td colspan="7">法士特 6DS95 T、远距离二软轴</td><td colspan="4"></td></tr>
<tr><td colspan="2">▲前桥</td><td colspan="7">柳汽 4.5 T 宽桥</td><td colspan="4"></td></tr>
<tr><td colspan="2">▲后桥</td><td colspan="7">柳汽 9.5 T，精磨齿</td><td colspan="4"></td></tr>
<tr><td colspan="2">行车制动</td><td colspan="7">鼓式双回路气压制动</td><td colspan="4"></td></tr>
</table>

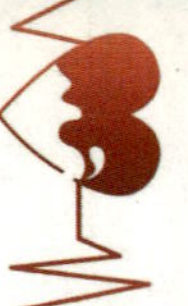

（续表）

基型车配置	底盘配置	驻车制动	储能弹簧驻车制动	
		辅助制动	泰乐玛电涡流 GD1500	
		悬挂系统	多片簧	
		轮胎	三角 10R22.5 无内胎子午线	
		转向器	动力转向器	
	车身及电器配制	▲车身结构	全承载生产工艺，骨架与底盘整车采用阴极电泳工艺，十年防腐	
		车身内饰	商务内饰、简易出风口、动车窗帘	
		车门	电控气动单扇外摆门，行李舱上移门，前门活动踏步（铝花纹板）	
		车窗	全封闭钢化玻璃（深灰色），最后侧窗为推拉窗（上推拉）	
		座椅	三向可调，机械减震	
		空调系统	松芝非独立顶置 SZQ-III-D，制冷量 21 000—23 000 kcal/h	
		暖风系统	非独立水暖	
		除霜系统	水暖除霜	
		视听系统	硬盘播放器，配 48.26 cm（19 英寸）液晶显示器	

（续表）

基型车配置	车身及电器配制	后视系统	电动除霜，彩色倒车监视系统	
		雨刮器	国产对摆雨刮器	
		行车记录仪	带 GPS 功能、平台管理及双探头	
		服务设施	电子钟（温 / 湿度显示），乘客门铝合金气动外摆门，带遥控锁，换气扇顶风窗，4 G 无线网络	
		其他	国产素色漆，发动机舱自动灭火装置	
备设施	专用设施	专用设备	药品保存箱（海尔储血冰箱 HXC−158）1 台	
		工作设施	可调扶手采血椅 4 个、可升降护士圆凳 6 个、登记台 1 个、体检化验台 1 个、采血台 2 个、热合台 1 个、长条休息椅（下设储物柜）2 个、饮水机、水杯台面 注：柜体、台面均采用 304 不锈钢制成，皮革采用高级 PU 皮革，尺寸规格根据采购方需求定制	
		灯光设施	紫外线灯 4 盏（配定时器）、车顶两侧长条灯	
		服务设施	电动脚踏洗手池 1 套（下设净水箱 / 污水箱）、衣帽钩 3 个、后高地板储物柜 1 个	
		市电空调设施	格力壁挂式电冷空调（2 P）2 台	
		市电配电设施	佳乐 60 度锂电池组 1 套、充逆变一体机、2 个 50 M 外接线盘、配电箱〔含漏电保护措施、空气开关、开关电源（220 转 24 V）〕、插座等	
		结构设施	不锈钢护栏（扶手）	
		其他	围帘 1 件	

JL–CXC–10.5 米 – 采血车配置及参数

车型	XML5162XYL15 医疗车公告	外型尺寸(mm)	10 490 × 2 500 × 3 400	公告座位（人）	2—9
	底盘	新款造型	车身配置		电器配置
发动机 功率 kW/rpm 扭矩 N.m/rpm	玉柴 YC6A270–50 国五 199/2 300 kW/rpm 11 00/13 00—1 600 N.m/rpm 潍柴 WP7.270E51 国五 199/2 100 kW/rpm 1 160/1 200—1 700 N.m/rpm	行旅舱	贯通式 5.8 m^2，铺地板革	空调	非独立顶置式松芝空调（SZC–IV–DT）24 000 kcal/h
		后视镜	电动除霜	暖风	除霜器
		内饰	帕蒂康诺内饰，无行李架		
离合器	西湖 ф430 膜片弹簧	侧窗	最后两侧为内置上推拉下固定，其余为全封闭钢化玻璃	电子钟	有
操纵形式	液压操纵	仪表台	S–II 型软化发泡仪表台	电喇叭	有
变速箱	法士特 6DS95T	司机椅	绒布高靠三向可调	行车记录仪	带 GPS 功能、平台管理及双探头
操纵形式	远距离二软轴	窗帘	半幅式遮阳帘 / 全车窗帘	彩色倒车影视	一体机
前后桥	柳汽 4.5 T 宽桥 / 柳汽 9.5 T，精磨齿	行旅舱门	上掀式　可选上移门	USB 电源	司机位
行车制动	前盘后鼓式双回路气压制动	天窗	有		
驻车制动	储能弹簧驻车制动	乘客门	铝合金气动外摆门，带遥控锁		
辅助制动	TELMA 1 700 N.m	灭火装置	发动机舱自动灭火装置		

（续表）

转向器	动力转向器	应急开关	有		
悬挂系统	8/11 钢板悬挂	中 / 后门	可选		
轮胎	双钱 10R22.5 无内胎子午线	安全门	有		
ABS	国产	油箱容积	310 L		
自动间隙调整	国产				
ABS	国产				
自动间隙调整	国产				
考斯特系列采血车配置表					
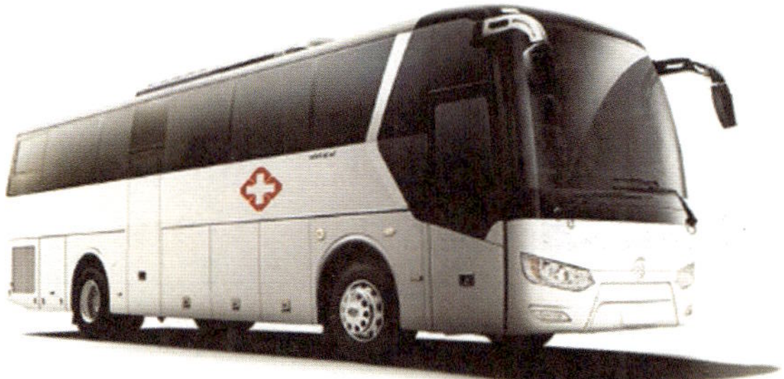 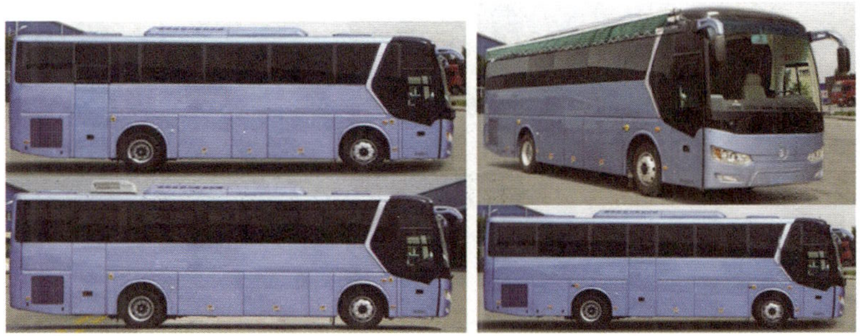					
专用设施改装：					
工作设施	采血椅 4 张、采血台 2 张、工作台 2—3 张、热合台 1 张、多人沙发 2 张、车尾储物柜 1 套、车尾休息床 1 张				
专用设备	空气消毒机 1 台、258 L 储血冰箱 1 台、紫外线消毒灯 4 盏 选装：三洋或海尔储血冰箱、国产或进口热合机 / 采血秤 / 离心机 / 干式生化分析仪 / 血压计 / 血压计 / 急救箱				

（续表）

电路系统	备用本田 10 kW 发电机、2 kW 车载逆变系统、50 米 3×6 线盘、智能配电箱 选装：山特 UPS 不间断电源、佳乐锂电池新能源供电模块（40 度电—80 度电）、欧玛 / 金鹏 / 熊猫柴油静音发电机
生活服务	饮水机、洗手池、50 L 家用冰箱 1 套、微波炉
空调及辅助系统	3 P 格力空调柜机 1 台、2 P 挂机 1 台 选装：整车地暖（高寒地区），液压平衡装置，全旅双动力空调—电空调、车外手动遮阳棚
多媒体 / 宣传	48.26 cm（19 英寸）车载电视、外宣传广播系统 选装：外宣传 LED 显示屏
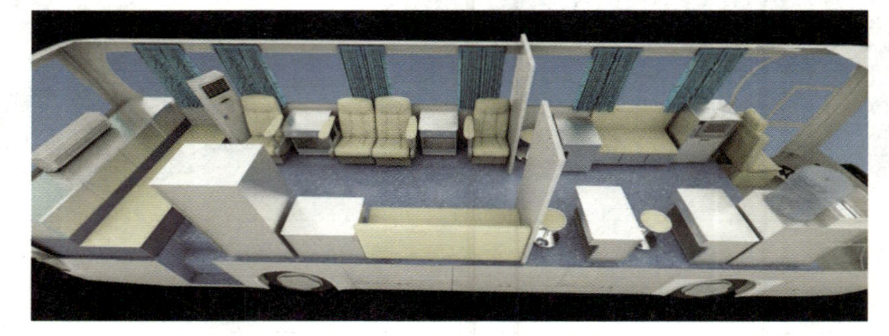	

JL-CXC-11 米 - 采血车配置及参数

车身底盘参数 ★投标人所提供的投标产品必须是国家工信部公布的《车辆生产企业和产品公告》中医疗车产品公告目录内的合格产品。（提供车辆公告目录信息及公告参数页）	
1	▲外型尺寸（mm）：长度 10 500–11 000，宽度≥ 2 550，高度≥ 3 600
2	铭牌座位数：2—9 座
3	▲发动机：国六排放标准，最大马力≥ 280 马力，最大扭矩≥ 1 000 N.m
4	轴距（mm）：≤ 5 550
5	最大总质量（kg）：≥ 16 400，整备质量（kg）≥ 14 000
6	轴荷：≤ 5 550
7	接近角 / 离去角（°）：≥ 9/9
8	前悬后悬：≥ 2 250/3 190（mm）
9	离合器：ф430 膜片弹簧、液压操纵
10	变速箱：六挡变速箱
11	前桥：东风 5.5 T 宽桥；后桥：东风 11 T，精磨齿
12	前盘后鼓双回路气制动；储能弹簧驻车制动
13	缓速器：泰乐玛 1 700 N.M
14	德国 WABCO ABS+ 自动间隙调整臂
15	进口六气囊悬挂系统
16	轮胎：11R22.5 无内胎子午线轮胎
17	自动润滑系统
18	采血车专用豪华内饰，低平风道，一体式吊顶，平地板、车身内侧面板为环保型材
19	行李舱门：铝合金向上平移式舱门，发电机舱为上掀门
20	发动机舱自动灭火装置
21	前外摆门，带遥控门锁
22	豪华仿木纹地板革
23	车身左侧窗、驾驶员窗及最后两侧窗为推拉窗（除驾驶员侧窗、乘客门玻璃及前后挡玻璃外），其余为全封闭中空玻璃。全车窗帘采用下拉式动车窗帘（提供窗帘面料相关阻燃检测报告和相关环保报告复印件）
24	不锈钢（定标）轮罩
25	车载空调：非独立顶置式空调，制冷量≥ 24 000 kcal/h
26	除霜器 + 暖风

（续表）

27	彩色倒车监视系统
28	司机椅：真皮面料，机械减震
29	大硬盘播放器 +48.26 cm（19 英寸）液晶电视
30	360° 全景环视行车监控系统（内置行车安全监控，可 360° 无死角环视车辆周围行车情况及车内安全监控
31	高位刹车灯、电喇叭、气喇叭
32	车身结构：全承载生产工艺，骨架与底盘整车采用阴极电泳工艺，十年防腐
改装配置：	
1	多功能采血台 3 个（功能：用于采血过程中物品的整体收纳，分五层，具有采血、热合、留样、血袋储存、文件存放等专属功能区，具有双采血位；血袋摆放：封闭式抽屉收纳一次性使用血袋耗材，三种规格血袋分区放置，共可存放至少 30 个血袋，防尘防菌；留样管装置能实现对 6 个不同规格留样管的固定，以实现真正单手插针和拔针的单手留样，避免职业暴露产生的扎破感染风险；电气设计一体化，整个采血柜台供电可由一个开关统一控制，便于电源管理；热合功能区模块化安装，可根据需要拆卸，满足不同用户需要；采血台标配触控 LED 照明灯，可根据不同环境需要来增加采血环境的亮度）
2	后储物柜 1 个（采用环保多层实木板，台面采用实验室专用耐酸碱防腐蚀板材）
3	车载采血椅 6 张（真皮面料，颜色同内饰相协调）
4	工作台 1 个（采用环保多层实木板，台面采用实验室专用耐酸碱防腐蚀板材）
5	工作圆凳 3 个，折叠椅 3 个，双人小沙发柜 2 套
6	长型休息沙发床 2 件（下设储物柜，柜体采用环保多层实木板）
7	后沙发床 1 件（下设储物柜，柜体采用环保多层实木板）
8	热合台 1 件（采用环保多层实木板，台面采用实验室专用耐酸碱防腐蚀板材）
9	饮水机 1 台
10	组合柜（采用环保多层实木板，台面采用实验室专用耐酸碱防腐蚀板材）
11	电动脚踏不锈钢洗手池：304 双层不锈钢，行旅舱安装 PP 材料清水箱、污水箱
12	储血冰箱 1 台：有效容量≥ 158 L，微电脑控温，数字式 LED 温度显示，开门方式采用双移门以减少空气对流
13	数字化智能采血混合仪 3 台
14	单相汽油发电机 1 台：额定功率≥ 10 KVA，最大功率≥ 12 KVA，额定电流≥ 45.5 A，电启动，尺寸≤ 856 mm × 681 mm × 771 mm（参考品牌：雅马哈）
15	发电机减震拖拉支架
16	市电空调：3 P 冷暖空调 2 台
17	动态消毒机 1 台

（续表）

18	家用微波炉 1 台：微波功率：≥ 700 W，额定电压：220 V，额定频率：50 Hz，容量：≥ 20 L
19	热饮保温柜：温度设置 25—60 ℃，开门采用双层钢化玻璃，智能触摸屏设计，有效容积 42 L，产品尺寸≤ 455 mm × 376 mm × 675 mm
20	家用冰箱 1 台：有效容积≥ 50 L，尺寸：约 462 mm × 500 mm × 536 mm
21	挂钟、干湿度计 1 个
22	紫外线光管 6 盏：配置定时器，功率约 30 W
23	对外 LED 宣传系统（通过 ISO9001、ISO14001、ISO18001 认证），工作温度：−20 ℃ ~ +65 ℃，可持续 60 小时，工作湿度：最大 95%，RH 可持续 60 小时，防水等级：IP66，保修 3 年（提供证明文件）
24	2 kW 逆变系统 1 套
25	50 米 3 × 10 外接线盘 1 套
26	自动切换开关
27	全车电路系统（插座、外接电源系统、电控箱等）
28	车内照明系统
29	驻车液压平衡系统 1 套
30	身份证读卡器 2 套：能与血站业务系统对接
31	笔记本电脑 1 台：39.6 cm（15.6 英寸），8 G 内存，256 G 固态硬盘，2 G 独显，酷睿 i5−8265U
投标人提供车辆内部设施布局设计图，最终生产前需通过血站确认方可实施	

附 1. 数字化智能采血混合仪

1	用于全血采集过程中称重、摇摆、采血过程监控，确保血液质量及采血过程的信息化管理。采集的血液量误差不大于 3 mL
2	能记录采血过程中各种报警：采血结束报警、低流速报警、高流速报警、采集时间过长报警（与采集预设量自动关联）、数据储量超量报警、外力撞击托盘报警、标签校对不符报警
3	一条采血信息能至少记录 8 个报警，且保存在采血信息软件里（请提供至少一条包含 8 个报警的采血记录）
4	采血仪的每条献血记录包含 30 项关键采血信息，便于对采血过程进行信息追溯：如采血时间、捐献编号、血型、护士编号、预设量、采集量等（请提供包含 30 项采血信息项目表）
5	符合采血操作规程中的要求：采血时间过长报警与采血预设量 200 mL\400 mL 自动关联，选择 200 mL 预设量时采血时间超过 5 分钟和 7 分钟自动报警，选择 400 mL 预设量采血时间超过 10 分钟和 13 分钟自动报警

（续表）

6	实时中文语音提醒和关键流程机器图文指示每一步操作
安全性能：	
7	内设智能标签核对程序，可对血袋及留样管条码进行核对，核对不符有报警提示，杜绝标签误贴。具备双条码扫描系统，可以录入献血编码、样品识别码、护士工号、血型等信息
8	采用覆膜按键式操作控制界面，经久耐用，按键式操作可有效防止误操作，防止出现采血意外
9	机器另内置一块紧急备用电池，在意外断电的情况下保证采血混合仪能延迟工作、完成当前采血，以保证采血进程不被中断、采血数据不会丢失（提供图片）。可以和大容量电池、外接电源组成三重电力供应系统
人性化功能：	
10	可选配远程显示扫描仪：具有遥控操作和扫描功能。遥控器上有采血进程、报警指示灯，开始、结束、夹钳、确认等基本操作按键，能解决环节操作弯腰的问题
11	热合手柄和热合模块：可选配热合功能模块和手持热合器，减少外出采血的负重，适用外出移动采血的情况
12	帆布背包：可选配黑色帆布背包，便于设备携带
13	电池组：可选配大容量可充电电池，一次充满电后可单独连续采血时间 ≥ 8 小时，可单独连续热合次数≥ 500 次
14	电池充电组：可选配批量快速充电器，可同时快速对至少 4 块电池充电，适用于大批量机动外出采血
数据化管理：	
15	液晶大屏幕上显示采血开始时间、采血结束时间，方便、准确地记录采血时间（提供机器图片）
16	数据转移方式：存储器手动转移、无线实时自动转移、无线非实时自动转移三种方式
17	具有基本模式、数据模式，用户可根据需要进行快速切换，适合不同的工作场景。可选配升级为无线数据传输（由内置无线数据发射器、外置无线数据接收器及管理软件组成）。最多可以具备三种工作模式
18	所有采血混合仪能组成一个独立的无线传输联网平台，该平台能在 Windows、Android、IOS 系统运行（请提供联网平台在各系统下运行的数据信息）。且升级兼容性强，能与现有同型号产品进行组网管理
19	可以进行采血量按采血地点、采血护士、采血规格进行统计分析及报表打印（请分别提供采血数据分析统计图表）
20	Android 系统和 IOS 系统实时远程监控采血进度
21	同步性能：Android 系统、IOS 系统可以和站内 Windows 系统实现同步监控采血秤
22	可选配触摸式数据采集终端，可无线实时监控采血秤的状态

（续表）

23	软件权限：可为每一个账号设置不同的使用权限和管理权限
24	报表功能：强大的数据查询、统计和报表功能，轻松实现表格与图形的转换，快速导出并打印
25	管理功能：对采血点、护士和采血秤实行数据化管理，并相互关联
26	标配采血联网软件，软件可实时监控采血点所有采血仪的运行状态和采集进度，可对采血点每日采集血量进行统计，实现采血环节数据化
27	采血混合仪应能记录采血数据，至少应包括：采血开始时间、采血结束时间、采血重量、采血容量、血袋编号、血袋批号等，确保采集记录到采血环节的重要数据，指导后期工作
28	采血联网软件应能将收集的采血数据自动导出，供血站管理系统抓取，并负责将本次采购的采血混合仪数据对接入现有唐山启奥血站信息管理系统
29	采血混合仪应具有中华人民共和国计量器具型式批准证书，以确保其计量准确
提供 CE 认证证书及计量器械型式批准证书	

附件 2. 动态空气消毒机

1	适用体积：60 m^2
2	外形：平板壁挂式
3	外观尺寸：100 cm × 40 cm × 22 cm
4	循环消毒风量：≥ 480 m^2/h
5	紫外线照射强度：≥ 6 × 1 800 μW/cm^2
6	消毒功率：≤ 310 W
7	紫外线管寿命：≥ 5 000 h
8	紫外线泄漏量：≤ 1 μW/cm^2
9	消毒时空气中臭氧量：≤ 0.2 mg/m^2
10	负离子发生量：≥ 6×10^6 个 /cm^2
11	额定电压：AC 220 V ± 22 V
12	额定频率：50 Hz ± 1 Hz
13	噪音：≤ 52 dB
14	消毒后空气中细菌总数：部颁Ⅱ、Ⅲ类无菌环境标准
15	适用环境：人在动态环境及静态环境（医院病区）
16	安全防护分类：Ⅰ类 B 型设备

JL-CXC-12 米 - 采血车配置及参数

车型	XML5182XYL15 医疗车公告	外型尺寸(mm)	12 000×2 550×3 400	公告座位（人）	2—15
	底盘	新款造型	车身配置		电器配置
发动机 功率 KW/rpm 扭矩 N.m/rpm	玉柴 YC6L310-50　国五 228/2 200 kW/rpm 1 150/1 200—1 700 N.m/rpm	行旅舱	贯通式 7.4 m^2，铺地板革	空调	非独立顶置式松芝空调 SZC-V/F-D 28 500—31 000 kcal/h
		后视镜	电动除霜	暖风	除霜器
	潍柴 WP10.336E53 国五（+14 000） 247/1 900 kW/rpm 1 550/1 200—1 500 N.m/rpm	内饰	帕蒂康诺内饰，无行李架	视听系统 电子钟	MP3 播放器 有
离合器	西湖 ф430 膜片弹簧	侧窗	最后两侧为内置上推拉下固定，其余为全封闭钢化玻璃	电子钟	有
操纵形式	液压操纵	仪表台	S-II 型软化发泡仪表台	电喇叭	有
变速箱	法士特 6DS130T	司机椅	绒布高靠三向可调	行车记录仪	带 GPS 功能、平台管理及双探头
操纵形式	远距离二软轴	窗帘	半幅遮阳帘 / 全车窗帘	彩色倒车影视	一体机
前后桥	柳汽 6.5 T 宽桥 / 柳汽 11 T，精磨齿	行旅舱门	上掀式　可选上移门	USB 电源	司机位
行车制动	前盘后鼓式双回路气压制动	天窗	有		

（续表）

驻车制动	储能弹簧驻车制动	乘客门	铝合金气动外摆门，带遥控锁		
辅助制动	特尔佳 2 100 N.M	灭火装置	发动机舱自动灭火装置		
转向器	动力转向器	应急开关	有		
悬挂系统	10/12 钢板悬挂	中 / 后门	可选		
轮胎	双钱 295/80R22.5	安全门	有		
ABS	德国 WABCO ABS	油箱容积	320 L		
自动间隙调整	国产				
凯歌系列采血车配置表					
专用设施改装：					
工作设施	采血椅 4—6 张、采血台 2—3 张、工作台 3—4 张、热合台 1 张、多人沙发 1—2 张、车尾储物柜 1 套、车尾休息床 1 张				
专用设备	空气消毒机 1 台、258 L 储血冰箱 1 台、紫外线消毒灯 4 盏 选装：三洋或海尔储血冰箱、国产或进口热合机 / 采血秤 / 离心机 / 干式生化分析仪 / 血压计 / 血压计 / 急救箱				

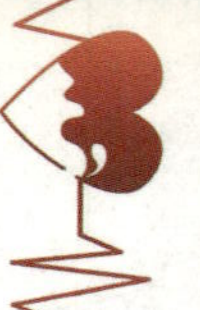

（续表）

电路系统	备用本田 10 kW 发电机、2 kW 车载逆变系统、50 米 3×6 线盘、智能配电箱 选装：山特 UPS 不间断电源、佳乐锂电池新能源供电模块（40 度电—80 度电）、欧玛 / 金鹏 / 熊猫柴油静音发电机
生活服务	饮水机、洗手池、50 L 家用冰箱 1 套、微波炉
空调及辅助系统	3 P 格力空调柜机 2 台 选装：整车地暖（高寒地区），液压平衡装置，全旅双动力空调—电空调、车外手动遮阳棚
多媒体 / 宣传	48.26 cm（19 英寸）车载电视、外宣传广播系统 选装：外宣传 LED 显示屏
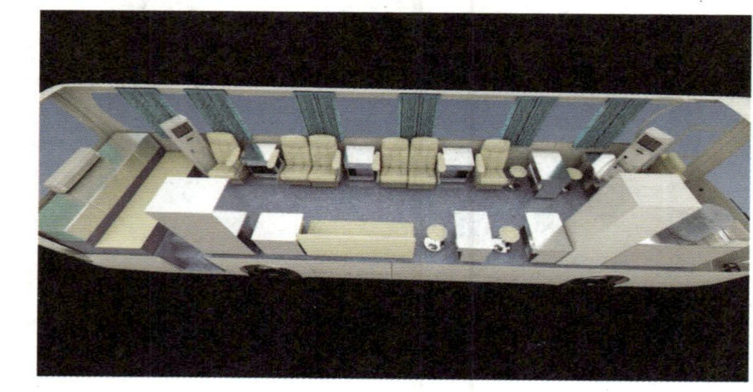	

XMKL-CXC-XMQ5110XYL2 采血车配置及参数

车型	XMQ5110XYL2 采血车			
技术参数	长	8 045 mm	座位数	0+1
	宽	2 480 mm	光盘座位数	2—9
	高	3 256，3 356，3 466，3 600，3 306，3 398 mm	总质量	11 000 kg
	轴距	3 850 mm	整备质量	8 870，9 245，9 615，10 200 kg
	最小离地间隙	180 mm	车厢内高	1 950 mm
性能参数	最大爬坡能力	≥ 30（%）	制动距离（初速 30 km/h）	≤ 10
	最小转弯直径	≤ 16（m）	驻坡制动能力（20% 坡道）	5 min 不动
	油耗	18.5 L/ 百公里	最高车速	100 km/h

项目		标准配置	选装配置
底盘配置	公告可选发动机	YC4G200-50	WP5.200E51
	排放标准	国五	
	发动机型号	YC4G200-50	WP5.200E51
	额定功率	147（kW）	147（kW）
	最大扭矩	720/1 100—1 600（N.m/r/pm）	800/1 200—1 700（N.m/r/pm）
	排气量	5.2（L）	4.98（L）
	发动机型式	高压电控直喷、直列四缸、增压中冷	
	前桥	东风德纳 4.2 T	
	型式	整体锻钢件，工字梁，端拳式	
	后桥	东风德纳 8 T（3.89）	
	型式	整体冲压焊接，全浮式桥壳	
	行车制动	前后鼓式	□前盘后盘式 □前盘后鼓式
	缓速器	无	□特尔佳电涡流缓速器 □泰乐玛电涡流缓速器
	ABS	科密 ABS	□ WABCO ABS
	调整臂	国产自动调整臂	□瀚德自动调整臂
	变速器	綦江变速器 S6-80（0.74）	
	变速箱操纵机构	两软轴远距离操纵器	□远距离三软轴操纵器

（续表）

项目		标准配置	选装配置
底盘配置	离合器	铁流 φ395 离合器	□萨克斯离合器
	悬架	钢板弹簧 6/9	□六气囊
	轮胎	8R22.5 三角	□ 8R22.5 双钱
	油箱	168 L	
	方向机	江门 GX85	
	风扇电离合器	无风扇电离合器	□玉环现代
	集中润滑系统	无	□奥特集中润滑
	CAN 总线	简化版 CAN 总线仪表	
	ABS	科密 ABS	□ WABCO ABS
	调整臂	国产自动调整臂	□瀚德自动调整臂
	变速器	綦江变速器 S6−80（0.74）	
	变速箱操纵机构	两软轴远距离操纵器	□远距离三软轴操纵器
	离合器	铁流 φ395 离合器	□萨克斯离合器
	悬架	钢板弹簧 6/9	□六气囊
	轮胎	8R22.5 三角	□ 8R22.5 双钱
	油箱	168 L	
	方向机	江门 GX85	
	风扇电离合器	无风扇电离合器	□玉环现代
	集中润滑系统	无	□奥特集中润滑
	CAN 总线	简化版 CAN 总线仪表	
车身配置	承载方式	半承载车身	
	乘客门	前全铝遥控外摆乘客门	
	司机椅	线布机械减震可调司机椅（三点式安全带）	□线布气囊减震可调司机椅（三点式安全带）
	侧窗	全封闭白色钢化玻璃 左右最后一扇上推拉窗（下固定）	□全封闭钢化玻璃
	侧窗帘	普通蓝色布窗帘	□蓝色布窗帘 □蓝色尼龙窗帘 □黄色尼龙窗帘 □浅绿色绒布窗帘
	司机窗	内嵌式推拉司机窗	
	地板	平地板	

（续表）

项目		标准配置	选装配置
车身配置	地板革	高级耐磨地板革 / 灰色直纹黑白方点	
	天窗	1 个	
	后视镜	电动电除霜兔耳式后视镜	
	侧围内饰	PVC 板	
	侧舱门	手动外翻式侧舱门	□手动平移式侧舱门
	出风口	简易出风口	□带阅读灯出风口
	轮罩	无	□不锈钢轮罩
	活动踏步	无	□前门活动踏步
	油漆	素色漆	□金属漆
电器空调	空调	金龙 KL-IIY/ 奥柯压缩机 /1.8 万大卡非独立空调	
	暖风	无暖风	□非独立水暖　□独立水暖
	除霜	宏业 240 W 无外循环除霜机	□有外循环除霜机
	KL-988	金龙 KL-988 专业版	□金龙 KL-988 影音版
	行车记录仪	有行车记录仪	
	行车记录打印机	有行车记录仪打印机	
	节油驾驶提醒	有节油驾驶提醒	
	车内显示屏	无车内显示屏	□车内显示屏
	监视器	无监视器	□有监视器
服务设施	灭火器		
	发动机舱自动灭火装置		
	防盗报警安全锤		
	时间单显电子钟		□时间 / 温度 / 湿度显示电子钟
	前挡单幅遮阳帘		□前挡双幅遮阳帘
			□司机侧遮阳帘
	有车载电源插座 /USB		
	GPS 与北斗双模定位系统		

（续表）

项目	标准配置	选装配置
备注	选装右侧中开门，选装左侧中开门，左开门仅在医疗作业时开启左门，不作为中途上下车使用。选推拉式或封闭式侧窗。选装整体式和分体式顶置空调，选装空调造成高度变化。选装遮阳棚。选装后围造型，选装发动舱门格栅。排气管出口可选装在后部左侧或右侧。该车可选装电测听室、心电图机、B超机、厢式车载X射线机及采血、生化、内外科、妇检、急救、体质监测等项目。专用设施可选装：工作台、洗手池、冷藏柜、检测仪器、监测设备。左开门为车定点供体检者进入X射线机使用，不作为中途上下车使用。选装配置引起整备质量变化。发动机最大净功率：144 kW（YC4G200–50），142 kW（WP5.200E51）； ABS系统控制器型号和厂家为：① CM4XL–4S/4K（4S/4M），广州市科密汽车制动技术开发有限公司；② ABS–E 4S/4M，威伯科汽车控制系统（中国）有限公司； 散热舱格栅可选装网状式或竖状式。可选装顶置进气或侧置进气，顶置进气口可选装在后部左侧或右侧，侧置进气口可选装在后部左侧或右侧。车门可选装推拉式玻璃	

XMKL- CXC-XMQ5122XYL2 采血车配置及参数

车型	XMQ5122XYL2 采血车			
技术参数	长	8 945 mm	座位数	0+1
	宽	2 480 mm	光盘座位数	2—9
	高	3 282，3 382，3 512，3 600，3 332，3 447，3 556 mm	总质量	11 000 kg
	轴距	4 300 mm	整备质量	9 895，10 500，11 150 kg
	最小离地间隙	169 mm	车厢内高	1 950 mm
性能参数	最大爬坡能力	≥ 30（%）	制动距离（初速 30 km/h）	≤ 10
	最小转弯直径	≤ 19（m）	驻坡制动能力（20% 坡道）	5 min 不动
	油耗	20 L/ 百公里	最高车速	100 km/h
项目		标准配置	选装配置	
底盘配置	公告可选发动机	YC6J220-50	□ YC6J245-50 □ WP6.245E50	
	排放标准	国五		
	发动机型号	YC6J220-50	YC6J245-50	WP6.245E50
	额定功率	162（kW）	180（kW）	180（kW）
	最大扭矩	800/1 200—1 700（N.m/r/pm）	890/1 200—1 700	900/1 200—1 600
	排气量	6.5（L）	6.5（L）	6.75（L）
	发动机型式	高压共轨直列六缸、增压中冷		
	前桥	东风德纳 4.5 T		
	型式	整体锻钢件，工字梁，端拳式		
	后桥	东风德纳 9.5 T（4.1）		
	型式	整体冲压焊接，全浮式桥壳		
	行车制动	前后鼓式	□前盘后鼓式 □前盘后盘	
	缓速器	无	□特尔佳电涡流缓速器 □泰乐玛电涡流缓速器	
	ABS	科密 ABS	□ WABCO ABS	
	调整臂	国产自动调整臂	□瀚德自动调整臂	
	变速器	綦江变速器 S6-100		
	变速箱操纵机构	两软轴远距离操纵器	□远距离三软轴操纵器	

（续表）

项目		标准配置	选装配置
底盘配置	离合器	国产离合器	□ SACHS 离合器
	悬架	钢板弹簧 7/10	□六气囊
	轮胎	9R22.5 三角	□ 9R22.5 双钱
	油箱	252 L	
	方向机	江门 GX85C	
	风扇电离合器	无	□玉环现代
	集中润滑系统	无	□奥特集中润滑
	CAN 总线	威帝简化版 CAN 总线仪表	
车身配置	承载方式	半承载车身	
	乘客门	前全铝遥控外摆乘客门	
	司机椅	绒布机械减震可调司机椅（三点式安全带）	□绒布气囊减震可调司机椅（三点式安全带）
	侧窗	全封闭钢化玻璃 左右最后一扇上推拉窗（下固定）	□全封闭钢化玻璃
	侧窗帘	普通蓝色布窗帘	□蓝色布窗帘 □蓝色尼龙窗帘 □黄色尼龙窗帘 □浅绿色绒布窗帘
	司机窗	内嵌式推拉司机窗	
	地板	平地板	
	地板革	高级耐磨地板革 / 灰色直纹黑白方点	
	天窗	1 个换气扇顶风窗	
	后视镜	电动电除霜兔耳式后视镜	
	侧围内饰	PVC 板	
	侧舱门	手动外翻式全铝舱门	□手动平移式侧舱门
	出风口	简易出风口	□带阅读灯出风口
	轮罩	无	□不锈钢轮罩
	油漆	素色漆	□金属漆

（续表）

项目		标准配置	选装配置
电器空调	空调	金龙 KL-IVY/ 奥柯压缩机 /2.2 万大卡非独立空调	
	暖风	无	□非独立水暖 □独立水暖
	除霜	240 W 无外循环除霜机	□有外循环除霜机
	KL-988	金龙 KL-988 专业版	□金龙 KL-988 影音版
	行车记录仪	有行车记录仪	
	行车记录打印机	有行车记录仪打印机	
	节油驾驶提醒	有	□无节油驾驶提醒
	车内显示屏	无车内显示屏	□车内显示屏
	监视器	无监视器	□有监视器
服务设施	灭火器		4 kg×1
	发动机舱自动灭火装置		有
	防盗报警安全锤		
	时间单显电子钟		□时间 / 温度 / 湿度显示电子钟
	前挡单幅遮阳帘		□前挡双幅遮阳帘
			□司机侧遮阳帘
	有车载电源插座 /USB		
	GPS 与北斗双模定位系统		
备注	选装右侧中开门，选装右侧后开门，选装左侧中开门，选装左侧后开门，左开门仅在医疗作业时开启左门，不作为中途上下车使用。选推拉式或封闭式侧窗。选装整体式和分体式顶置空调，选装空调造成高度变化。选装遮阳棚。选装后围造型，选装发动舱门格栅。排气管出口可选装在后部左侧或右侧。该车可选装电测听室、心电图机、B 超机、厢式车载 X 射线机及采血、生化、内外科、妇检、急救，体质监测等项目。专用设施可选装：工作台、洗手池、冷藏柜、检测仪器、监测设备。左开门为车定点供体检者进入 X 射线机使用，不作为中途上下车使用。选装配置引起整备质量变化。发动机最大净功率：153 kW（YC6J220-50），171 kW（YC6J245-50），176 kW（WP6.245E50）；ABS 系统控制器型号和厂家为：① CM4XL-4S/4M，广州市科密汽车制动技术开发有限公司；② ABS-E 4S/4M，威伯科汽车控制系统（中国）有限公司；选装另一套前后灯具和前后围造型，选装后视镜，散热舱格栅可选装网状式或竖状式。可选装顶置进气或侧置进气，顶置进气口可选装在后部左侧或右侧，侧置进气口可选装在后部左侧或右侧。车门可选装推拉式玻璃		

XMKL-CXC-XMQ5164XYL 采血车配置及参数

车型	XMQ5110XYL2 采血车			
技术参数	长	10 990 mm	座位数	X+1
	宽	2 500 mm	公告座位数	2—9
	高	3 700，3 580，3 440，3 640 mm	总质量	16 400 kg
	轴距	5 640 mm	整备质量	13 000，13 500，15 000 kg
	最小离地间隙	230 mm	车厢内高	2 010 mm
性能参数	最大爬坡能力	30（%）	制动距离（初速 30 km/h）	≤ 10
	最小转弯直径	18（m）	驻坡制动能力（20% 坡道）	5 min 不动
	油耗	20 L/ 百公里	最高车速	100 km/h

项目		标准配置	选装配置
底盘配置	公告可选发动机	YC6L260-50	
	排放标准	国五	
	发动机型号	YC6L260-50	
	额定功率	191（kW）	
	最大扭矩	1 030/1 200—1 700（N.m/r/pm）	
	排气量	8.424（L）	
	发动机型式	直列六缸、水冷、四冲程，高压共轨	
	前桥	东风德纳 5.5 T	□方盛 5.5 T
	型式	整体锻钢件，工字梁，端拳式	
	后桥	东风德纳 11 T（3.91）	□方盛 11 T
	型式	整体冲压焊接，全浮式桥壳	
	行车制动	前盘（22.5 寸）后鼓式	□前盘后盘式
	缓速器	泰乐玛电涡流缓速器	□特尔佳电涡流缓速器
	ABS	科密 ABS	□ WABCO ABS
	调整臂	国产自动调整臂	□瀚德自动调整臂
	变速器	法士特变速器 6DS95 T	□綦江 S6-100
	变速箱操纵机构	两软轴远距离操纵器	□三软轴远距离操纵器

（续表）

项目		标准配置	选装配置
底盘配置	离合器	铁流离合器	□晋南离合器 □萨克斯离合器
	悬架	钢板弹簧 9/11	□北京柯布克六气囊
	轮胎	11R22.5 三角	□ 11R22.5 双钱 / 米其林 / 普利司通
	油箱	240 L	
	方向机	江门 GX100D	□博世 8098
	风扇电离合器	玉环现代	
	集中润滑系统	无	□奥特集中润滑
	CAN 总线	威帝简化版 CAN 总线仪表	
车身配置	承载方式	半承载车身	
	乘客门	前、中全铝外摆乘客门	
	司机椅	减震可调司机椅（三点式安全带）	□真皮减震司机椅
	侧窗	全封闭绿色钢化玻璃	□左右最后一扇推拉窗
	司机窗	内嵌式推拉司机窗	□电动升降司机窗
	地板	平地板	
	地板革	高级耐磨地板革，浅灰色白点	
	天窗	单天窗 / 空调中置 / 带换气扇	
	后视镜	电动电除霜兔耳后视镜	
	侧围内饰	PVC 金龙饰件	□高密度板金龙内饰
	侧舱门	手动外翻式侧舱门	□手动平移式侧舱门
	出风口	简易出风口	□带阅读灯出风口
	轮罩	不锈钢轮罩	
	油漆	素色漆	□金属漆
电器空调	空调	金龙 KL-XY-1/ 奥柯压缩机 /3.0 万大卡非独立空调	
	暖风	无水暖	□非独立水暖　□独立水暖
	除霜	南风 240 W 无外循环除霜机	□有外循环除霜机
	KL-988	金龙 KL-988 专业版	□金龙 KL-988 影音版
	行车记录仪	有行车记录仪	
	行车记录打印机	有行车记录仪打印机	
	节油驾驶提醒	有节油驾驶提醒	□无节油驾驶提醒

（续表）

项目		标准配置	选装配置
服务设施	灭火器		4 kg×1
	发动机舱自动灭火装置		有
	钢丝防盗安全锤		□防盗报警安全锤
	时间单显电子钟		□时间 / 温度显示电子钟
	前挡单幅遮阳帘		□前挡双幅遮阳帘
	司机侧遮阳帘		
	有车载电源插座 /USB		
	GPS 定位系统		□ GPS 与北斗双模定位系统
备注	随基础车选装另一套前后灯具和前后围造型；右侧可选装无中门状态。选装右侧中开门，选装右侧后开门，选装左侧中开门，选装左侧后开门。中门和后门可选用高门或低门状态。选装左侧应急门状态。选推拉式或封闭式侧窗。选装整体式和分体式顶置空调，选装空调造成高度变化。选装遮阳棚。选装后围造型，选装左、右侧滑移舱。该车可选装电测听室、心电图机、B 超机、厢式车载 X 射线机及采血、生化、内外科、妇检、急救、体质监测等项目。专用设施可选装：工作台、洗手池、冷藏柜、检测仪器、监测设备。左开门为车定点供体检者进入 X 射线机使用，不作为中途上下车使用。选装配置引起整备质量变化。发动机最大净功率：181 kW（YC6L260-50）。ABS 系统控制器型号和厂家为：① CM4XL-4S/4M，广州瑞立科密汽车电子股份有限公司；② ABS-E4S/4M，威伯科汽车控制系统（中国）有限公司；选装发动机后舱门格栅		

XMKL-CXC-XMQ5181XYL 采血车配置及参数

<table>
<tr><td>车型</td><td colspan="5">XMQ5181XYL 采血车</td></tr>
<tr><td rowspan="5">技术参数</td><td>长</td><td>12 000 mm</td><td colspan="2">座位数</td><td>X+1</td></tr>
<tr><td>宽</td><td>2 550 mm</td><td colspan="2">公告座位数</td><td>2—9</td></tr>
<tr><td>高</td><td>3 820，3 920，3 750，3 870，3 960 mm</td><td colspan="2">总质量</td><td>18 000 kg</td></tr>
<tr><td>轴距</td><td>6 000 mm</td><td colspan="2">整备质量</td><td>14 400，15 000，15 600，16 200 kg</td></tr>
<tr><td>最小离地间隙</td><td>260 mm</td><td colspan="2">燃料种类</td><td>柴油</td></tr>
<tr><td rowspan="3">性能参数</td><td>最大爬坡能力</td><td>30（%）</td><td colspan="2">制动距离（初速 30 km/h）</td><td>≤ 10</td></tr>
<tr><td>最小转弯直径</td><td>24（m）</td><td colspan="2">驻坡制动能力（20% 坡道）</td><td>5 min 不动</td></tr>
<tr><td>油耗</td><td>L/ 百公里</td><td colspan="2">最高车速</td><td>100 km/h</td></tr>
<tr><td colspan="2">项目</td><td colspan="2">标准配置</td><td colspan="2">选装配置</td></tr>
<tr><td rowspan="18">底盘配置</td><td>公告可选发动机</td><td colspan="2">YC6L330-50</td><td colspan="2">□ WP10.336E53</td></tr>
<tr><td>排放标准</td><td colspan="4">国五</td></tr>
<tr><td>发动机型号</td><td colspan="2">YC6L330-50</td><td colspan="2">WP10.336E53</td></tr>
<tr><td>额定功率</td><td colspan="2">243（kW）</td><td colspan="2">247（kW）</td></tr>
<tr><td>最大扭矩</td><td colspan="2">1 280/1 200—1 700（N.m/r/pm）</td><td colspan="2">1 550/1 200—1 500（N.m/r/pm）</td></tr>
<tr><td>排气量</td><td colspan="2">8.424（L）</td><td colspan="2">9.726（L）</td></tr>
<tr><td>发动机型式</td><td colspan="4">直列六缸、水冷、四冲程，高压共轨</td></tr>
<tr><td>前桥</td><td colspan="2">东风德纳 6.5 T</td><td colspan="2">□方盛 6.5 T</td></tr>
<tr><td>型式</td><td colspan="2">整体锻钢件，工字梁，端拳式</td><td colspan="2"></td></tr>
<tr><td>后桥</td><td colspan="2">东风德纳 13 T（3.55）</td><td colspan="2">□方盛 13 T</td></tr>
<tr><td>型式</td><td colspan="2">整体冲压焊接，全浮式桥壳</td><td colspan="2"></td></tr>
<tr><td>行车制动</td><td colspan="2">前盘（22.5 寸）后鼓式</td><td colspan="2">□前盘后盘式</td></tr>
<tr><td>缓速器</td><td colspan="2">特尔佳电涡流缓速器</td><td colspan="2">□泰乐玛电涡流缓速器</td></tr>
<tr><td>ABS</td><td colspan="2">科密 ABS</td><td colspan="2">□ WABCO ABS</td></tr>
<tr><td>调整臂</td><td colspan="2">国产自动调整臂</td><td colspan="2">□瀚德自动调整臂</td></tr>
<tr><td>变速器</td><td colspan="2">綦江变速器 S6-150（0.74）</td><td colspan="2">綦江变速器 S6-160（0.74）</td></tr>
<tr><td>变速箱操纵机构</td><td colspan="2">三软轴远距离操纵器</td><td colspan="2"></td></tr>
</table>

（续表）

项目		标准配置	选装配置
底盘配置	离合器	西湖 φ430 离合器	□ SACHS 离合器
	悬架	钢板弹簧 10/12	□北京柯布克六气囊
	轮胎	295/80R22.5 双钱	□ 295/80R22.5 米其林
	油箱	480 L	
	方向机	江门 GX100D	□ ZF8098
	风扇电离合器	玉环现代	
	集中润滑系统	无	□奥特集中润滑
	CAN 总线	威帝简化版 CAN 总线仪表	
车身配置	承载方式	半承载车身	
	乘客门	前、中全铝外摆乘客门	
	司机椅	真皮减震司机椅（三点式安全带）	
	侧窗	全封闭绿色钢化玻璃	□左右最后一扇内嵌式推拉窗
	司机窗	内嵌式推拉司机窗	□电动升降司机窗
	地板	平地板	
	地板革	高级耐磨地板革	
	天窗	1 个	
	后视镜	电动电除霜兔耳后视镜	
	侧围内饰	PVC 金龙饰件	□高密度板金龙内饰
	侧舱门	手动外翻式侧舱门	□手动平移式侧舱门
	出风口	简易出风口	□带阅读灯出风口
	轮罩	不锈钢轮罩	
	油漆	素色漆	□金属漆
电器空调	空调	金龙 KL-XIY/ 比泽尔压缩机 / 冷前蒸后 /3.2 万大卡非独立空调	
	暖风	独立水暖	□非独立水暖
	除霜	南风 240 W 无外循环除霜机	□有外循环除霜机
	KL-988	金龙 KL-988 专业版	□金龙 KL-988 影音版
	行车记录仪	有行车记录仪	□有行车记录仪
	行车记录打印机	有行车记录仪打印机	
	节油驾驶提醒	有节油驾驶提醒	□无节油驾驶提醒

（续表）

项目		标准配置	选装配置
电器空调	车内显示屏	无车内显示屏	□车内显示屏
	监视器	无监视器	□有监视器
服务设施	灭火器		4 kg×1
	发动机舱自动灭火装置		有
	钢丝防盗安全锤		□防盗报警安全锤
	时间单显电子钟		□时间 / 温度显示电子钟
	前挡单幅遮阳帘		□前挡双幅遮阳帘
	司机侧遮阳帘		
	有车载电源插座 /USB		
	GPS 定位系统		□ GPS 与北斗双模定位系统
备注	选装左侧中开门，选装左侧后开门，选装右侧中开门，选装右侧后开门，左开门仅在医疗作业时开启左门，不作为中途上下车使用。中门和后门可选用高门或低门状态。可取消中门和后门。选装推拉式或封闭式侧窗，选装分体式顶置空调，后围造型，选装左、右侧滑移舱，可取消车门下方玻璃，可取消遮阳棚，可取消顶置空调。该车可装置冷藏柜、工作台、洗手池、电测听室、心电图机、B 超机、厢式车载 X 射线机；用于采血、生化、内外科、妇检、急救、体质监测、检测仪器、监测设备等项目。发动机最大净功率：233 kW（YC6L330-50）；242 kW（WP10.336E53）。ABS 系统控制器型号和厂家为：① CM4XL-4S/4M，广州瑞立科密汽车电子股份有限公司；② ABS-E4S/4M，威伯科汽车控制系统（中国）有限公司。左侧可选装应急门		

JFK-CXC-02 采血车配置及参数

序号	项目名称	数量	技术参数及要求
1	车辆	1 辆	外廓尺寸：≥长 × 宽 × 高 5.700 m×1.900 m×2.700 m； 高顶 \ 长轴 \ 中度豪华 \ 总质量≥ 3800 kg； 轴距：≥ 3 800、前轮驱动、ABS/EBD； 载客人数：3—9 人、最高时速 150 km/h； 发动机排量及功率：≥ 2 499 mL\100 kW\ 柴油、国 V 排放； 轮胎型号：215/75R16LT；配铝合金钢圈 带前 / 后空调、迎宾踏步、导航及彩色倒车监视器、自动门锁、钻石大灯，后轴空气悬挂、带医用警灯警报器 可便捷满足步行街及居住小区等狭窄地方登门应急采血需求
2	采血专用移动电源系统	1 套	功率≥ 5 KVA（DC240 V—AV220 V、效率≥ 90%）按客户需求编程； 一次完整充电可供整车连续使用 8 小时以上
3	空调变频、冷暖	1 套	冷暖挂机变频空调（空调系统能使车内温度在夏季保持在 23—26 ℃，在冬季保持在 18 ℃以上）
4	工作椅	2 把	高度气动可调、可转动，皮面、平角垫，带靠背
5	圆凳	2 个	圆凳 4 脚均配塑料套，以防护采血车地板
6	采血桌	1 套	304 不锈钢制作、圆弧桌角，在台面靠近车体处设置一支架（≥ 600 mm×180 mm×260 mm），可放置血袋或其他小物品；采血台上都为抽屉带锁具，中间部位为放置采血仪的推拉板带锁具（≥ 430 mm×450 mm×70 mm，可平行放置 2 台数字化智能采血仪）
7	采血椅	2 把	可前后、靠背调节式皮面专用采血椅（带专用高级采血扶手，可升降及左右转动），下配不锈钢制厢式底座，带推拉抽屉及锁具，深蓝色
8	车载采血办公组合	1 套	304 不锈钢制作，圆弧桌角，带二抽屉及单门橱柜（长 480 mm），带锁具，外廓尺寸≥ 1 600 mm×500 mm×750 mm（琴式下双门橱柜）
9	杀菌灯	1 套	≥ 30 W 灯座配 30 W 石英紫外线杀菌灯管，加装有微电脑时控开关，AC220 V/30 W
10	照明灯	2 套	配防尘型 36 W 暖色调照明日光灯等（分开关 3 路控制）每个采血供应设置照明灯，采血位照度≥ 300 lx，车内照度≥ 50 lx。AC220 V/36 W
11	安全配电箱	1 套	配功率≥ 15 kW 独立的市电安全配电箱 AC220 V/50 Hz：1 套 4 路安全配电盘、采用电控元件（空气开关、漏电保护器、交流接触器、中间继电器），配电装置系统安全性应符合 GB/T2819 的要求，具有超负荷断电保护、漏电保护、断电自动切换功能、供电电源互锁等用电安全保护功能，多路配电更安全便捷，该配电箱可与采血车专用电源系统直接配套

（续表）

序号	项目名称	数量	技术参数及要求
12	安全接地线	1 套	采用国标绿黄 BVR 线缆 3 米（20 mm^2），配地杆把
13	整车布线	1 套	采用汉缆 BVR 国标线缆，三线制布线，各接线头均加装接线端，分 8 路布线，按各路负荷配线（2.5/4/6 mm^2），无接线头，车厢下部外露处采用优质阻燃波纹串线管做防护并用绝缘线卡口固定、车载均采用优质 PVC 线槽做防护处理，确保安全、美观、散热且便于维护检修
14	储血冰箱	1 台	60 L，专业车载血液箱，进口直流压缩机
15	饮水机	1 台	著名品牌
16	窗帘	1 套	颜色与整体布置协调
17	钟表	1 套	数字显示，带温、湿度计
18	车内监控系统	1 套	2 个摄像头和硬盘录像机，500 G 硬盘，分别安装于室内前后各一个
19	其他专用设备	1 套	采血秤、热合机等

JFK-CXC-01 采血车配置及参数

<table>
<tr><th>序号</th><th>项目名称</th><th>数量</th><th>技术参数及要求</th></tr>
<tr><td>1</td><td>采血车</td><td>1 辆</td><td>1. 外廓尺寸：根据实际需求。
2. 车身结构：全承载式车身，整车阴极电泳防锈处理，工艺保十年防腐，车身涨拉蒙皮、全部覆盖材料是用铝合金板，车身下表面防石击喷涂处理；地板为耐腐蚀整体焊接式防滑、阻燃、耐磨的医用密封地胶。车窗为最后两侧为内置推拉式、其余为钢化全封闭绿色中空保温隔音玻璃，行李舱门右侧为手动上翻门、左侧为手动平移式行李舱门。
3. 车身颜色及图案：采用高档汽车漆，按客户确认方案喷制采血车车身图案和公益广告。
4. 发动机：国Ⅴ排放，配 6 缸增压中冷玉柴柴油发动机、额定功率≥ 228 kW/2 200 rpm、带发动机自动灭火装置，油箱：约 260 L。
5. 底盘配置：
优质离合器、优质变速器、前桥 6.5 T、后桥 11 T、精磨齿，悬挂系统为钢板悬挂（前 10 后 12），转向系统为动力转向器。
6. 配电涡流缓速器。
7. 制动系统为前盘后鼓式双回路气压制动、辅助制动系统为防抱死防侧滑、ABS 配国产自动间隙调整臂。
8. 轮胎配 295/80R22.5 无内胎子午线（配不锈钢轮罩）。
9. 车身及电器配置：机械支撑腿、无行李架，铺平地板、装高级地板胶、车内净高≥ 2 米，车辆配前气动外摆门、带遥控门锁，带随动二级踏步（后左侧配应急门），驾驶座椅为豪华可调座椅，确保驾驶员舒适，车内空调系统为非独立顶置、制冷量约 28 500—31 000 kcal/h，前后天窗带换气扇，车内配壁挂式独立暖风系统及除霜器，视听系统为 MP3 播放器，后视系统为电动兔耳式后视镜、彩色倒车监视器，配行车记录仪、GPS，整车线束为镀锡铜线、配 2 只 200 Ah 蓄电池、配 150A+120A 发电机</td></tr>
<tr><td rowspan="4">2</td><td rowspan="4">车内桌椅橱柜</td><td>1 套</td><td>配车载登记台，国标 304 不锈钢制作、圆弧桌角台面、带抽屉及下单门橱柜带锁具，外廓尺寸约 400 mm × 500 mm × 750 mm</td></tr>
<tr><td>1 套</td><td>配等待厢式休息沙发，国标 304 不锈钢结构、下带 3 门厢式储物柜，厚度为 80 mm 安利牌皮面弹簧坐垫，带靠背，外廓尺寸约 2 000 mm × 500 mm × 460 mm</td></tr>
<tr><td>1 套</td><td>配车载食品柜，国标 304 不锈钢制作、圆弧桌角台面、带抽屉及下单门橱柜带锁具，尺寸约 850 mm × 600 mm × 750 mm，上装台式饮水机 1 台</td></tr>
<tr><td>1 套</td><td>配隔断，车内中部隔断为 304 不锈钢及夹胶玻璃结构，门洞宽约 700 mm、高约 1 920 mm</td></tr>
</table>

（续表）

序号	项目名称	数量	技术参数及要求
2	车内桌椅橱柜	1 套	配车载应急休息床，国标 304 不锈钢结构、下带 3 门厢式储物柜，80 mm 皮面弹簧坐垫，带靠背
		1 套	配热合台，国标 304 不锈钢制作、圆弧桌角台面、在台面上部靠近车体处设置一支架
		1 套	配车载生活组合柜，国标 304 不锈钢结构、生态木包面及橱柜门、结构尺寸约：1 360 mm × 600 mm × 1 500 mm，带储物功能，配食品冰箱一台，有效容积约 50 L
		1 套	高级皮面弹簧垫，外廓尺寸约：1 750 mm × 500 mm × 220 mm
		1 套	配车载储物连体柜，国标 304 不锈钢制作，2 套对开门结构配四连杆锁具，尺寸约：1 680 mm × 600 mm × 650 mm
		1 套	配车载衣帽储物柜，国标 304 不锈钢结构、生态木包面及单门橱柜门，结构尺寸约：600 mm × 800 mm × 1 800 mm 配挂衣杆及 8 只挂衣钩
		1 套	配隔断，车内中部隔断门为 304 不锈钢及夹胶玻璃结构，门洞宽 700 mm，高 1 900 mm，配平移门，配静音滑道和导向轮，配专用锁止机构，确保运行中不抖动和摆动
		6 套	配车载采血椅，可前后、靠背调节式皮质专用采血椅（带专用皮面采血扶手、可气动升降及左右转动），下配 304 不锈钢制厢式底座，带推拉抽屉及锁具，采血椅采用深蓝色高品质皮革
		3 套	配车载采血台，国标 304 不锈钢制作、圆弧桌角台面，在台面靠近车体处设置一支架约 600 mm × 180 mm × 260 mm，可放置血袋或其他小物品；采血台上部为抽屉带锁具，中间部位为放置采血仪的推拉板带锁具（至少 530 mm × 430 mm × 60 mm，可平行放置 2 台数字化智能采血仪），下配储物柜带锁和凹陷拉手，要锁止可靠，行车无异响，约 600 mm × 550 mm × 700 mm
		1 套	配车载化验台，国标 304 不锈钢制作、拐角型圆弧桌角台面、3 套抽屉，下带橱柜、上配打印机支架，外廓尺寸约：1 200 mm × 960 mm × 750 mm
		1 套	配车载体检桌，国标 304 不锈钢制作、拐角型圆弧桌角台面、3 套抽屉，下带橱柜、上带圆弧形储物盒，外廓尺寸约：1 500 mm × 960 mm × 750 mm
		1 套	窗帘数量。窗帘按原车配置，隔帘：深蓝色，急救床处加隔帘、上配铝合金滑道
		6 个	配海博 ф320 高度可调、带靠背皮面、平脚垫
		10 个	配 ф300 圆凳，4 脚均配塑料套，以防护采血车地板

（续表）

序号	项目名称	数量	技术参数及要求
3	采血车专用电源系统	1 套	1. 所供产品必须具有车载防震、抗颠簸等安全防护措施。 2. 电源总功率要求≥ 10 KVA（AC220 V/50 Hz），并能确保流动采血车每天 10 小时以上不间断安全供电需求。 3. 装备≥ 100 Ah 磷酸铁锂 DC240 V 蓄电池组、配逆变装置及大功率充电装置，配备编程电源管理系统和安全用电保护装置。 4. 电池箱：外形尺寸约：950 mm×1 800 mm×720 mm（具备自动温控功能），电池托架及防护罩板，材料采用高强度金属材质，要求具有足够的强度和刚度、保证 10 年以上不腐蚀。 ★5. 电源转换控制器：额定输出功率必须满足所配采血车用电要求，输出电压：AC210—230 V/50 Hz。 6. 充电装置：要求全自动磷酸铁锂专用充电机，额定总功率≥ 7 kW，输入电压交流 220V、50Hz，效率：≥ 95%，输出直流电压 DC292 V±0.5 \ 电流 30 A，所供的充电机具有充电负荷和供电电源自动控制保护功能，可确保 3—6 小时为蓄电池组充满电，并确保充电安全和充电效率。 7. 电源供电系统：工作时间要求充满电以后，确保采血车满负（10 KVA）工作 8 小时以上，所供应的磷酸铁锂蓄电池必须是全新的≥ 100 Ah 容量的电池，做到时时监测供电电压、电流和温度、环境温度等数据，并对各数据进行分析判断管理，时时保证各个电池单体在均衡状态下充放电。 8. 有安全配电和自动保护装置及断路器漏电保护器等控制元器件，对采血车内各用电设备进行安全配电，自动对超载短路及漏电进行安全保护，对电源供电自动转换成市电。 9. 设备有恒温系统，为电池系统在低于 0 ℃时提供加热功能，逆变时由电池组供电加热，充电时由充电机供电加热，加热后由于充、放电电池自升温可以维持电池组温度
4	储血冰箱	1 台	配车载血液冷藏箱。 ★容量≥ 260 L（5 格）、重量 98 kg 外廓尺寸约：500 mm×780 mm×1680 mm，304 医用不锈钢内胆。 内设多层结构、储存量大、存取便捷、中空玻璃保温门，配专用锁具，内采用大循环风冷、多级微电脑温度控制，温度控制在 4±1 ℃，具有温度显示记录和报警功能，配备开门、断电及高低温报警系统；★车载血液冷藏箱配车载专用直流变频制冷压缩机机组，供电电压及功耗 DC24 V/500 W（压缩机电机转速随箱内热负荷量 2 200 至 4 800 RPM 调节），PTC 防低温加热器功率为 240 W/DC24 V。车载血液冷藏箱采用 DC24 V 安全电压供电，市电供电时通过明纬 DC24—25 A 开关电源为冷藏箱供电；行车中自动转换为由采血车原车发电机为冰箱供 DC24 V 电源

（续表）

序号	项目名称	数量	技术参数及要求
5	台式电脑	1 台	可满足采血工作需求
6	针式打印机	1 台	针式打印机。产品类型：存折证卡打印机
7	2P 变频柜机空调	2 台	配 2 P 冷暖柜式变频空调，中部和前部各装 1 台
8	空气消毒机	1 台	适用面积约 80 m^2。可在有人的情况下对室内空气进行动态消毒、对人与物品无损害，对环境无二次污染。车载式固定在采血区合适位置
9	紫外线消毒灯（30 瓦）	6 套	配紫外线杀菌灯管，配微电脑时控开关，可实现夜间定时自动杀菌。供电电源及功率为 AC220 V/30 W
10	体重秤	1 套	配体重秤
11	食品冰箱	1 台	有效容积 50 L
12	微波炉	1 台	配微波炉，20 L，噪音小，单一微波加热功能
13	饮水机	1 台	配台式饮水机，带加热功能
14	脚踏洗手池（内置净 / 污水箱）	1 套	配洗手池，国标 304 不锈钢制作、带上翻盖，配上 40 L/下 60 L 保温水箱，带电子温控加热，带水位计及装脚踏开关、水泵等。下部带储物柜，接延时电源。采用新型全塑缓流水泵，噪音低、寿命长、带滤水功能。外廓尺寸约为 520 mm × 500 mm × 950 mm，污水箱约 200 mm × 400 mm × 600 mm、8 mm PP 材料制作、ϕ50 进水口、6 分排水阀
15	电子钟（带温湿度表）	1 个	电子钟表，带 MC 标识、带数字显示温湿度计
16	垃圾桶	1 只	配 PVC 垃圾箱
18	车辆同时拥有逆变电源、电源稳压器、电源配电箱、外接电源、发电机发电等所有电源改装设备设施	1 套	装配 2 kW 逆变电源（备用电源），满足采血、储血冰箱及照明应急供电需求，保证采血设备及储血冰箱设备应急用电
			配单相高精度全自动稳压器，输入电压 AC130 V—270 V、输出 AC220 V/50 Hz、最大额定功率 15 KVA、额定电流 60 A、过压保护电压 AC265 ± 5 V、外廓尺寸 340 mm × 360 mm × 625 mm；净重 55 kg，该稳压器安装在配电箱的输入端
		1 套	配功率≥ 15 kW 独立的市电安全配电箱 AC220V/50 Hz
19	线路改造电线国标 2.5/4 平方	1 宗	采用三线制布线，各接线头均加装接线端子，分 16 路布线，按各路负荷配线（2.5/4/6 mm^2），无接线头，车厢下部外露处采用优质阻燃波纹串线管做防护并用绝缘线卡可靠固定，车载均采用优质 PVC 线槽做防护处理，确保安全、美观、散热且便于维护检修

（续表）

序号	项目名称	数量	技术参数及要求
20	插座	34 套	配 10 A/5 孔电源插座 32 套，2 套 32 A 空调专用连线器，车内插座分布在采血用仪器设备如采血秤、储血冰箱、电脑、打印机、热合机等的电源插座与饮水机、微波炉、洗手池、空气净化消毒机旁，三线制布线线头处装配接线端子，安全布线、充分满足用电需求
21	车辆外接电源外接线应为 10 mm^2 三芯国标电缆，长度 50 米	1 宗	配 10 mm^2 YC450/750 V 3×10 型三芯国标电缆，长度 50 米。配专用电源绕线器和 63 A 特制电源连线及插头
22	其他配套专用设备	采血秤、热合机等	

三、各型采血车外观设计典型案例

JL-CXC- 外景

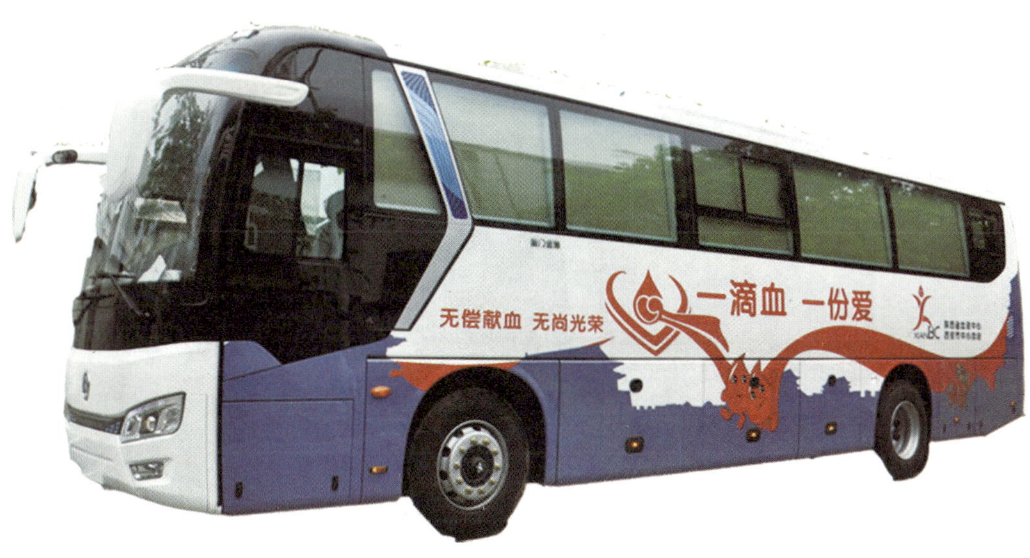

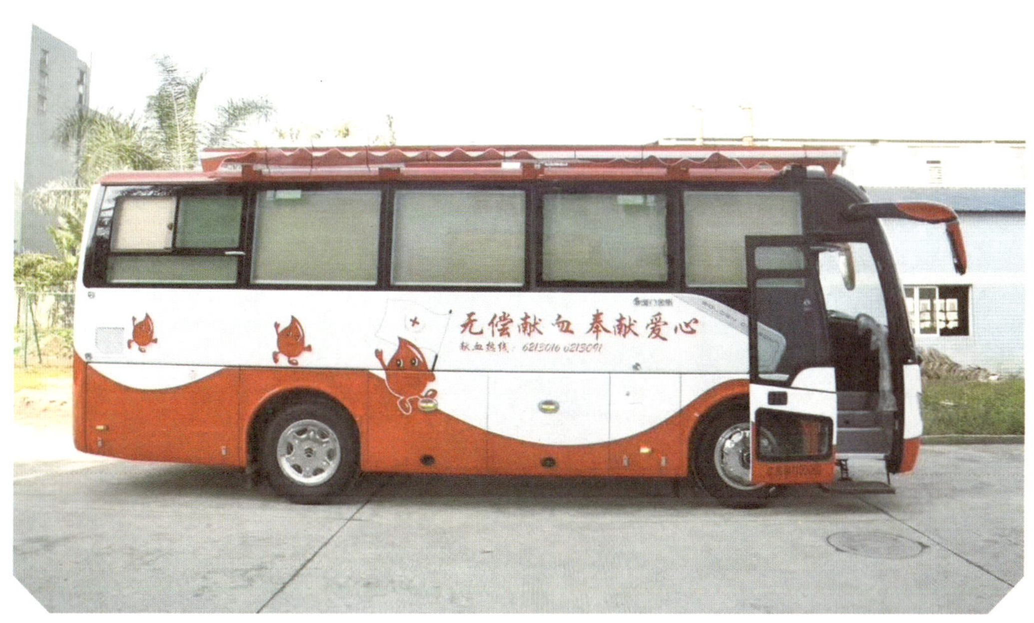

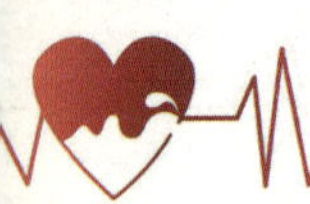

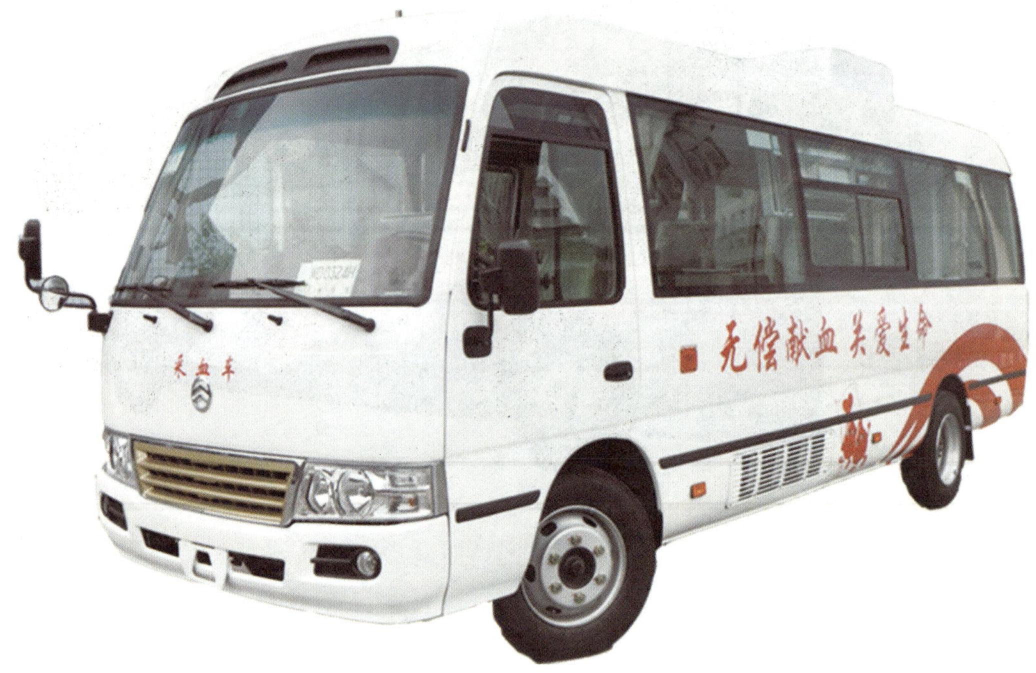
采血车
无偿献血 关爱生命

XMKL-CXC-11 米

无偿献血 拯救生命
DONATE BLOOD SAVE LIFE
流动采血车

Give Love
Donate Blood
无偿献血
点滴大爱

无偿献血 拯救生命
DONATE BLOOD SAVE LIFE

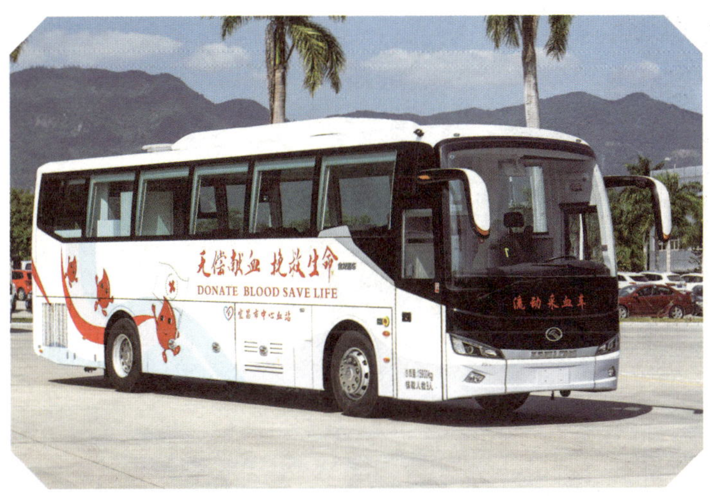

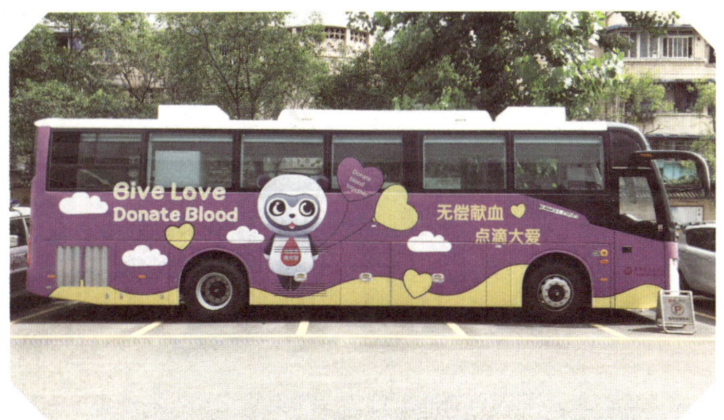

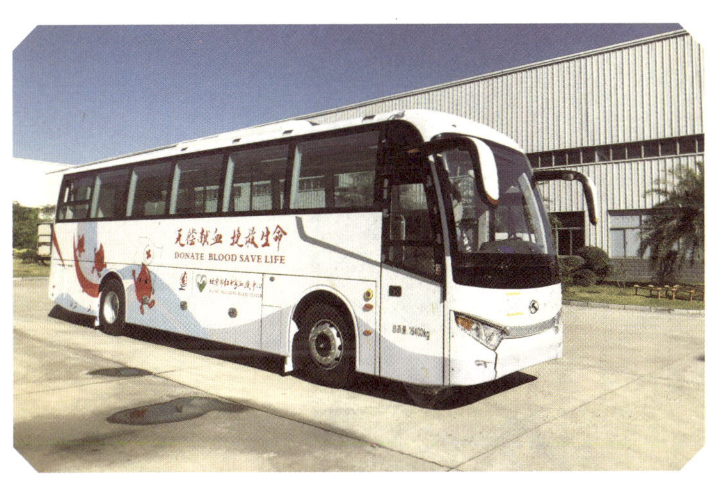

XMKL-CXC-12 米

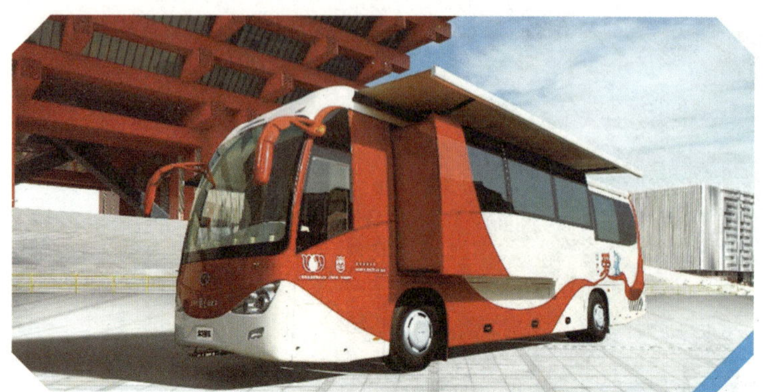

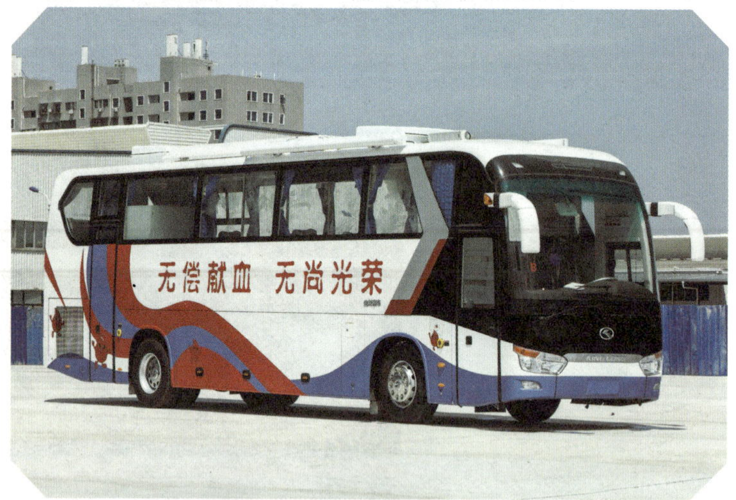

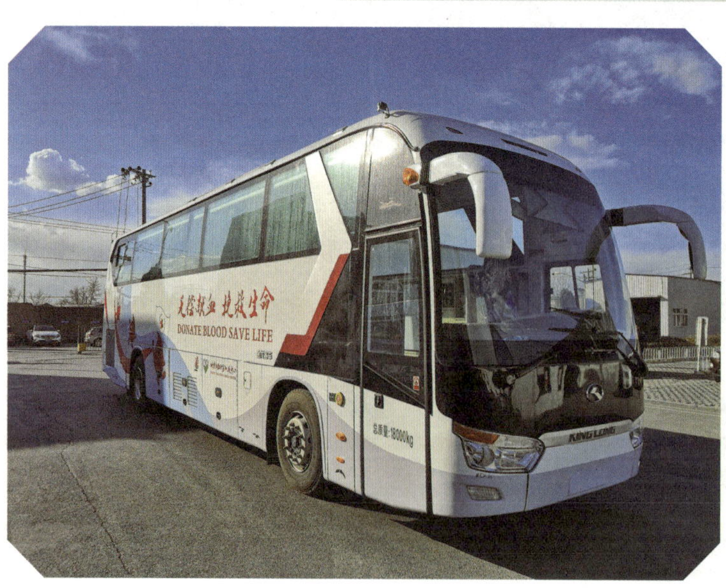

JFK-CXC-车载电池实物图

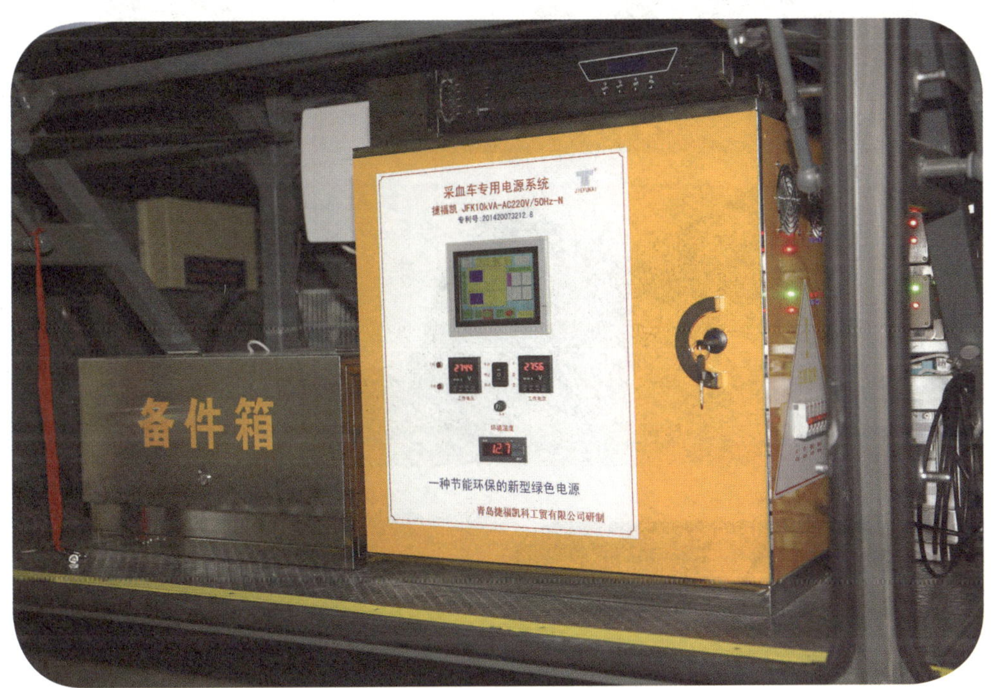

JFK-CXC- 外景

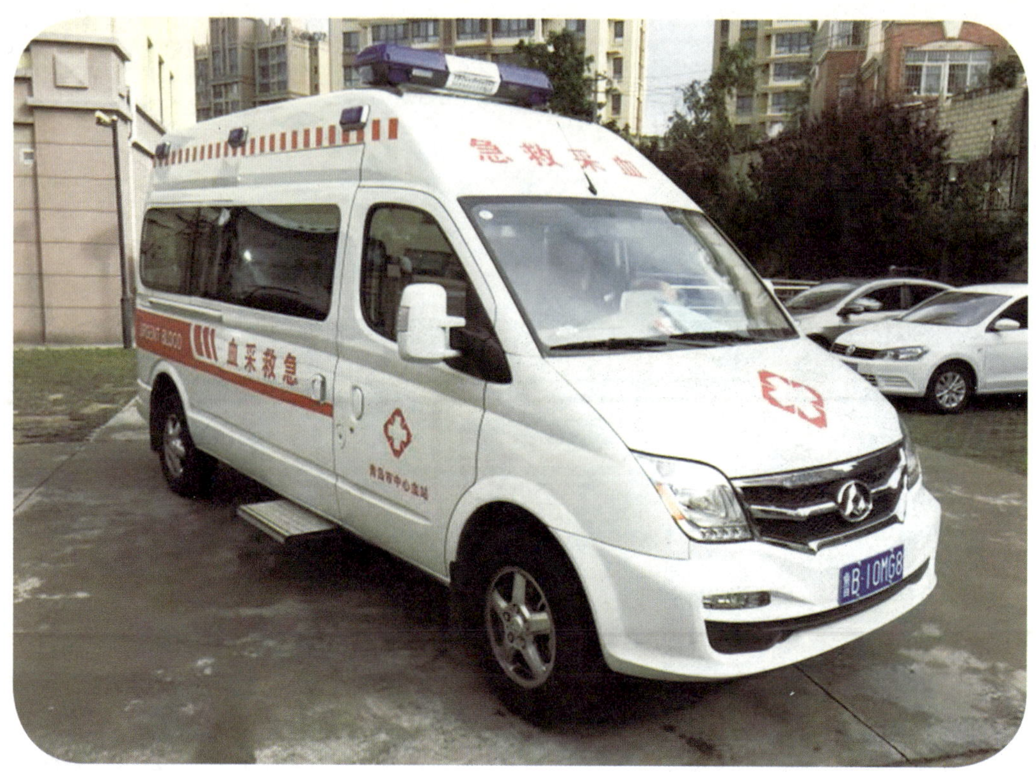

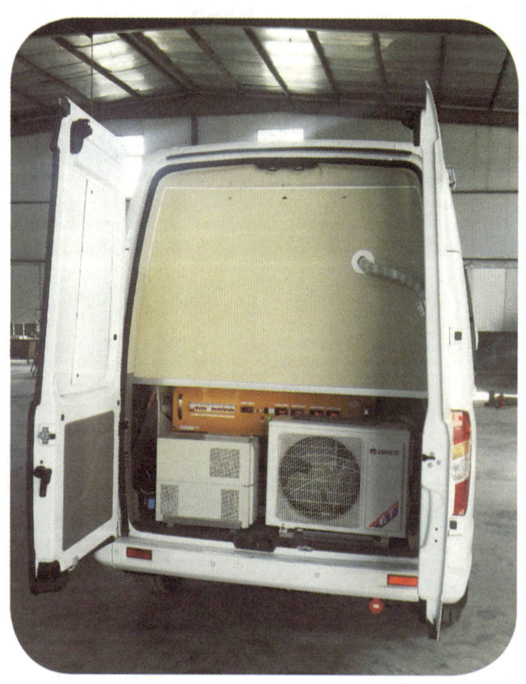

四、各型采血车内部装饰典型案例

JL-CXC- 内景

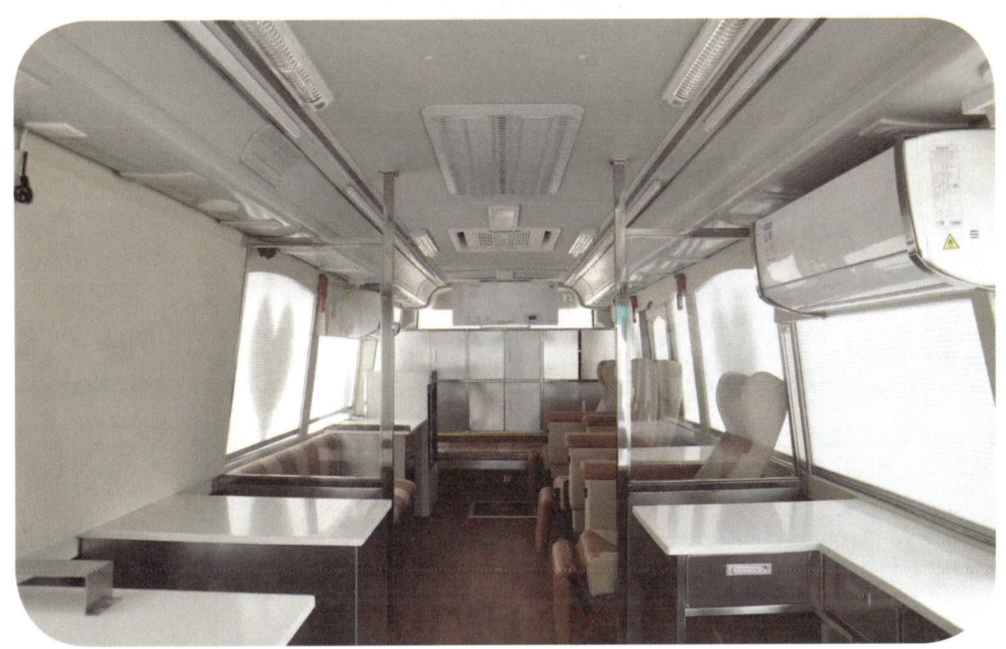

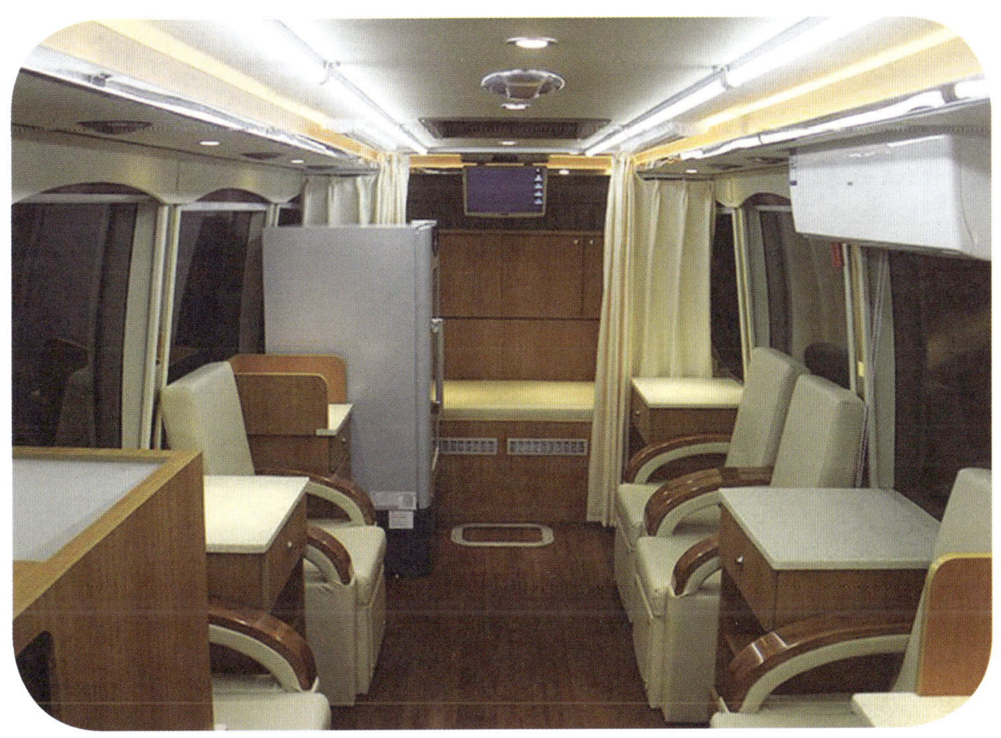

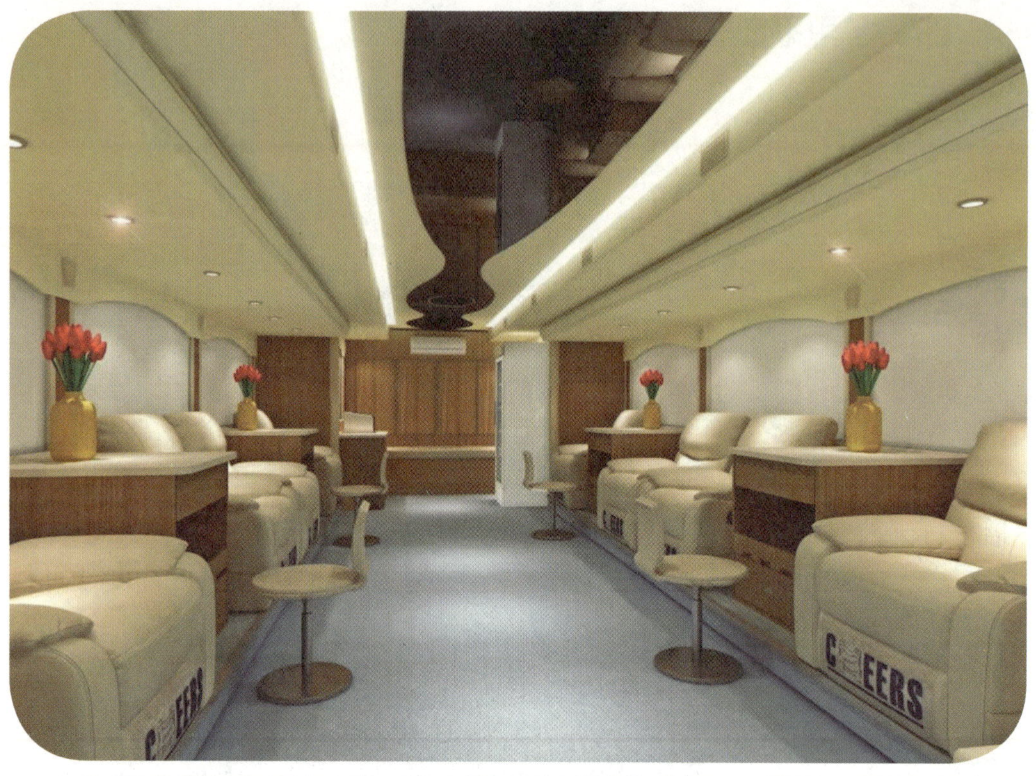

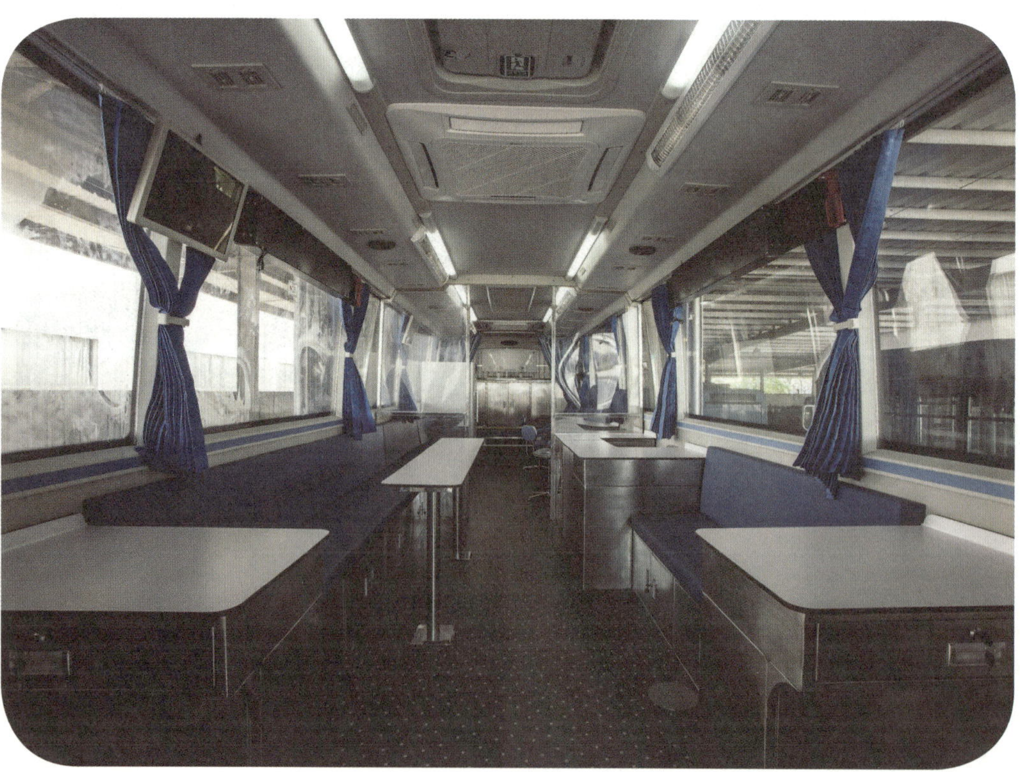

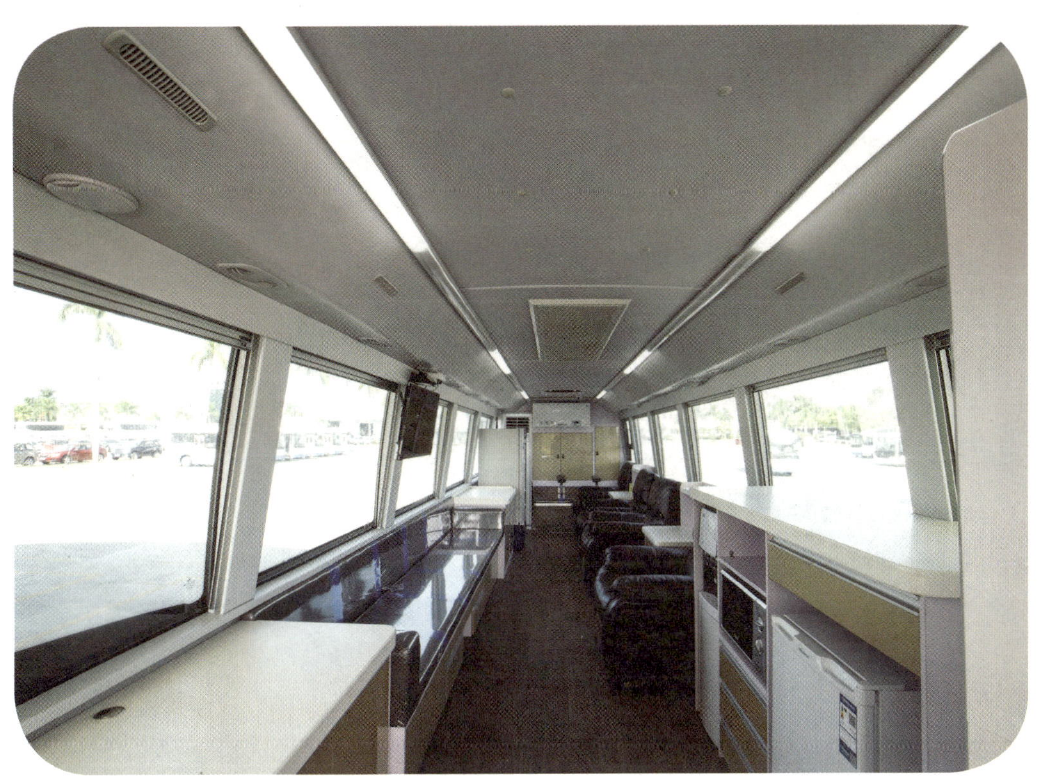

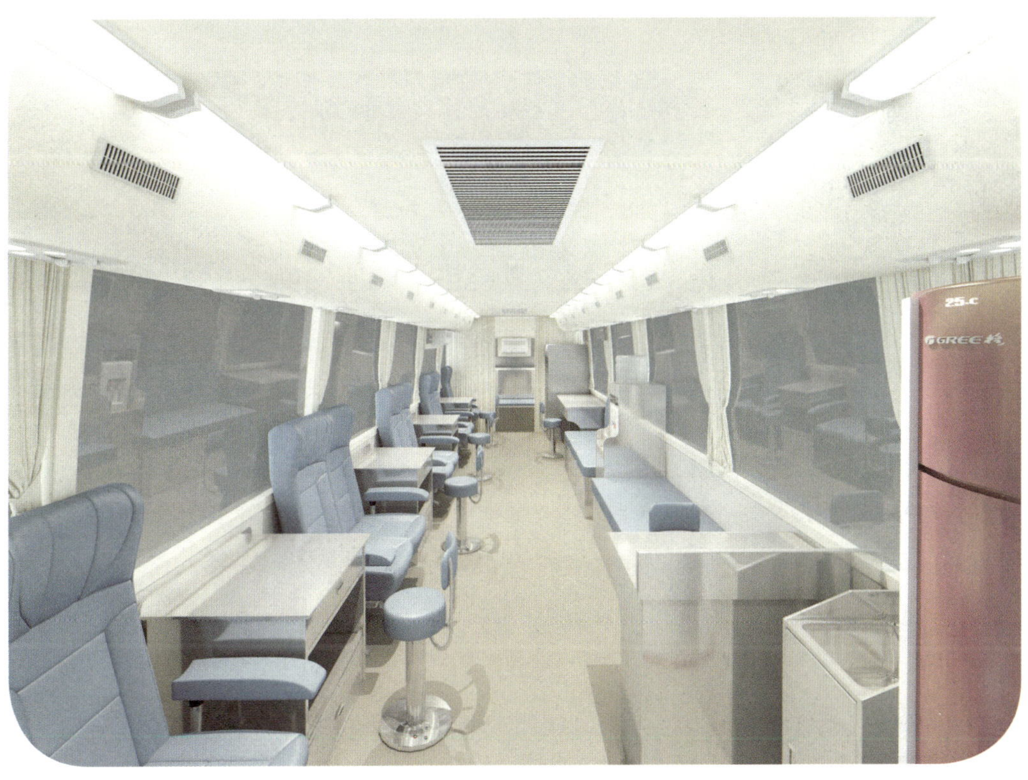
25.C
GREE

JFK-CXC- 内景

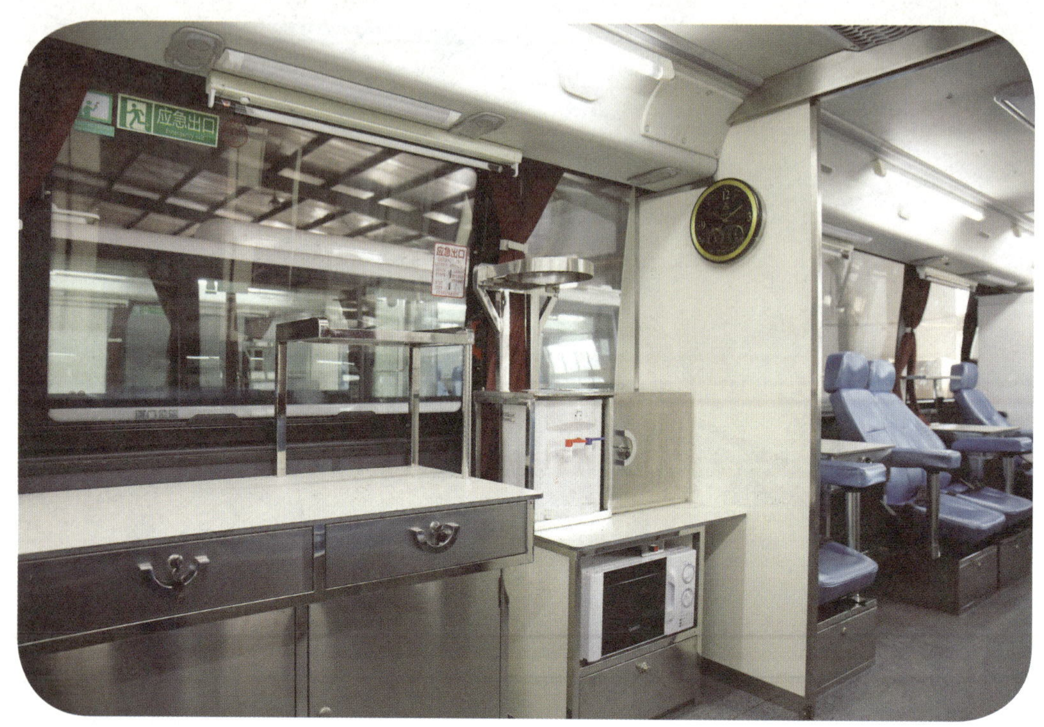

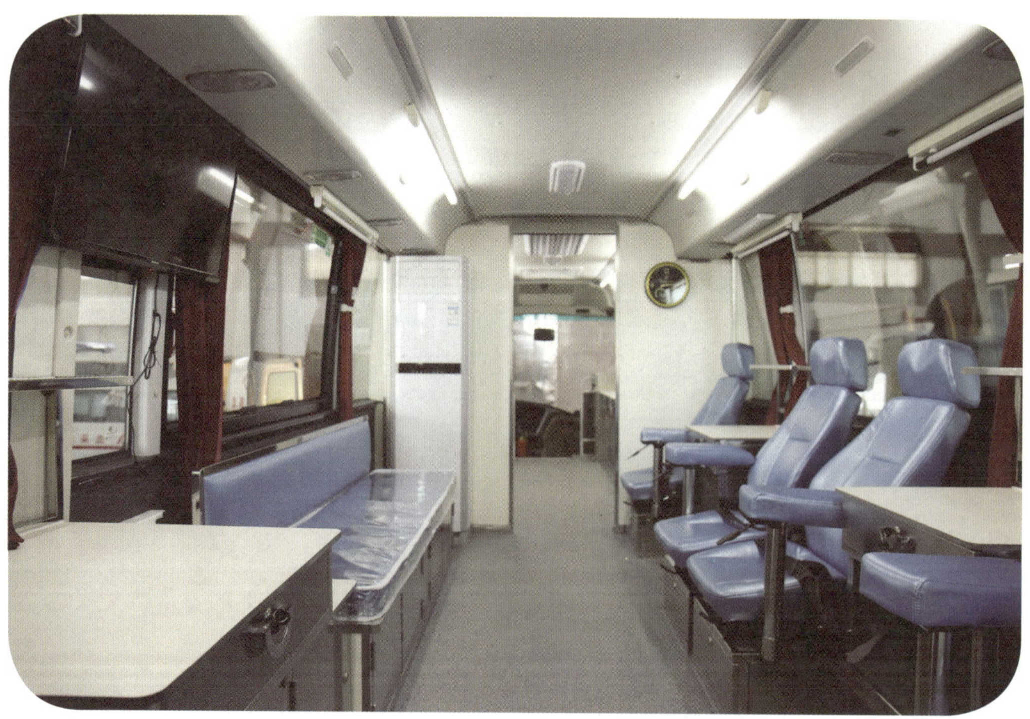

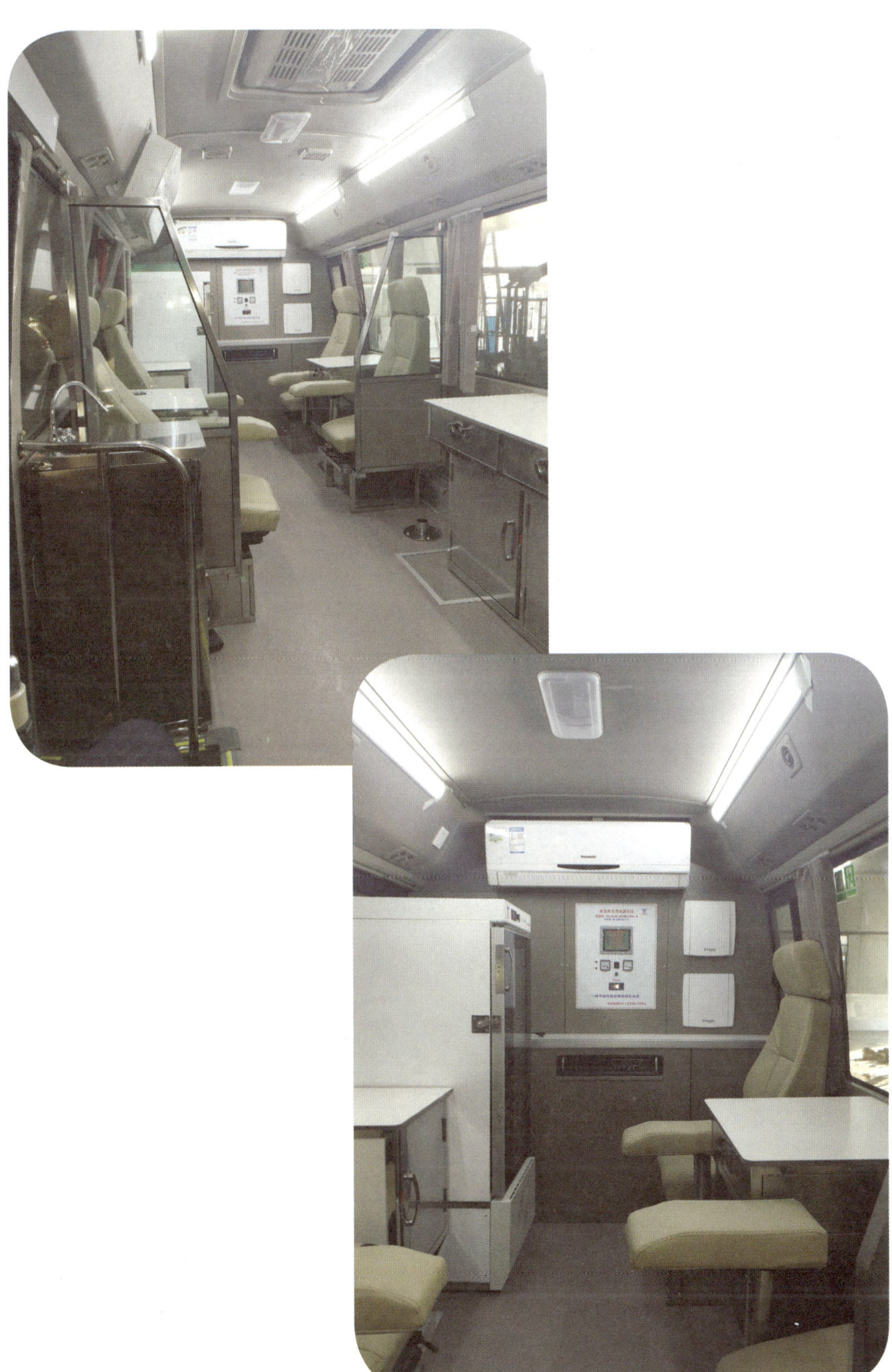

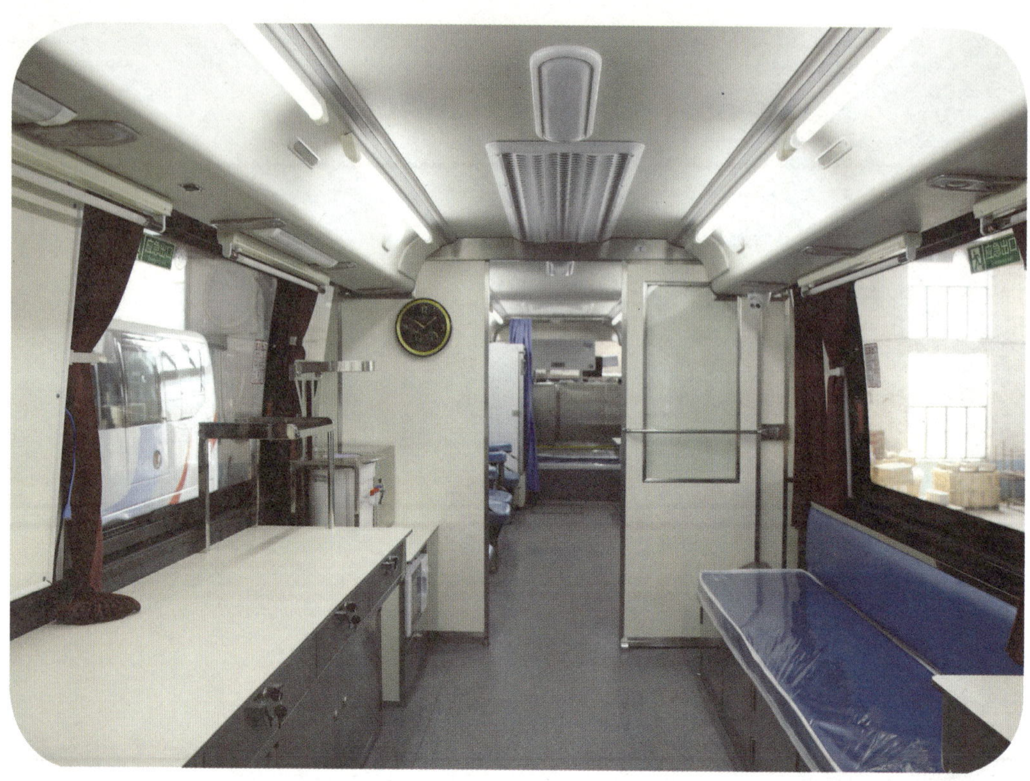

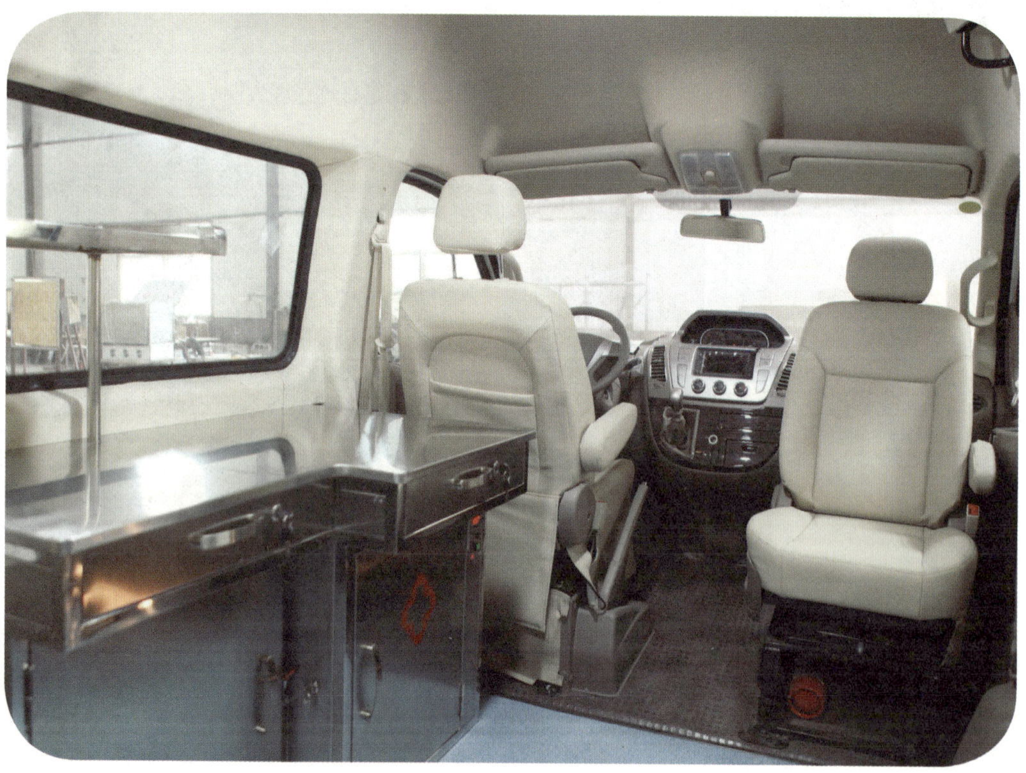

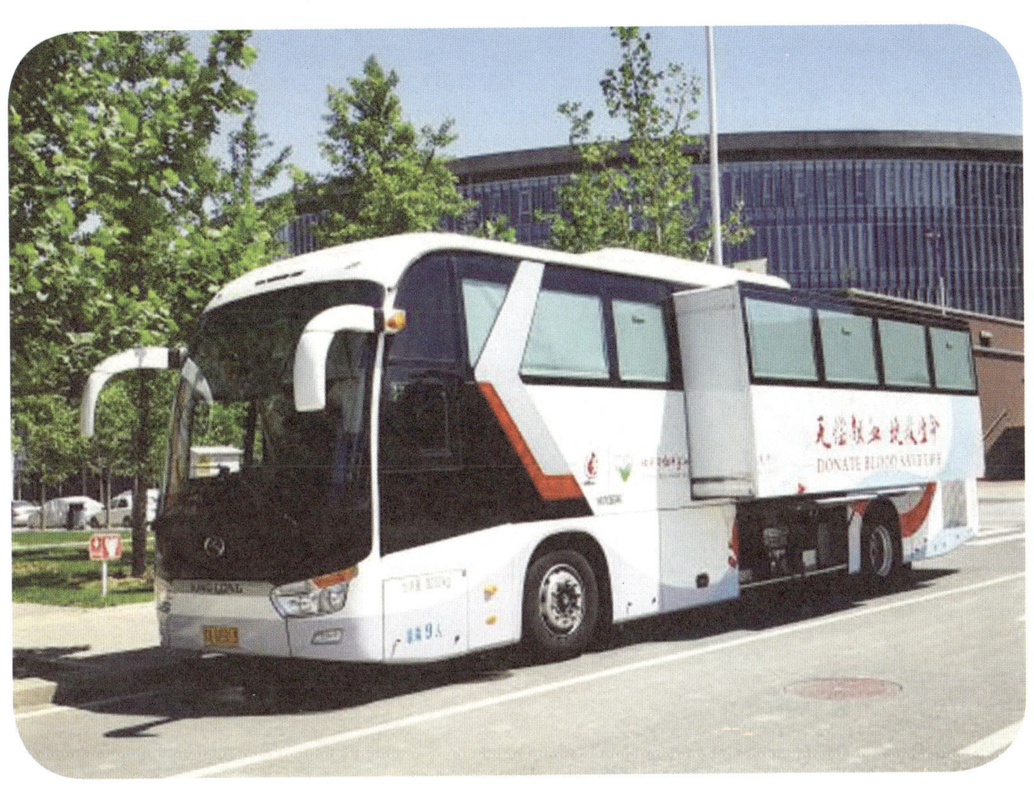
无偿献血 挽救生命
DONATE BLOOD SAVE LIFE

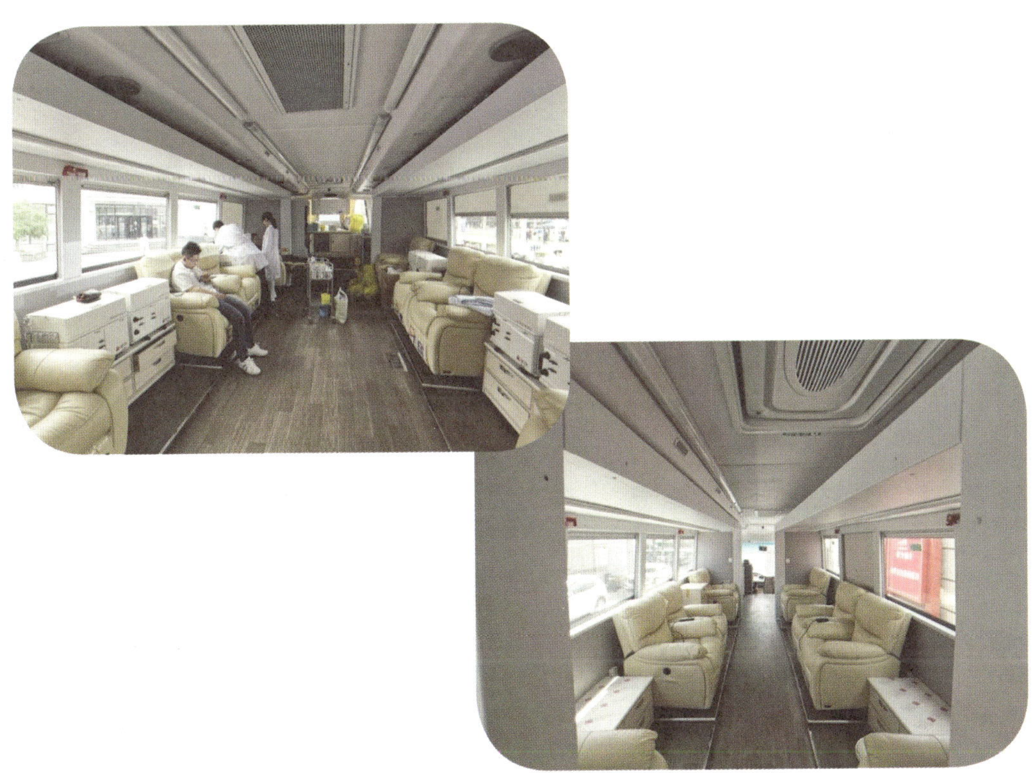

第二章

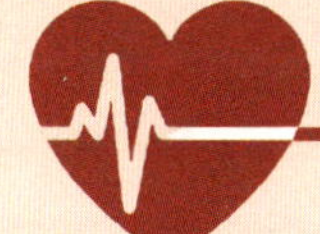

采血方舱布局设计图、配置参数和典型案例

一、无伸缩式采血方舱

1. 无伸缩采血方舱布局图

WG-WDL-WSS-CXFC-01 无伸缩式采血方舱布局图

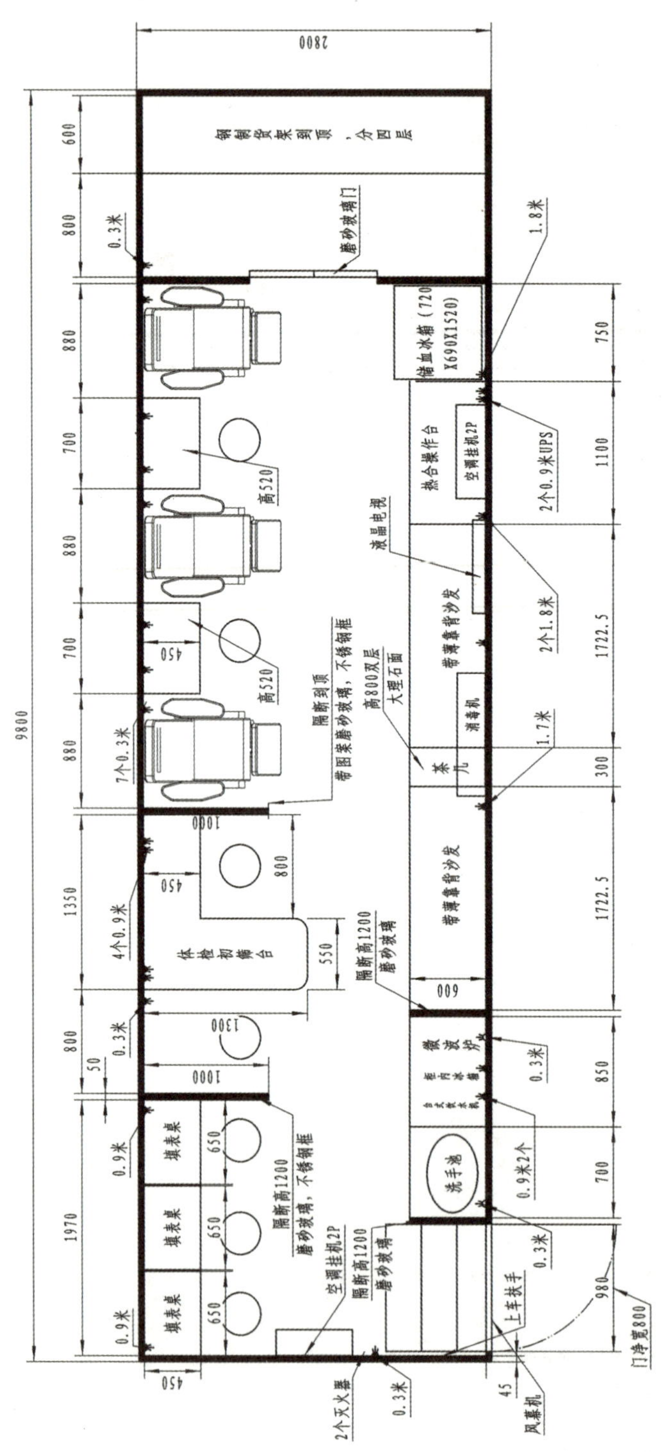

WG-WDL-WSS-CXFC-02 无伸缩式采血方舱布局图

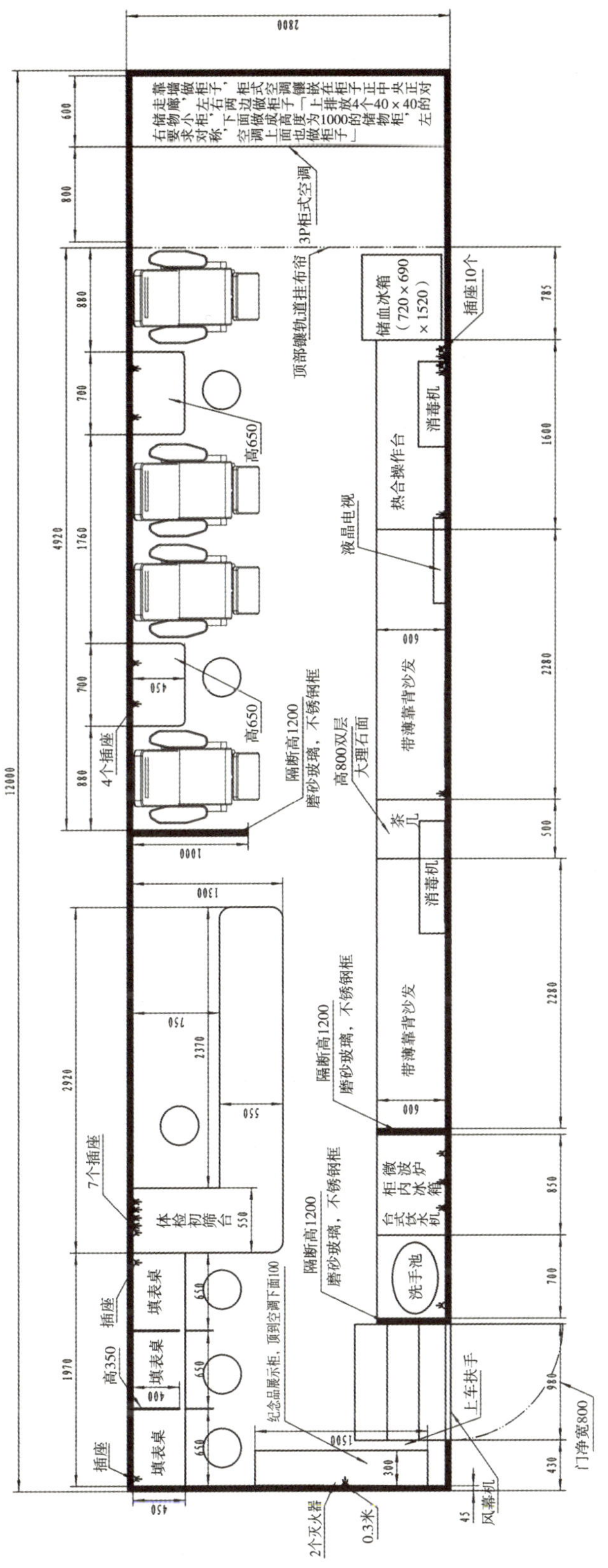

210-WSS-CXFC-01 无伸缩式采血方舱布局图

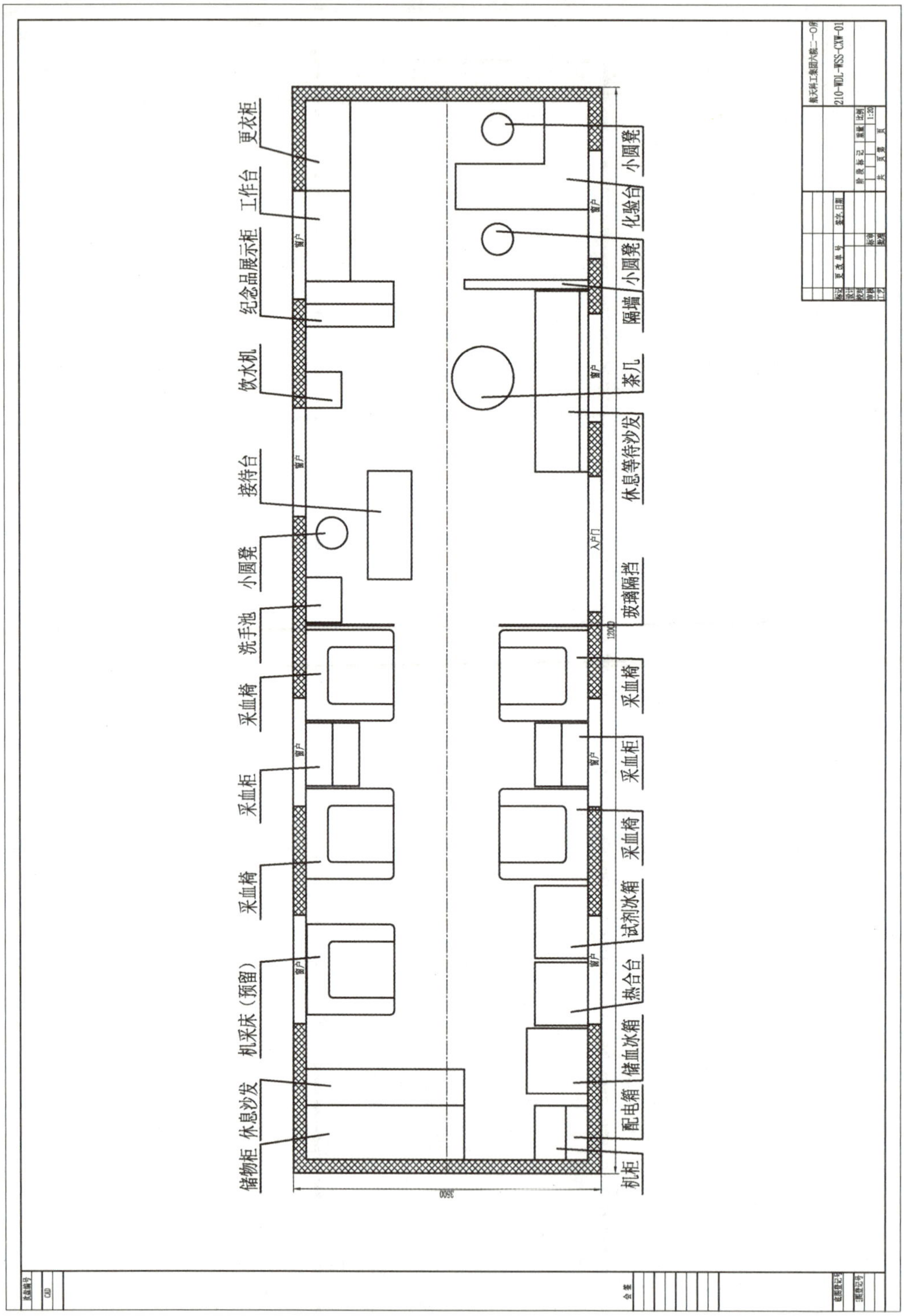

更衣柜
工作台
纪念品展示柜
饮水机
接待台
小圆凳
洗手池
采血椅
采血柜
采血椅
机采床（预留）
休息沙发
储物柜

小圆凳
化验台
小圆凳
隔墙
茶几
休息等待沙发
入户门
玻璃隔挡
采血椅
采血柜
采血椅
试剂冰箱
热合台
储血冰箱
配电箱
机柜

窗户
1200
3600

210-WDL-WSS-CXW-01

210-WSS-CXFC-02 无伸缩式采血方舱布局图

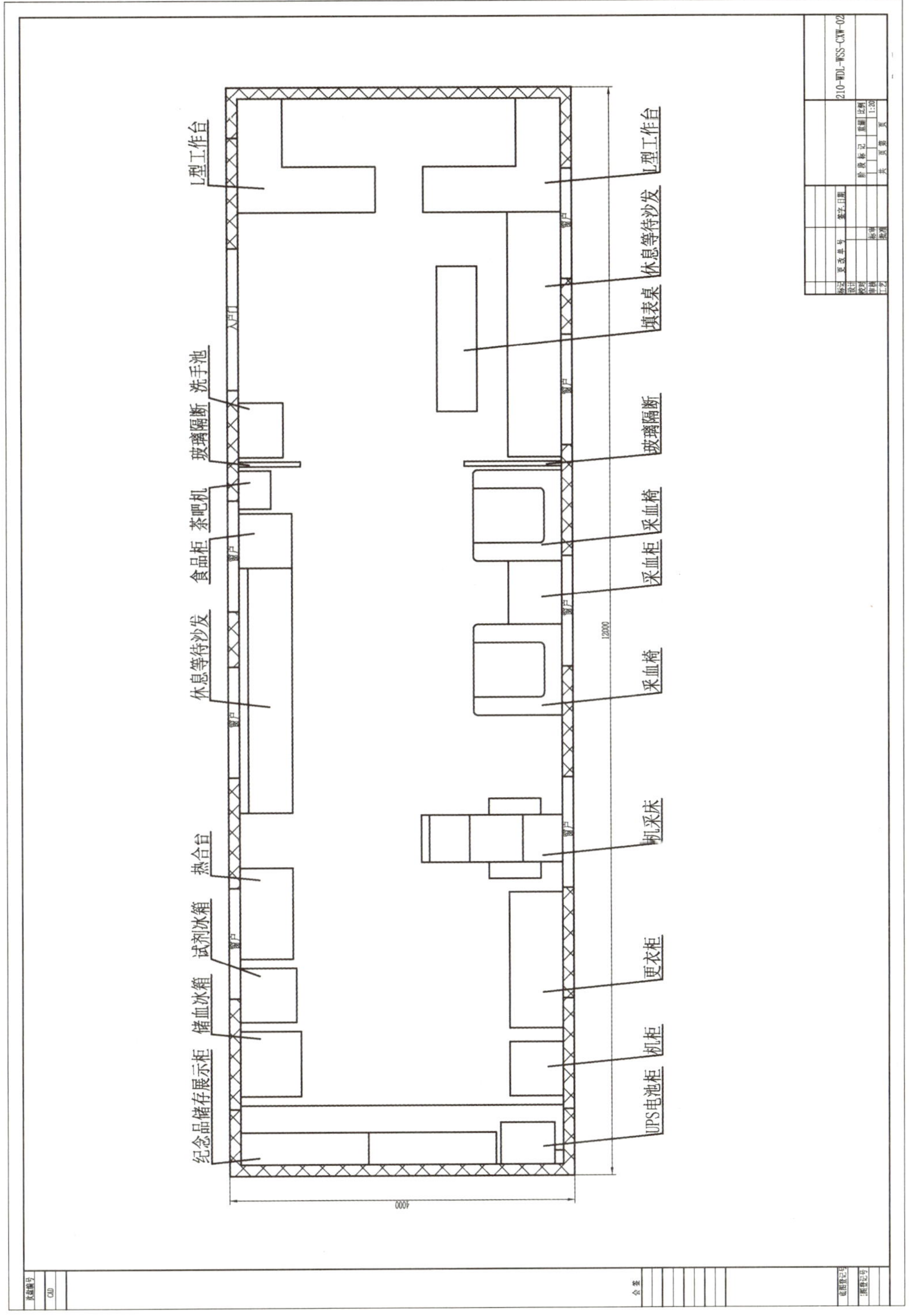

210-WSS-CXFC-03 无伸缩式采血方舱布局图

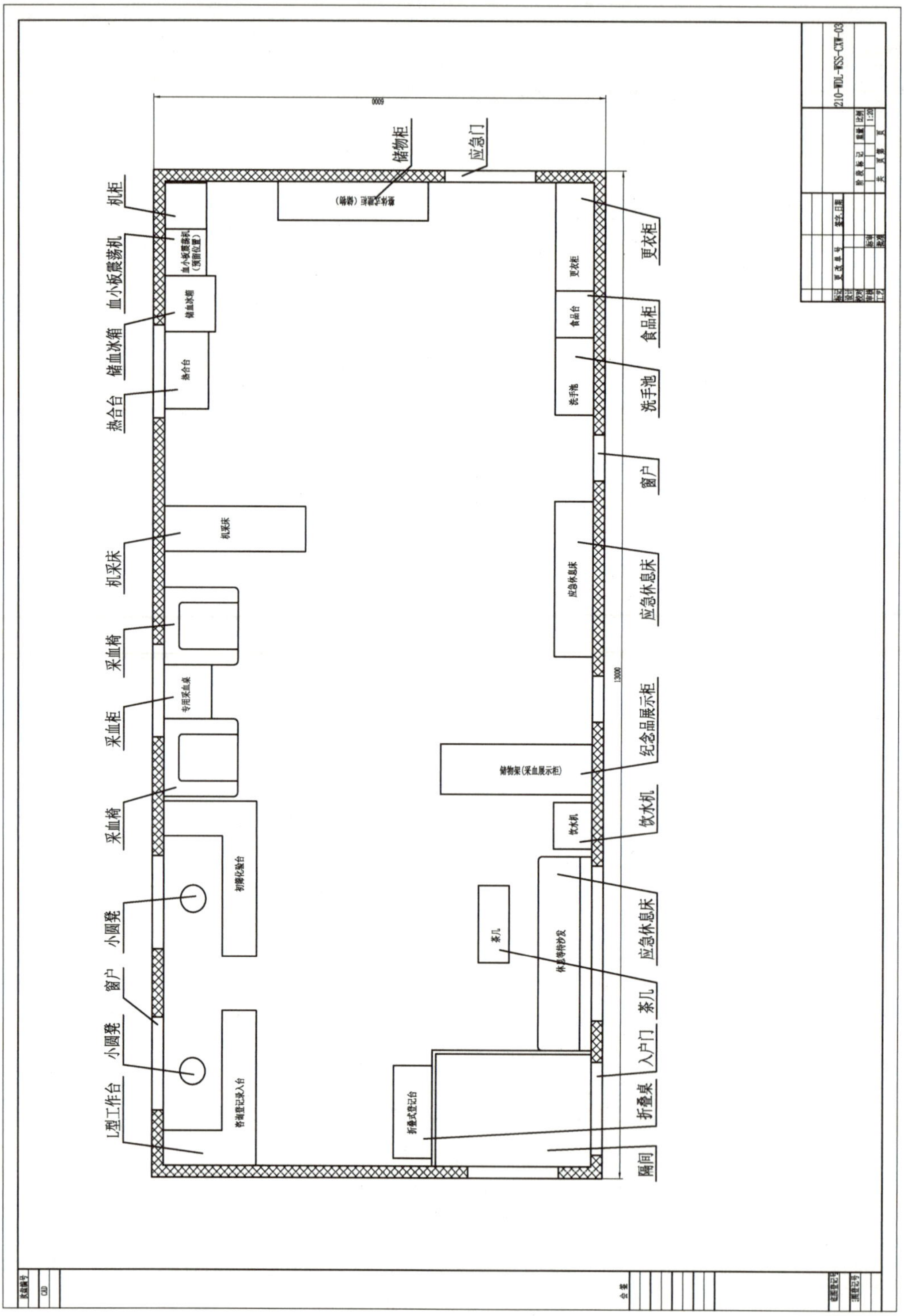

6000
储物柜
应急门
机柜
血小板震荡机
储血冰箱
热合台
机采床
采血椅
采血柜
采血椅
小圆凳
窗户
小圆凳
L型工作台
更衣柜
食品柜
洗手池
窗户
应急休息床
13000
纪念品展示柜
饮水机
应急休息床
茶几
入户门
折叠桌
隔间

JL-WDL-WSS-CXFC-01 无伸缩式采血方舱布局图

JL-WDL-WSS-CXFC-02 无伸缩式采血方舱布局图

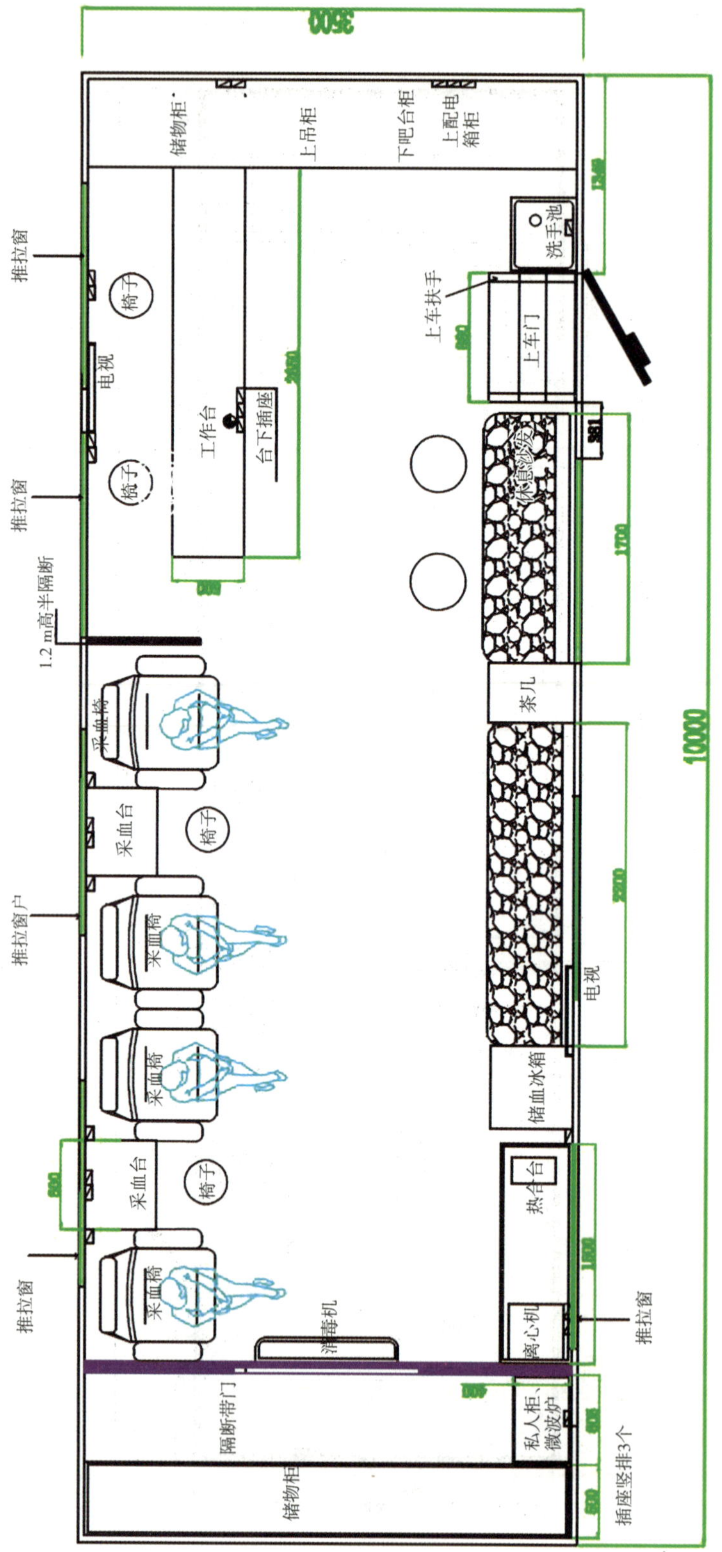

3600
10000
储物柜
上吊柜
下吧台柜
上配电箱柜
洗手池
上车扶手
上车门
推拉窗
椅子
电视
工作台
台下插座
推拉窗
椅子
1.2 m高半隔断
休息沙发
茶儿
采血椅
采血台
椅子
推拉窗户
采血椅
采血椅
电视
储血冰箱
采血台
椅子
热合台
推拉窗
采血椅
消毒机
离心机
推拉窗
隔断带门
私人柜、微波炉
插座竖排3个
储物柜

JL-WDL-WSS-CXFC-03 无伸缩式采血方舱布局图

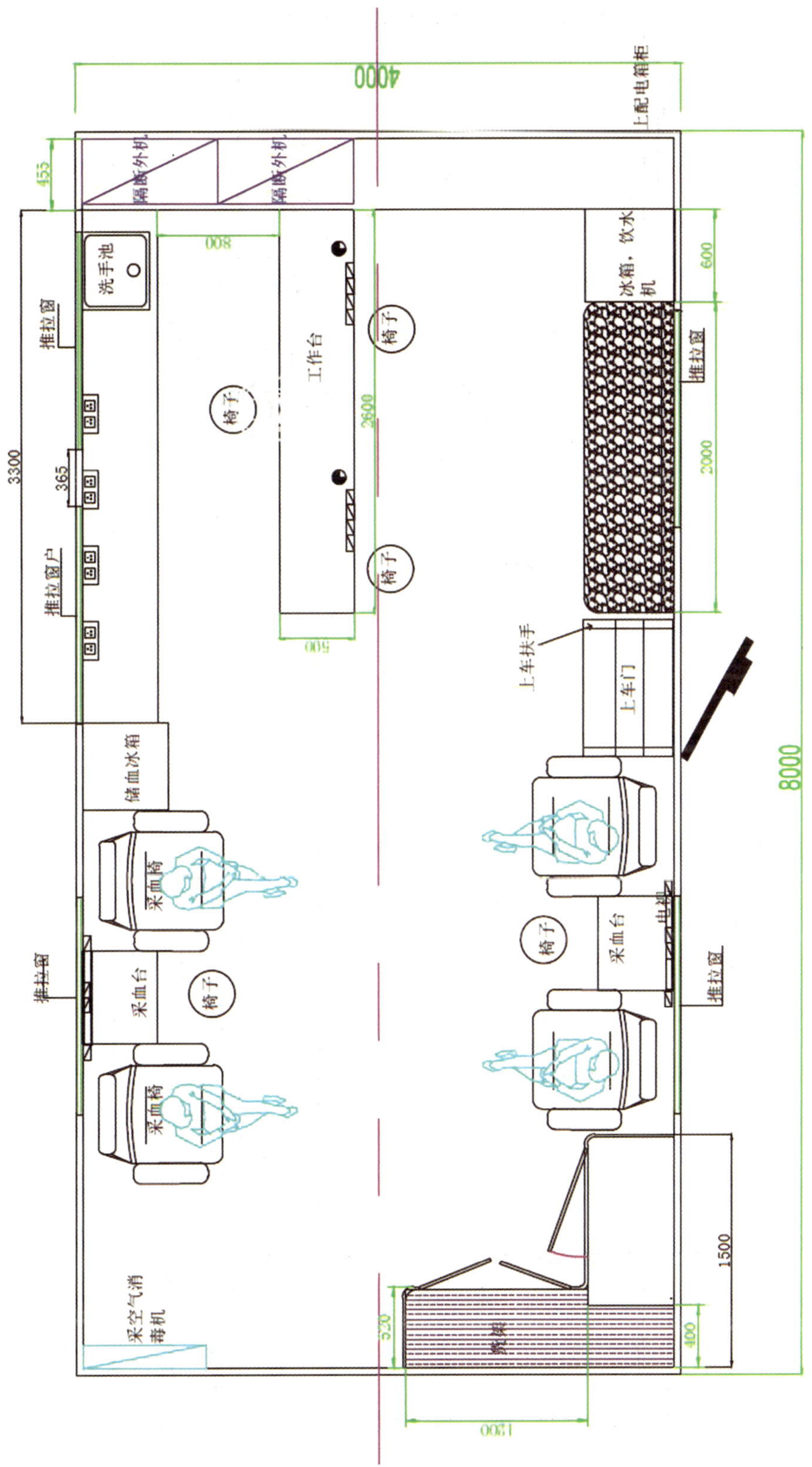

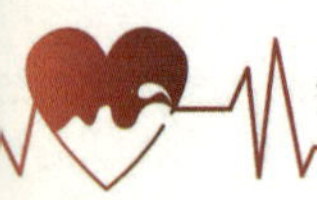

JL-WDL-WSS-CXFC-04 无伸缩式采血方舱布局图

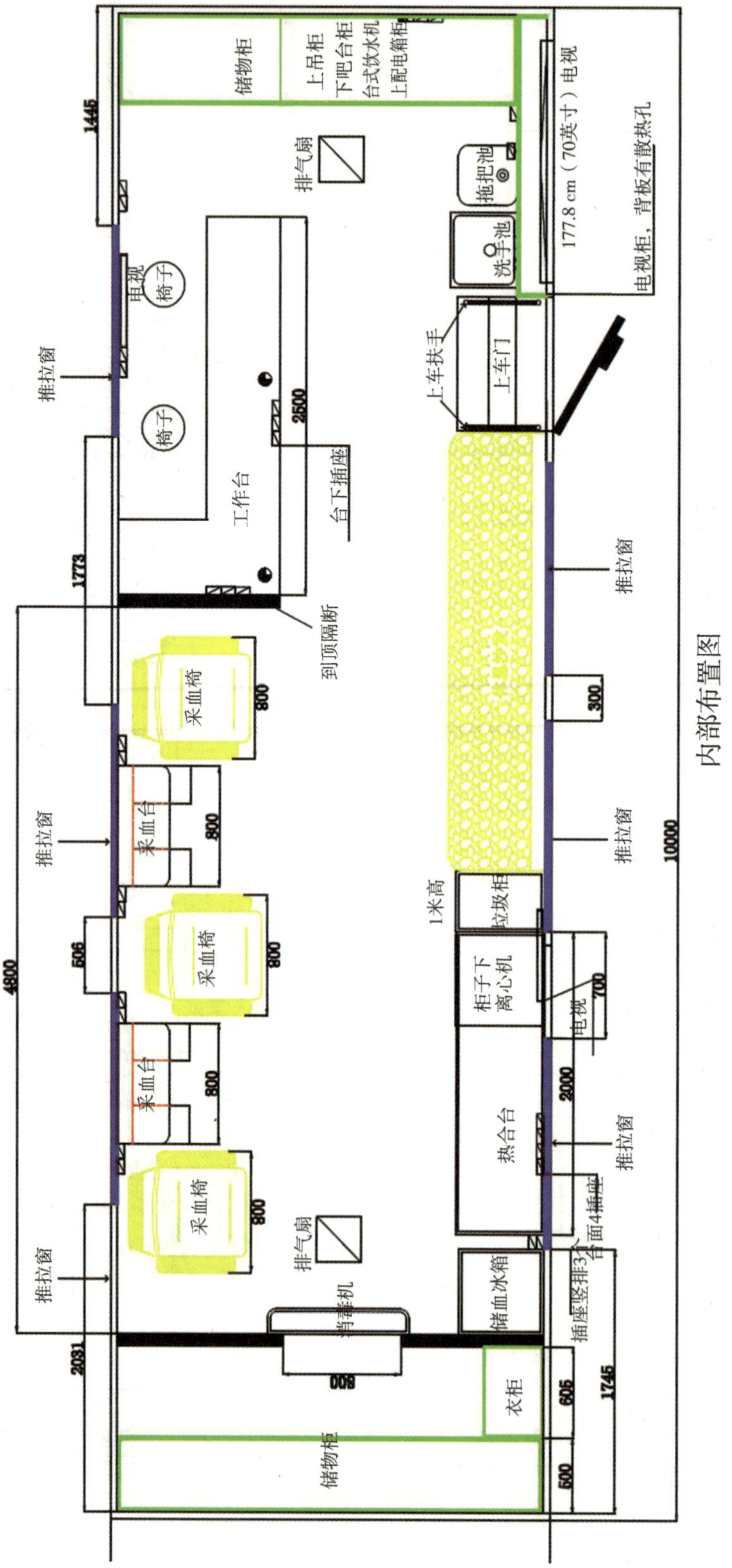

储物柜
上吊柜
下吧台柜
台式饮水机
上配电箱柜
177.8 cm（70英寸）电视
电视柜，背板有散热孔
1445
排气扇
拖把池
洗手池
电视
椅子
推拉窗
上车扶手
上车门
椅子
2500
工作台
台下插座
1773
到顶隔断
推拉窗
采血椅
800
300
采血台
800
推拉窗
10000
4800
506
采血椅
800
1米高
垃圾柜
柜子下离心机
电视
700
采血台
800
2000
热合台
推拉窗
采血椅
800
排气扇
台面4插座
插座竖排3个
推拉窗
消毒机
储血冰箱
2031
800
衣柜
605
1745
储物柜
500
内部布置图

JL-WDL-WSS-CXFC-05 无伸缩式采血方舱布局图

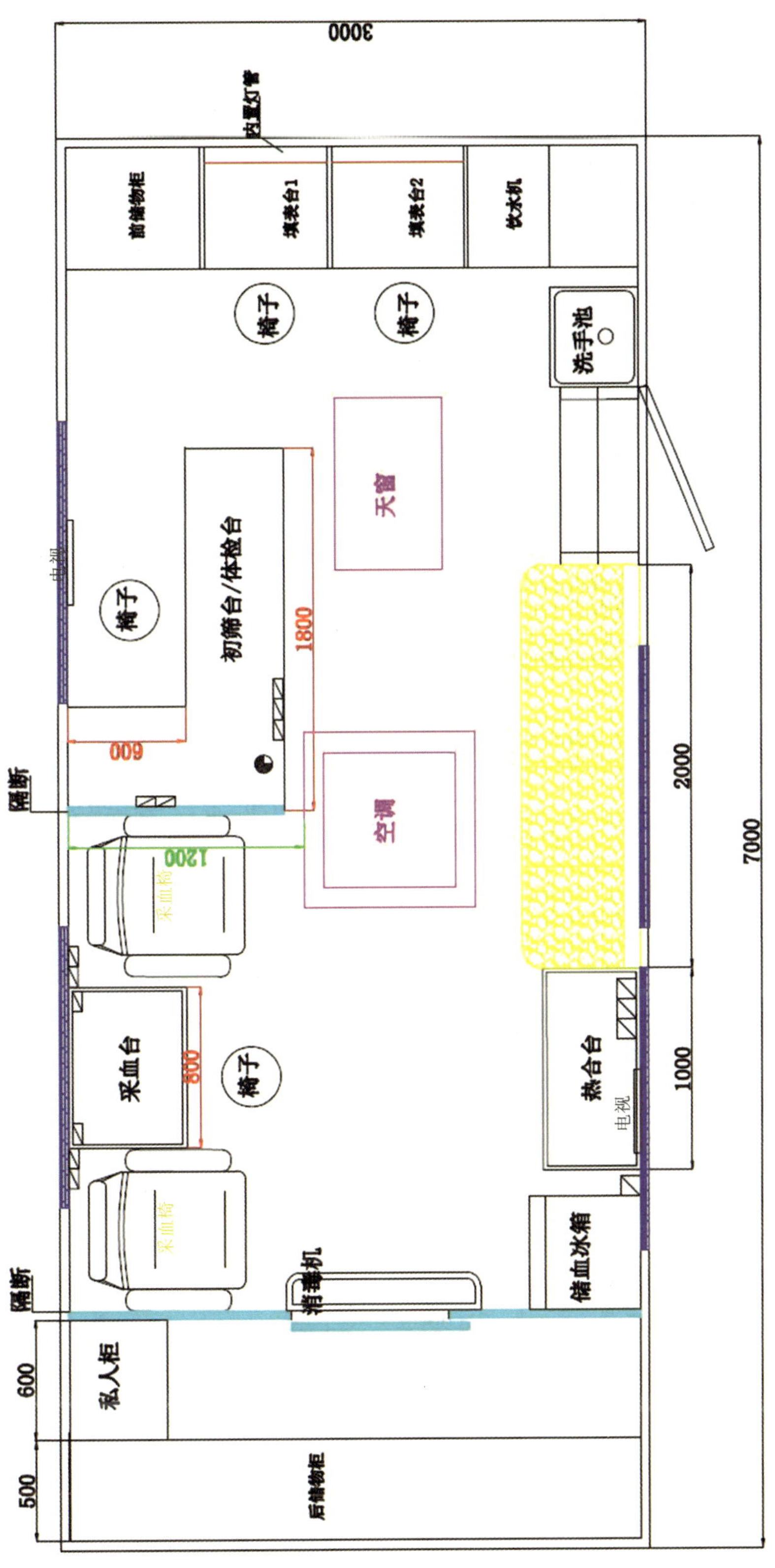

JL-WDL-WSS-CXFC-06 无伸缩式采血方舱布局图

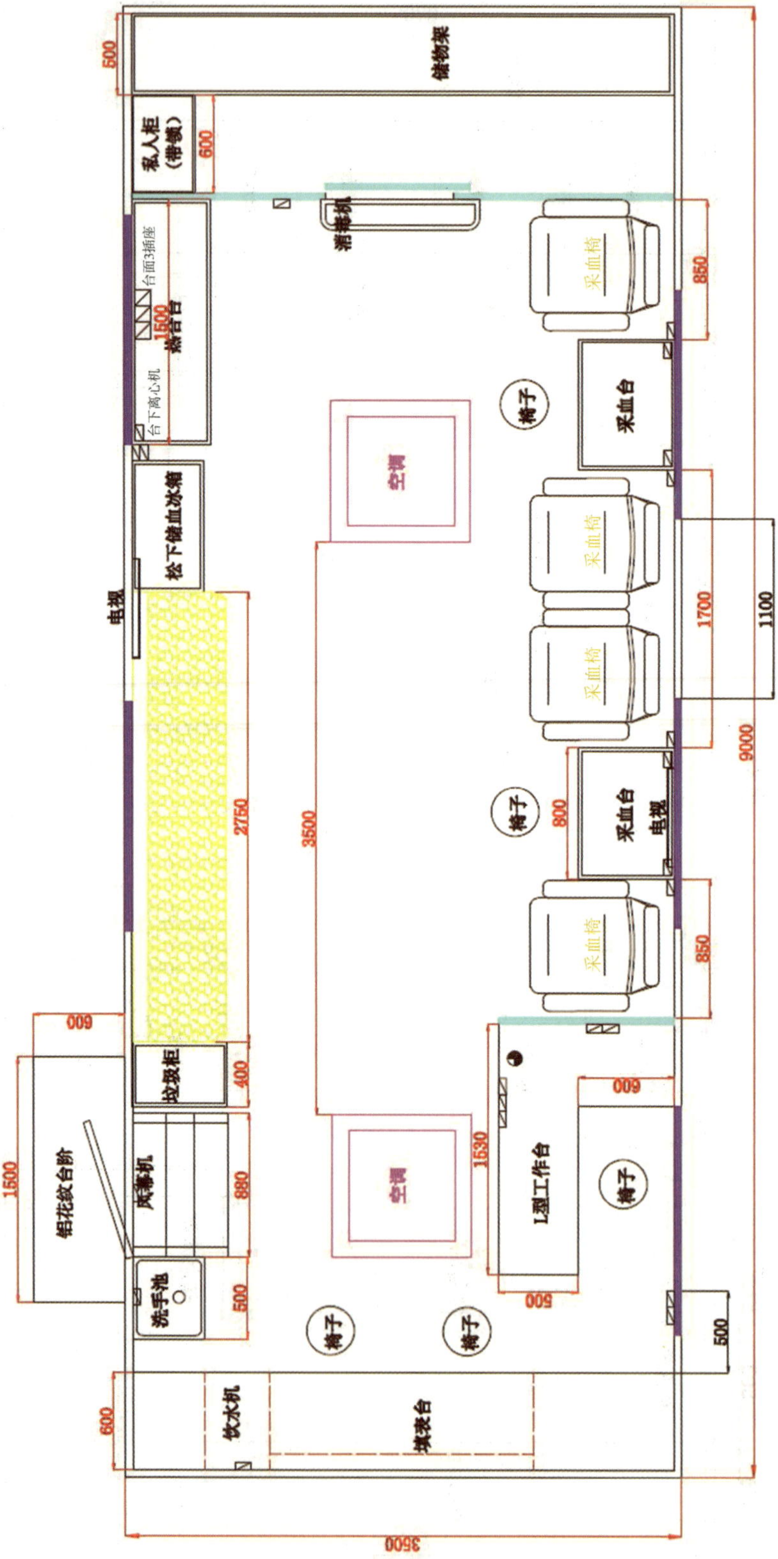

JL-WDL-WSS-CXFC-07 无伸缩式采血方舱布局图

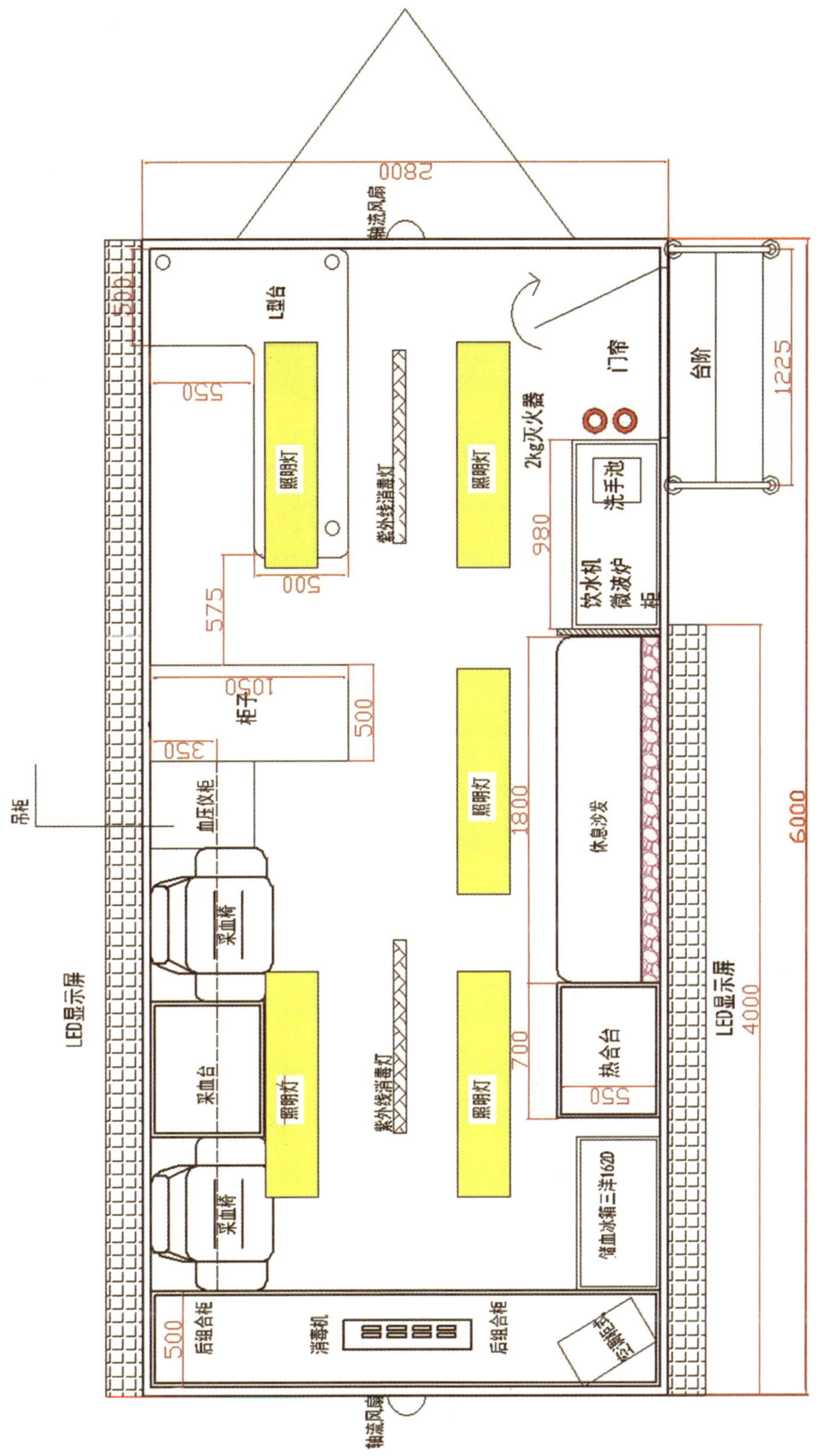

JFK-WDL-WSS-CXFC-02 无伸缩式采血方舱布局图

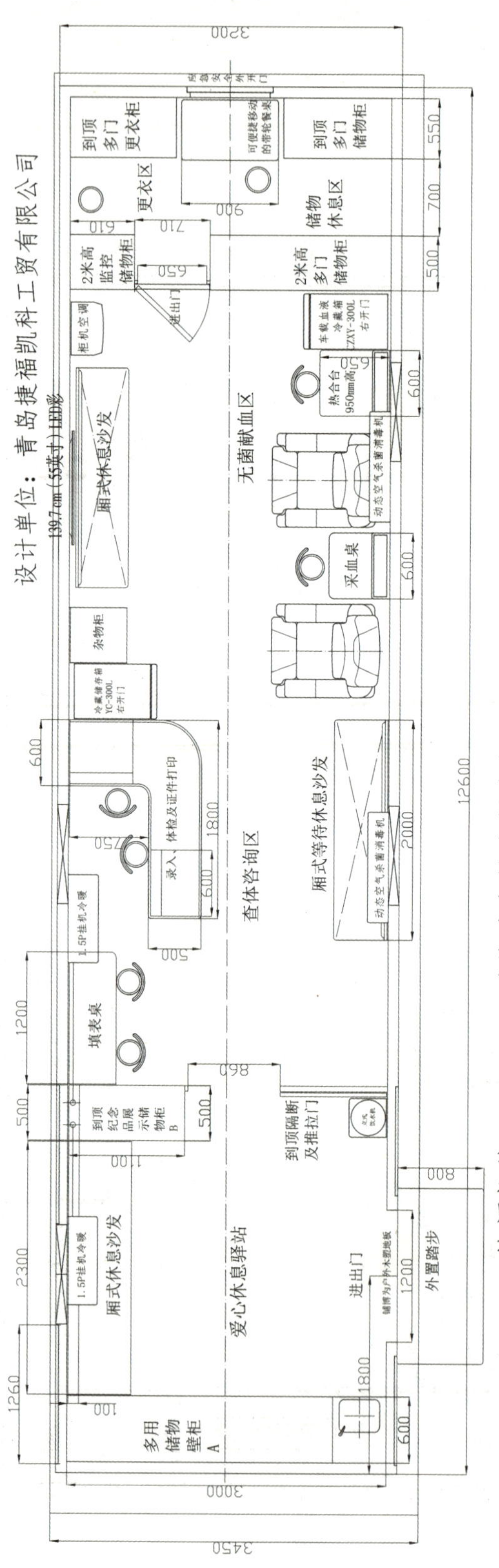

2. 无伸缩采血方舱配置及参数

WG-WDL-WSS-CXFC-01

（9.8 米无动力无伸缩采血房车配置表）

序号	名称	参数	数量	备注
1	箱体	9.8 m（长）×2.8 m（宽）×3.4 m（高），面积 27.44 m^2，箱体材料四壁厚 45 mm、顶部厚 85 mm、底部厚 85 mm，高密度 PU 泡沫夹芯玻璃钢复合板； 铝合金包角、饰条，内部 5 mm 钢板预埋件。 箱体整体热传导系数 0.064。 内部空气质量（甲醛、苯、可挥发性有机物、氡等）符合 GB/T18883—2002《室内空气质量标准》	1	
2	窗（汽车专用窗）	11 个双层中空防爆玻璃窗，其中左右两侧各有 2 个可活动且带纱窗的双层中空防爆玻璃窗，隔声等级 38 dB，紫外线透过率小于 1	11	
3	防盗门	全不锈钢	1	
4	塑胶地板	LG 弹性塑胶地板，防滑、防静电	1	
5	雨搭	窗体外气弹簧支撑带锁金属防盗雨搭，可代替遮阳棚使用	7	
6	工具箱	车外底盘下工具箱，骨架使用 40 mm×50 mm ×2.5 mm Q235 方管；底箱使用 1.5 mm 钢板	1	
7	底盘护板	底盘护板使用 3 mm Q235 钢板，喷砂、防锈、喷漆处理	1	
8	天窗	车顶部布置汽车专用天窗，带轴流风扇	2	
9	牵引装置总成	1.8 m×1.2 m 硬牵引，可拆卸式。喷砂、防锈、喷漆处理	1	
10	双转向双轴底盘总成	9.8 m×2.8 m；底盘总承重≥ 10 吨，底盘大架 300 H 型钢，横梁使用 10# 槽钢焊接。双桥、8 个轮胎；轴承为汽车专用轴承；底盘总成防锈、喷漆处理	1	
11	支撑装置总成	每个支撑力大于 14 吨，手摇可上下粗调、细调节	4	
12	窗帘	手拉窗帘	11	
13	吊顶	PVC 板整体吊顶	1	

（续表）

序号	名称	参数	数量	备注
14	常温（低温）电气系统	主线 10 mm^2、空调 6 mm^2、插座 4 mm^2、照明线 2.5 mm^2 单股铜芯线，电线采用隐蔽式，全部装在墙内，PVC 穿线	1	
15	音响系统	车底 4 面各安装 1 个音箱（独立开关控制），车内 1 个音箱	1	
16	监控系统	车外，门左（右）上角、车体（左）右后角、车内前、后顶部摄像头各 1 个	4	
17	整车喷绘	正反面喷漆 25 m^2，两端面及门两面大型喷绘写真 19 m^2	1	
18	车内电源总控制箱	箱体优质钢板焊接，防锈喷漆处理。箱内安装整车控制系统及操作零、部件开关	1	
19	供水系统	供水系统（外接自来水供水；大桶水供水、25 L 不锈钢清水箱供水），脚踏开关，自吸抽水电泵，供水管路	1	
20	干粉灭火器	2 kg	2	
21	洗手池总成	深型不锈钢洗手盆，可旋转水龙头	1	
22	排水系统	不锈钢污水箱一个，25 L，留污水排放口和药品投放口，排水管路	1	
23	上车扶手	不锈钢	1	
24	空调安装架	空调室外机安装架、加长铜管	2	
25	隔断	长 600 mm、高 1 200 mm 磨砂玻璃，不锈钢框	2	
26	隔断	长 1 000 mm、高 1 200 mm 磨砂玻璃，不锈钢框	1	
27	隔断	长 1 000 mm、高 2 200 mm 到顶，带图案磨砂玻璃，不锈钢框	1	
28	隔断滑门	两边磨砂玻璃隔断，长 850 mm、高到顶，不锈钢框，中间向两边拉铝合金框磨砂玻璃门，各长 500 mm、高 2 000 mm	1	
29	沙发	长 1 722.5 mm × 宽 600 mm，下部带门，可放物品	2	
30	储物架	长 2 700 mm、高 2 200 mm，钢制中仓货架，分 4 层	1	
31	纪念品展示吊柜	1 000 mm × 300 mm × 1 000 mm，吊于填表桌左侧墙上	1	

（续表）

序号	名称	参数	数量	备注
32	采血方柜	700 mm×620 mm×700 mm，人造大理石面，从桌面往下 200 mm 的位置做一个横板。底下抽屉，抽屉上面带滑板，放置摇摆秤	2	
33	不锈钢圆凳	ф300 不带靠背、可升降	6	
34	填表桌	600 mm×500 mm×760 mm，台面下做抽屉，底下做空	3	
35	L 型吧台	（800+550）mm×（850+450）mm×760 mm 人造大理石面，靠窗端做一个柜子带门，其余部分上面抽屉，下面做空	1	
36	洗手池柜	1 550 mm×600 mm×760 mm，大理石面	1	
37	热合操作台	1 100 mm×600 mm×760 mm，大理石面	1	
38	茶几	300 mm×600 mm×800 mm，双层；大理石面	1	
39	LED 显示屏	5 m×0.3 m 1 个，2.5 m×0.3 m 1 个，布置在车门一侧上部及车门左端上部，只布线，现场安装	各 1	
40	照明系统	300 mm×600 mm，LED 照明灯	8	
41	紫外线杀毒灯	定时、独立开关控制	4	
42	5 孔电源插座	其中 1 个 16 A 为空调插座	20	
43	网线插孔		1	
44	闭路线插孔		1	
45	门帘	透明塑料门帘	1	
46	遮阳棚	门上方伸缩遮阳棚	1	
47	户外门灯	遮阳棚下	1	
48	保温折叠门	铝合金外框玻璃折叠门	1	
49	裙边	不锈钢网板	1	
50	空气消毒机	60 m^3	1	
51	液晶电视	81.28 cm（32 英寸）	1	
52	空调	3 P	1	

（续表）

序号	名称	参数	数量	备注
53	顶部造型（可选）	尖顶或波浪顶	1	
		小尖顶	1	
		平顶	1	
54	功放机、音箱	广场级	1	（选配）
55	摄像头	室内 2 个、室外 2 个	4	（选配）
56	硬盘刻录机	硬盘刻录机（4 路）	1	（选配）
57	饮水机	台式或立式	1	（选配）
58	采血椅	可坐躺专用采血椅	3	（选配）
59	储血冰箱	258 L	1	（选配）
60	摇摆秤		3	（选配）
61	热合机		1	（选配）
62	食品冰箱	50 L	1	（选配）
63	试剂冰箱	106 L	1	（选配）
64	微波炉		1	（选配）
65	风幕机		1	（选配）
66	加热板	红外加热板，每片 300 W	4	（选配）
67	UPS 电源	2 000 W	1	（选配）

WG-WDL-WSS-CXFC-02
（12 米无动力不伸缩采血房车配置表）

序号	名称	参数	数量	备注
1	箱体	12 m（长）×2.8 m（宽）×3.4 m（高），面积 33.6 m^2，箱体四壁厚 45 mm、顶部厚 85 mm、底部厚 85 mm，高密度 PU 泡沫夹芯玻璃钢复合板；铝合金包角、饰条，内部 5 mm 钢板预埋件。箱体整体热传导系数 0.064（冷藏车为 0.4）。内部空气质量（甲醛、苯、可挥发性有机物、氡等）符合 GB/T18883—2002《室内空气质量标准》	1	
2	窗（汽车专用窗）	11 个双层中空防爆玻璃窗，其中左右两侧各有 2 个可活动且带纱窗的双层中空防爆玻璃窗，隔声等级 38 dB，紫外线透过率小于 1	11	
3	防盗门	全不锈钢，2 030 mm×900 mm	1	
4	车内电源总控制箱	箱体优质钢板焊接，防锈喷漆处理。箱内安装整车控制系统及操作零、部件开关	1	
5	供水系统	供水系统（外接自来水供水；大桶水供水、25 L 不锈钢清水箱供水），脚踏开关，自吸抽水电泵，供水管路	1	
6	干粉灭火器	2 kg	2	
7	塑胶地板	商用弹性塑胶地板，防滑、防静电	1	
8	雨搭	窗体外气弹簧支撑带锁金属防盗雨搭，可代替遮阳棚使用	7	
9	工具箱	车外底盘下工具箱，骨架使用 40 mm×50 mm ×2.5 mm Q235 方管；底箱使用 1.5 mm 钢板	1	
10	底盘护板	底盘护板使用 3 mm Q235 钢板，喷砂、防锈、喷漆处理	1	
11	天窗	车顶部布置汽车专用天窗，带轴流风扇	2	
12	牵引装置总成	1.8 m×1.2 m 硬牵引，可拆卸式。喷砂、防锈、喷漆处理	1	
13	双转向双轴底盘总成	9.8 m×2.8 m；底盘总承重≥10 吨，底盘大架 300 H 型钢，横梁使用 10# 槽钢焊接。双桥、8 个轮胎；轴承为汽车专用轴承；底盘总成防锈、喷漆处理	1	

（续表）

序号	名称	参数	数量	备注
14	支撑装置总成	每个支撑力大于 14 吨，手摇可上下粗调、细调节	4	
15	窗帘	手拉窗帘	11	
16	吊顶	PVC 板整体吊顶	1	
17	常温（低温）电气系统	主线 10 mm^2、空调 6 mm^2、插座 4 mm^2、照明线 2.5 mm^2 单股铜芯线，电线采用隐蔽式，全部装在墙内，PVC 穿线	1	
18	音响系统	车底 4 面各安装 1 个音箱（独立开关控制），车内 1 个音箱	1	
19	监控系统	车外，门左（右）上角、车体（左）右后角、车内前、后顶部摄像头各 1 个	4	
20	整车喷绘	正反面喷漆 25 m^2，两端面及门两面大型喷绘写真 19 m^2	1	
21	门帘	透明塑料门帘	1	
22	遮阳棚	门上方伸缩遮阳棚	1	
23	户外门灯	遮阳棚下	1	
24	照明系统	300 mm × 600 mm，LED 照明灯	11	
25	紫外线杀毒灯	定时、独立开关控制	4	
26	5 孔电源插座	飞雕电器，其中 1 个 16 A 为空调插座	27	
27	网线插孔		1	
28	闭路线插孔		1	
29	洗手池总成	深型不锈钢洗手盆，可旋转水龙头	1	
30	排水系统	不锈钢污水箱一个，25 L，留污水排放口和药品投放口，排水管路	1	
31	上车扶手	不锈钢	1	
32	空调安装架	空调室外机安装架、加长铜管	2	
33	隔断	长 600 mm、高 1 200 mm，磨砂玻璃，不锈钢框	2	
34	隔断	长 1 000 mm、高 1 200 mm，磨砂玻璃，不锈钢框	1	
35	轨道挂帘	长 2 800 mm，高到顶	1	

（续表）

序号	名称	参数	数量	备注
36	沙发	长 1 140 mm× 宽 600 mm，下部带门，可放物品	4	
37	储物柜	靠右端墙做柜子，3 P 柜式空调镶嵌在柜子正中央正对走廊，左右两边做柜子（上排做 4 个 40 mm×40 mm 的储物小柜，下面做成高度为 500 mm 的储物柜，左右要求对称，空调上面也做柜子）	1	
38	纪念品展示柜	1 500 mm×300 mm，放于上门左端，高度离空调挂机 100 mm 上下，两层推拉门，内部再分两层，透明门，带锁	1	
39	采血方柜	700 mm×620 mm×700 mm，人造大理石面，从桌面往下 200 mm 的位置做一个横板。底下抽屉，抽屉上面带滑板，放置摇摆秤	2	
40	不锈钢圆凳	ϕ300 不带靠背，可升降	6	
41	填表桌	650 mm×500 mm×760 mm，台面下做抽屉，底下做空	3	
42	L 型吧台	（2370+550）mm×（750+550）mm×760 mm，放置电脑、血压计、用于体检，大理石面	1	
43	洗手池柜	（700+850）mm×600 mm×760 mm，右边 850 mm 放置饮水机、食品冰箱、微波炉	1	
44	热合操作台	1 600 mm×600 mm×760 mm，大理石面	1	
45	茶几	500 mm×600 mm×800 mm，双层，大理石面	1	
46	LED 显示屏	5 m×0.3 m 1 个，2.5 m×0.3 m 1 个，布置在车门一侧上部及车门左端上部，只布线，现场安装	各 1	
47	裙边	不锈钢网板	1	
48	保温折叠门	铝合金外框保温折叠门	1	
49	立式空调	3 P 立式空调	1	
50	空气消毒机	60 m^3	1	
51	液晶电视	81.28 cm（32 英寸）	1	
52	顶部造型	尖顶或波浪顶	1	（可选）
		小尖顶	1	（可选）
		平顶	1	（可选）

（续表）

序号	名称	参数	数量	备注
53	功放机、音箱	250 W	1	（选配）
54	摄像头	室内 2 个、室外 2 个	4	（选配）
55	硬盘刻录机	硬盘刻录机（4 路）	1	（选配）
56	挂式空调	2 P 挂式空调	1	（选配）
57	饮水机	台式或立式	1	（选配）
58	采血椅	可坐躺专用采血椅	4	（选配）
59	储血冰箱	268 L	1	（选配）
60	摇摆称		4	（选配）
61	热合机		1	（选配）
62	食品冰箱	50 L	1	（选配）
63	试剂冰箱	106 L BE	1	（选配）
64	微波炉		1	（选配）
65	风幕机		1	（选配）
66	加热板	红外加热板，每片 300 W	4	（选配）
67	UPS 电源	2 000 W	1	（选配）

210-WSS-CXFC-01 无伸缩式采血方舱配置及参数

序号	名称	参数	数量	备注
1	采血方舱	12 000 mm×3 500 mm×3 600（4 400 含轮） mm（长 × 宽 × 高）	1	
2	入户踏步	2 500 mm×2 000 mm×1 000 mm（长 × 宽 × 高）	1	
3	系统窗	1 200 mm×1 000 mm	8	
4	入户门	1 950 mm×1 500 mm	1	
5	门帘 / 窗帘	按门窗大小定做	1	
6	塑胶地板	LG 医用地板，3.2 mm	1	
7	牵引装置总成	硬牵引，可拆卸，带转盘	1	
8	车桥	双桥，8 个实心轮	1	
9	支撑装置	辅助支撑	12	
10	底部栅栏	木质，底部周圈，高 700 mm	1	
11	休息等待沙发	真皮材质 2 000 mm×600 mm×900 mm（长 × 宽 × 高）	1	
12	休息等待沙发	真皮材质 1 800 mm×400 mm×400 mm（长 × 宽 × 高）	1	
13	化验台（L 型）	多层实木板材，台面选用大理石板 1 500 mm×1 200 mm×760 mm（长 × 宽 × 高）	1	
14	工作台	多层实木板材，台面选用大理石板 1 000 mm×500 mm×760 mm（长 × 宽 × 高）	1	
15	接待台	多层实木板材，台面选用大理石板 1 200 mm×600 mm×760 mm（长 × 高 × 深）	1	
16	热合台	多层实木板材，台面选用大理石板 700 mm×600 mm×760 mm（长 × 宽 × 高）	1	
17	纪念品展示柜	多层实木板材 1 000 mm×500 mm×1 800 mm（长 × 宽 × 高）	1	
18	更衣柜	多层实木板材 800 mm×600 mm×1 800 mm（长 × 宽 × 高）	1	

（续表）

序号	名称	参数	数量	备注
19	储物柜	多层实木板材 1 800 mm × 600 mm × 2 300 mm（长 × 宽 × 高）	1	
20	吊顶	铝单板集成吊顶	1	
21	采血椅	采血椅选用高档电动采血椅。真皮材质，耐用防腐蚀、防菌、易清洁，背部、腿部可电动调节并可调至卧位	4	
22	景观灯	LED 灯，10 W	10	
23	发光字	LED 发光字	1	
24	LED 单色屏	4 000 mm × 400 mm × 80 mm（长 × 宽 × 厚）	1	
25	LED 灯箱广告	900 mm × 600 mm（长 × 宽）	3	
26	空调	格力 3 P	2	
27	照明灯	LED，600 mm × 600 mm	10	
28	紫外线消毒灯	600 mm × 300 mm	4	
29	换气扇	CJVIA210	2	
30	微波炉	美的	1	
31	空气消毒器	壁挂式	1	
32	饮水机	美的	1	
33	洗手池	304 不锈钢	1	
34	液晶电视及支架	81.28 cm（32 英寸）电视及配套支架	1	
35	功放	米奇林功放配吸顶音箱	1	
36	监控系统	硬盘录像机及摄像头	1	
37	灭火器	2 kg 二氧化碳 / 水基型灭火器	4	
38	生活垃圾桶	市购	2	
39	医废垃圾桶	市购	3	
40	小圆凳	不锈钢 ф300	8	
41	茶几	玻璃 ф700	1	
42	小厨宝	志高	1	

（续表）

序号	名称	参数	数量	备注
43	鞋套盒	市购	1	
44	LED 温湿度计	显示万年历、温度、湿度	1	
45	玻璃隔断	1 000 mm×1 800 mm（宽 × 高）	2	
46	电源总控制箱	700 mm×600 mm（宽 × 高）	1	
47	机柜	48.26 cm（19 英寸）	1	
48	中控屏	电容触摸屏	1	
49	UPS 电源	3 KVA 配电池	1	
50	稳压电源	德力西	1	
51	电加热膜	电加热地热膜 3 000 W—5 000 W	1	
52	插座	5 孔电源 / 三位	43	
53	网线插孔	标准网口	4	
54	外观喷绘	按用户要求	1	
55	血液保存箱	电压（V/Hz）：220/50 气候类型：N 功率（W）：400 箱内温度（℃）：4±1 外部尺寸（W×D×H）（mm）：720×690×1 520 内部尺寸（W×D×H）（mm）：620×470×950 搁架 / 存血框：4/16 备注：立式 净重 / 毛重（kg）：146/160； 240 个 200 mL 血袋	1	
56	标本冰箱	158 L，制冷方式：直冷，制冷剂：R600a	1	
57	全自动献血初筛系统			
57	全自动献血初筛系统		1	
58	采血秤		4	
59	热合机		1	
60	血压计		1	

（续表）

序号	名称	参数	数量	备注
61	打印机		1	
62	体重秤		1	
63	标本离心机		1	
64	一体化采血系统		2	

210-WSS-CXFC-02 无伸缩式采血方舱配置及参数

序号	名称	参数	数量	备注
1	采血方舱	12 000 mm × 4 000 mm × 3 500 mm（长 × 宽 × 高）	1	
2	入户踏步	2 500 mm × 2 000 mm × 1 000 mm（长 × 宽 × 高）	1	
3	系统窗	1 200 mm × 1 000 mm	8	
4	入户门	1 950 mm × 1 500 mm	1	
5	门帘 / 窗帘	按门窗大小定做	1	
6	塑胶地板	LG 医用地板，3.2 mm	1	
7	牵引装置总成	硬牵引，可拆卸，带转盘	1	
8	支撑装置	辅助支撑	12	
9	底部栅栏	木质，底部周圈，高 700 mm	1	
10	休息等待沙发	真皮材质 2 700 mm × 600 mm × 900 mm（长 × 宽 × 高）	2	
11	L 型工作台	多层实木板材，台面选用大理石板 1 500 mm × 1 200 mm × 760 mm（长 × 宽 × 高）	2	
12	填表桌	多层实木板材，台面选用大理石板 1 500 mm × 500 mm × 760 mm（长 × 宽 × 高）	1	
13	食品柜	多层实木板材，台面选用大理石板 600 mm × 600 mm × 760 mm（长 × 高 × 高）	1	
14	热合台	多层实木板材，台面选用大理石板 1 000 mm × 600 mm × 760 mm（长 × 宽 × 高）	1	
15	纪念品展示柜	多层实木板材 1 400 mm × 500 mm × 800 mm（长 × 宽 × 高）	1	
16	更衣柜	多层实木板材 1 500 mm × 600 mm × 1 800 mm（长 × 宽 × 高）	1	
17	储物架	金属材质 1 400 mm × 600 mm × 800 mm（长 × 宽 × 高）	1	
18	吊顶	铝单板集成吊顶	1	

（续表）

序号	名称	参数	数量	备注
19	采血椅	采血椅选用高档电动采血椅。真皮材质，耐用防腐蚀、防菌、易清洁，背部、腿部可电动调节并可调至卧位	4	
20	景观灯	LED 灯，10 W	10	
21	发光字	LED 发光字	1	
22	LED 单色屏	4 000 mm × 400 mm × 80 mm（长 × 宽 × 厚）	1	
23	LED 灯箱广告	900 mm × 600 mm（长 × 宽）	3	
24	空调	格力 3 P 冷热双制	2	
25	照明灯	LED，600 mm × 600 mm	10	
26	紫外线消毒灯	600 mm × 300 mm	4	
27	换气扇	CJVIA210	2	
28	微波炉	美的	1	
29	空气消毒器	壁挂式	1	
30	饮水机	美的	1	
31	洗手池	304 不锈钢	1	
32	液晶电视及支架	81.28 cm（32 英寸）电视及配套支架	1	
33	电脑一体机	联想	1	
34	功放	米奇林功放配吸顶音箱	1	
35	监控系统	硬盘录像机及摄像头	1	
36	灭火器	2 kg 二氧化碳 / 水基型灭火器	4	
37	生活垃圾桶	市购	2	
38	医废垃圾桶	市购	3	
39	小圆凳	不锈钢 ϕ300	8	
40	茶几	玻璃 ϕ700	1	
41	小厨宝	志高	1	
42	LED 温湿度计	显示万年历、温度、湿度	1	
43	玻璃隔断	1 000 mm × 1 800 mm（宽 × 高）	2	

（续表）

序号	名称	参数	数量	备注
44	电源总控制箱	700 mm × 600 mm（宽 × 高）	1	
45	机柜	48.26 cm（19 英寸）	1	
46	中控屏	电容触摸屏	1	
47	UPS 电源	3 KVA 配电池	1	
48	稳压电源	德力西	1	
49	电加热膜	电加热地热膜 3 000 W—5 000 W	1	
50	插座	5 孔电源 / 三位	43	
51	网线插孔	标准网口	4	
52	外观喷绘	按用户要求	1	
53	血液保存箱	电压（V/Hz）：220/50 气候类型：N 功率（W）：400 箱内温度（℃）：4±1 外部尺寸（W×D×H）（mm）： 720×690×1 520 内部尺寸（W×D×H）（mm）：620×470×950 搁架 / 存血框：4/16 备注：立式 净重 / 毛重（kg）：146/160；240 个 200 mL 血袋	1	
54	试剂冰箱	158 L，制冷方式：直冷，制冷剂：R600a	1	
55	干式生化分析仪		1	
56	单采机		1	
57	采血秤		4	
58	机采床		1	
59	热合机		1	
60	血压计		1	
61	针式打印机		1	
62	激光双面打印机		1	
63	体重秤		1	
64	离心机		1	

210- WSS-CXFC-03 无伸缩式采血方舱配置及参数

序号	名称	参数	数量	备注
1	采血方舱	13 000 mm×6 000 mm×4 100 mm（长 × 宽 × 高）	1	
2	入户踏步	2 500 mm×2 000 mm×1 000 mm（长 × 宽 × 高）	1	
3	系统窗	1 200 mm×1 000 mm	5	
4	窗户	600 mm×1 800 mm	2	
5	窗户	2 000 mm×1 000 mm	1	
6	入户门	1 950 mm×1 500 mm	1	
7	应急门	2 000 mm×1 500 mm	1	
8	门帘 / 窗帘	按门窗大小定做	1	
9	塑胶地板	LG 医用地板，3.2 mm	1	
10	支撑装置	辅助支撑	16	
11	底部栅栏	金属栅栏，底部周圈，高 500 mm	1	
12	休息等待沙发	真皮材质 2 500 mm×700 mm×900 mm（长 × 宽 × 高）	1	
13	应急休息床	真皮材质 2 000 mm×500 mm×500 mm（长 × 宽 × 高）	1	
14	L 型工作台	多层实木板材，台面选用大理石板 2 000 mm×1 300 mm×760 mm（长 × 宽 × 高）	2	
15	填表桌	多层实木板材，台面选用大理石板 1 200 mm×500 mm×760 mm（长 × 宽 × 高）	1	
16	食品柜	多层实木板材，台面选用大理石板 600 mm×600 mm×760 mm（长 × 高 × 高）	1	
17	热合台	多层实木板材，台面选用大理石板 1 000 mm×600 mm×760 mm（长 × 宽 × 高）	1	
18	纪念品展示柜	多层实木板材 2 000 mm×600 mm×2 000 mm（长 × 宽 × 高）	1	

（续表）

序号	名称	参数	数量	备注
19	更衣柜	多层实木板材 1 400 mm × 600 mm × 1 800 mm（长 × 宽 × 高）	1	
20	储物架	多层实木板材 2 000 mm × 600 mm × 1 800 mm（长 × 宽 × 高）	1	
21	吊顶	铝单板集成吊顶	1	
22	采血椅	采血椅选用高档电动采血椅。真皮材质，耐用防腐蚀、防菌、易清洁，背部、腿部可电动调节并可调至卧位	4	
23	景观灯	LED 灯，10 W	10	
24	LED 单色屏	4 000 mm × 400 mm × 80 mm（长 × 宽 × 厚）	1	
25	LED 灯箱广告	2 500 mm × 1 600 mm（长 × 宽）	2	
26	空调室内机	MDV−D125Q4/BP2SDN1−C	2	
27	空调室外机	MDV−280 W/DSN1−891（G）	1	
28	照明灯	LED，600 mm × 600 mm	14	
29	紫外线消毒灯	600 mm × 300 mm	4	
30	换气扇	CJVIA210	2	
31	微波炉	美的	1	
32	消毒机	壁挂式	2	
33	消毒机	移动式	1	
34	立式饮水机	美的立式饮水机	1	
35	台式饮水机	美的台式饮水机	1	
36	风幕机	西奥多	1	
37	洗手池	304 不锈钢	1	
38	液晶电视及支架	81.28 cm（32 英寸）电视及配套支架	1	
39	水箱	食品级，22 L	2	
40	冰箱	容声 BCD−135	1	
41	干手器	莫顿 M988	1	
42	功放	米奇林功放配吸顶音箱	1	

（续表）

序号	名称	参数	数量	备注
43	监控系统	硬盘录像机及摄像头	1	
44	灭火器	2 kg 二氧化碳 / 水基型灭火器	4	
45	生活垃圾桶	市购	2	
46	医废垃圾桶	市购	3	
47	小圆凳	不锈钢 ф300	8	
48	茶几	1 000 mm × 400 mm	1	
49	小厨宝	志高	1	
50	LED 温湿度计	显示万年历、温度、湿度	1	
51	玻璃隔断	1 000 mm × 1 800 mm（宽 × 高）	2	
52	电源总控制箱	700 mm × 600 mm（宽 × 高）	1	
53	发电机组	超静音发电机，16 kW	1	
54	机柜	48.26 cm（19 英寸）	1	
55	中控屏	电容触摸屏	1	
56	UPS 电源	5 KVA 配电池	1	
57	稳压电源	德力西	1	
58	电加热膜	电加热地热膜 3 000 W—5 000 W	1	
59	插座	5 孔电源 / 三位	43	
60	网线插孔	标准网口	4	
61	外观喷绘	按用户要求	1	
62	打印机	超高速打印，240 汉字 / 秒；复写能力：1+6；打印头寿命：4 亿次 / 针；大容量色带：500 万字符；标准接口：USB 口方式数据连接		

（续表）

序号	名称	参数	数量	备注
63	血液保存箱	电压（V/Hz）：220/50 气候类型：N 功率（W）：400 箱内温度（℃）：4±1 外部尺寸（W×D×H）（mm）：720×690×1 520 内部尺寸（W×D×H）（mm）：620×470×950 搁架 / 存血框：4/16 备注：立式 净重 / 毛重（kg）：146/160；240 个 200 mL 血袋	1	
64	机采床	椅面长度 × 宽度：1 900 mm×580 mm， 椅面高度调节：电动调节　533 mm×733 mm， 背板折起角度：电动调节 −15°　~ 110°　， 座板折起角度：电动调节 10°　~ 30°　， 腿板折起角度：电动调节 45°　~ 30°　， 配置易控脚轮，易于椅子的移动和固定， 电源：交流 220 V、50 Hz，电机工作电压 24 V， 椅子最大承重量：≥ 200 kg	1	
65	体重秤	规格：最大秤量：200 kg 技术指标：外包装尺寸：100 cm×32 cm×26 cm 净重：13 kg　　毛重：15 kg 承重板面积：37.5 cm×27.5 cm 外形尺寸：53.5 cm×27.5 cm×94 cm 身长器测量范围（分度值为 0.5 cm）：70—190 cm 最大秤量：200 kg 最小分度值：100 g		

3. 无伸缩采血方舱外景和内饰

WG-WSS-CXFC- 无伸缩外景

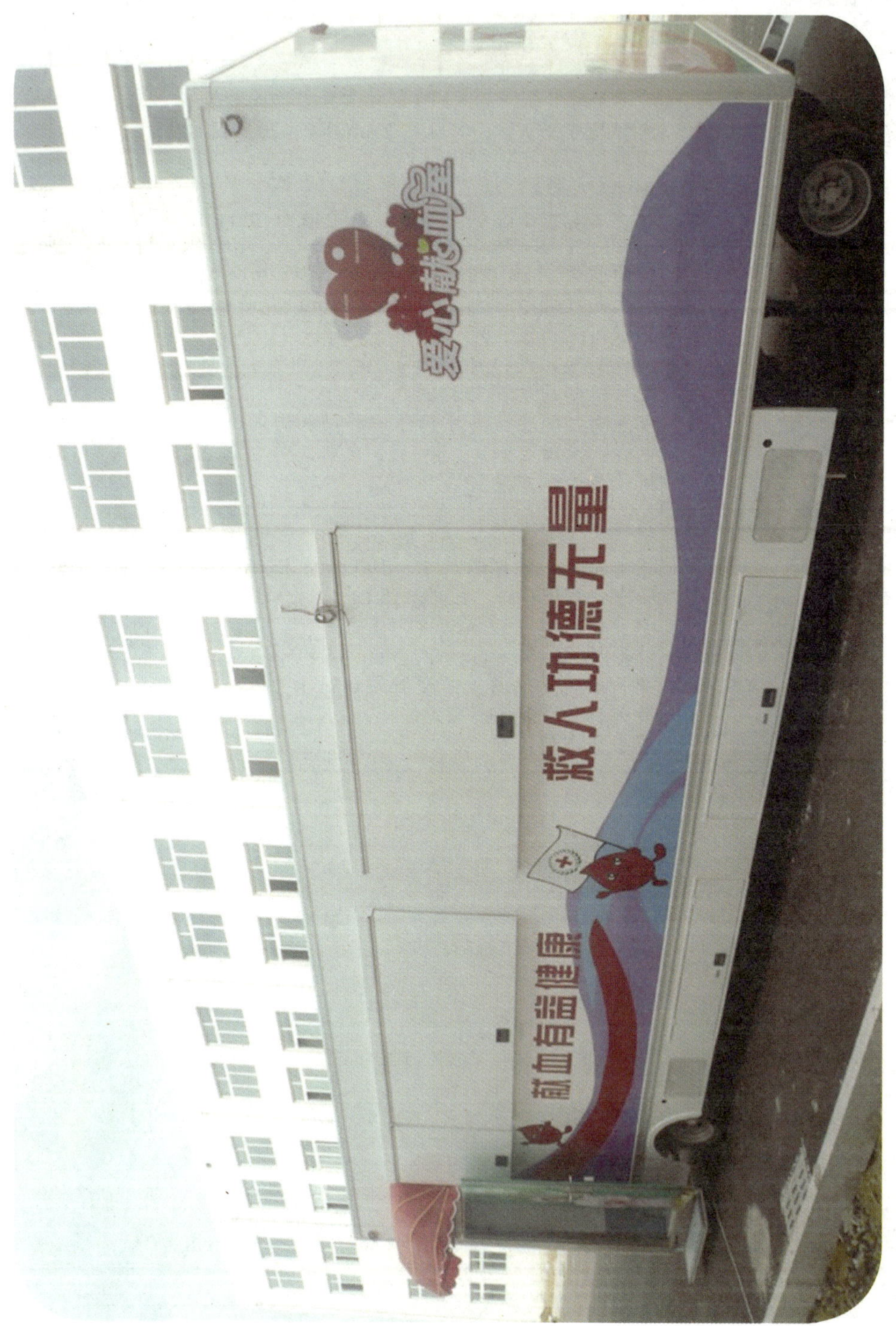

210-WSS-CXFC- 内景

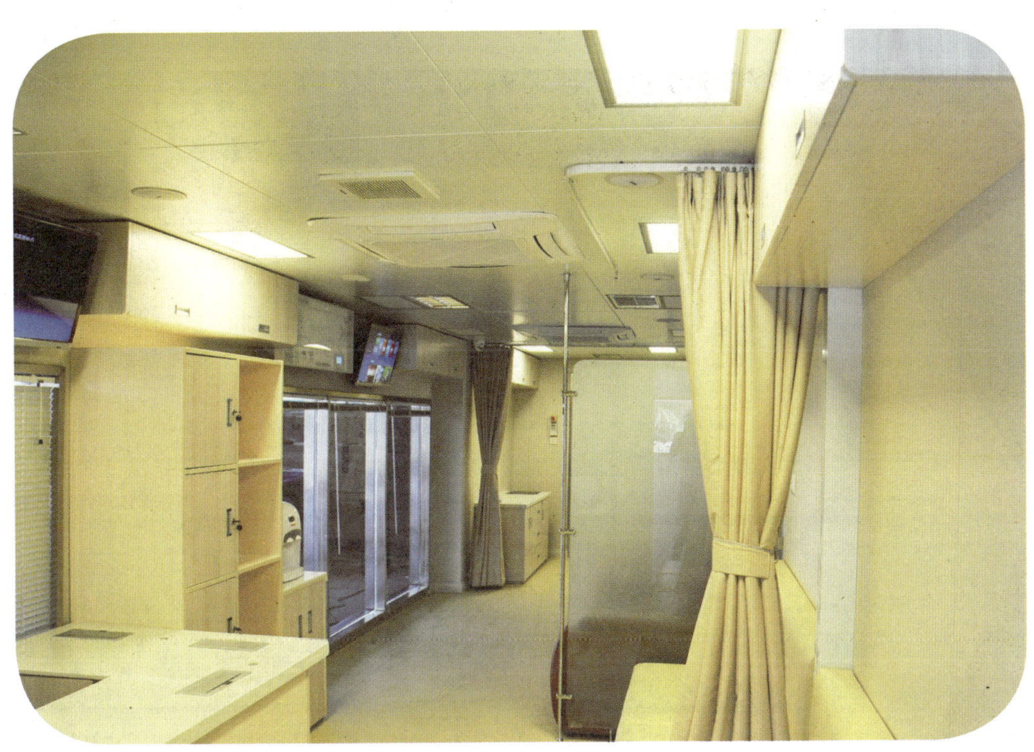

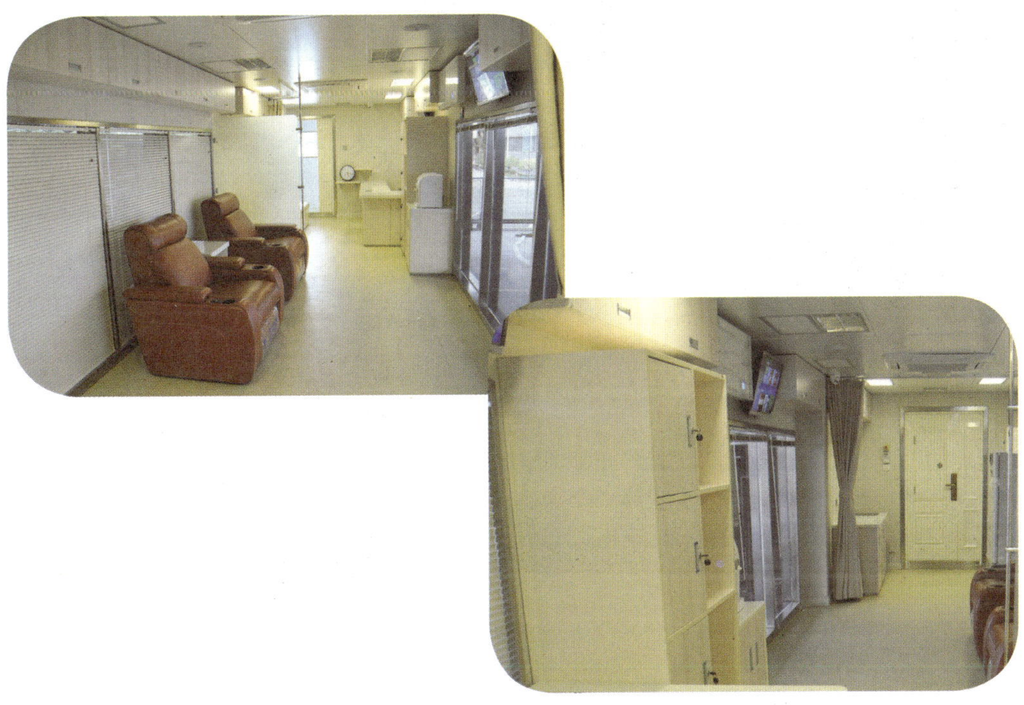

210-WSS-CXFC-外景

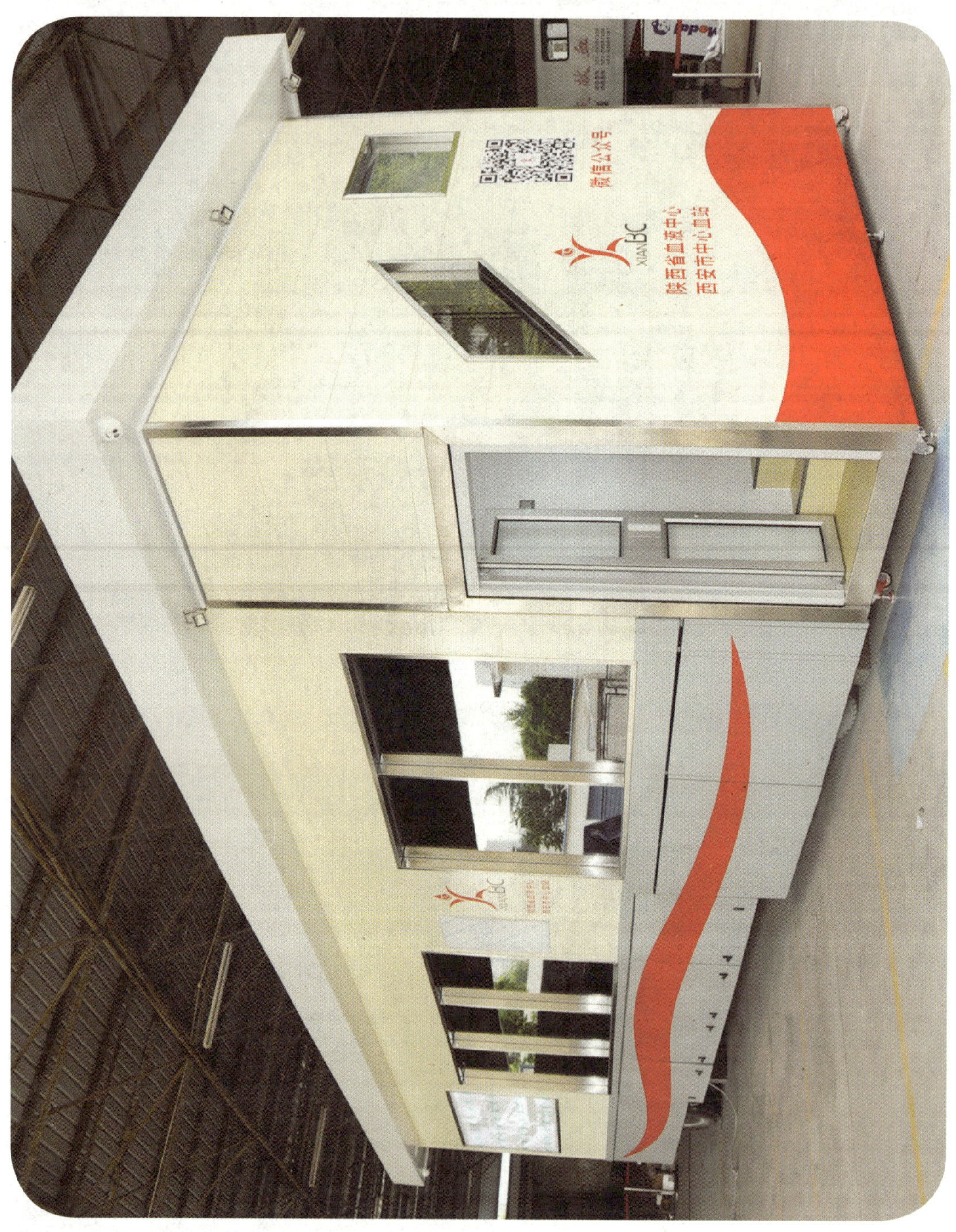

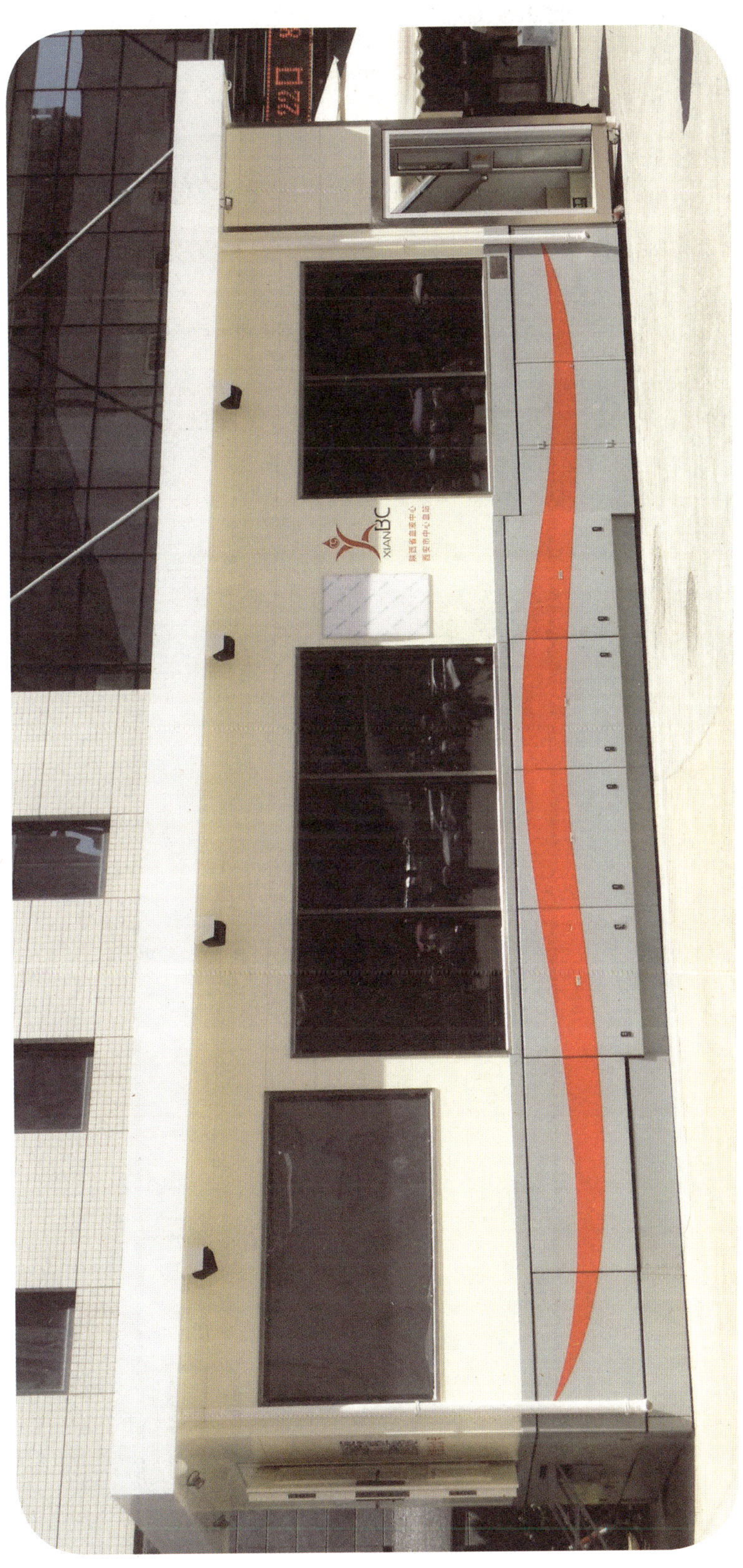
XIANBC

二、单伸缩式采血方舱

1. 单伸缩采血方舱布局图

WG-WDL-DSS-CXFC-01 采血方舱布局图

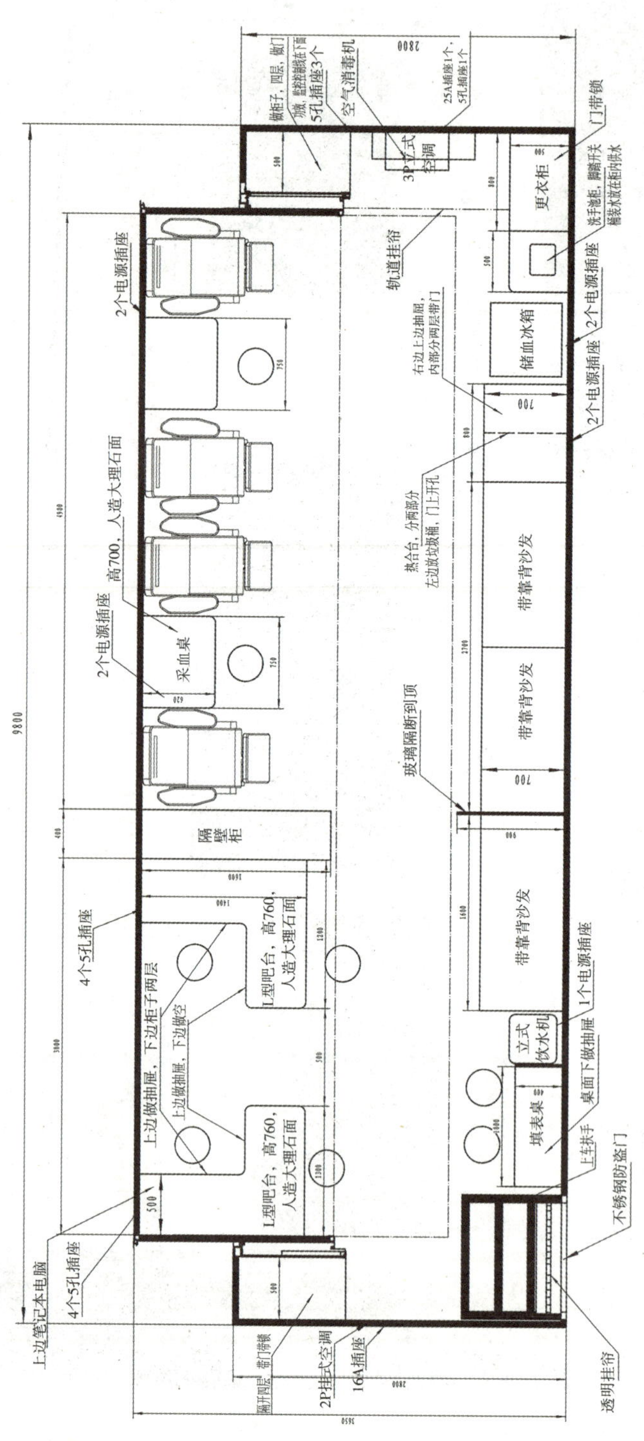

WG-WDL-DSS-CXFC-02 采血方舱布局图

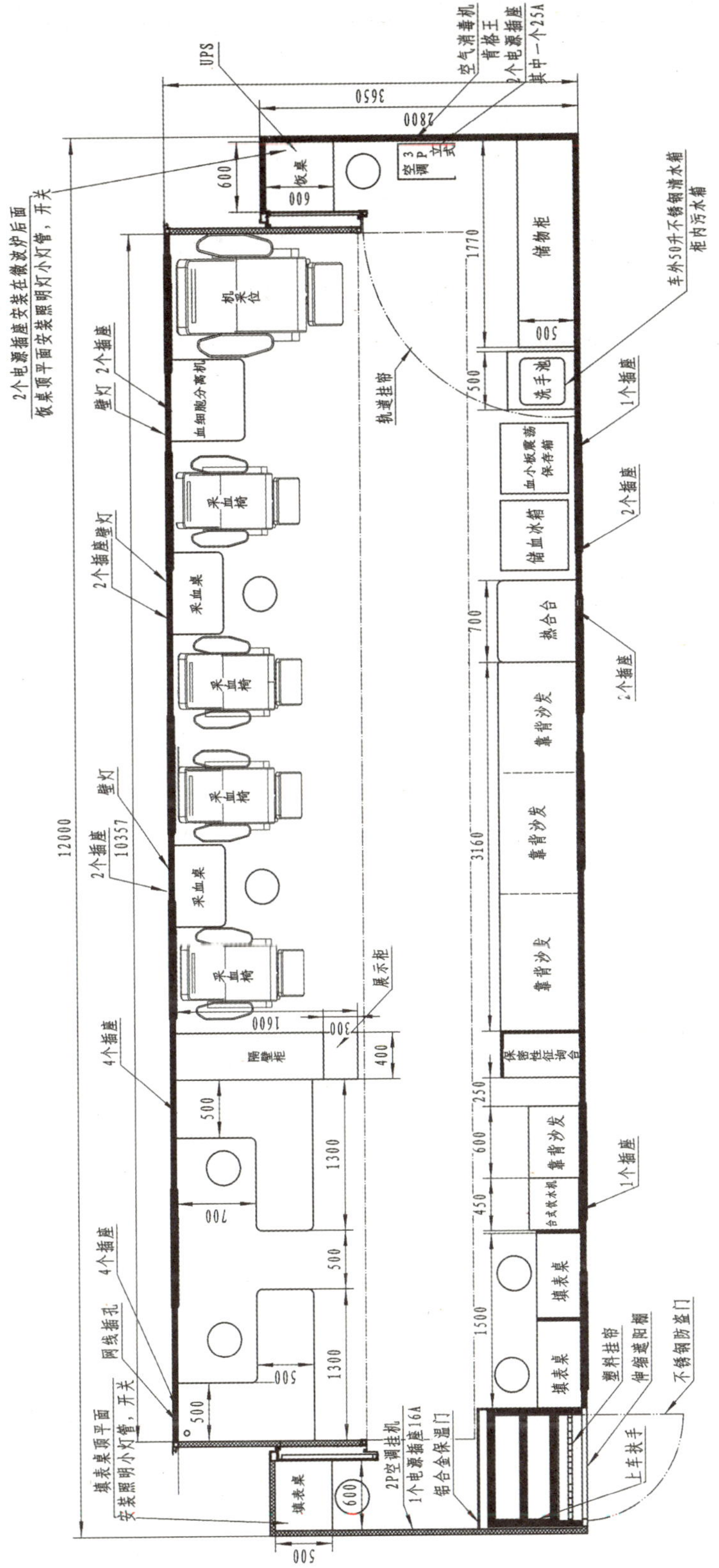

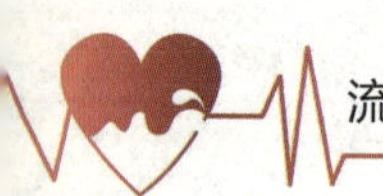

210-DSS-CXFC-03 采血方舱布置图

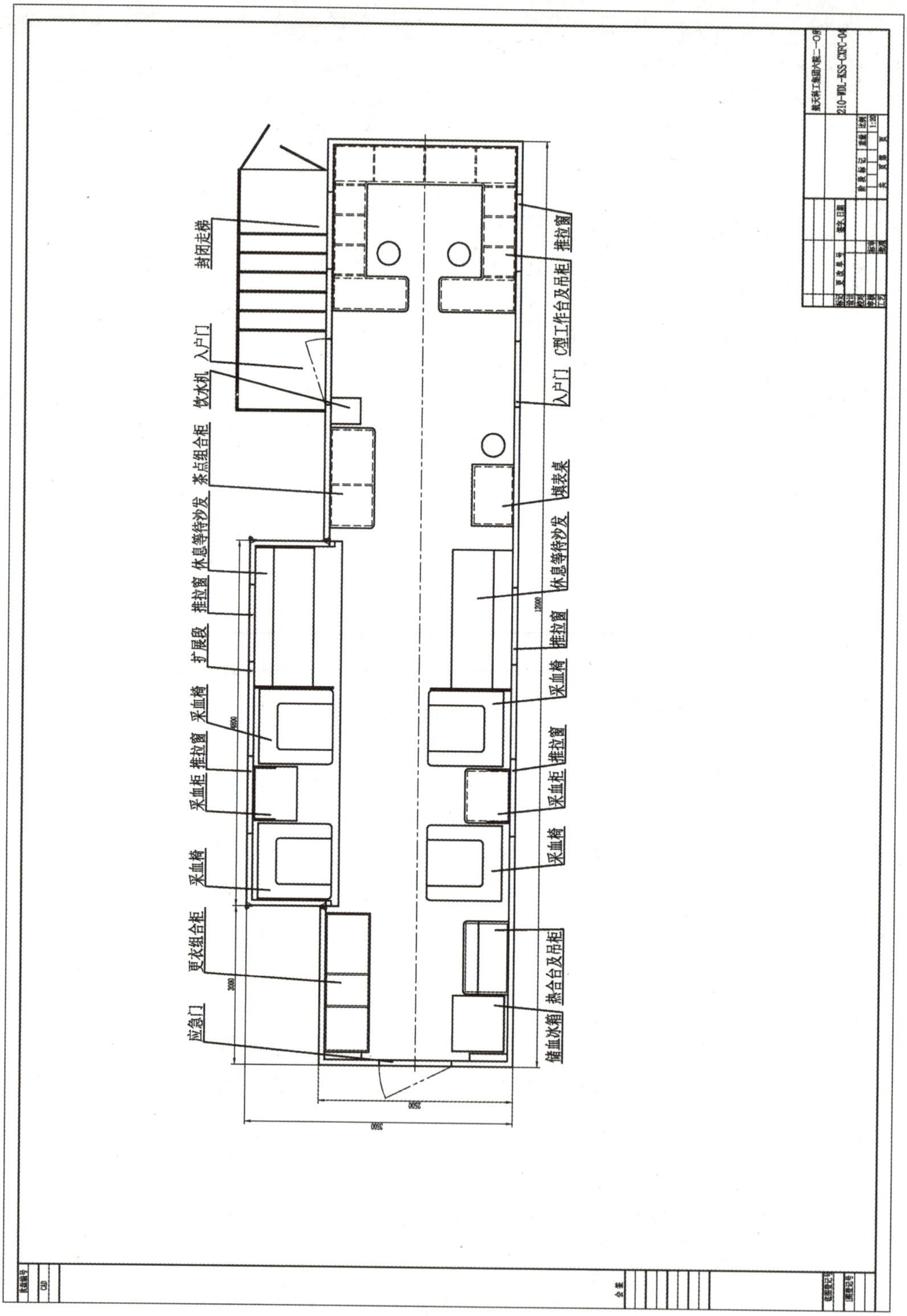

JL-WDL-DSS-CXFC-01 采血方舱布局图

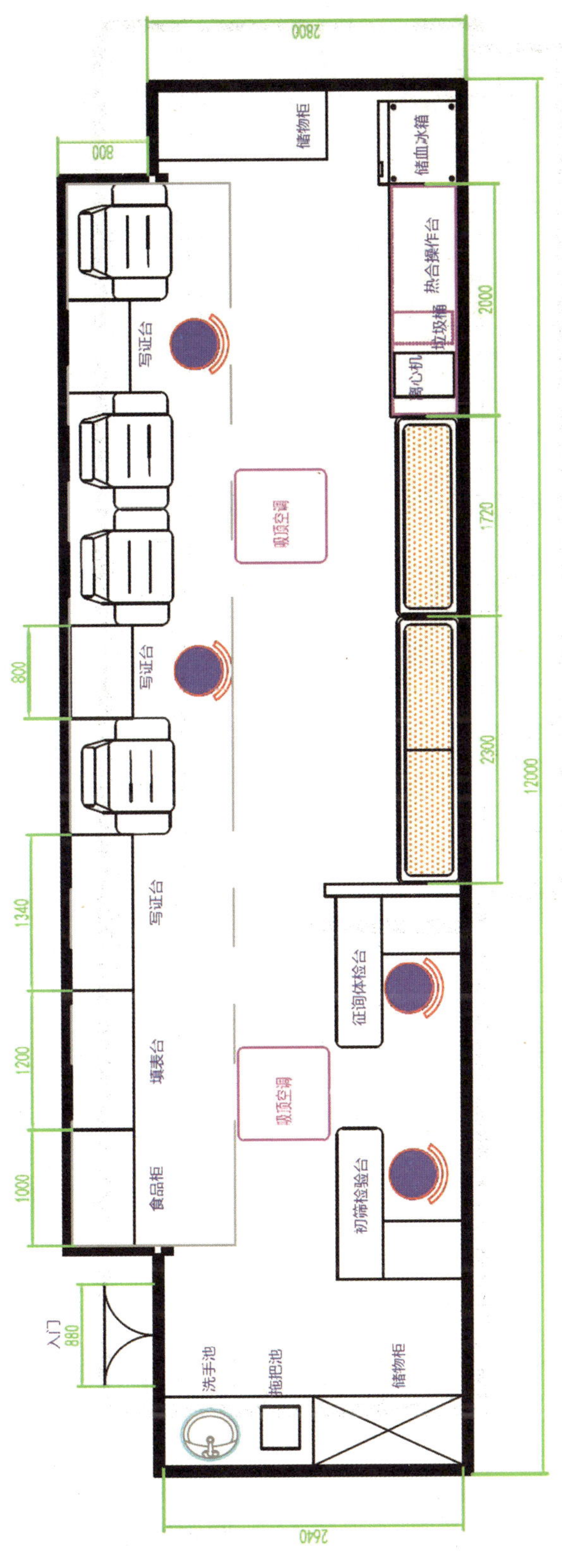

JL-WDL-DSS-CXFC-02 采血方舱布局图

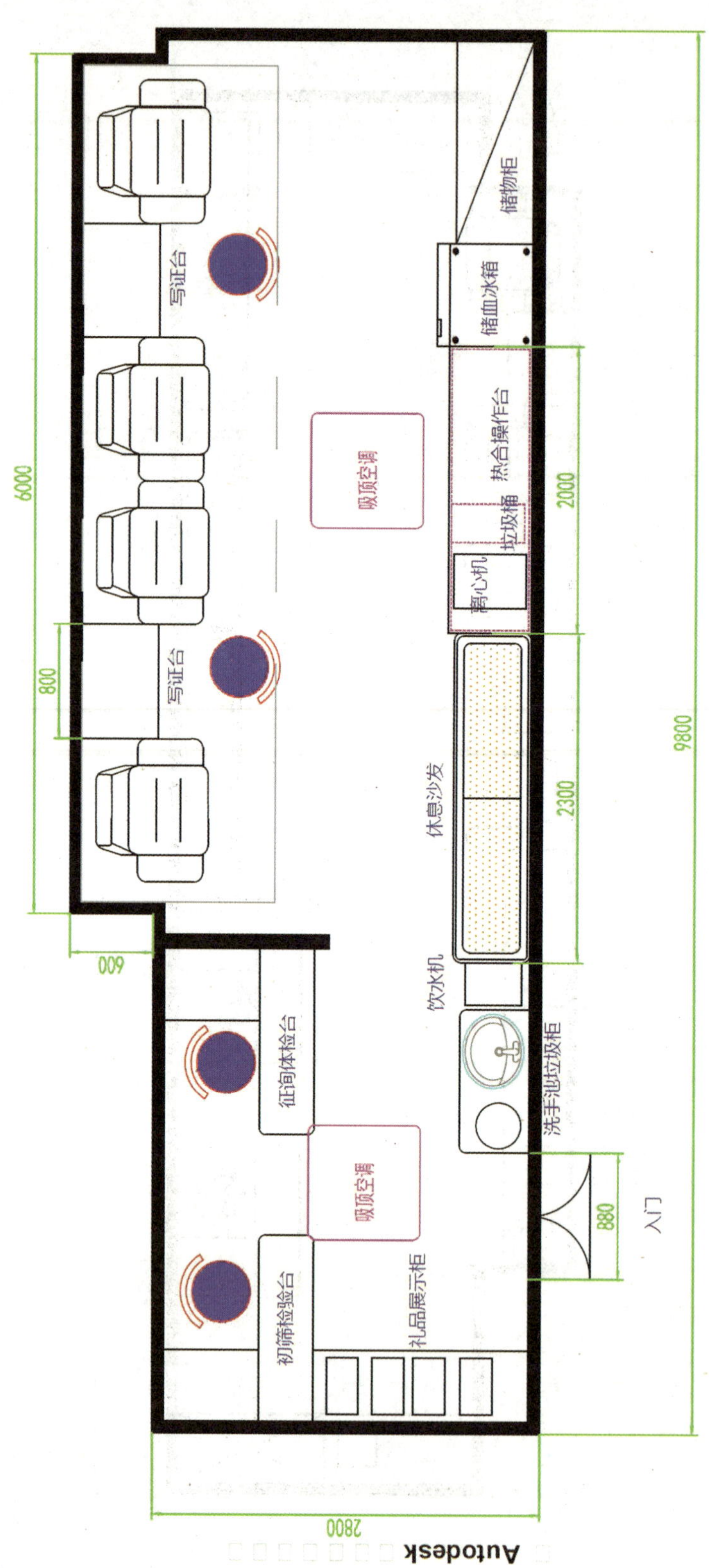

JL-WDL-DSS-CXFC-03 采血方舱布局图

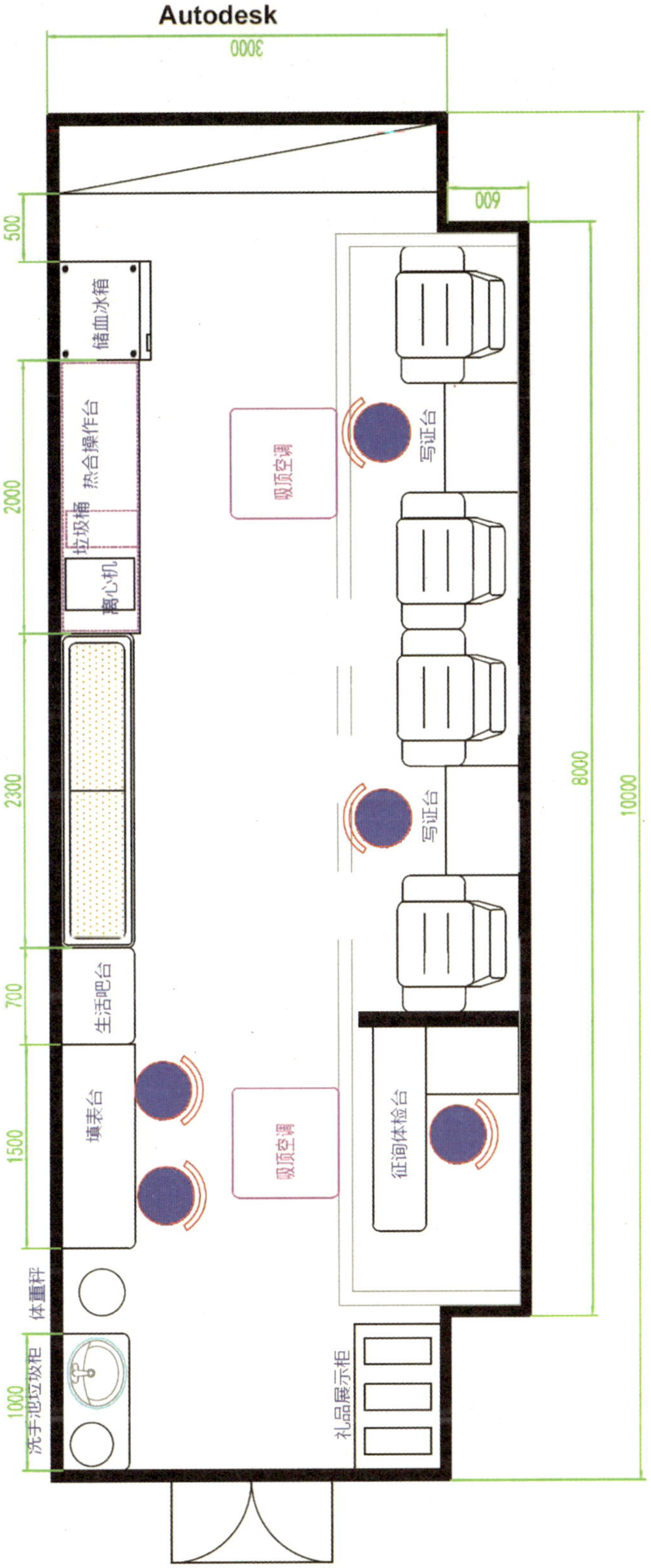

Autodesk

3000 500 600 2000 2300 700 1500 1000 8000 10000

储血冰箱 热合操作台 垃圾桶 离心机 生活吧台 填表台 体重秤 洗手池垃圾柜 吸顶空调 写证台 写证台 征询体检台 吸顶空调 礼品展示柜

JFK-WDL-DSS-CXFC-01 采血方舱布置图

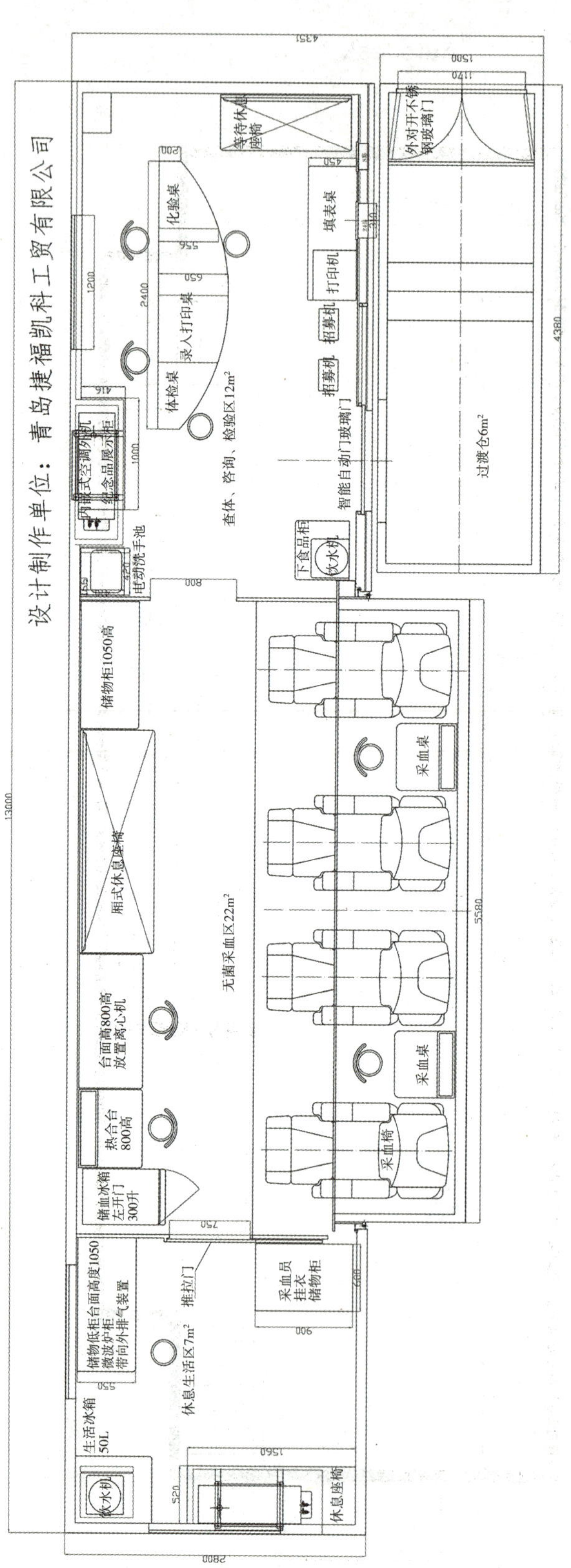

2. 单伸缩采血方舱配置及参数

WG-WDL-DSS-CXFC-01 采血方舱配置及参数
（9.8 米无动力单面伸缩采血房车配置表）

序号	名称	参数	数量	备注
1	箱体	9.8 m（长）×2.8 m（宽）×3.4 m（高），可自动伸缩部分为 8.45 m×0.85 m，面积 34.6 m^2，箱体四壁厚 45 mm、顶部厚 85 mm、伸缩箱底部厚 85 mm，高密度 PU 泡沫夹芯玻璃钢复合板；铝合金包角、饰条，内部 1.5 mm 钢板预埋件。箱体整体热传导系数 0.064（冷藏车为 0.4），内部空气质量（甲醛、苯、可挥发性有机物、氡等）符合 GB/T18883—2002《室内空气质量标准》	1	
2	窗（汽车专用窗）	11 个双层中空防爆玻璃窗，其中伸缩部分和不伸缩部分各有两个可活动且带纱窗的双层中空防爆玻璃窗，隔声等级 38 dB，紫外线透过率小于 1	11	
3	防盗门	全不锈钢	1	
4	起伏地板	箱体缩回时地板凸起，打开后放平	1	
5	塑胶地板	商用弹性塑胶地板，防滑、防静电	1	
6	雨搭	窗体外气弹簧支撑，带锁金属防盗雨搭，可代替遮阳棚使用	7	
7	工具箱	车外底盘下工具箱，骨架使用 40 mm×50 mm×2.5 mm Q235 方管；底箱使用 1.5 mm 钢板	1	
8	底盘护板	底盘护板使用 3 mm Q235 钢板，喷砂、防锈、喷漆处理	1	
9	门帘	透明塑料门帘	1	
10	天窗	车顶部布置汽车专用天窗，带轴流风扇	2	
11	牵引装置总成	1.8 m×1.2 m 硬牵引，可拆卸式。喷砂、防锈、喷漆处理	1	
12	双转向双轴底盘总成	9.8 m×2.8 m；底盘总承重≥ 10 吨，底盘大架 300 H 型钢，横梁使用 10# 槽钢焊接。双桥、8 个轮胎；轴承为汽车专用轴承；底盘总成防锈、喷漆处理	1	
13	伸缩装置总成	含伸缩部分液压动力单元及伸缩装置机构、油缸	1	
14	支撑装置总成	每个支撑力大于 14 吨，手摇可上下粗调、细调节	4	

（续表）

序号	名称	参数	数量	备注
15	辅助支撑总成	用于支撑伸缩部分的重量	3	
16	窗帘	手拉窗帘	11	
17	吊顶	PVC 板整体吊顶	1	
18	常温（低温）电气系统	主线 10 mm^2、空调 6 mm^2、插座 4 mm^2、照明线 2.5 mm^2 单股铜芯线，电线采用隐蔽式，全部装在墙内，PVC 穿线	1	
19	车内电源总控制箱	箱体优质钢板焊接，防锈喷漆处理。箱内安装整车控制系统及操作零、部件开关	1	
20	供水系统	供水系统（外接自来水供水；大桶水供水、25 L 不锈钢清水箱供水），脚踏开关，自吸抽水电泵，供水管路	1	
21	音响系统	车底 4 面各安装 1 个音箱（独立开关控制），车内 1 个音箱	1	
22	监控系统	车外，门左（右）上角、车体（左）右后角、车内前、后顶部摄像头各 1 个	4	
23	干粉灭火器	2 kg	2	
24	整车喷绘	正反面喷漆 25 m^2，两端面及门两面大型喷绘写真 19 m^2	1	
25	紫外线杀毒灯	定时、独立开关控制	4	
26	遮阳棚	门上方伸缩遮阳棚	1	
27	户外门灯	遮阳棚下	1	
28	照明系统	300 mm × 600 mm，LED 照明灯	8	
29	5 孔电源插座	其中 1 个 16 A 为 2 P 空调、1 个 25 A 为 3 P 空调插座	23	
30	网线插孔		1	
31	闭路线插孔		1	
32	洗手池总成	深型不锈钢洗手盆，可旋转水龙头	1	
33	排水系统	不锈钢污水箱 1 个，25 L，留污水排放口和药品投放口，排水管路	1	
34	上车扶手	不锈钢	1	

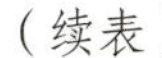

（续表）

序号	名称	参数	数量	备注
35	空调安装架	空调室外机安装架、加长铜管	2	
36	隔断	沙发中间，长 900 mm 高到顶，磨砂玻璃，不锈钢框	2	
37	轨道挂帘	长 800 mm，高到顶	1	
38	靠背沙发	长 1 600 mm× 宽 700 mm 1 个，长 2 700 mm× 宽 700 mm 1 个，下部带门，可放物品	2	
39	采血方柜	700 mm×620 mm×700 mm，人造大理石面，从桌面往下 200 mm 的位置做一个横板。底下抽屉，抽屉上面带滑板，放置摇摆秤	2	
40	不锈钢圆凳	ϕ300，不带靠背，可升降	6	
41	L 型吧台 1	1 300 mm×（500+900）mm×760 mm，人造大理石面，靠窗端上面为抽屉，下面做柜子，内两层，带门，其余部分上面为抽屉，下面做空	3	
42	L 型吧台 2	1 200 mm×（500+900）mm×760 mm，人造大理石面，靠窗端上面为抽屉，下面做柜子，内两层，带门，其余部分上面为抽屉，下面做空	1	
43	洗手池柜	500 mm×500 mm×760 mm，人造大理石面，双开门，两边做挡板，150 mm 高。柜内大桶水供水，脚踏开关控制，污水排放管道通车底	1	
44	垃圾箱柜、热合操作台	800 mm×700 mm×800 mm，双开门，中间分两部分，左边（靠沙发面）柜内放垃圾桶，门上开方孔带活动盖板；右边上面有一个抽屉，余下内分两层	1	
45	更衣柜	800 mm×500 mm×2 200 mm，按图制作	1	
46	左端壁柜	宽 500 mm× 深 900 mm，高到顶，内分四层，单开门，带锁	1	
47	右端壁柜	宽 500 mm× 深 900 mm，高到顶，内分四层，带门，功放、监控设备放在下面	1	
48	隔壁柜	按图	1	
49	填表桌	1 000 mm×400 mm×760 mm，台面下做 2 个抽屉，底下做空。靠近饮水机端挡板高 350 mm	1	
50	LED 显示屏	5 m×0.3 m 1 个，2.5 m×0.3 m 1 个，布置在车门一侧上部及车门左端上部，只布线，现场安装	各 1	

（续表）

序号	名称	参数	数量	备注
51	裙边	不锈钢网板	1	
52	保温折叠门	铝合金外框保温折叠门	1	
53	液晶电视	81.28 cm（32 英寸）（创维）	1	
54	立式空调	海尔 3 P 立式空调	1	
55	空气消毒机	60 m^3（巨光 60 KT−B60）	1	
56	顶部造型	尖顶或波浪顶	1	（可选）
		小尖顶	1	（可选）
		平顶	1	（可选）
57	功放机、音箱	250 W	1	（选配）
58	摄像头	室内 2 个、室外 2 个	4	（选配）
59	硬盘刻录机	硬盘刻录机（4 路）	1	（选配）
60	挂式空调	2 P 挂式空调	1	
61	饮水机	台式或立式	1	（选配）
62	采血椅	可坐躺专用采血椅	4	（选配）
63	储血冰箱	268 L	1	
64	摇摆秤		4	（选配）
65	热合机		1	（选配）
66	食品冰箱	50 L	1	（选配）
67	试剂冰箱	106 L	1	（选配）
68	微波炉		1	（选配）
69	风幕机		1	（选配）
70	加热板	红外加热板，每片 300 W	4	（选配）
71	UPS 电源	2 000 W	1	（选配）

WG-WDL-DSS-CXFC-02 采血方舱配置及参数
（12 米无动力单面伸缩采血房车配置表）

序号	名称	参数	数量	备注
1	箱体	12 m（长）×2.8 m（宽）×3.4 m（高），可自动伸缩部分 10.4 m×0.85 m，伸缩部分内高 1.9 m，其余内高 2.2 m，面积约 42 m^2，箱体四壁厚 45 mm、顶部厚 85 mm、伸缩箱底部厚 85 mm，高密度 PU 泡沫夹芯玻璃钢复合板；铝合金包角、饰条，内部 1.5 mm 钢板预埋件。箱体整体热传导系数 0.064（冷藏车为 0.4），内部空气质量（甲醛、苯、可挥发性有机物、氡等）符合 GB/T18883—2002《室内空气质量标准》	1	
2	窗（汽车专用窗）	11 个双层中空防爆玻璃窗，其中伸缩部分和不伸缩部分各有两个可活动且带纱窗的双层中空防爆玻璃窗，隔声等级 38 dB，紫外线透过率小于 1	11	
3	防盗门	全不锈钢	1	
4	起伏地板	箱体缩回时地板凸起，打开后放平	1	
5	车内电源总控制箱	箱体优质钢板焊接，防锈喷漆处理。箱内安装整车控制系统及操作零、部件开关	1	
6	供水系统	供水系统（外接自来水供水；大桶水供水、25 L 不锈钢清水箱供水），脚踏开关，自吸抽水电泵，供水管路	1	
7	干粉灭火器	2 kg	2	
8	塑胶地板	进口商用弹性塑胶地板，防滑、防静电	1	
9	雨搭	窗体外气弹簧支撑、带锁金属防盗雨搭，可代替遮阳棚使用	7	
10	工具箱	车外底盘下工具箱，骨架使用 40 mm×50 mm×2.5 mm Q235 方管；底箱使用 1.5 mm 钢板	1	
11	底盘护板	底盘护板使用 3 mm Q235 钢板，喷砂、防锈、喷漆处理	1	
12	天窗	车顶部布置汽车专用天窗，带轴流风扇	2	
13	牵引装置总成	1.8 m×1.2 m 硬牵引，可拆卸式。喷砂、防锈、喷漆处理	1	

（续表）

序号	名称	参数	数量	备注
14	双转向双轴底盘总成	9.8 m×2.8 m；底盘总承重≥10吨，底盘大架300 H型钢，横梁使用10# 槽钢焊接。双桥、8个轮胎；轴承为汽车专用轴承；底盘总成防锈、喷漆处理	1	
15	伸缩装置总成	含伸缩部分液压动力单元及伸缩装置机构、油缸	1	
16	支撑装置总成		4	
17	辅助支撑总成	用于支撑伸缩部分的重量	3	
18	窗帘	手拉窗帘	11	
19	吊顶	PVC 板整体吊顶	1	
20	常温（低温）电气系统	主线 10 mm^2、空调 6 mm^2、插座 4 mm^2、照明线 2.5 mm^2 单股铜芯线，电线采用隐蔽式，全部装在墙内，PVC 穿线	1	
21	音响系统	车底4面各安装1个音箱（独立开关控制），车内1个音箱	1	
22	监控系统	车外，门左（右）上角、车体（左）右后角、车内前、后顶部摄像头各1个	4	
23	整车喷绘	正反面喷漆 25 m^2，两端面及门两面大型喷绘写真 19 m^2	1	
24	门帘	透明塑料门帘	1	
25	遮阳棚	门上方伸缩遮阳棚	1	
26	户外门灯	遮阳棚下	1	
27	照明系统	300 mm×600 mm LED 照明灯	10	
28	紫外线杀毒灯	定时、独立开关控制	6	
29	5孔电源插座	其中1个16 A为2 P空调	24	
30	网线插孔		1	
31	闭路线插孔		1	
32	洗手池总成	深型不锈钢洗手盆，可旋转水龙头	1	
33	排水系统	不锈钢污水箱1个，25 L，留污水排放口和药品投放口，排水管路	1	
34	上车扶手	不锈钢	1	

（续表）

序号	名称	参数	数量	备注
35	空调安装架	空调室外机安装架、加长铜管	2	
36	隔断	沙发中间，长 900 mm，高到顶，磨砂玻璃，不锈钢框	2	
37	轨道挂帘	洗手池到饭桌方向拉	1	
38	靠背沙发	长 1 050 mm× 宽 700 mm 3 个，长 600 mm× 宽 700 mm 1 个，下部带门，可放物品	4	
39	采血方柜	700 mm×550 mm×700 mm，人造大理石面，底下抽屉，抽屉上面带滑板，放置摇摆秤	2	
40	不锈钢圆凳	ϕ300 不带靠背，可升降	6	
41	填表桌	600 mm×400 mm×760 mm 1 个；750 mm×400 mm×760 mm 2 个，台面下做抽屉，底下做空，中间及两端 1 个隔断，高 350 mm	3	
42	初筛 L 型台	1 300 mm×1 200 mm×760 mm，人造大理石面	1	
43	体检查录 L 型台	1 300 mm×1 200 mm×760 mm，人造大理石面	1	
44	热合台	700 mm×700 mm×760 mm，人造大理石面，台面下做抽屉，余做空	1	
45	储物柜	1 770 mm×500 mm×2 200 mm，按图制作	1	
46	洗手池柜	500 mm×600 mm×760 mm，人造大理石面，底下污水箱，带门	1	
47	隔壁柜带展示柜	1 600 mm×400 mm×1 900 mm，按图制作	1	
48	饮水机柜	450 mm×700 mm×500 mm，带门	1	
49	保密性征询台	400 mm×700 mm×760 mm，两面带挡板，高 350 mm，人造理石面，台面下做抽屉，余做空	1	
50	饭桌	600 mm×600 mm×2 200 mm，按图制作	1	
51	LED 显示屏	5 m×0.3 m 1 个；2.5 m×0.3 m 1 个，布置在车门一侧上部及车门左端上部，只布线，现场安装	各 1	
52	裙边	不锈钢网板	1	
53	保温折叠门	铝合金外框保温折叠门	1	

（续表）

序号	名称	参数	数量	备注
54	立式空调	3 P 立式空调	1	
55	液晶电视	81.28 cm（32 英寸）	1	
56	空气消毒机	60 m^3	1	
57	风幕机		1	
58	顶部造型	尖顶或波浪顶	1	（可选）
		小尖顶	1	（可选）
		平顶	1	（可选）
59	功放机、音箱	250 W	1	（选配）
60	摄像头	室内 2 个、室外 2 个	4	（选配）
61	硬盘刻录机	硬盘刻录机（4 路）	1	（选配）
62	挂式空调	2 P 挂式空调	1	（选配）
63	饮水机	台式或立式	1	（选配）
64	采血椅	可坐躺专用采血椅	4	（选配）
65	摇摆秤		4	（选配）
66	热合机		1	（选配）
67	食品冰箱	50 L	1	（选配）
68	试剂冰箱	106 L BE	1	（选配）
69	微波炉		1	（选配）
70	加热板	红外加热板，每片 300 W	4	（选配）
71	UPS 电源	2 000 W	1	（选配）
72	全自动采血椅		1	（选配）
73	血小板振动保存箱		1	（选配）

210-DSS-CXFC-04 采血方舱配置及参数

序号	名称	参数	数量	备注
1	采血方舱	12 000 mm × 2 500（4 500）mm × 4 100 mm（长 × 宽 × 高）	1	
2	入户走梯	2 000 mm × 1 200 mm × 1 000 mm（长 × 宽 × 高）	1	
3	推拉窗	800 mm × 600 mm	4	
4	入户门	1 800 mm × 800 mm	1	
5	应急门	1 850 mm × 900 mm	1	
6	门帘 / 窗帘	按门窗大小定做	1	
7	塑胶地板	LG 医用地板，3.2 mm	1	
8	电动遮阳棚	2 500 mm × 2 000 mm	2	
9	卷筒遮阳棚	4 200 mm × 1 100 mm	2	
10	牵引车	二类底盘	1	
11	支撑装置总成	16 T	4	
12	底盘工具箱	2 m^3	1	
13	L 型工作台	多层实木板材，台面选用大理石板 1 800 mm × 1 000 mm × 760 mm（长 × 宽 × 高）	1	
14	采血柜	多层实木板材，台面选用大理石板 700 mm × 600 mm × 760 mm（长 × 宽 × 高）	1	
15	休息等待沙发	真皮材质 1 300 mm × 600 mm × 900 mm（长 × 宽 × 高）	1	
16	休息等待沙发	真皮材质 1 700 mm × 500 mm × 900 mm（长 × 宽 × 高）	1	
17	纪念品展示柜	透明玻璃 400 mm × 400 mm × 1 000 mm（长 × 宽 × 高）	1	
18	组合储物柜	多层实木板材，台面选用大理石板 1 500 mm × 600 mm × 1 800 mm（长 × 宽 × 高）	1	
19	填表台	多层实木板材，台面选用大理石板 1 900 mm × 600 mm × 1 000 mm（长 × 宽 × 高）	1	

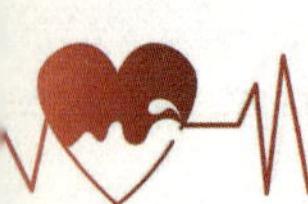

（续表）

序号	名称	参数	数量	备注
20	热合台	多层实木板材，台面选用大理石板 1 000 mm×600 mm×1 000 mm（长 × 宽 × 高）	1	
21	吊柜	多层实木板材 1 000 mm×400 mm×400 mm（长 × 高 × 深）	1	
22	隔帘	2 500 mm×1 900 mm（长 × 高）	1	
23	吊顶	铝单板造型吊顶	1	
24	采血椅	采血椅选用高档电动采血椅。真皮材质，耐用防腐蚀、防菌、易清洁，背部、腿部可电动调节并可调至卧位	4	
25	景观灯	LED 灯，10 W	10	
26	行车灯	挂车尾灯及示廓灯	1	
27	LED 彩色屏	2 400 mm×1 440 mm×180 mm（长 × 宽 × 厚）	1	
28	空调	格力 3 P，冷热双制	2	
29	发电机	静音发电机，16 kW	1	
30	照明灯	LED，600 mm×600 mm	5	
31	照明灯	LED，300 mm×300 mm	4	
32	紫外线消毒灯	600 mm×300 mm	4	
33	换气扇	CJVIA210	2	
34	微波炉	美的	1	
35	空气消毒机	移动式	1	
36	空气消毒机	壁挂式	1	
37	冰箱	容声	1	
38	饮水机	美的	1	
39	生活垃圾桶	市购	2	
40	医废垃圾桶	市购	2	
41	液晶电视及支架	48.26 cm（19 英寸）翻转液晶电视	2	
42	功放	米奇林功放配吸顶音箱	1	

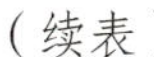

（续表）

序号	名称	参数	数量	备注
43	监控系统	硬盘录像机及摄像头	1	
44	灭火器	2 kg 二氧化碳 / 水基型灭火器	4	
45	小圆凳	不锈钢，ϕ300，带靠背	6	
46	LED 温湿度计	显示万年历、温度、湿度	1	
47	玻璃隔断	1 000 mm×1 800 mm（宽 × 高）	2	
48	电源总控制箱	700 mm×600 mm（宽 × 高）	1	
49	中控屏	电容触摸屏	1	
50	UPS 电源	3 KVA 配电池	1	
51	稳压电源	德力西 JJW−3KVA	1	
52	插座	5 孔电源 / 三位	40	
53	网线插孔	标准网口	4	
54	整车喷绘	按用户要求	1	
55	血液保存箱	302 L，专用储血冰箱，带声光报警	1	
56	采血秤		4	
57	热合机		1	
58	血压计		1	
59	医疗推车		1	
60	针式打印机		1	
61	体重秤		1	
62	试剂冰箱			
63	标本离心机		1	
64	血细胞分析仪		1	

JFK-DSS-CXFC-01 采血方舱配置及参数

序号	项目名称	数量	技术参数及要求
1	移动式献血屋屋体	1 台套	一、所供货物为 1 台套移动式献血屋 1. 所供移动式献血屋外廓尺寸：特殊定制。 2. 面积：特殊定制。 3. 外观效果及内部布局符合实地情况及客户要求。 二、功能及配置： 1. 所投标献血屋具有可便捷整体移动功能，配专用移动底盘，且保证移动后不变形、不损坏；2. 所投标献血屋具有保温、防晒、隔音及防漏性能；3. 移动献血屋设计使用寿命≥ 10 年；4. 所投标献血屋确保满足正常采血工作、工作人员休息、生活的需要（按要求配备工作台、实验设备、物品储纳柜及座椅等）；5. 配备的设备和设施完全满足血液储存、试剂储存、物资储存等功能；6. 屋体外墙板采用镁铝合金板（≥ 2 mm 厚），内墙板采用高环保生态木装饰板，地面及所使用的胶及黏合剂均要求为绿色环保材料，抗氧化抗风雨能力强。产品必须符合 GB/T18883—2002《室内空气质量标准》；屋内照明设施、安全布线及配电系统、用电插座、网线插座等能充分满足采血工作要求
2	采血桌	1 张	配置专用采血桌，材料为 304 不锈钢，台面尺寸约为 600 mm × 600 mm × 20 mm，理化板台面，圆弧桌角，带上搁架，封闭后为平面；带 1 个抽屉，下方配推拉式采血秤，放置平台开放平面可放 2 个采血秤，平台面离地距离 300 mm，采血桌外廓尺寸约为 600 mm × 600 mm × 700 mm（高度）
3	豪华采血椅	2 张	皮质、可电动调节，能充分满足采血工作需求
4	采血工椅工作椅	7 把	ϕ380 高度汽杆可调式工作转椅，皮质，平脚垫、带靠背，简捷、方便、耐用
5	厢式沙发座椅	3 套	配厢式沙发座椅，采用 304 不锈钢制作框架及护板和门体，配皮面弹簧坐垫，厚度 80 mm，下对开门为储物柜（配锁具）、外廓尺寸约为 2 000 mm × 500 mm × 460/900 mm
6	圆　凳	4 个	配海博 ϕ320 高度汽杆可调工作转椅、蓝色皮面、平脚垫
7	综合体检桌	1 张	配体检台，304 不锈钢制作、琴式结构，外廓尺寸约为 1 200 mm × 600 mm × 750 mm；理化板台面、圆弧桌角，带 2 个抽屉，下带双门橱柜
8	填表桌	1 张	配 304 不锈钢制作琴式结构，外廓尺寸约为 1 600 mm × 500 mm × 750 mm；理化板台面、圆弧桌角，带 4 个抽屉，下部开放
9	热合桌	1 张	配 304 不锈钢制作、外廓尺寸约为 800 mm × 600 mm × 750 mm；理化板台面圆弧桌角，上配储物搁架，琴式结构，上带抽屉、下带橱柜

（续表）

序号	项目名称	数量	技术参数及要求
10	离心工作台	1个	外廓尺寸根据实际情况调整，理化板台面、圆弧桌角，上配储物搁架，琴式结构，上带抽屉、下带橱柜
11	储物柜中部纪念品展示柜	2个	外廓尺寸根据实际情况调整，304不锈钢框架焊接框架结构、高环保生态木侧板、10 mm亚克力透明门及16 mm环保型生态木侧开门、配拉手及锁具
12	储物更衣柜	1个	外廓尺寸根据实际情况调整，304不锈钢框架焊接框架结构、高环保生态木侧板、16 mm环保型生态木侧开门、配拉手及锁具
13	多功能储物低柜	1张	外廓尺寸根据实际情况调整，304不锈钢框架焊接框架结构、高环保生态木侧板、理化板台面、圆弧桌角、16 mm环保型生态木侧开门、配拉手及锁具
14	监控储物立柜	1个	外廓尺寸根据实际情况调整，304不锈钢框架焊接框架结构、高环保生态木侧板、16 mm环保型生态木侧开门、配拉手及锁具
15	储物地柜	1个	外廓尺寸根据实际情况调整，304不锈钢框架焊接框架结构、高环保生态木侧板、理化板台面、圆弧桌角、16 mm环保型生态木侧开门、配拉手及锁具
16	石英挂表	2个	配石英钟挂表（带温湿度计），直径300 mm，美观大方，挂在采血员对面醒目位置
17	空调	2套	著名品牌、≥2 P，分别安装在采血区、体检区各1台，空调外机嵌入安装在底舱中特别制作的空调架上；加装冷凝区温控强风循环装置，确保酷暑季节空调的制冷效率
18	立式饮水机	2台	配饮水机方式：立式
19	生活用小冰箱	1台	50 L，根据客户需求定制
20	电动洗手池装置	1套	配电动洗手池，304不锈钢制作，外廓尺寸约为520 mm×500 mm×900 mm，带翻盖、可封闭，带镜面、水位计，带上60 L下120 L不锈钢保温水箱、微电脑温控加热及脚踏式泵水；配备用水与市水管路双供水功能
21	电子身高、体重计	1台	配电子体重秤
22	台式电脑	1台	满足采血工作需求
23	4G无线路由器	1台	满足采血工作需求

（续表）

序号	项目名称	数量	技术参数及要求
24	电视	1 台	配≥ 116.84 cm（46 英寸）LED 高清智能电视
25	P8 高清户外型 LED 彩屏	1 套	P8 彩色高清，总面积≥ 2 m^2，全彩、分辨率 15 625、像素点距 8，模组尺寸：256 mm × 128 mm，能满足无偿献血宣传需求
26	在线式不间断电源	1 套	满足献血屋采血专用设备应急用电需求，功率≥ 2 KVA、后备时间 1 小时
27	干粉灭火器	2 个	2 kg 干粉灭火器、新出厂产品
28	证件打印机	1 台	产品类型：平推针式打印机
29	血液冷藏箱	1 台	有效容积 ≥ 260 L，风冷控制温度 2—6 ℃，温控精度 ±1 ℃有温度数字显示，配有温度记录打印装置，有温度超限声光报警（2—8 ℃）、具有开门报警装置，具有断电报警及温度显示装置，断电后温度显示及报警持续时间不小于 8 小时。配进口直流变频制冷压缩机、效率高（压缩机转速 800—4 800 RPM，根据血箱内热负荷的大小自动调节）、节能环保，有双门保温装置，内设 5 室，电源 220 V/50 Hz、DC 24 V，并适合在中国地区使用，车载血液冷藏箱的外廓尺寸：500 mm × 800 mm × 1 680 mm、净重 110 kg，医用 304 不锈钢内胆、豪华玻璃门，带脚轮
30	物料保存箱	1 台	有效容积≥ 260 L，风冷控制温度 2—6 ℃，温控精度 ±1 ℃有温度数字显示，配有温度记录打印装置，有温度超限声光报警（2—8 ℃）、具有开门报警装置，具有断电报警及温度显示装置，断电后温度显示及报警持续时间不小于 8 小时。配进口直流变频制冷压缩机、效率高（压缩机转速 800—4 800 RPM，根据血箱内热负荷的大小自动调节）、节能环保，有双门保温装置，内设 5 室，电源 220 V/50 Hz、DC 24 V，并适合在中国地区使用，车载冷藏箱的外廓尺寸：500 mm × 780 mm × 1 680 mm、净重 110 kg，医用 304 不锈钢内胆、豪华玻璃门，带脚轮
31	动态空气净化消毒机	2 台	适用体积（m^3）：≥ 60；保证能充分满足空气消毒要求的工作需要
32	监控系统	1 套	6 个高清摄像头、2 T 硬盘刻录机，与站内监控系统兼容
33	音响系统	1 套	满足客户使用要求
34	其他专用设备	采血秤、热合机等	

3. 单伸缩采血方舱外景和内景

WG-DSS-CXFC- 外景

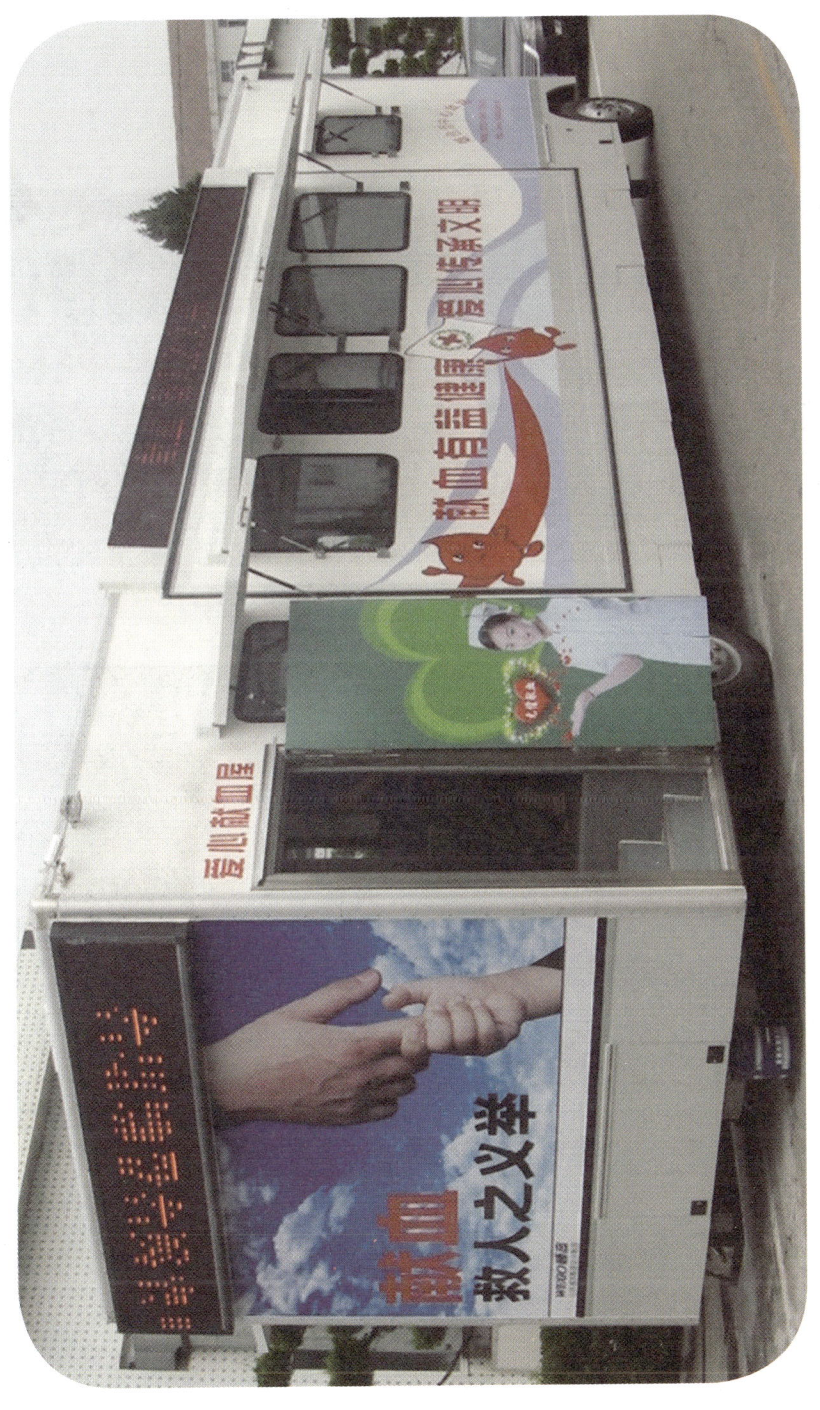

WG-DSS-CXFC- 单伸缩外景

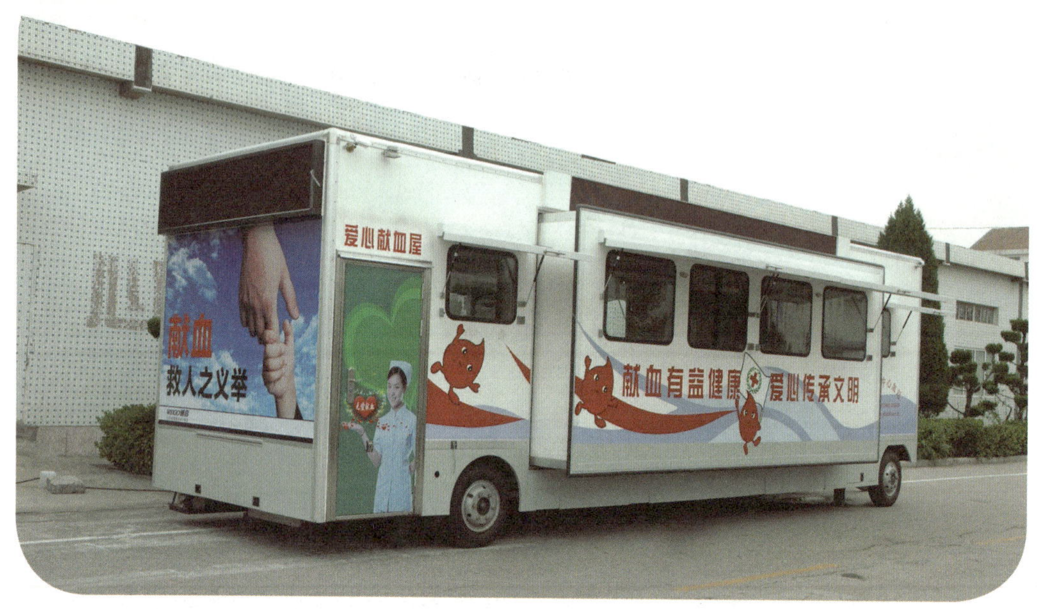

WG-DSS-CXFC- 单伸缩外景

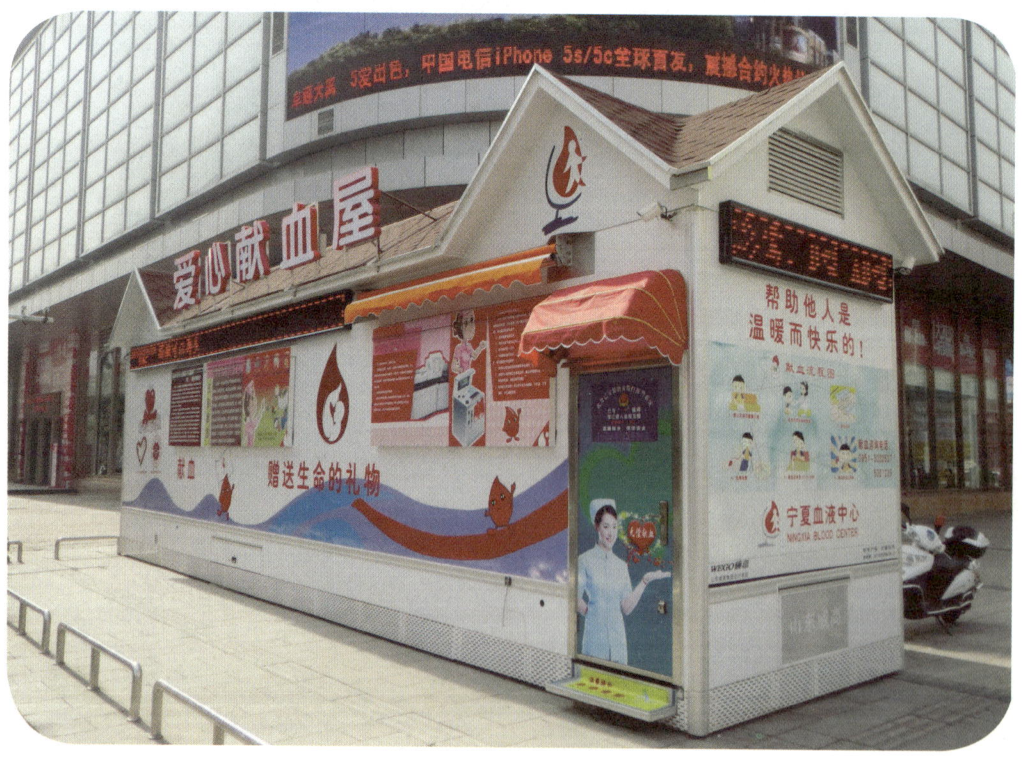

210-DSS-CXFC- 外景

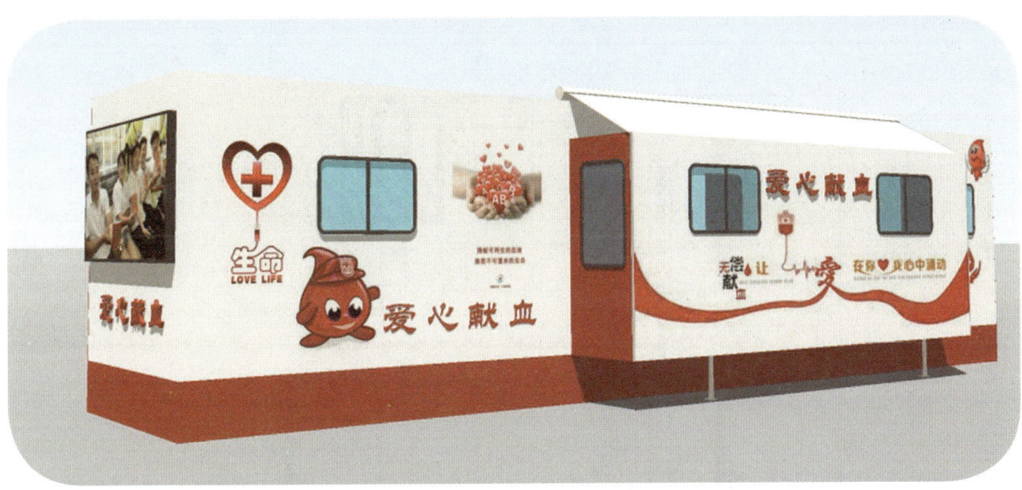

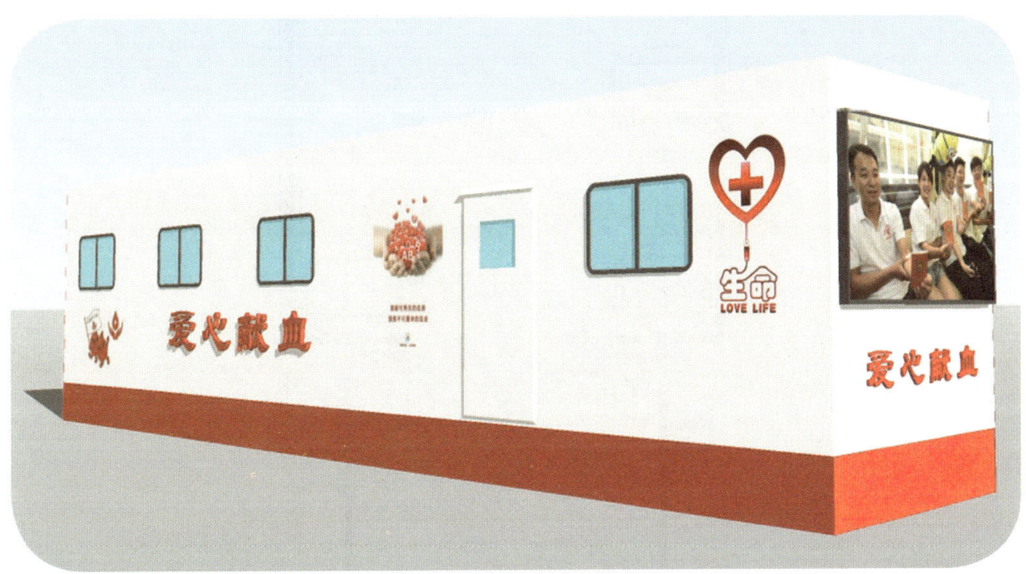

三、双伸缩式采血方舱

1. 双伸缩采血方舱布局图

WG-SSS-CXFC-01 采血方舱布局图

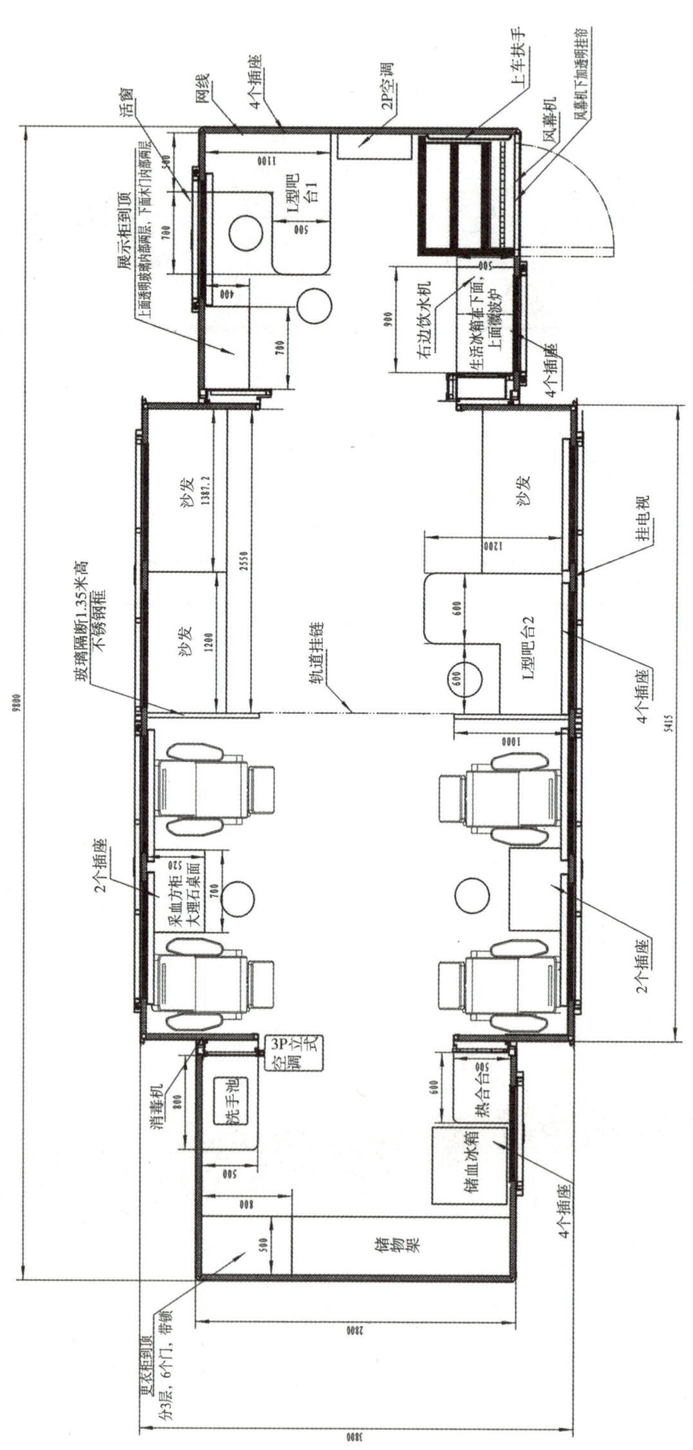

WG-SSS-CXFC-02 采血方舱布局图

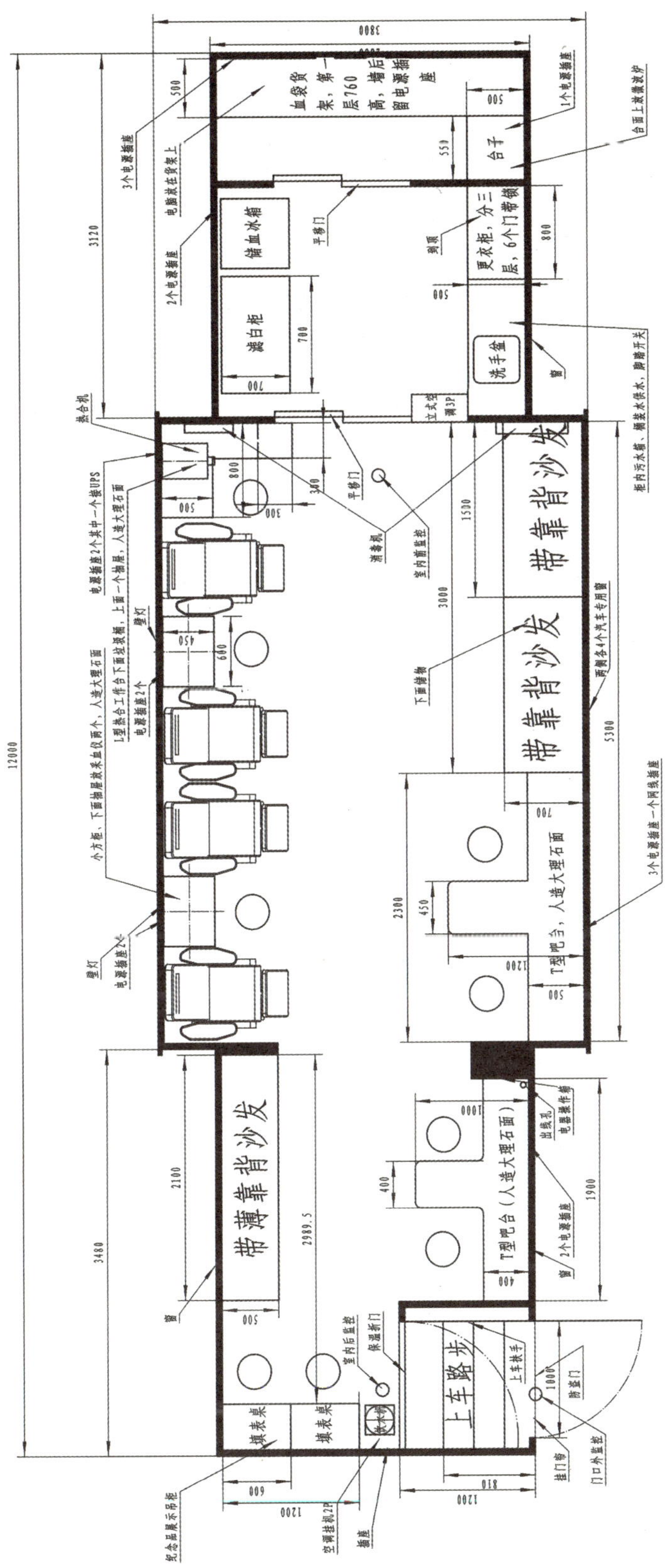

210-SSS-CXFC-01 采血方舱布局图

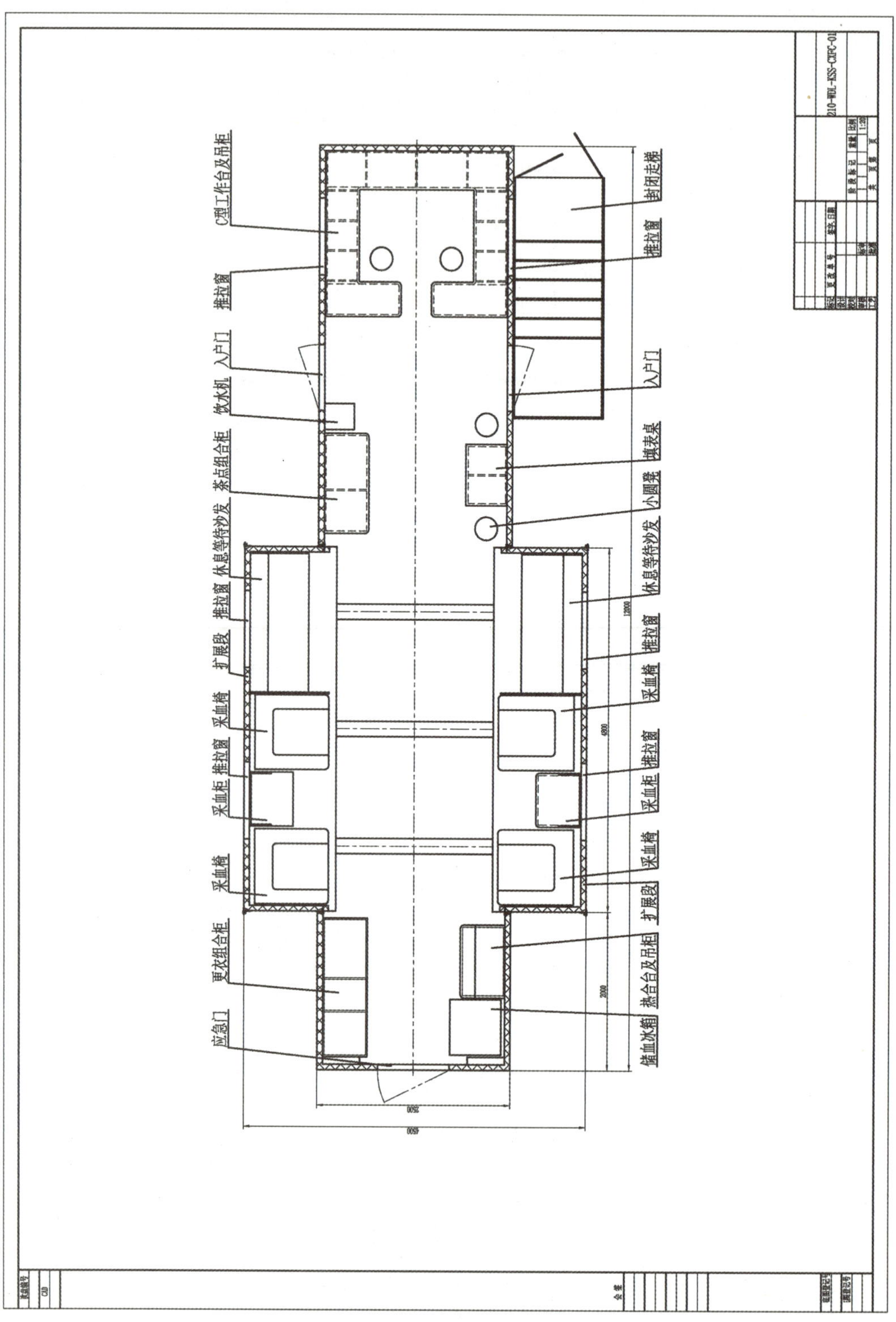

210-SSS-CXFC-02 采血方舱布局图

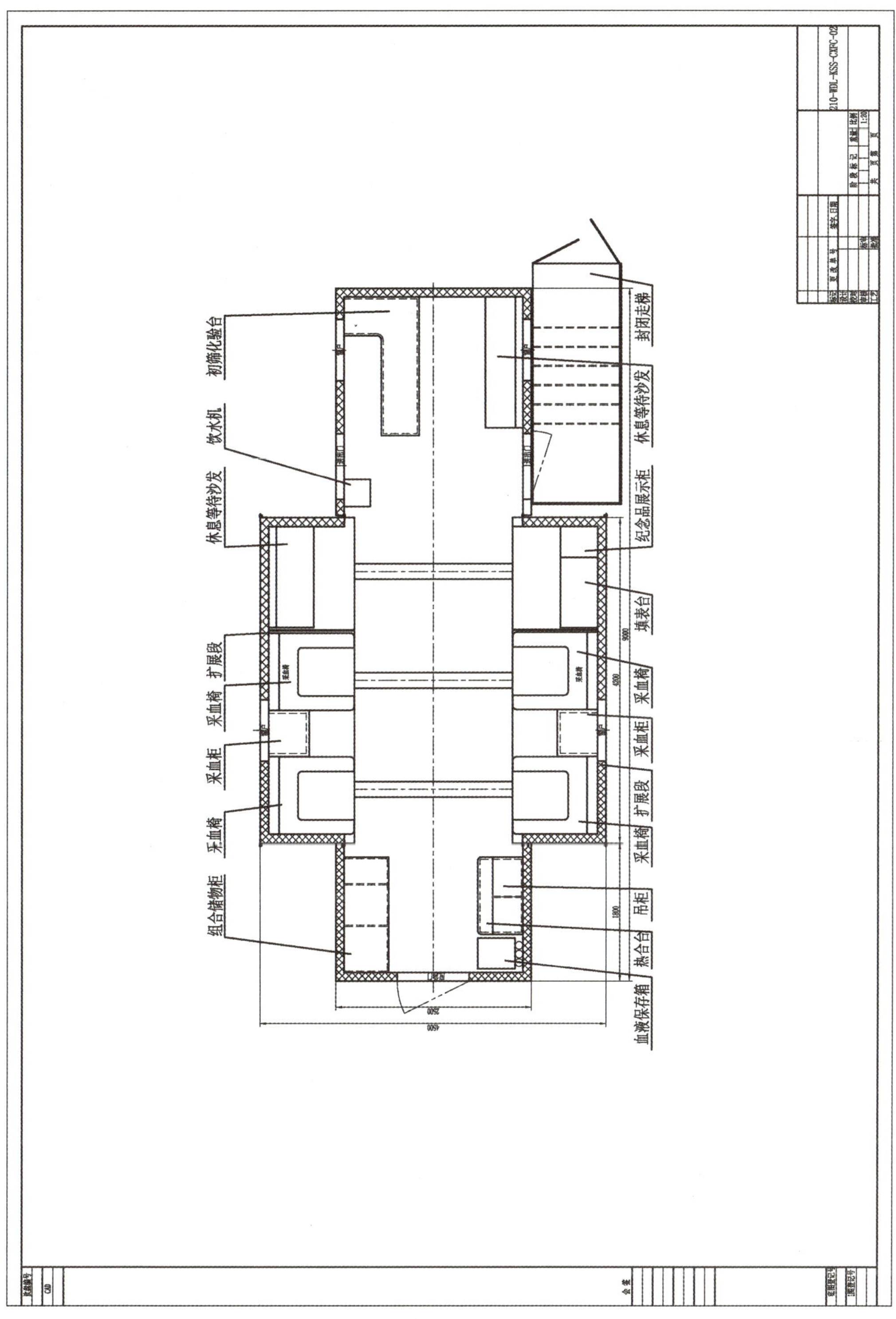

210-SSS-CXFC-03 采血方舱布局图

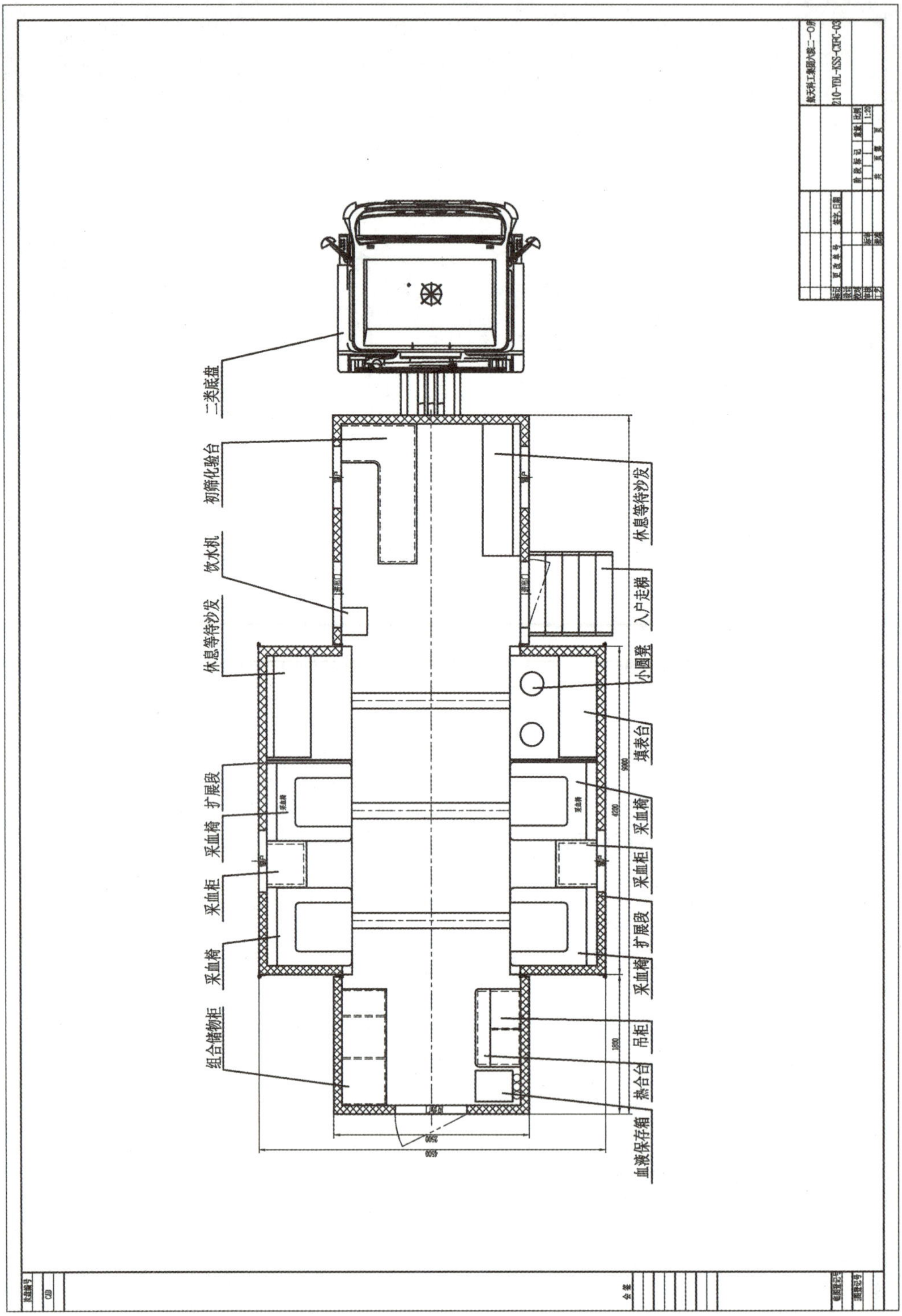

JL-SSS-CXFC-01 采血方舱布局图

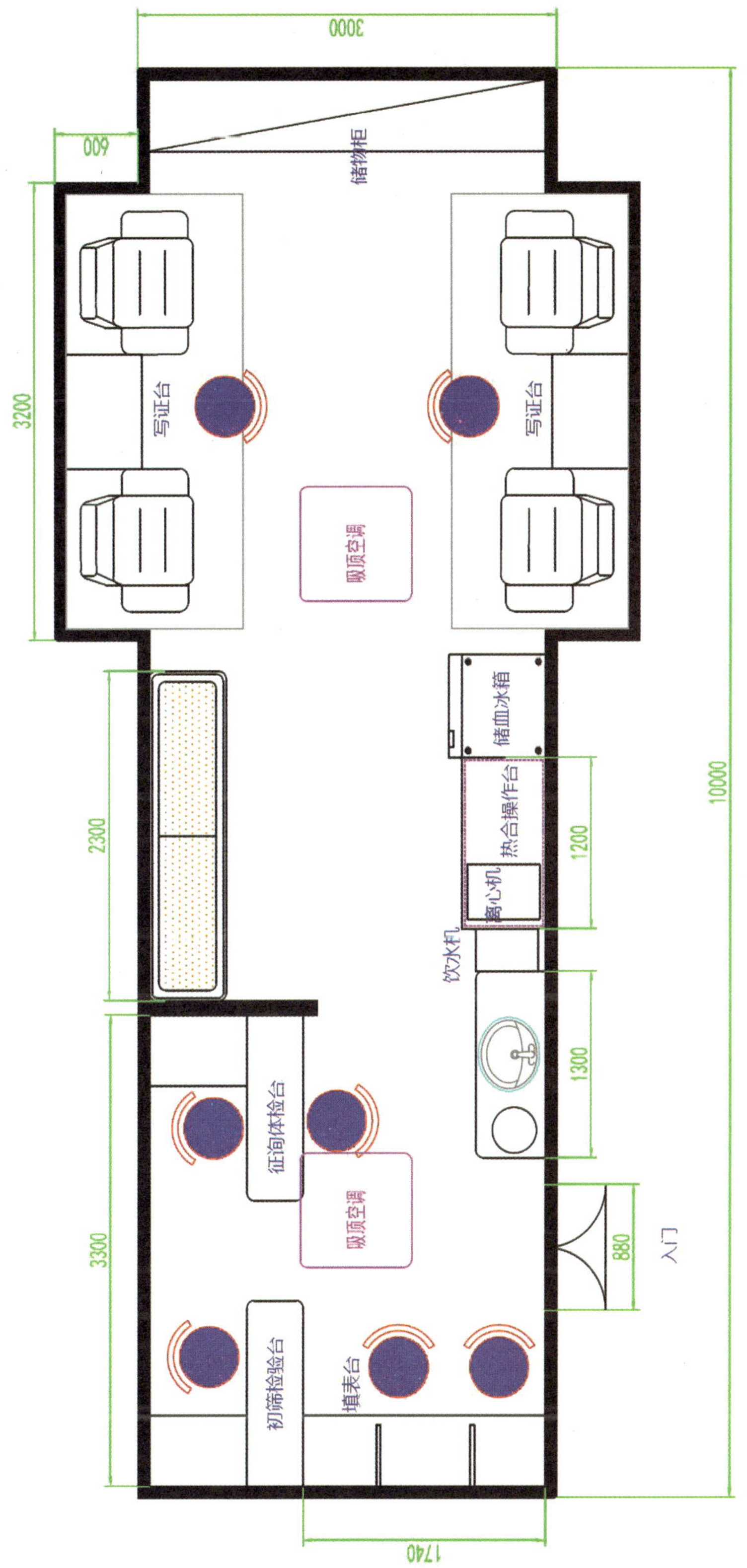

2. 双伸缩采血方舱配置及参数

WG-SSS-CXFC-01 采血方舱配置及参数
（9.8 米无动力双面伸缩采血房车配置表）

序号	名称	参数	数量	备注
1	箱体	9.8 m（长）×2.8 m（宽）×3.4 m（高），可自动伸缩部分 5.4 m×1 m，面积 33 m^2，箱体四壁厚 45 mm、顶部厚 85 mm、底部厚 85 mm，高密度 PU 泡沫夹芯玻璃钢复合板；铝合金包角、饰条，内部 5 mm 钢板预埋件。箱体整体热传导系数 0.064（冷藏车为 0.4）。内部空气质量（甲醛、苯、可挥发性有机物、氡等）符合 GB/T18883—2002《室内空气质量标准》		
2	窗（汽车专用窗）	11 个双层中空防爆玻璃窗，其中伸缩部分左右两侧各有 2 个可活动且带纱窗的双层中空防爆玻璃窗，隔声等级 38 dB，紫外线透过率小于 1	11	
3	防盗门	全不锈钢，2 030 mm×900 mm	1	
4	起伏地板	箱体缩回时地板凸起，打开后放平	1	
5	塑胶地板	医用塑胶地板，防滑、防静电	1	
6	雨搭	窗体外气弹簧支撑、带锁金属防盗雨搭，可代替遮阳棚使用。雨搭使用 2 mm 铝板；雨搭骨架使用 40 mm×50 mm×2.5 mm 铝管	7	
7	工具箱	车外底盘下工具箱，骨架使用 40 mm×50 mm×2.5 mm Q235 方管；底箱使用 1.5 mm 钢板	1	
8	底盘护板	底盘护板使用 1.5 mm Q235 钢板，喷砂、防锈、喷漆处理	1	
9	天窗	车顶部布置汽车专用天窗，带轴流风扇	2	
10	牵引装置总成	1.8 m×1.2 m 硬牵引，可拆卸式。喷砂、防锈、喷漆处理	1	
11	双转向双轴底盘总成	9.8 m×2.8 m；底盘总承重≥ 10 吨，底盘大架使用 8 mm Q345B 钢板弯曲，横梁使用 3 mm 钢板弯曲焊接；底盘梁使用 3 mm 钢板弯曲焊接。双桥、4 个轮胎；轴承为汽车专用轴承；底盘总成喷砂、防锈、喷漆处理	1	
12	伸缩装置总成	含伸缩部分液压动力单元及伸缩装置机构、油缸	1	

（续表）

序号	名称	参数	数量	备注
13	支撑装置总成	每个支撑力大于 14 吨，手摇可上下粗调、细调节	4	
14	窗帘	手拉窗帘	11	
15	吊顶	PVC 板整体吊顶	1	
16	常温（低温）电气系统	主线 10 mm^2、空调 6 mm^2、插座 4 mm^2、照明线 2.5 mm^2 单股铜芯线，电线采用隐蔽式，全部装在墙内，PVC 穿线	1	
17	干粉灭火器	2 kg	2	
18	车内电源总控制箱	箱体优质钢板焊接，防锈喷漆处理。箱内安装整车控制系统及操作零、部件开关	1	
19	供水系统	供水系统（外接自来水供水；大桶水供水、25 L 不锈钢清水箱供水），脚踏开关，自吸抽水电泵，供水管路	1	
20	音响系统	车底 4 面各安装 1 个音箱（独立开关控制），车内 1 个音箱	1	
21	监控系统	车外，门左（右）上角、车体（左）右后角、车内前、后顶部摄像头各 1 个	4	
22	整车喷绘	正反面喷漆 25 m^2，两端面及门两面大型喷绘写真 19 m^2	1	
23	遮阳棚	门上方伸缩遮阳棚	1	
24	户外门灯	遮阳棚下	1	
25	门帘	透明塑料门帘	1	
26	照明系统	300 mm × 600 mm LED 照明灯	8	
27	紫外线杀毒灯	定时、独立开关控制	4	
28	5 孔电源插座	其中 1 个 16 A 为 2 P 空调、1 个 25 A 为 3 P 空调插座	23	
29	网线插孔		1	
30	闭路线插孔		1	
31	洗手池总成	深型不锈钢洗手盆，可旋转水龙头	1	
32	排水系统	不锈钢污水箱 1 个，25 L，留污水排放口和药品投放口，排水管路	1	

（续表）

序号	名称	参数	数量	备注
33	上车扶手	不锈钢	1	
34	空调安装架	空调室外机安装架、加长铜管	2	
35	隔断	长 1 000 mm，高 1 350 mm，磨砂玻璃，不锈钢框	2	
36	轨道挂帘	长 800 mm，高到顶	1	
37	靠背沙发	长 1 380 mm× 宽 700 mm 1 个，长 1 225 mm× 700 mm 2 个，下部带门，可放物品	3	
38	储物架	长 1 900 mm、高 2 200 mm 金属中仓货架，分 4 层	1	
39	纪念品展示柜	700 mm×400 mm×2 200 mm，上面透明玻璃，内两层，下部木门，内两层	1	
40	采血方柜	700 mm×620 mm×700 mm 人造大理石面，从桌面往下 200 的位置做一个横板。底下抽屉，抽屉上面带滑板，放置摇摆称秤	2	
41	不锈钢圆凳	ϕ300，不带靠背、可升降	6	
42	L 型吧台 1	1 200 mm×1 100 mm×760 mm，台面下做抽屉，底下做空	1	
43	L 型吧台 2	1 200 mm×1 200 mm×760 mm 人造大理石面，靠窗端做一个柜子，带门，其余部分上面抽屉，下面做空	1	
44	洗手池柜	800 mm×500 mm×760 mm，大理石面	1	
45	热合操作台	600 mm×500 mm×760 mm，大理石面	1	
46	更衣柜	800 mm×500 mm×2 200 mm，分三层，6 个门，带锁	1	
47	LED 显示屏	5 m×0.3 m 1 个；2.5 m×0.3 m 1 个，布置在车门一侧上部及车门左端上部，只布线，现场安装	各 1	
48	裙边	不锈钢网板	1	
49	保温折叠门	铝合金外框保温折叠门	1	
50	立式空调	3 P 立式空调（海尔）	1	
51	空气消毒机	60 m^3（巨光 60 KT−B60）	1	

（续表）

序号	名称	参数	数量	备注
52	顶部造型	尖顶或波浪顶	1	（可选）
		小尖顶	1	（可选）
		平顶	1	（可选）
53	功放机、音箱	250 W	1	（选配）
54	摄像头	室内 2 个、室外 2 个	4	（选配）
55	硬盘刻录机	硬盘刻录机（4 路）	1	（选配）
56	挂式空调	2 P 挂式空调	1	（选配）
57	饮水机	台式或立式	1	（选配）
58	采血椅	可坐躺专用采血椅	4	（选配）
59	储血冰箱	268 L	1	（选配）
60	摇摆秤		4	（选配）
61	热合机		1	（选配）
62	食品冰箱	50 L	1	（选配）
63	试剂冰箱	106 L	1	（选配）
64	液晶电视	81.28 cm（32 英寸）	1	（选配）
65	微波炉		1	（选配）
66	风幕机		1	（选配）
67	加热板	红外加热板，每片 300 W	4	（选配）
68	UPS 电源	2 000 W	1	（选配）
69	加热板	加拿大进口红外加热板，每片 300 W	4	（选配）
70	UPS 电源	2 000 W 山特 C2KRS/2 000 W	1	（选配）

WG-SSS-CXFC-02 采血方舱配置及参数
（12 米无动力双面伸缩采血房车配置表）

序号	名称	参数	数量	备注
1	箱体	12 m（长）×2.8 m（宽）×3.4 m（高），可抽出部分 5.44 m×1 m，面积为 39 m^2，箱体四壁厚 45 mm、顶部厚 85 mm、底部厚 85 mm，高密度 PU 泡沫夹芯玻璃钢复合板；铝合金包角、饰条，内部 5 mm 钢板预埋件。箱体整体热传导系数 0.064（冷藏车为 0.4），内部空气质量（甲醛、苯、可挥发性有机物、氡等）符合 GB/T18883—2002《室内空气质量标准》	1	
2	窗（汽车专用窗）	11 个双层中空防爆玻璃窗，其中伸缩部分左右两侧各有 2 个可活动且带纱窗的双层中空防爆玻璃窗，隔声等级 38 dB，紫外线透过率小于 1	11	
3	防盗门	全不锈钢	1	
4	起伏地板	箱体缩回时地板凸起，打开后放平	1	
5	干粉灭火器	2 kg	2	
6	塑胶地板	进口商用弹性塑胶地板，防滑、防静电	1	
7	雨搭	窗体外气弹簧支撑、带锁金属防盗雨搭，可代替遮阳棚使用	7	
8	工具箱	车外底盘下工具箱，骨架使用 40 mm×50 mm×2.5 mm Q235 方管；底箱使用 1.5 mm 钢板	1	
9	底盘护板	底盘护板使用 3 mm Q235 钢板，喷砂、防锈、喷漆处理	1	
10	天窗	车顶部布置汽车专用天窗，带轴流风扇	2	
11	牵引装置总成	1.8 m×1.2 m 硬牵引，可拆卸式。喷砂、防锈、喷漆处理	1	
12	双转向双轴底盘总成	9.8 m×2.8 m；底盘总承重≥ 10 吨，底盘大架 300 H 型钢，横梁使用 10# 槽钢焊接。双桥、8 个轮胎；轴承为汽车专用轴承；底盘总成防锈、喷漆处理	1	
13	伸缩装置总成	含伸缩部分液压动力单元及伸缩装置机构、油缸	1	
14	支撑装置总成		4	
15	窗帘	手拉窗帘	11	

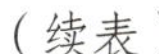

（续表）

序号	名称	参数	数量	备注
16	吊顶	PVC 板整体吊顶	1	
17	常温（低温）电气系统	主线 10 mm^2、空调 6 mm^2、插座 4 mm^2、照明线 2.5 mm^2 单股铜芯线，电线采用隐蔽式，全部装在墙内，PVC 穿线	1	
18	车内电源总控制箱	箱体优质钢板焊接，防锈喷漆处理。箱内安装整车控制系统及操作零、部件开关	1	
19	供水系统	供水系统（外接自来水供水；大桶水供水、25 L 不锈钢清水箱供水），脚踏开关，自吸抽水电泵，供水管路	1	
20	音响系统	车底 4 面各安装 1 个音箱（独立开关控制），车内 1 个音箱	1	
21	监控系统	车外，门左（右）上角、车体（左）右后角、车内前、后顶部摄像头各 1 个	4	
22	整车喷绘	正反面喷漆 25 m^2，两端面及门两面大型喷绘写真 19 m^2	1	
23	门帘	透明塑料门帘	1	
24	遮阳棚	门上方伸缩遮阳棚	1	
25	户外门灯	遮阳棚下	1	
26	照明系统	300 mm × 600 mm LED 照明灯	11	
27	紫外线杀毒灯	定时、独立开关控制	4	
28	5 孔电源插座	其中 1 个 16 A 为 2 P 空调	23	
29	网线插孔		1	
30	闭路线插孔		1	
31	洗手池总成	深型不锈钢洗手盆，可旋转水龙头	1	
32	排水系统	不锈钢污水箱 1 个，25 L，留污水排放口和药品投放口，排水管路	1	
33	上车扶手	不锈钢	1	
34	空调安装架	空调室外机安装架、加长铜管	2	
35	隔断滑门	外形尺寸 1 050 mm × 820 mm × 2 200 mm，铝合金外框，磨砂玻璃门	2	

（续表）

序号	名称	参数	数量	备注
36	靠背沙发	长 1 500 mm× 宽 700 mm，2 个，下部带门，可放物品	2	
37	薄靠背沙发	长 1 050 mm× 宽 500 mm 2 个，下部带门，可放物品	2	
38	储物架	长 2 700 mm、高 2 200 mm，金属中仓货架，分 4 层	1	
39	纪念品展示吊柜	700 mm×300 mm×500 mm，吊于填表桌上方	1	
40	采血方柜	600 mm×620 mm×700 mm，人造大理石面，从桌面往下 200 的位置做一个横板。底下抽屉，抽屉上面带滑板放置摇摆秤	2	
41	填表桌	1 200 mm×400 mm×760 mm，上抽屉下做空	1	
42	不锈钢圆凳	ϕ300，不带靠背、可升降	6	
43	T 型吧台 1	1 900 mm×（400+600）mm×760 mm，人造大理石面，靠墙台面下做柜子，其余上抽屉、下做空	3	
44	T 型吧台 2	2 300 mm×（500+700）mm×760 mm，人造大理石面，靠窗端做一个柜子带门，其余部分上面抽屉，下面做空	1	
45	洗手池柜	1 170 mm×500 mm×760 mm，人造大理石面，	1	
46	台子	550 mm×500 mm×760 mm，上抽屉下做空，人造理石面，微波炉放在台上	1	
47	热合操作台	（300+500）×（500+700）×760，人造大理石面	1	
48	更衣柜	800 mm×500 mm×2 200 mm，分三层，6 个门，带锁	1	
49	LED 显示屏	5 m×0.3 m 1 个；2.5 m×0.3 m 1 个，布置在车门一侧上部及车门左端上部，只布线，现场安装	各 1	
50	裙边	不锈钢网板	1	
51	保温折叠门	铝合金外框保温折叠门	1	
52	立式空调	3 P 立式空调	1	
53	液晶电视	81.28 cm（32 英寸）	1	
54	空气消毒机	60 m^3	1	
55	风幕机		1	

（续表）

序号	名称	参数	数量	备注
56	顶部造型	尖顶或波浪顶	1	（可选）
		小尖顶	1	（可选）
		平顶	1	（可选）
57	功放机、音箱	250 W	1	（选配）
58	摄像头	室内 2 个、室外 2 个	4	（选配）
59	硬盘刻录机	硬盘刻录机（4 路）	1	（选配）
60	挂式空调	2 P 挂式空调	1	（选配）
61	饮水机	台式或立式	1	（选配）
62	采血椅	可坐躺专用采血椅	4	（选配）
63	储血冰箱	258 L	1	（选配）
64	摇摆秤		4	（选配）
65	热合机		1	（选配）
66	食品冰箱	50 L	1	（选配）
67	试剂冰箱	106 L BE	1	（选配）
68	微波炉		1	（选配）
69	加热板	红外加热板，每片 300 W	4	（选配）
70	UPS 电源	2 000 W	1	（选配）
71	全自动采血椅		1	（选配）
72	血小板振动保存箱		1	（选配）

210-SSS-CXFC-01采血方舱配置及参数

序号	名称	参数	数量	备注
1	采血方舱	1 2000 mm×2 500（4 500） mm×4 100 mm（长 × 宽 × 高）	1	
2	封闭走梯	3 000 mm×1 200 mm×3 500 mm（长 × 宽 × 高）	1	
3	推拉窗	800 mm×600 mm	6	
4	入户门	1 800 mm×800 mm	2	
5	应急门	1 850 mm×900 mm	1	
6	门帘 / 窗帘	按门窗大小定做	1	
7	塑胶地板	LG 医用地板，3.2 mm	1	
8	电动遮阳棚	4 500 mm×2 500 mm	2	
9	卷筒遮阳棚	4 850 mm×1 100 mm	2	
10	牵引装置总成	半挂底盘，90 牵引销	1	
11	支撑装置总成	16 T	4	
12	底盘工具箱	8 m^3	1	
13	底盘护板	周圈，金属材质	1	
14	工作台	多层实木板材，台面选用大理石板 1 800 mm×600 mm×760 mm（长 × 宽 × 高）	1	
15	采血柜	多层实木板材，台面选用大理石板 700 mm×600 mm×760 mm（长 × 宽 × 高）	1	
16	休息等待沙发	真皮材质 1 800 mm×800 mm×900 mm（长 × 宽 × 高）	2	
17	填表桌	多层实木板材，台面选用大理石板 1 000 mm×600 mm×760 mm（长 × 宽 × 高）	1	
18	C 型工作台	多层实木板材，台面选用大理石板 7 500 mm×500 mm×760 mm（长 × 宽 × 高）	1	
19	茶点组合柜	多层实木板材，台面选用大理石板 1 300 mm×600 mm×760 mm（长 × 宽 × 高）	1	
20	热合台	多层实木板材，台面选用大理石板 1 000 mm×600 mm×760 mm（长 × 宽 × 高）	1	

（续表）

序号	名称	参数	数量	备注
21	吊柜	多层实木板材 1 000 mm×400 mm×500 mm（长 × 高 × 深）	1	
22	L 型挡帘	2 000 mm×1 900 mm（长 × 高）	1	
23	吊顶	铝单板造型吊顶	1	
24	采血椅	采血椅选用高档电动采血椅。真皮材质，耐用防腐蚀、防菌、易清洁，背部、腿部可电动调节并可调至卧位	4	
25	景观灯	LED 灯，10 W	10	
26	行车灯	挂车尾灯及示廓灯	1	
27	LED 彩色屏	2 400 mm×1 440 mm×180 mm（长 × 宽 × 厚）	1	
28	空调	格力 3 P	3	
29	发电机	超静音发电机，16 kW	1	
30	照明灯	LED，600 mm×600 mm	5	
31	照明灯	LED，300 mm×300 mm	4	
32	紫外线消毒灯	600 mm×300 mm	4	
33	换气扇	CJVIA210	2	
34	微波炉	西门子	1	
35	空气消毒器	壁挂式	1	
36	冰箱	BCD-160 TMPQ	1	
37	饮水机	美的	1	
38	红外报警器	安尼威尔	1	
39	液晶电视	48.26 cm（19 英寸）翻转电视	1	
40	功放	米奇林功放配吸顶音箱	1	
41	监控系统	硬盘录像机及摄像头	1	
42	灭火器	2 kg 二氧化碳 / 水基型灭火器	4	
43	小圆凳	不锈钢，ϕ300	8	
44	生活垃圾桶	市购	2	

（续表）

序号	名称	参数	数量	备注
45	医废垃圾桶	市购	3	
46	LED 温湿度计	显示万年历、温度、湿度	1	
47	玻璃隔断	1 000 mm×1 800 mm（宽 × 高）	2	
48	电源总控制箱	700 mm×600 mm（宽 × 高）	1	
49	中控屏	电容触摸屏	1	
50	UPS 电源	3 KVA 配电池	1	
51	稳压电源	德力西	1	
52	电加热膜	电加热地热膜 3 000 W—5 000 W	1	
53	插座	5 孔电源 / 三位	40	
54	网线插孔	标准网口	4	
55	整车喷绘	按用户要求	1	
56	血液保存箱	血液保存箱（2 ℃—4 ℃） 单台容积应≥ 350 L	1	
57	采血秤		4	
58	热合机		2	
59	血压计		1	
60	打印机		1	
61	全自动献血初筛分析系统		1	
62	体重秤		1	
63	无菌接合机		1	

210-SSS-CXFC-02 采血方舱配置及参数

序号	名称	参数	数量	备注
1	采血方舱	9 000 mm × 2 500（4 500） mm × 4 100 mm（长 × 宽 × 高）	1	
2	封闭走梯	3 000 mm × 1 200 mm × 3 500 mm（长 × 宽 × 高）	1	
3	推拉窗	800 mm × 600 mm	4	
4	入户门	1 800 mm × 800 mm	2	
5	应急门	1 850 mm × 900 mm	1	
6	门帘 / 窗帘	按门窗大小定做	1	
7	塑胶地板	LG 医用地板，3.2 mm	1	
8	电动遮阳棚	2 500 mm × 2 000 mm	2	
9	卷筒遮阳棚	4 200 mm × 1 100 mm	2	
10	牵引装置总成	半挂底盘，90 牵引销	1	
11	支撑装置总成	16 T	4	
12	底盘工具箱	5.5 m^3	1	
13	底盘护板	周圈，金属材质	1	
14	L 型工作台	多层实木板材，台面选用大理石板 1 800 mm × 1 000 mm × 760 mm（长 × 宽 × 高）	1	
15	采血柜	多层实木板材，台面选用大理石板 700 mm × 600 mm × 760 mm（长 × 宽 × 高）	1	
16	休息等待沙发	真皮材质 1 300 mm × 600 mm × 900 mm（长 × 宽 × 高）	1	
17	休息等待沙发	真皮材质 1 700 mm × 500 mm × 900 mm（长 × 宽 × 高）	1	
18	纪念品展示柜	透明玻璃 400 mm × 400 mm × 1 000 mm（长 × 宽 × 高）	1	
19	组合储物柜	多层实木板材，台面选用大理石板 1 500 mm × 600 mm × 1 800 mm（长 × 宽 × 高）	1	
20	填表台	多层实木板材，台面选用大理石板 1 900 mm × 600 mm × 1 000 mm（长 × 宽 × 高）	1	

（续表）

序号	名称	参数	数量	备注
21	热合台	多层实木板材，台面选用大理石板 1 000 mm×600 mm×1 000 mm（长 × 宽 × 高）	1	
22	吊柜	多层实木板材 1 000 mm×400 mm×400 mm（长 × 高 × 深）	1	
23	隔帘	2 500 mm×1 900 mm（长 × 高）	1	
24	吊顶	铝单板造型吊顶	1	
25	采血椅	必须满足献血者坐和躺两种状态下献血的要求； 椅面尺寸不小于 1 700 mm×560 mm（包括头枕、腿靠板）； 电动调节背板、坐板等角度； 快速实现由座位到头低足高位的转换； 椅面柔软舒适、耐磨、防水、透气、防腐、防菌、易清洁	4	
26	景观灯	LED 灯，10 W	10	
27	行车灯	挂车尾灯及示廓灯	1	
28	LED 彩色屏	2 400 mm×1 440 mm×180 mm（长 × 宽 × 厚）	1	
29	空调	格力 3 P	3	
30	发电机	超静音发电机，16 kW	1	
31	照明灯	LED，600 mm×600 mm	5	
32	照明灯	LED，300 mm×300 mm	4	
33	紫外线消毒灯	600 mm×300 mm	4	
34	换气扇	CJVIA210	2	
35	微波炉	美的	1	
36	空气消毒机	移动式	1	
37	空气消毒机	壁挂式	1	
38	冰箱	容声	1	
39	饮水机	美的	1	
40	生活垃圾桶	市购	2	
41	医废垃圾桶	市购	2	

（续表）

序号	名称	参数	数量	备注
42	液晶电视及支架	48.26 cm（19 英寸）翻转液晶电视	1	
43	功放	米奇林功放配吸顶音箱	1	
44	监控系统	硬盘录像机及摄像头	1	
45	灭火器	2 kg 二氧化碳 / 水基型灭火器	4	
46	小圆凳	不锈钢，ф300	8	
47	LED 温湿度计	显示万年历、温度、湿度	1	
48	玻璃隔断	1 000 mm × 1 800 mm（宽 × 高）	2	
49	电源总控制箱	700 mm × 600 mm（宽 × 高）	1	
50	中控屏	电容触摸屏	1	
51	UPS 电源	3 KVA 配电池	1	
52	稳压电源	德力西	1	
53	电加热膜	电加热地热膜 3 000 W—5 000 W	1	
54	插座	5 孔电源 / 三位	40	
55	网线插孔	标准网口	4	
56	整车喷绘	按用户要求	1	
57	血液保存箱	温控范围（℃）：4， 环境温度（℃）：35， 有效容积（L）：304， 外观尺寸（mm）（W × D × H）：600 × 680 × 1 835，耗电量（W）（220 V，50 Hz）：220， 净重（kg）：125	1	
58	采血秤		4	
59	热合机		1	
60	血压计		1	
61	医疗推车		1	
62	针式打印机		1	
63	体重秤		4	
64	标本离心机		1	
65	血细胞分析仪		1	

210-SSS-CXFC-03 采血方舱配置及参数

序号	名称	参数	数量	备注
1	采血方舱	9 000 mm×2 500（4 500）mm×4 100 mm（长 × 宽 × 高）	1	
2	入户走梯	2 000 mm×1 200 mm×1 000 mm（长 × 宽 × 高）	1	
3	推拉窗	800 mm×600 mm	4	
4	入户门	1 800 mm×800 mm	1	
5	应急门	1 850 mm×900 mm	1	
6	门帘 / 窗帘	按门窗大小定做	1	
7	塑胶地板	LG 医用地板，3.2 mm	1	
8	电动遮阳棚	2 500 mm×2 000 mm	2	
9	卷筒遮阳棚	4 200 mm×1 100 mm	2	
10	牵引车	二类底盘	1	
11	支撑装置总成	16 T	4	
12	底盘工具箱	2 m^3	1	
13	L 型工作台	多层实木板材，台面选用大理石板 1 800 mm×1 000 mm×760 mm（长 × 宽 × 高）	1	
14	采血柜	多层实木板材，台面选用大理石板 700 mm×600 mm×760 mm（长 × 宽 × 高）	1	
15	休息等待沙发	真皮材质 1 300 mm×600 mm×900 mm（长 × 宽 × 高）	1	
16	休息等待沙发	真皮材质 1 700 mm×500 mm×900 mm（长 × 宽 × 高）	1	
17	纪念品展示柜	透明玻璃 400 mm×400 mm×1 000 mm（长 × 宽 × 高）	1	
18	组合储物柜	多层实木板材，台面选用大理石板 1 500 mm×600 mm×1 800 mm（长 × 宽 × 高）	1	
19	填表台	多层实木板材，台面选用大理石板 1 900 mm×600 mm×1 000 mm（长 × 宽 × 高）	1	

（续表）

序号	名称	参数	数量	备注
20	热合台	多层实木板材，台面选用大理石板 1 000 mm × 600 mm × 1 000 mm（长 × 宽 × 高）	1	
21	吊柜	多层实木板材 1 000 mm × 400 mm × 400 mm（长 × 高 × 深）	1	
22	隔帘	2 500 mm × 1 900 mm（长 × 高）	1	
23	吊顶	铝单板造型吊顶	1	
24	采血椅	采血椅选用高档电动采血椅。真皮材质，耐用防腐蚀、防菌、易清洁，背部、腿部可电动调节并可调至卧位	4	
25	景观灯	LED 灯，10 W	10	
26	行车灯	挂车尾灯及示廓灯	1	
27	LED 彩色屏	2 400 mm × 1 440 mm × 180 mm（长 × 宽 × 厚）	1	
28	空调	格力 3 P，冷热双制	2	
29	发电机	静音发电机，16 kW	1	
30	照明灯	LED，600 mm × 600 mm	5	
31	照明灯	LED，300 mm × 300 mm	4	
32	紫外线消毒灯	600 mm × 300 mm	4	
33	换气扇	CJVIA210	2	
34	微波炉	美的	1	
35	空气消毒机	移动式	1	
36	空气消毒机	壁挂式	1	
37	冰箱	容声	1	
38	饮水机	美的	1	
39	生活垃圾桶	市购	2	
40	医废垃圾桶	市购	2	
41	液晶电视及支架	48.26 cm（19 英寸）翻转液晶电视	2	
42	功放	米奇林功放配吸顶音箱	1	

（续表）

序号	名称	参数	数量	备注
43	监控系统	硬盘录像机及摄像头	1	
44	灭火器	2 kg 二氧化碳 / 水基型灭火器	4	
45	小圆凳	不锈钢 ϕ300，带靠背	6	
46	LED 温湿度计	显示万年历、温度、湿度	1	
47	玻璃隔断	1 000 mm × 1 800 mm（宽 × 高）	2	
48	电源总控制箱	700 mm × 600 mm（宽 × 高）	1	
49	中控屏	电容触摸屏	1	
50	UPS 电源	3 KVA 配电池	1	
51	稳压电源	德力西 JJW−3KVA	1	
52	插座	5 孔电源 / 三位	40	
53	网线插孔	标准网口	4	
54	整车喷绘	按用户要求	1	
55	血液保存箱	302 L，专用储血冰箱，带声光报警	1	
56	采血秤		4	
57	热合机		1	
58	血压计		1	
59	医疗推车		1	
60	针式打印机		1	
61	体重秤		1	
62	试剂冰箱			
63	标本离心机		1	
64	血细胞分析仪		1	

210-SSS-CXFC-04 采血方舱配置及参数

序号	名称	参数	数量	备注
1	采血方舱	1 2000 mm × 2 500（4 500） mm × 4 100 mm（长 × 宽 × 高）	1	
2	封闭走梯	3 000 mm × 1 200 mm × 3 500 mm（长 × 宽 × 高）	1	
3	推拉窗	800 mm × 600 mm	6	
4	入户门	1 800 mm × 800 mm	2	
5	应急门	1 850 mm × 900 mm	1	
6	门帘 / 窗帘	按门窗大小定做	1	
7	塑胶地板	LG 医用地板，3.2 mm	1	
8	电动遮阳棚	4 500 mm × 2 500 mm	2	
9	卷筒遮阳棚	4 800 mm × 1 100 mm	2	
10	牵引装置总成	半挂底盘，90 牵引销	1	
11	支撑装置总成	16 T	4	
12	底盘工具箱	8 m^3	1	
13	底盘护板	周圈，金属材质	2	
14	工作台	多层实木板材，台面选用大理石板 1 800 mm × 600 mm × 760 mm（长 × 宽 × 高）	1	
15	采血柜	多层实木板材，台面选用大理石板 700 mm × 600 mm × 760 mm（长 × 宽 × 高）	1	
16	休息等待沙发	真皮材质 1 800 mm × 800 mm × 900 mm（长 × 宽 × 高）	2	
17	填表桌	多层实木板材，台面选用大理石板 1 000 mm × 600 mm × 760 mm（长 × 宽 × 高）	1	
18	C 型工作台	多层实木板材，台面选用大理石板 7 500 mm × 500 mm × 760 mm（长 × 宽 × 高）	1	
19	茶点组合柜	多层实木板材，台面选用大理石板 1 300 mm × 600 mm × 760 mm（长 × 宽 × 高）	1	
20	热合台	多层实木板材，台面选用大理石板 1 000 mm × 600 mm × 760 mm（长 × 宽 × 高）	1	

（续表）

序号	名称	参数	数量	备注
21	吊柜	多层实木板材 1 000 mm × 400 mm × 500 mm（长 × 高 × 深）	1	
22	L 型挡帘	2 000 mm × 1 900 mm（长 × 高）	1	
23	吊顶	铝单板造型吊顶	1	
24	采血椅	必须满足献血者坐和躺两种状态下献血的要求； 椅面尺寸不小于 1 700 mm × 560 mm（包括头枕、腿靠板）； 电动调节背板、坐板等角度； 快速实现由座位到头低足高位的转换； 椅面柔软舒适、耐磨、防水、透气、防腐、防菌、易清洁	4	
25	景观灯	LED 灯，10 W	10	
26	行车灯	挂车尾灯及示廓灯	1	
27	LED 彩色屏	2 400 mm × 1 440 mm × 180 mm（长 × 宽 × 厚）	1	
28	空调	格力 3 P，冷热双制	3	
29	发电机	静音发电机，16 kW	1	
30	照明灯	LED，600 mm × 600 mm	5	
31	照明灯	LED，300 mm × 300 mm	4	
32	紫外线消毒灯	600 mm × 300 mm	4	
33	换气扇	CJVIA210	2	
34	微波炉	西门子	1	
35	空气消毒器	壁挂式	1	
36	冰箱	BCD−160TMPQ	1	
37	饮水机	美的	1	
38	红外报警器	安尼威尔	1	
39	液晶电视及支架	48.26 cm（19 英寸）电视及配套支架	1	
40	功放	米奇林功放配吸顶音箱	1	
41	监控系统	硬盘录像机及摄像头	1	
42	灭火器	2 kg 二氧化碳 / 水基型灭火器	4	

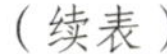

（续表）

序号	名称	参数	数量	备注
43	小圆凳	不锈钢，ф300	8	
44	生活垃圾桶	市购	2	
45	医废垃圾桶	市购	3	
46	LED 温湿度计	显示万年历、温度、湿度	1	
47	玻璃隔断	1 000 mm × 1 800 mm（宽 × 高）	2	
48	电源总控制箱	700 mm × 600 mm（宽 × 高）	1	
49	中控屏	电容触摸屏	1	
50	UPS 电源	3 KVA 配电池	1	
51	稳压电源	德力西	1	
52	电加热膜	电加热地热膜 3 000 W—5 000 W	1	
53	插座	5 孔电源 / 三位	40	
54	网线插孔	标准网口	4	
55	整车喷绘	按用户要求	1	
56	血液保存箱	电压：220/50 Hz 容积：358 L 输入功率：460 kW 箱内温度：4 ± 1 ℃ 外部尺寸：720 mm × 690 mm × 1 730 mm 内部尺寸：620 mm × 470 mm × 1 160 mm 搁架 \ 存血筐：5\20 存血量（400 mL/ 袋）：200	1	
57	采血秤		4	
58	热合机		1	
59	血压计		1	
60	针式打印机		1	
61	全自动献血初筛分析系统		1	
62	体重秤		1	
63	无菌接合机		1	

JL-SSS-CXFC-01 采血方舱（轻钢结构）配置及参数

序号	名称	参数
1	外形尺寸	▲长：6 m—14 m，宽≤ 4m，高度≥ 3.5 m； 抗风等级不低于 10 级，抗震等级不低于 7 级
2	箱体	采用载重式骨架，具备吊装运输功能，立柱采用 140 mm×58 mm×4.9 mm 槽钢 14#（Q235 黑料），圈梁采用 140 mm×58 mm×4.9 mm 槽钢 14#（Q235 黑料），地面檩条采用 100 mm×100 mm×2.5 mm（Q235 黑料），屋面檩条采用 100 mm×100 mm×2.5 mm（Q235 黑料），固定墙面板采用小波浪车厢板（厚度 1.8 mm，Q235 黑料）。底盘总成喷砂、防锈、喷漆处理； 外墙采用铝板幕墙装饰，铝板厚度≥ 3 mm，铝板表面采用氟碳聚合物喷漆，利用金属罩面漆，抗紫外线、抗腐蚀、不褪色； 内墙采用环保集成墙板装饰； 厢体总传热系数不大于 0.0441； 车内装修材料全部采用环保材料，符合 GB/T18883—2002《室内空气质量标准》的规定（能合格通过环评检测，要求提供环保部门的环评合格证明材料）。箱体四周安装拆卸式遮挡板（建议用防腐木），符合防鼠要求；整体安装交付使用前，要做室内异味消除处理
3	双面伸缩舱体	单面伸缩规格：长≤ 8 m，宽≤ 0.8 m，内高≤ 2 m 核心机构：A 型房车专用拓展舱轨道机构（全不锈钢） 承重：＞ 1T（静态） 使用环境：≥ −45 ℃ 设计寿命：≥ 800 次循环 保养：每年不低于 1 次 防水 / 尘措施：伸缩舱安装随动遮阳棚以保护舱体 核心技术：采用升降地板，扩展后车内平地板，专利技术
4	屋顶	造型根据采购人要求制作（由我方出具效果图，甲方确认）。屋顶主结构为钢构，屋顶由实木板 + 沥青防水层 + 沥青瓦组成，美观、防锈、防腐、带排水沟，有隔热保温处理，内部配有排气扇。配良好的雨水系统，美观精巧，耐久性好，排、防水效果优良并实现雨檐集水排出。屋顶竖“爱心献血屋”5 个红字（有定时器、接电后可亮光）
5	吊顶	家居型，整体吊顶，牢固可靠，移动时不易松动
6	窗	所有窗户采用隔热断桥铝框架，中空玻璃钢化加条夹胶处理，安全、防爆、隔热，窗口料采用不锈钢包边；门为双层钢化玻璃门，中间做钢制防盗措施，采用优质的门窗五金配件，要求做纱门、纱窗
7	遮阳帘	伸缩抽拉帘（或按我方要求）

（续表）

序号	名称	参数
8	防盗门	304 全不锈钢拉丝板材，净尺寸≥ 800 mm×1 900 mm（正面可选择喷漆、反面贴画），上方带造型雨搭
9	天窗、换气扇	车顶部布置汽车专用天窗，带轴流风扇，吸顶式（L=180 m^3/h），采血区、体检区各 1 台，可打开，由车内进入屋顶
10	隔断	采血区与体检区到顶磨砂玻璃隔断一个，车尾部一个推拉门隔断。上车门左侧有一个活动隐私拉帘（非透明），活动隐私拉帘离地约 10 cm，到顶
11	支撑装置总成	采用重型机械手摇支撑装置 4 组；每个承重能力大于等于 14 吨，手摇可上下粗调、细调节
12	牵引总成	钢铁特制，无须拆卸，可隐藏
13	电路	电路设计：安全可靠，符合国标并满足所有设施设备用电需要； 室内墙壁上按照电器布置和使用需求布置至少 30 个插座，插座布置合理； 电源进线均采用隐藏式，所有线路须穿管敷设，不得布明线，设有专用管道，电线均为 6.0 mm^2 铜芯电缆线；为确保整车供电安全，增加接地装置； 配置供电电缆线带便携式卷线盘 1 套，长 30 m（10 mm^2 三芯线），至少要分四组电路，照明、插座、空调，冰箱、消毒灯和室外灯饰、监控系统各一组，每一路均有一个漏电保护总开关
14	照明	室内照明系统齐全，亮度满足采血工作需要。照明标准：工作区 300 lx，荧光灯功率密度值为 8.9 W/m^2，采用飞利浦或同等档次格栅灯；室外安装 3—4 个高照度射灯
15	紫外线消毒灯	紫外线消毒灯符合医用消毒要求，约 1 W/m^3，带定时开关，共 6 盏
16	工具箱	车外底盘下工具箱，骨架使用 40 mm×50 mm×2.5 mm Q235 方管；底箱使用 1.5 mm 钢板
17	清洁用具	家用拖把池 1 套，可放置于车底工具箱
18	洗手池系统	1 套，感应式水龙头，采用市电供电，另装有不锈钢洗眼器
19	工作台面	采血台 2 个，热合台 1 个，L 型工作台 2 个，填表台（或小吧台）1 个； 所有柜体均采用实木制作，柜门面板晶钢板，台面均采用高档仿大理石（具体尺寸规格根据采购方要求制作）

（续表）

序号	名称	参数
20	采血椅	2—6 张电动采血椅，外观经典、舒适、大气，颜色柔和，表面材质为超纤皮革，坐垫为高回弹聚氨酯海绵，弹性持久，配置多组电机，电动伸展，可坐可躺，躺平角度≥ 170° 外形尺寸（mm）：1 000×1 000×1 000，座高 500 mm，座宽 420 mm，座深 530 mm，扶手高 650 mm
21	储血冰箱	1 台 有效容积：≥ 258 L； 温度控制：4±1 ℃；微电脑控温；数字式 LED 温度显示； 压缩机：密封式（430 W）； 制冷剂：无氟型 R−134A； 制冷方式：强制空气循环制冷
22	生活电器	使用冰箱 1 台 微波炉 1 台
23	采血秤	4 台
24	热合机	2 台
25	▲干式生化分析仪	1 台
26	办公电器	笔记本电脑 1 台 台式电脑 1 台 激光打印机 1 台
27	休息沙发	2 套，高档皮革包裹，颜色可根据要求定制，沙发下带储物柜
28	饮水机	1 台（立式或台式带架）
29	旋转圆凳	6 张，可升降
30	储物柜	前后各一个储物柜，烤漆面板，按需分层，到顶，采用钢结构，配有层板
31	方形不锈钢垃圾桶	不锈钢板，厚度要厚，放在两个休息沙发中间，柜子外部带门，柜门上面放空预留做放垃圾入口；垃圾桶底部装 4 个滑轮
32	风幕机	1 台，噪声小，根据移动献血屋门宽度确定尺寸
33	空调	2 台
34	空气消毒净化机	1 台
35	急救箱	便携式急救箱，带氧气瓶
36	多媒体播放器	CPU 核心数：四核心，内存容量（ROM）：4 GB，运行内存 RAM：1 GB，接口类型：网络接口 WIFI HDMI 音频

（续表）

序号	名称	参数
37	音响	知名品牌 2 套，吸顶式喇叭
38	电视	2 台，≥ 81.28 cm（32 英寸）液晶电视（带 USB 口），可通过 USB 接口独立播放，其中 1 台连接监控视频
39	外观图案	由厂家根据我方要求设计图案，经甲方确认后喷制
40	户外 LED 宣传屏	3 套，单基色，每套均独立电源控制，显示文字可编辑，预留接口，长度宽度按需求方要求
41	户外大屏电视	连接多媒体播放器，电视安装向外播放，带钢化玻璃保护，声音通过功放由外宣传喇叭播放
42	监控系统	8 个红外夜视高清摄像头（室外 4 个，室内 4 个），海康威视监控主机 1 套，1TB 硬盘 1 个
43	备用发电机	3 kW 便携式发电机 1 台，可供采血台、电脑、储血冰箱使用，发电机为独立舱，保证使用安全，外机舱内部采用进口合金复合保温板进行隔热，该保温板燃烧级别不低于 B1 级，提供相应检测报告

JL-SSS-CXFC-02 采血方舱（轻木结构）配置及参数

序号	名称	参数
1	外形尺寸	▲长：6 m—14 m，宽≤ 4 m，高度≥ 3.5 m； 抗风等级不低于 10 级，抗震等级不低于 7 级
2	箱体	木结构献血屋符合规范： 《木结构设计规范》GB50005—2003 《木结构工程施工规范》GB/T50772—2012 《木骨架组合墙体技术规范》GB/T50361—2005 《木结构建筑设计防火规范》GB50016—2006 《屋面工程技术规范》GB50345—2012 《轻型木桁架技术规范》JGJ/T265—2012 主墙体为实木结构，为了保证极佳的保温、隔热和防噪音效果，墙体分 8 层，主墙体自外向内的结构为：SPF 外墙实木挂板，外墙挂板龙骨，单向呼吸纸，结构板，中间为实木结构龙骨加玻璃纤维棉，防潮纸，内墙挂板龙骨，抗倍特板；总厚度为：16 cm ± 1 cm。 厢体总传热系数不大于 0.0441； 车内装修材料全部采用环保材料，符合 GB/T18883—2002《室内空气质量标准》的规定。箱体四周安装拆卸式遮挡板，符合防鼠要求；整体安装交付使用前，要做室内异味消除处理
3	地板	基层采用优质木材制作木结构格栅，格栅上采用优质 OSB 结构板加固，格栅内采用国际知名优质保温棉进行保温处理，SBS 一体化防水处理，隔热膜，地面采用医用塑胶地板
4	屋顶	屋顶系统采用优质 SPF 三角形木桁架，屋面采用国际知名优质双层玻纤瓦，SBS 一体化防水处理，采用优质 OSB 结构板，国际知名优质保温棉，特制隔热膜；屋顶设有通风系统，冬暖夏凉，采用优质木质封檐板，屋脊设通风窗，金属屋顶，有排水沟，室内屋顶采用集成吊顶
5	双面伸缩舱体	单面伸缩规格：长≤ 8 m，宽≤ 0.8 m，内高≤ 2 m 核心机构：A 型房车专用拓展舱轨道机构（全不锈钢） 承重：＞ 1T（静态） 使用环境：≥ −45 ℃ 设计寿命：≥ 800 次循环 保养：每年不低于 1 次 防水 / 尘措施：伸缩舱安装随动遮阳棚以保护舱体 核心技术：采用升降地板，扩展后车内平地板，专利技术
6	窗	所有窗户采用隔热断桥铝框架，中空玻璃钢化加条夹胶处理，安全、防爆、隔热，窗口料采用不锈钢包边；门为双层钢化玻璃门，中间做钢制防盗措施，采用优质的门窗五金配件，要求做纱门、纱窗

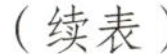

（续表）

序号	名称	参数
7	遮阳帘	伸缩抽拉帘（或按我方要求）
8	防盗门	304 全不锈钢拉丝板材，净尺寸≥ 800 mm×1 900 mm（正面可选择喷漆、反面贴画），上方带造型雨搭
9	天窗、换气扇	车顶部布置汽车专用天窗，带轴流风扇，吸顶式（L=180 m^3/h），采血区、体检区各 1 台，可打开，由车内进入屋顶
10	隔断	采血区与体检区到顶磨砂玻璃隔断一个，车尾部一个推拉门隔断。上车门左侧有一个活动隐私拉帘（非透明），活动隐私拉帘离地约 10 cm，到顶
11	支撑装置总成	采用重型机械手摇支撑装置 4 组；每个承重能力大于等于 14 吨，手摇可上下粗调、细调节
12	牵引总成	钢铁特制，无须拆卸，可隐藏
13	电路	电路设计：安全可靠，符合国标并满足所有设施设备用电需要； 室内墙壁上按照电器布置和使用需求布置至少 30 个插座，插座布置合理； 电源进线均采用隐藏式，所有线路须穿管敷设，不得布明线，设有专用管道，电线均为 6.0 mm^2 铜芯电缆线；为确保整车供电安全，增加接地装置； 配置供电电缆线带便携式卷线盘 1 套，长 30 m（10 mm^2 三芯线），至少要分四组电路，照明、插座，空调，冰箱、消毒灯和室外灯饰、监控系统各一组，每一路均有一个漏掉保护总开关
14	照明	室内照明系统齐全，亮度满足采血工作需要。照明标准：工作区 300 lx，荧光灯功率密度值为 8.9 W/m^2，采用飞利浦或同等档次格栅灯；室外安装 3—4 个高照度射灯
15	紫外线消毒灯	紫外线消毒灯符合医用消毒要求，约 1 W/m^3，带定时开关，共 6 盏
16	工具箱	车外底盘下工具箱，骨架使用 40 mm×50 mm×2.5 mm Q235 方管；底箱使用 1.5 mm 钢板
17	清洁用具	家用拖把池 1 套，可放置于车底工具箱
18	洗手池系统	1 套，感应式水龙头，采用市电供电，另装有不锈钢洗眼器
19	工作台面	采血台 2 个，热合台 1 个，L 型工作台 2 个，填表台（或小吧台）1 个； 所有柜体均采用实木制作，柜门面板晶钢板，台面均采用高档仿大理石（具体尺寸规格根据采购方要求制作）

（续表）

序号	名称	参数
20	采血椅	2—6 张电动采血椅，外观经典、舒适、大气，颜色柔和，表面材质为超纤皮革，坐垫为高回弹聚氨酯海绵，弹性持久，配置多组电机，电动伸展，可坐可躺，躺平角度≥ 170° 外形尺寸（mm）：1 000×1 000×1 000，座高 500 mm，座宽 420 mm，座深 530 mm，扶手高 650 mm
21	储血冰箱	1 台 有效容积：≥ 258 L； 温度控制：4±1 ℃；微电脑控温；数字式 LED 温度显示； 压缩机：密封式（430 W）； 制冷剂：无氟型 R-134A； 制冷方式：强制空气循环制冷
22	生活电器	使用冰箱 1 台 微波炉 1 台
23	采血秤	4 台
24	热合机	2 台
25	▲干式生化分析仪	1 台
26	办公电器	笔记本电脑 1 台 台式电脑 1 台 激光打印机 1 台
27	休息沙发	2 套，高档皮革包裹，颜色可根据要求定制，沙发下带储物柜
28	饮水机	1 台（立式或台式带架）
29	旋转圆凳	6 张，可升降
30	储物柜	前后各一个储物柜，烤漆面板，按需分层，到顶，采用钢结构，配有层板
31	方形不锈钢垃圾桶	不锈钢板，厚度要厚，放在两个休息沙发中间，柜子外部带门，柜门上面放空预留做放垃圾入口；垃圾桶底部装 4 个滑轮
32	风幕机	1 台，噪声小，根据移动献血屋门宽度确定尺寸
33	空调	2 台
34	空气消毒净化机	1 台
35	急救箱	便携式急救箱，带氧气瓶
36	多媒体播放器	CPU 核心数：四核心，内存容量（ROM）：4 GB，运行内存 RAM：1 GB，接口类型：网络接口 WIFI HDMI 音频

（续表）

序号	名称	参数
37	音响	知名品牌2套，吸顶式喇叭
38	电视	2台，≥ 81.28 cm（32英寸）液晶电视（带USB口），可通过USB接口独立播放，其中一台连接监控视频
39	外观图案	由厂家根据我方要求设计图案，经甲方确认后喷制
40	户外LED宣传屏	3套，单基色，每套均独立电源控制，显示文字可编辑，预留接口，长度宽度按需求方要求
41	户外大屏电视	连接多媒体播放器，电视安装向外播放，带钢化玻璃保护，声音通过功放由外宣传喇叭播放
42	监控系统	8个红外夜视高清摄像头（室外4个，室内4个），海康威视监控主机1套，1 TB硬盘1个
43	备用发电机	3 kW便携式发电机1台，可供采血台、电脑、储血冰箱使用，发电机为独立舱，保证使用安全，外机舱内部采用进口合金复合保温板进行隔热，该保温板燃烧级别不低于B1级，提供相应检测报告

JL-SSS-CXFC-03 采血方舱（一体板）配置及参数

序号	名称	参数
1	外形尺寸	▲长：6 m—14 m，宽≤ 4 m，高度≥ 3.5 m； 抗风等级不低于 10 级，抗震等级不低于 7 级
2	箱体	箱体四壁使用厚 45 mm 的高密度 PU 泡沫夹芯玻璃钢复合板，顶板及地板厚 85 mm；地板：基层为厚木地板加防水竹胶板，上层为耐腐蚀、易清洗无缝对接的医用塑胶高档地板；LG 高档医用塑胶地板（防滑、防水、防静电）；此 PU 复合板内、外两面为玻璃钢板，夹芯层为高密度阻燃硬质聚氨酯泡沫，经德国真空技术高压复合而成。夹芯板表面光洁，污物能够轻易除掉，整个面板色彩鲜艳，具有极佳的保光性。玻璃钢板表面有一层性能优异的胶衣，对大气、水和一般浓度的酸、碱、盐等介质有着良好的化学稳定性；表面光洁度高，保光性极佳，不变色、耐腐蚀、防光晒、抗老化（板材的环保检测报告及该板材阻燃性能不低于B1级检测报告）。内部为 5 mm 钢板预埋件。厢体总传热系数不大于 0.044 1； ▲车内装修材料全部采用环保材料，符合 GB/T18883—2002《室内空气质量标准》的规定（能合格通过环评检测，要求提供环保部门的环评合格证明材料）。箱体四周安装拆卸式遮挡板（建议用防腐木），符合防鼠要求；整体安装交付使用前，要做室内异味消除处理
3	双面伸缩舱体	单面伸缩规格：长≤ 8 m，宽≤ 0.8 m，内高≤ 2 m 核心机构：A 型房车专用拓展舱轨道机构（全不锈钢） 承重：＞ 1T（静态） 使用环境：≥ −45 ℃ 设计寿命：≥ 800 次循环 保养：每年不低于 1 次 防水 / 尘措施：伸缩舱安装随动遮阳棚以保护舱体 核心技术：采用升降地板，扩展后车内平地板，专利技术
4	屋顶	造型根据采购人要求制作（由我方出具效果图，甲方确认）。屋顶主结构为钢构，屋顶有实木板＋沥青防水层＋沥青瓦组成，美观、防锈、防腐、带排水沟，有隔热保温处理，内部配有排气扇。配良好雨水系统，美观精巧，耐久性好，排、防水效果优良并实现雨檐集水排出。屋顶竖“爱心献血屋”5 个红字（有定时器、接电后可亮光）
5	吊顶	家居型，整体吊顶牢固可靠，移动时不易松动
6	窗（汽车专用窗）	全车玻璃采用双层中空防爆玻璃窗 6—8 个，其中前后各有 3—4 个可活动且带纱窗的双层中空防爆玻璃窗，隔声等级 38 dB，紫外线透过率小于 1
7	遮阳帘	伸缩抽拉帘（或按我方要求）

（续表）

序号	名称	参数
8	防盗门	304 全不锈钢拉丝板材，净尺寸≥ 800 mm×1 900 mm（正面可选择喷漆、反面贴画），上方带造型雨搭
9	天窗、换气扇	车顶部布置汽车专用天窗，带轴流风扇，吸顶式（$L=180\ m^3/h$），采血区、体检区各 1 台，可打开，由车内进入屋顶
10	隔断	采血区与体检区到顶磨砂玻璃隔断一个，车尾部一个推拉门隔断。上车门左侧有一个活动隐私拉帘（非透明），活动隐私拉帘离地约 10 cm，到顶
11	双转向双轴底盘总成	采用载重汽车专用底盘，大梁采用 4 根 140 mm×60 mm×8 mm 槽钢弯曲焊接，不易变形，底盘梁与横梁使用 120 mm×60 mm×3 mm 方钢（16 锰钢）弯曲焊接，承重能力强。前后 4 个实心轮胎；轴承为汽车专用轴承；底盘总成喷砂、防锈、喷漆处理。采用的钢材具有生产厂家产品质量证明，采用的钢材具有第三方鉴定机构的检测报告
12	支撑装置总成	采用重型机械手摇支撑装置 4 组；每个承重能力大于等于 14 吨，手摇可上下粗调、细调节
13	牵引总成	钢铁特制，无须拆卸，可隐藏
14	电路	电路设计：安全可靠，符合国标并满足所有设施设备用电需要； 室内墙壁上按照电器布置和使用需求布置至少 30 个插座，插座布置合理； 电源进线均采用隐藏式，所有线路须穿管敷设，不得布明线，设有专用管道，电线均为 6.0 mm^2 铜芯电缆线；为确保整车供电安全，增加接地装置； 配置供电电缆线带便携式卷线盘 1 套，长 30 m（10 mm^2 三芯线），至少要分四组电路，照明、插座，空调，冰箱、消毒灯和室外灯饰、监控系统各一组，每一路均有一个漏掉保护总开关
15	照明	室内照明系统齐全，亮度满足采血工作需要。照明标准：工作区 300 lx，荧光灯功率密度值为 8.9 W/m^2，采用飞利浦或同等档次格栅灯；室外安装 3—4 个高照度射灯
16	紫外线消毒灯	紫外线消毒灯符合医用消毒要求，约 1 W/m^3，带定时开关，共 6 盏
17	工具箱	车外底盘下工具箱，骨架使用 40 mm×50 mm×2.5 mm Q235 方管；底箱使用 1.5 mm 钢板
18	清洁用具	家用拖把池 1 套，可放置于车底工具箱
19	洗手池系统	1 套，感应式水龙头，采用市电供电，另装有不锈钢洗眼器

（续表）

序号	名称	参数
20	工作台面	采血台 2 个，热合台 1 个，L 型工作台 2 个，填表台（或小吧台）1 个； 所有柜体均采用实木制作，柜门面板晶钢板，台面均采用高档仿大理石（具体尺寸规格根据采购方要求制作）
21	采血椅	2—6 张电动采血椅，外观经典、舒适、大气，颜色柔和，表面材质为超纤皮革，坐垫为高回弹聚氨酯海绵，弹性持久，配置多组电机，电动伸展，可坐可躺，躺平角度≥ 170° 外形尺寸（mm）：1 000×1 000×1 000，座高 500 mm，座宽 420 mm，座深 530 mm，扶手高 650 mm
22	生活电器	使用冰箱 1 台 微波炉 1 台
23	采血秤	4 台
24	热合机	2 台
25	▲干式生化分析仪	1 台
26	办公电器	笔记本电脑 1 台 台式电脑 1 台 激光打印机 1 台
27	休息沙发	2 套，高档皮革包裹，颜色可根据要求定制，沙发下带储物柜
28	饮水机	1 台（立式或台式带架）
29	旋转圆凳	6 张，可升降
30	储物柜	前后各一个储物柜，烤漆面板，按需分层，到顶，采用钢结构，配有层板
31	方形不锈钢垃圾桶	不锈钢板，厚度要厚，放在两个休息沙发中间，柜子外部带门，柜门上面放空预留做放垃圾入口；垃圾桶底部装 4 个滑轮
32	风幕机	1 台，噪声小，根据移动献血屋门宽度确定尺寸

（续表）

序号	名称	参数
33	空调	柜式冷暖空调 2 台 冷暖类型：冷暖型 空调匹数：3 P 能效等级：三级能效 循环风量：1 000 m^3/h 适用面积：22—34 m^2 循环风量：1 000 m^2/h 制冷剂：R32 制冷量：＞ 6 000 W 制冷功率：1 600—2 500 W 制热量：6 500—8 500 W 制热功率：＞ 2 000 W 室内机噪声：22—46 dB 室外机噪音：42—56 dB
35	空气消毒净化机	平板挂式动静两用空气消毒机 1 台。 主机壳体选用完全不燃烧的金属材质，经现代防潮工艺制成，面饰层采用水晶面板，款式时尚、新颖； 全翻盖式机壳，机壳表面无凹凸状，不藏污纳垢、减少二次感染，易清洁，方便于日常清洗、保养、维护，节时省力；区别于传统空调塑料有凹凸状、易藏污纳垢形成二次感染、不利于日常维护保养、增加劳动强度； 独特的下进上出风结构，配合静音轴流风机循环送风，更利于循环送风原理且避免凉风直吹病员。区别于传统空调塑料外壳壁挂式的上进下出风方式
35	空气消毒净化机	采用微电脑程序控制，大屏幕中文液晶显示，触感式按键操作，人机交互更方便； 采用进口微电脑、高精度实时时钟芯片控制，工作稳定可靠； 采用触感式控制面板上的临时消毒功能及程控自动运行消毒设定，可任意设置开关机时间； 有风量模式工作状态显示，风速可按高、中、低自由选择； 具有备用紫外线灯管启动装置，主灯管失效，备用灯管自动支援； 灯管、电机故障自动检测，真人语音报警； 具有整机寿命计时功能； 具有清洗保养提醒功能； 采用 A 波段超强灯管低压方式产生臭氧，安全、臭氧纯、氮氧化物低、消毒效果稳定
36	急救箱	便携式急救箱，带氧气瓶
37	多媒体播放器	CPU 核心数：四核心，内存容量（ROM）：4 GB，运行内存 RAM：1 GB，接口类型：网络接口 WIFI HDMI 音频
38	音响	知名品牌 2 套，吸顶式喇叭

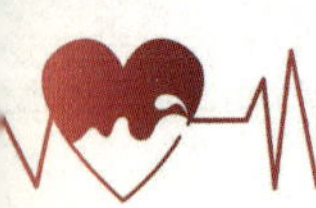

（续表）

序号	名称	参数
39	电视	2台，≥81.28 cm（32英寸）液晶电视（带USB口），可通过USB接口独立播放，其中一台连接监控视频
40	外观图案	由厂家根据我方要求设计图案，经甲方确认后喷制
41	户外LED宣传屏	3套，单基色，每套均采用独立电源控制，显示文字可编辑，预留接口，长度宽度按需求方要求
42	户外大屏电视	连接多媒体播放器，电视安装向外播放，带钢化玻璃保护，声音通过功放由外宣传喇叭播放
43	监控系统	8个红外夜视高清摄像头（室外4个，室内4个），海康威视监控主机1套，1 TB硬盘1个
44	备用发电机	3 kW便携式发电机1台，可供采血台、电脑、储血冰箱使用，发电机为独立舱，保证使用安全，外机舱内部采用进口合金复合保温板进行隔热，该保温板燃烧级别不低于B1级，提供相应检测报告

3. 双伸缩采血方舱外景

WG-SSS-CXFC- 外景

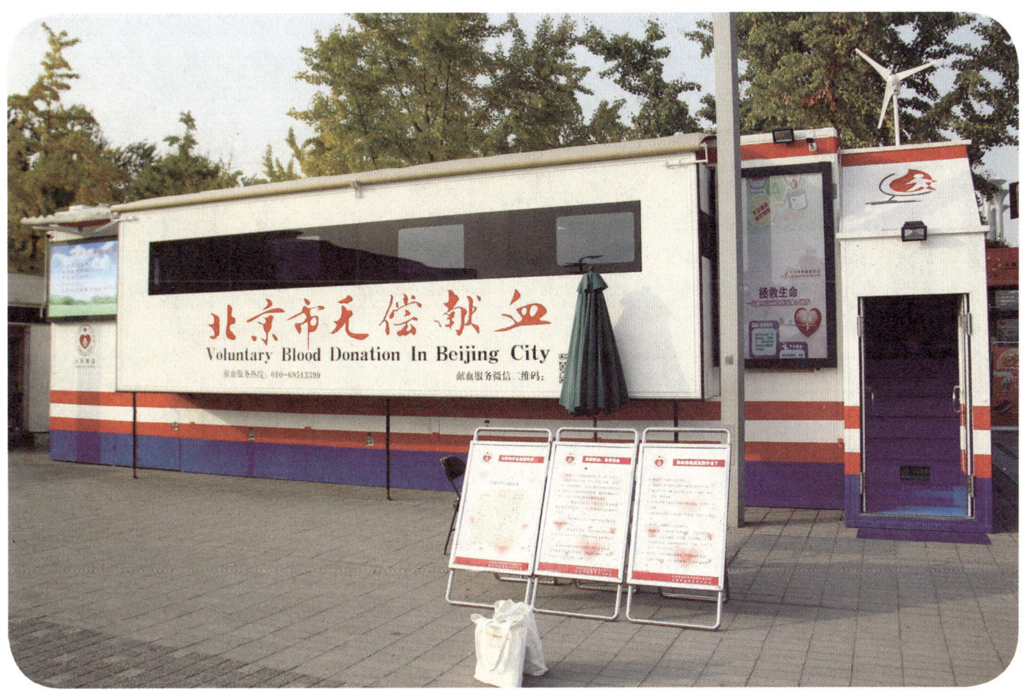

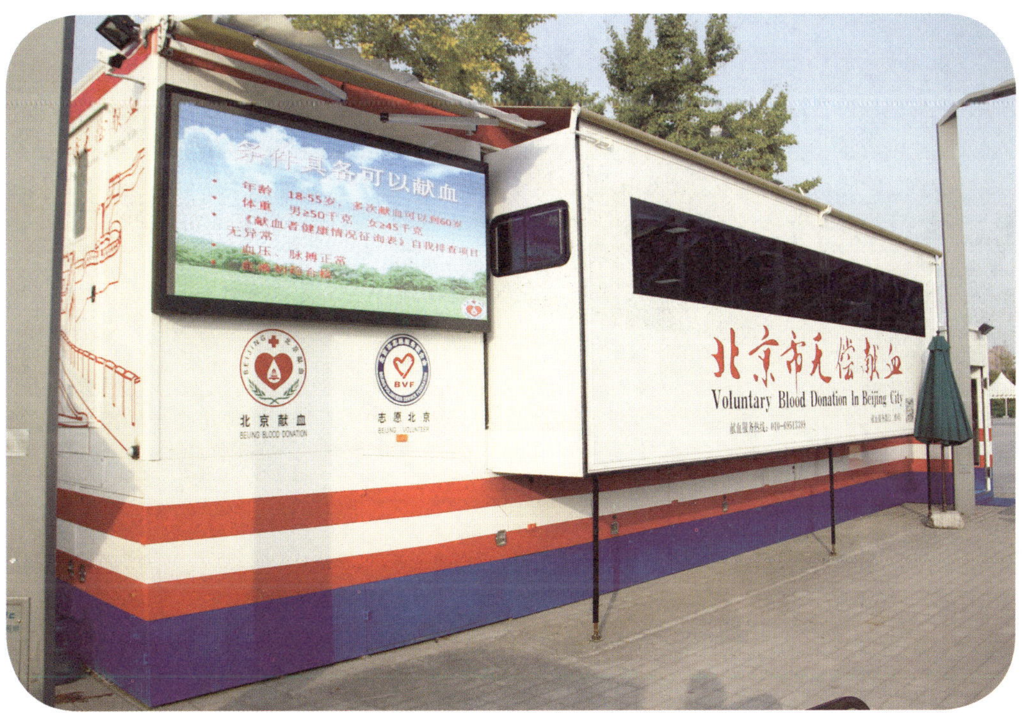

210-SSS-CXFC- 外景

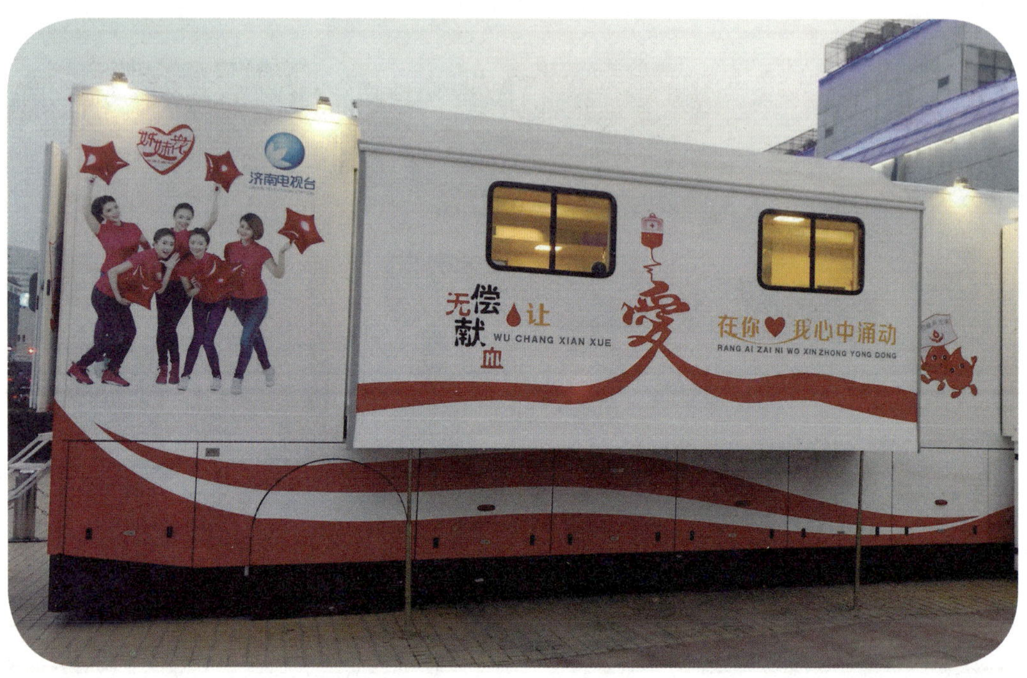

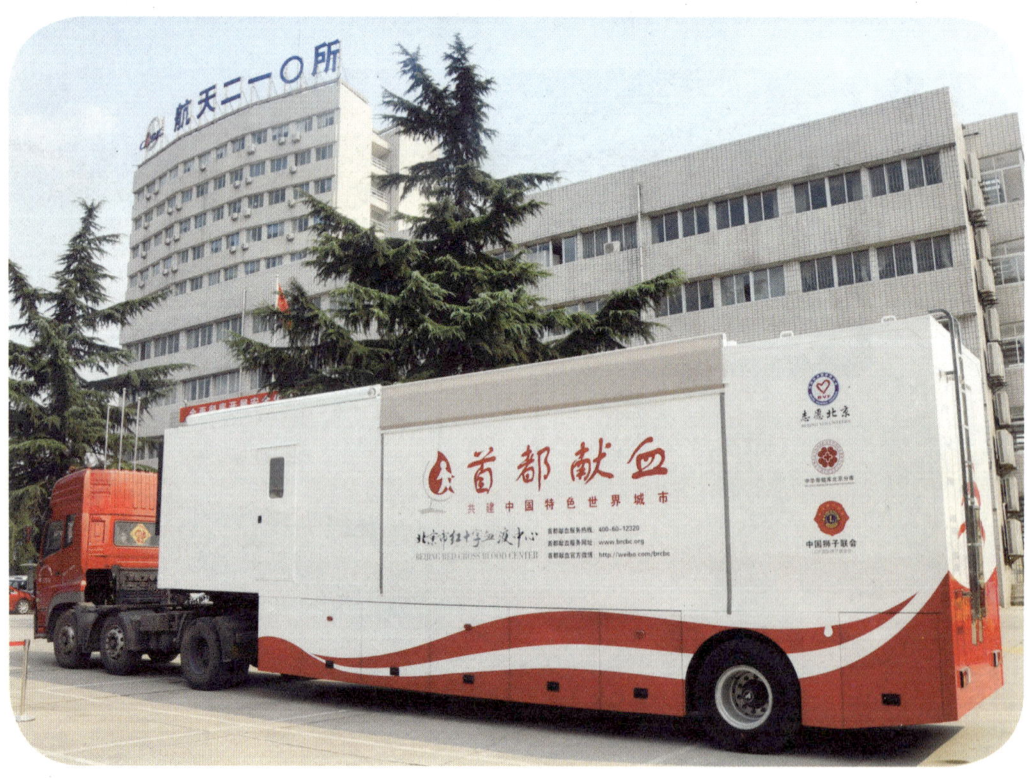

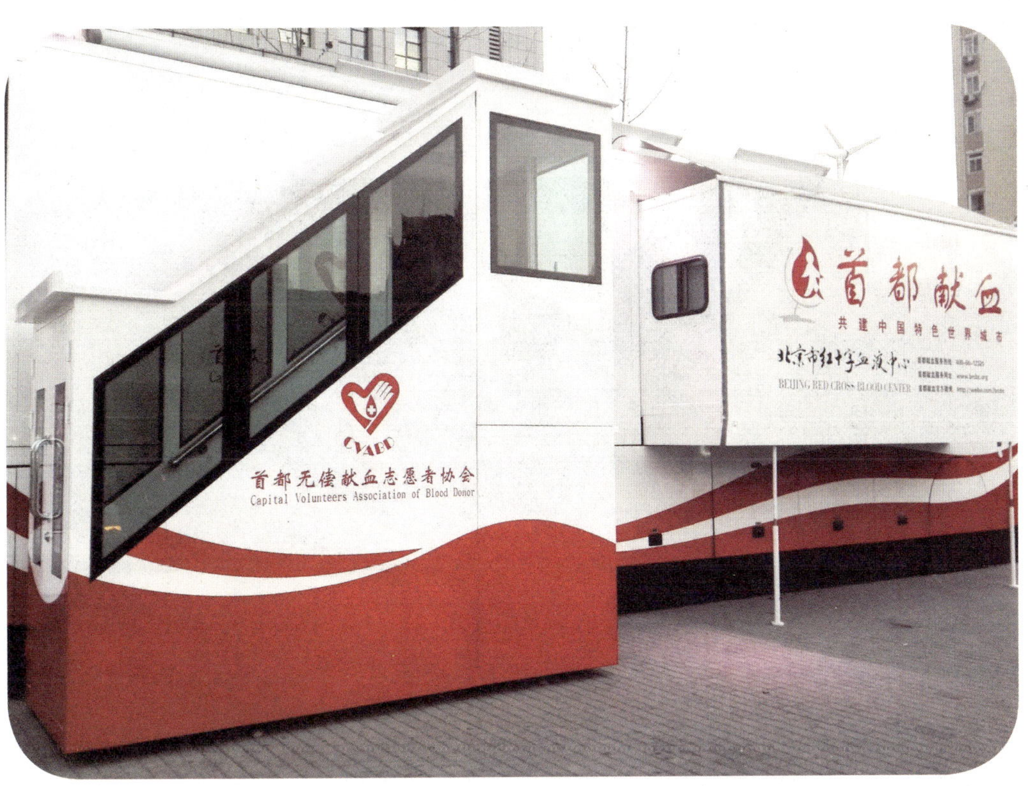
首都献血
共建中国特色世界城市
北京市红十字血液中心
BEIJING RED CROSS BLOOD CENTER
CVABD
首都无偿献血志愿者协会
Capital Volunteers Association of Blood Donor

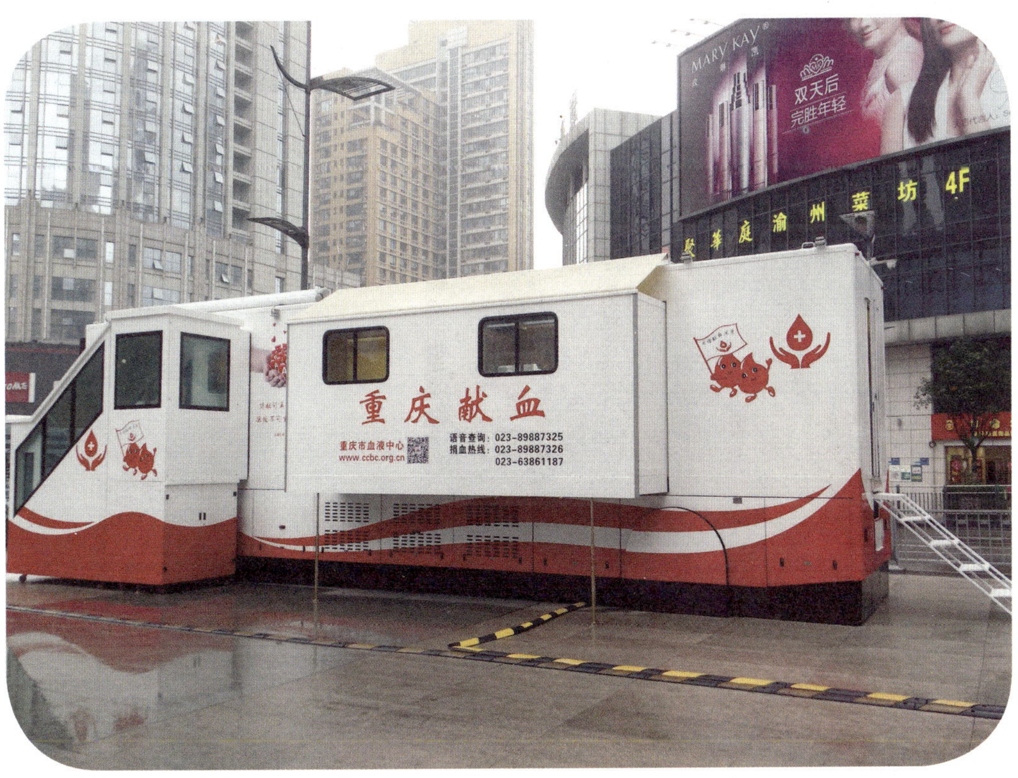
MARY KAY
双天后
完胜年轻
渝州菜坊 4F
重庆献血
重庆市血液中心
www.ccbc.org.cn
语音查询：023-89887325
捐血热线：023-89887326
023-63861187

4. 双伸缩采血方舱内景

WG-SSS-CXFC- 内景

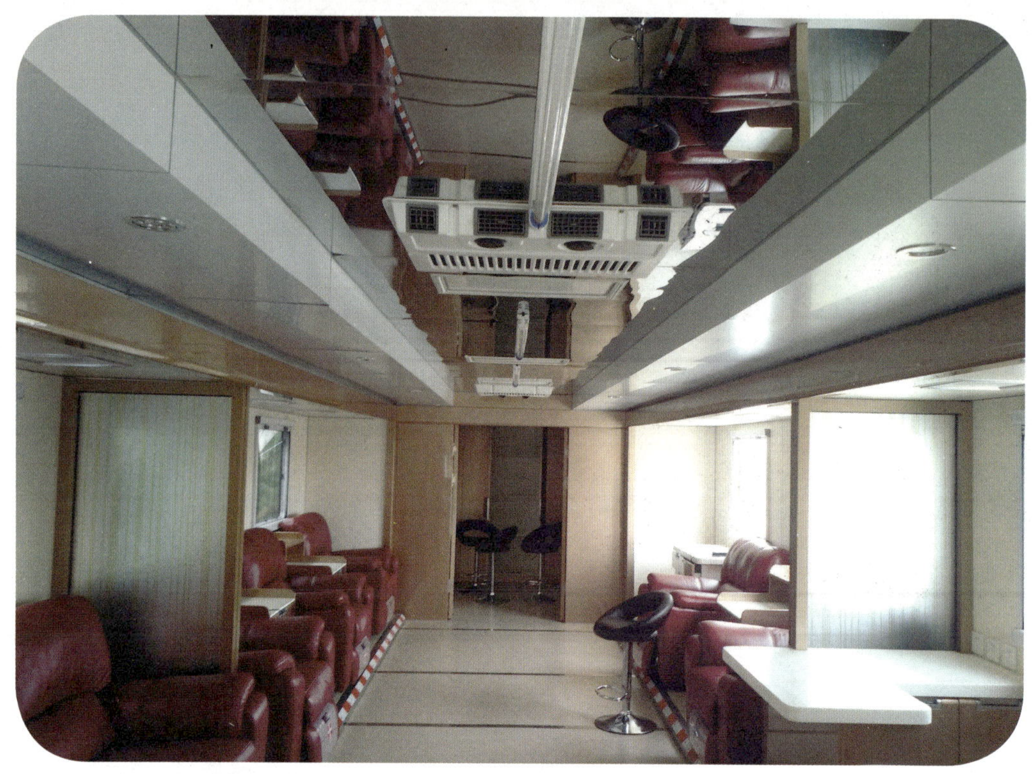

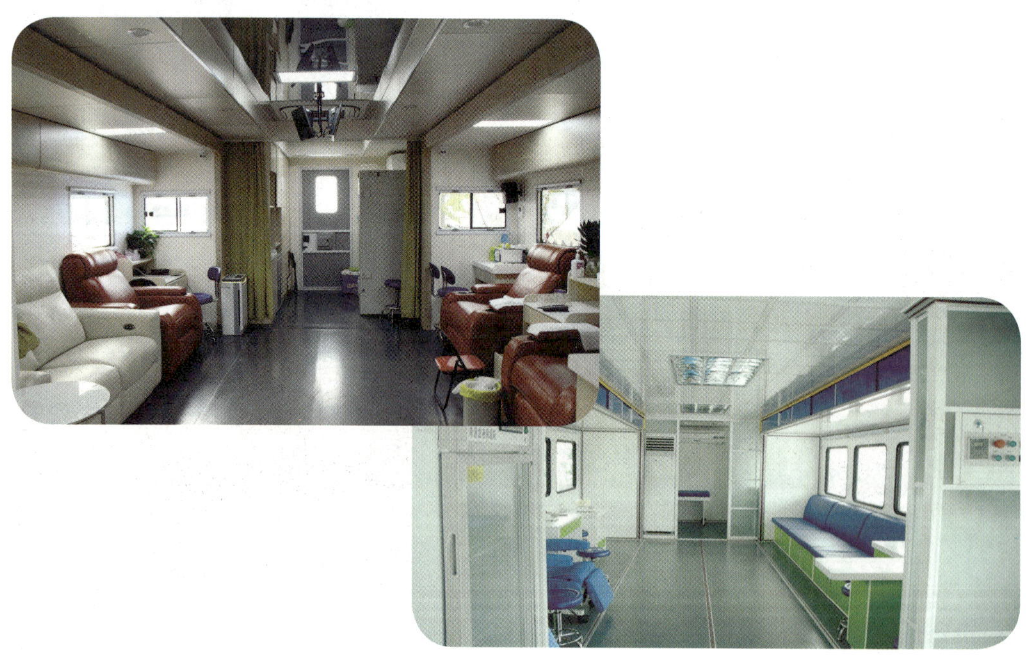

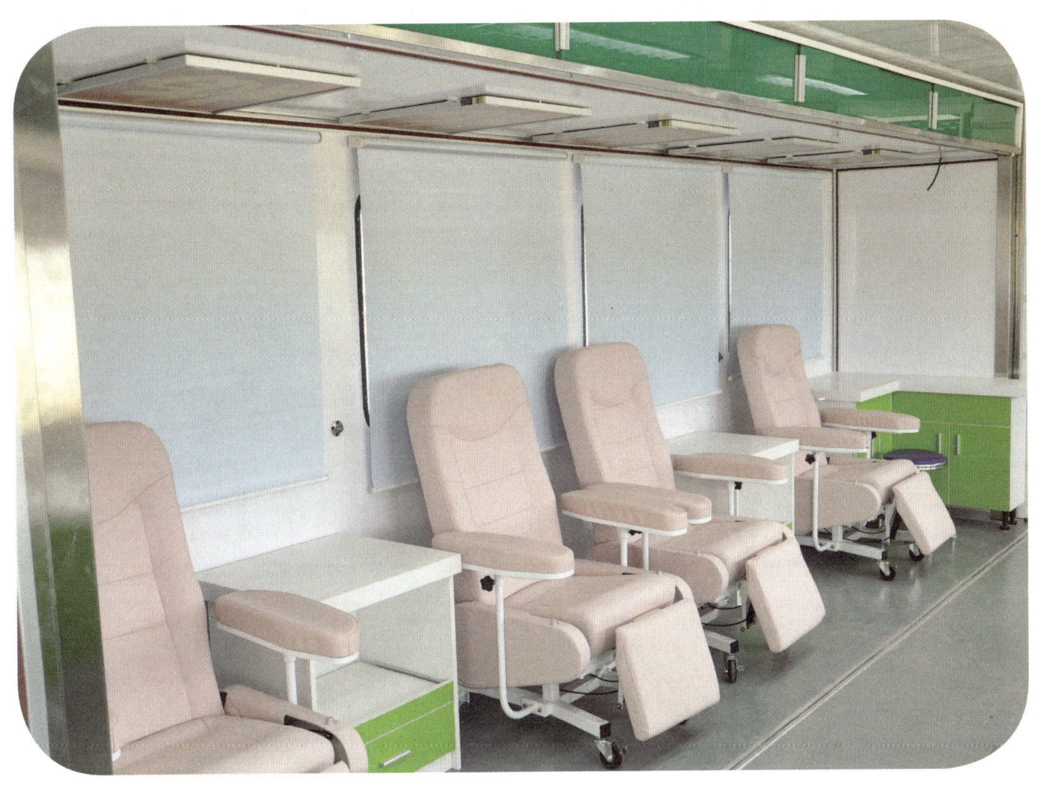

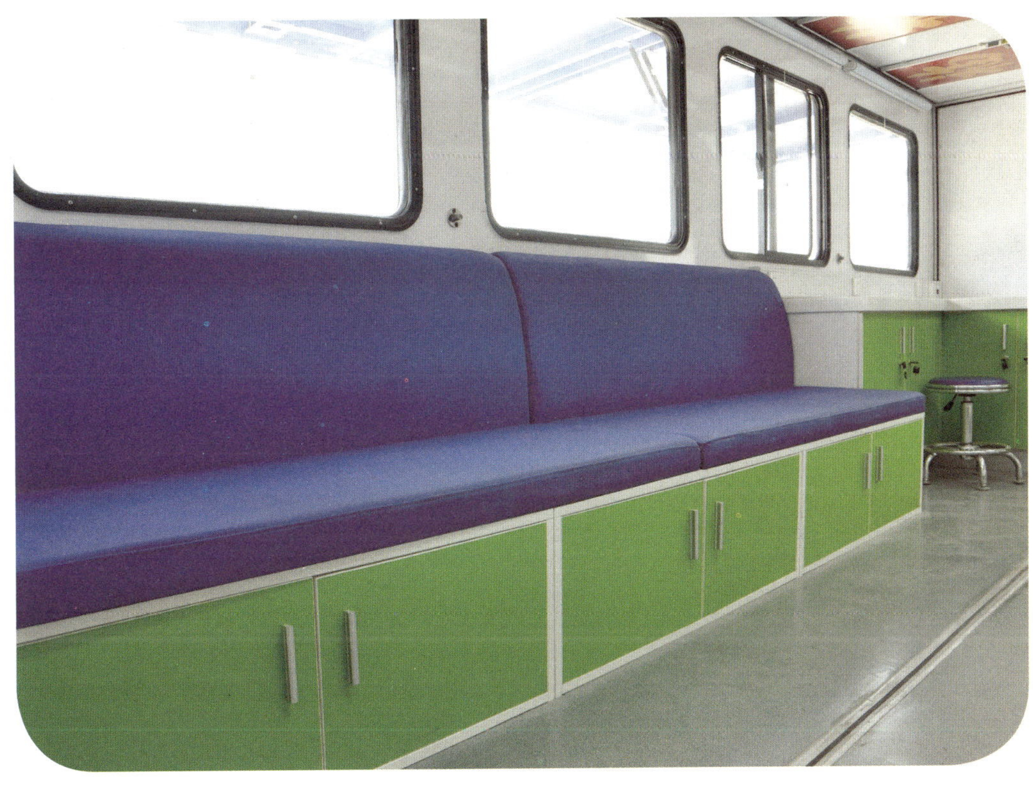

210-SSS-CXFC- 内景

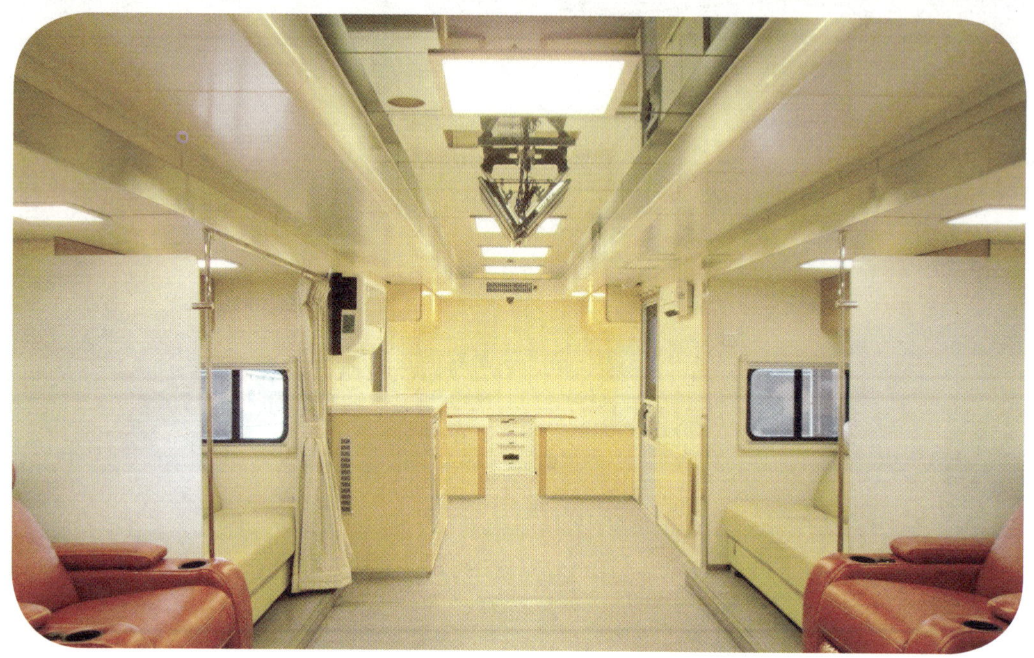

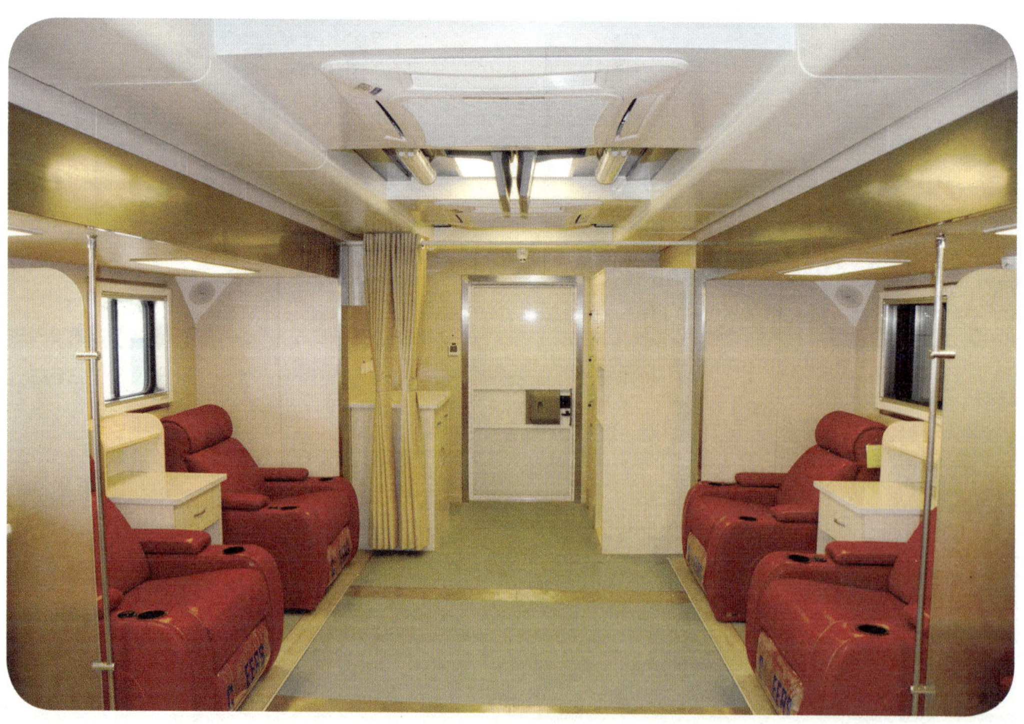

第三章

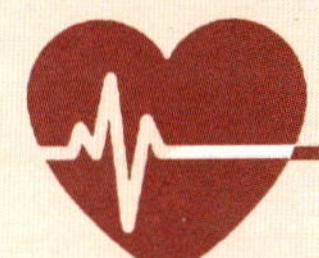

各型采血屋布局设计图、配置参数和典型案例

一、各型采血屋内部布局设计图

WG-WDL-WSS-CXW-01 布局图

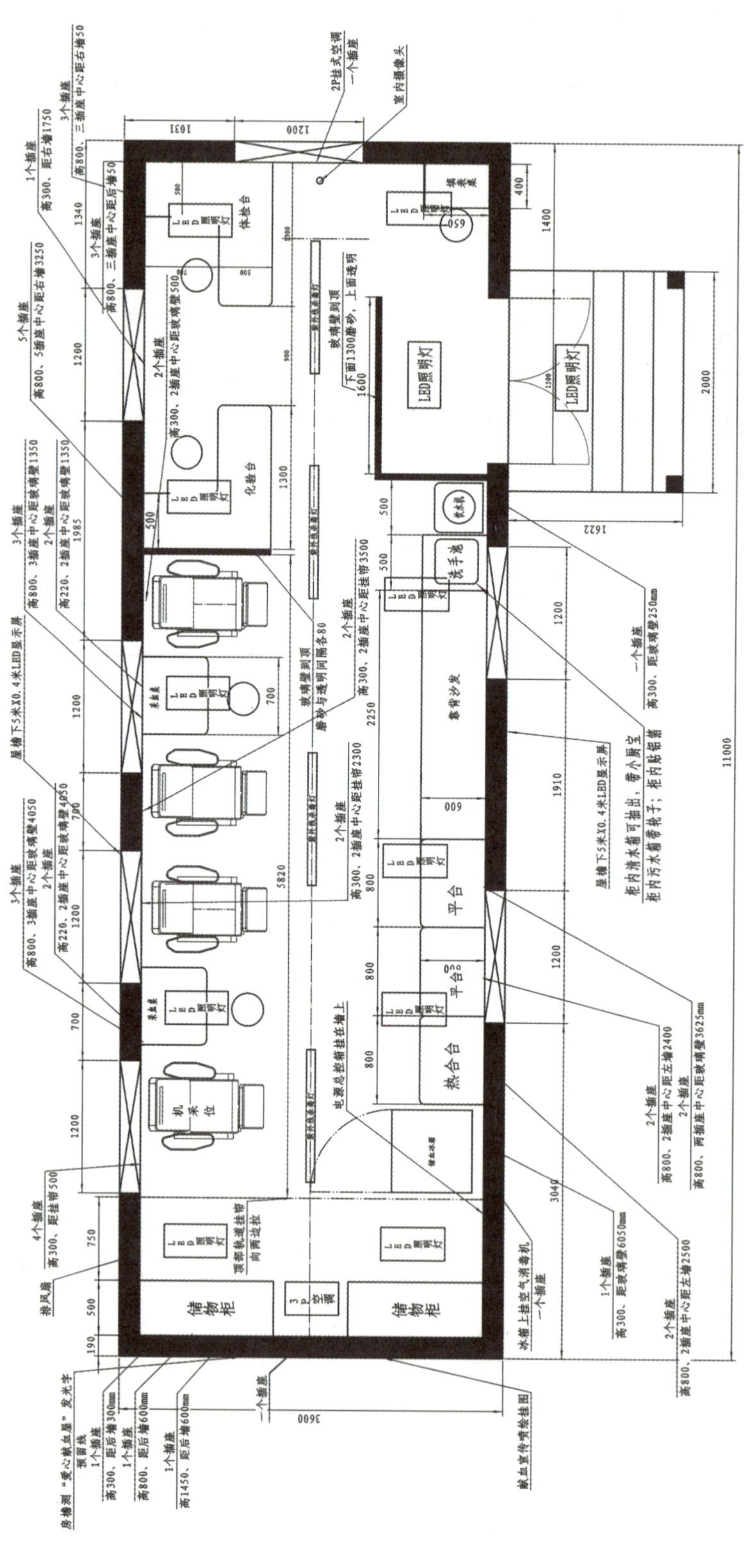

WG-WDL-WSS-CXW-02 布局图

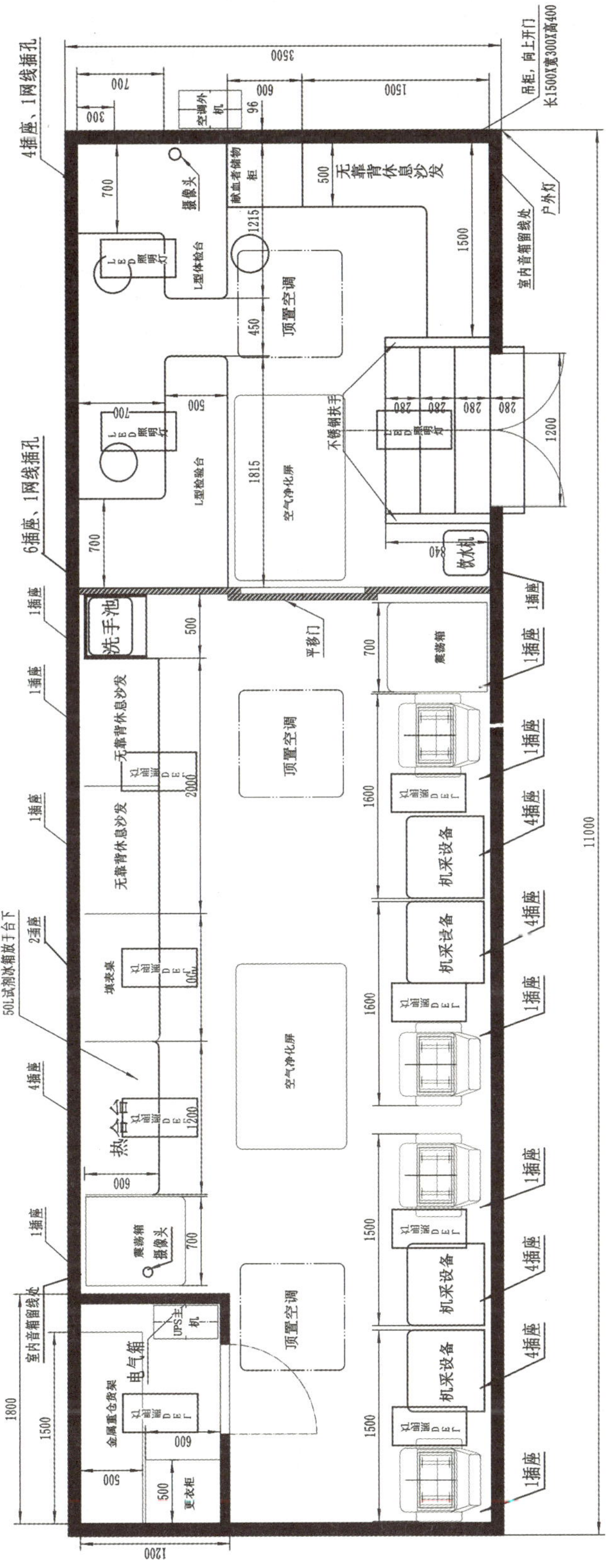

210-WSS-CXW-01

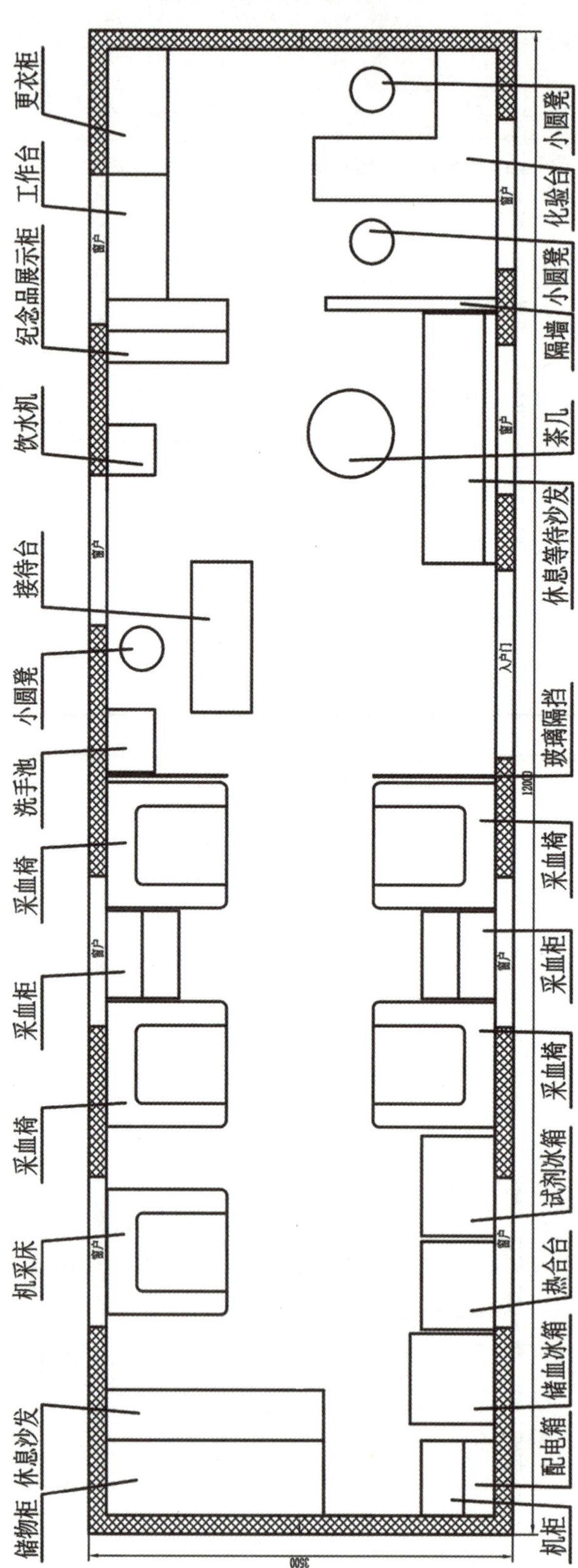

210-WSS-CXW-02

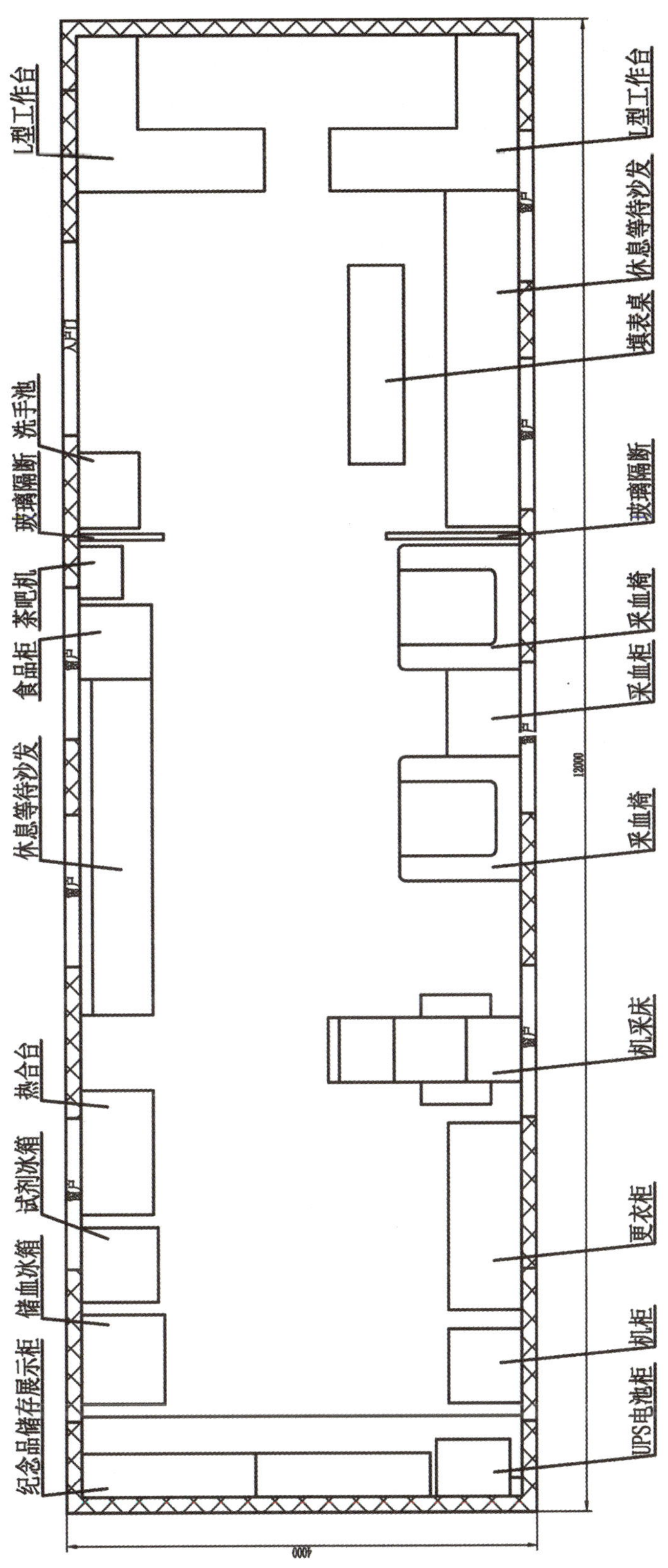

210-WSS-CXW-03

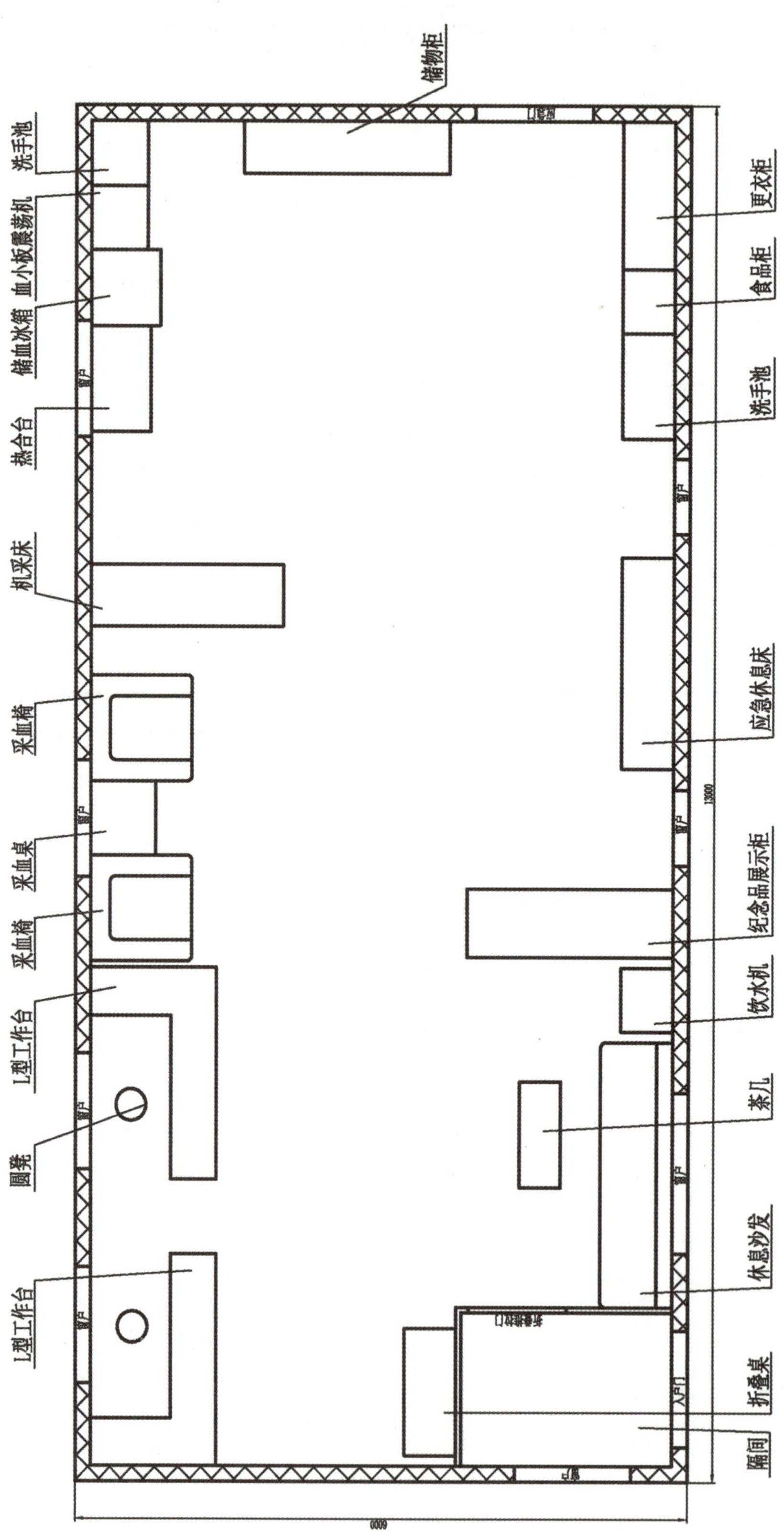

210-WSS-CXW-04

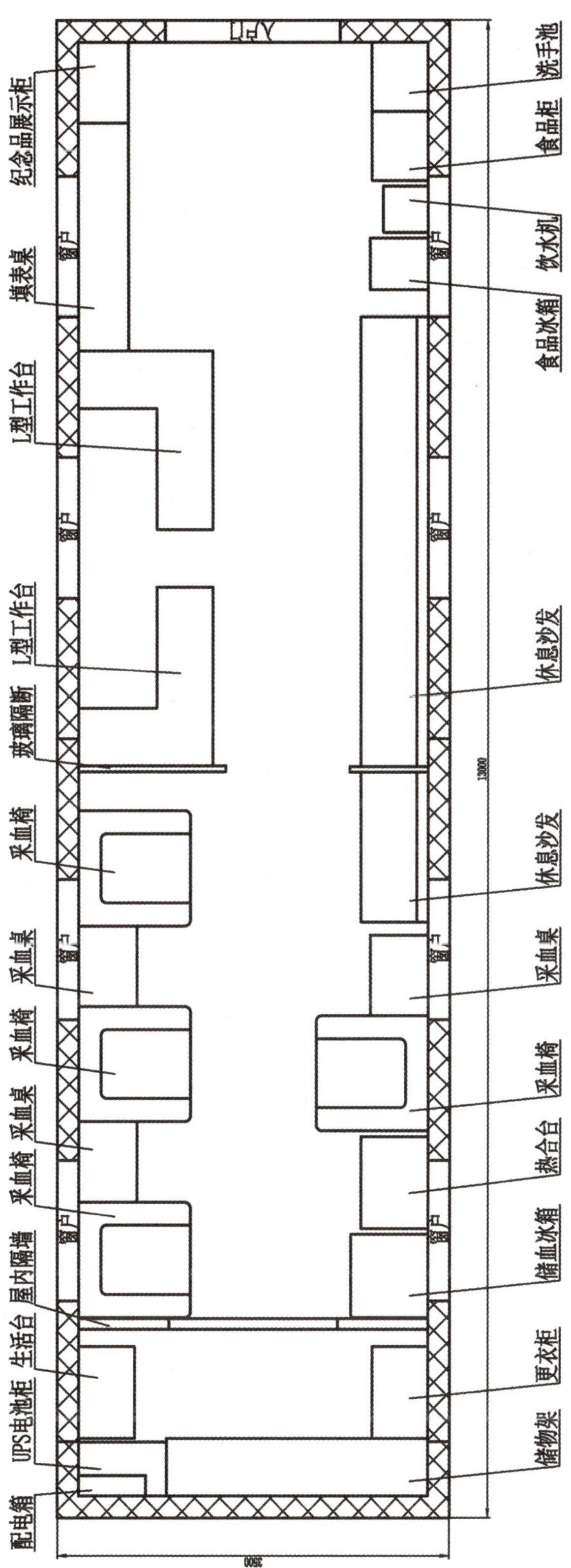

210-WSS-CXW-05

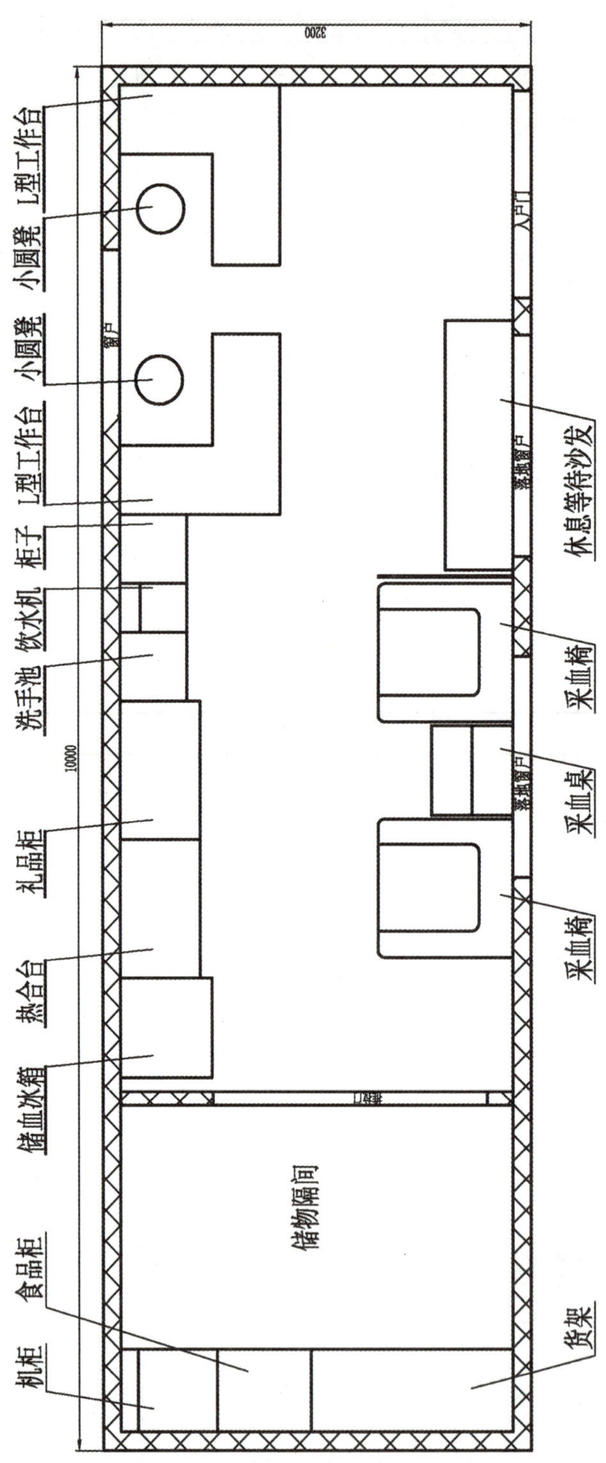

210-WSS-CXW-06

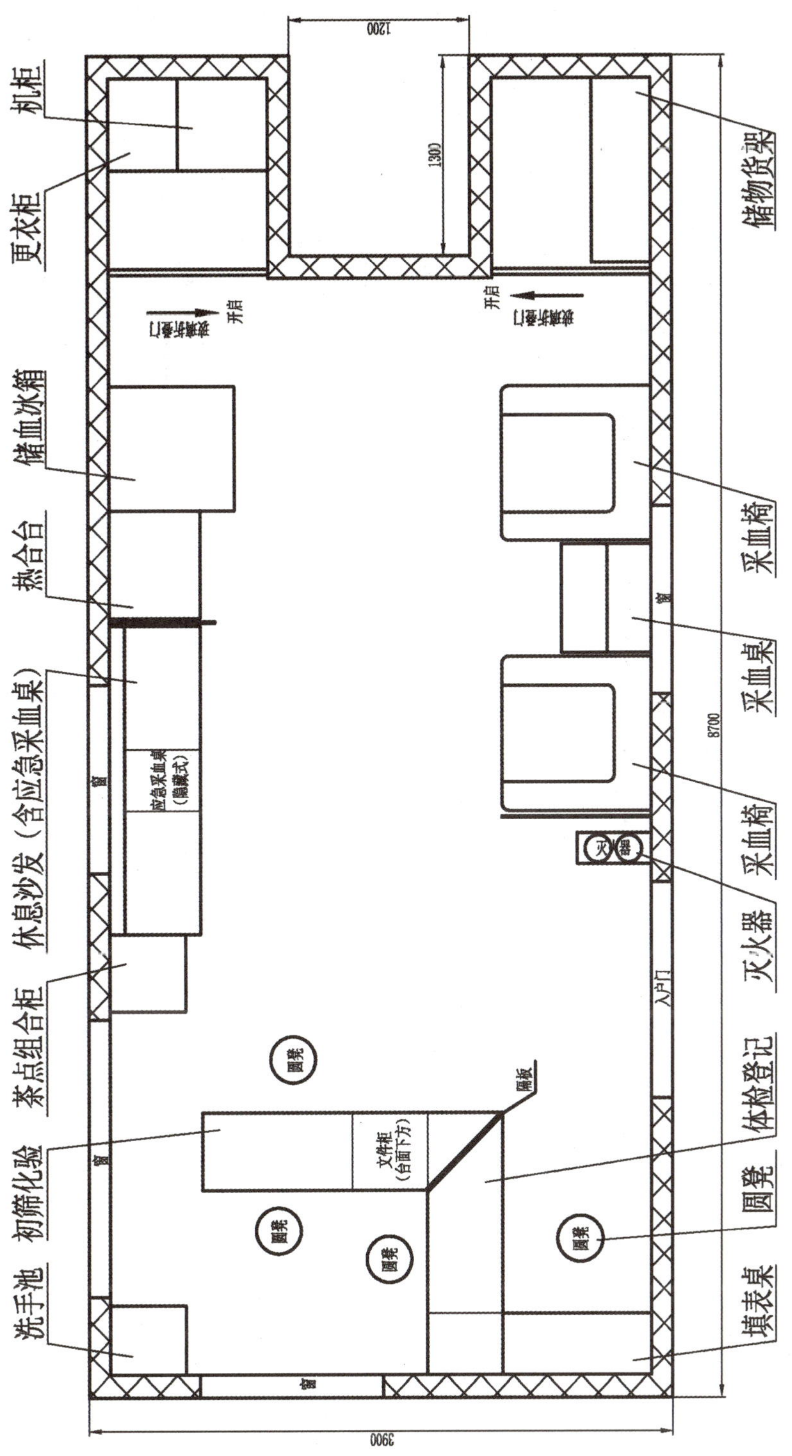

JL-WDL-WSS-CXW-1

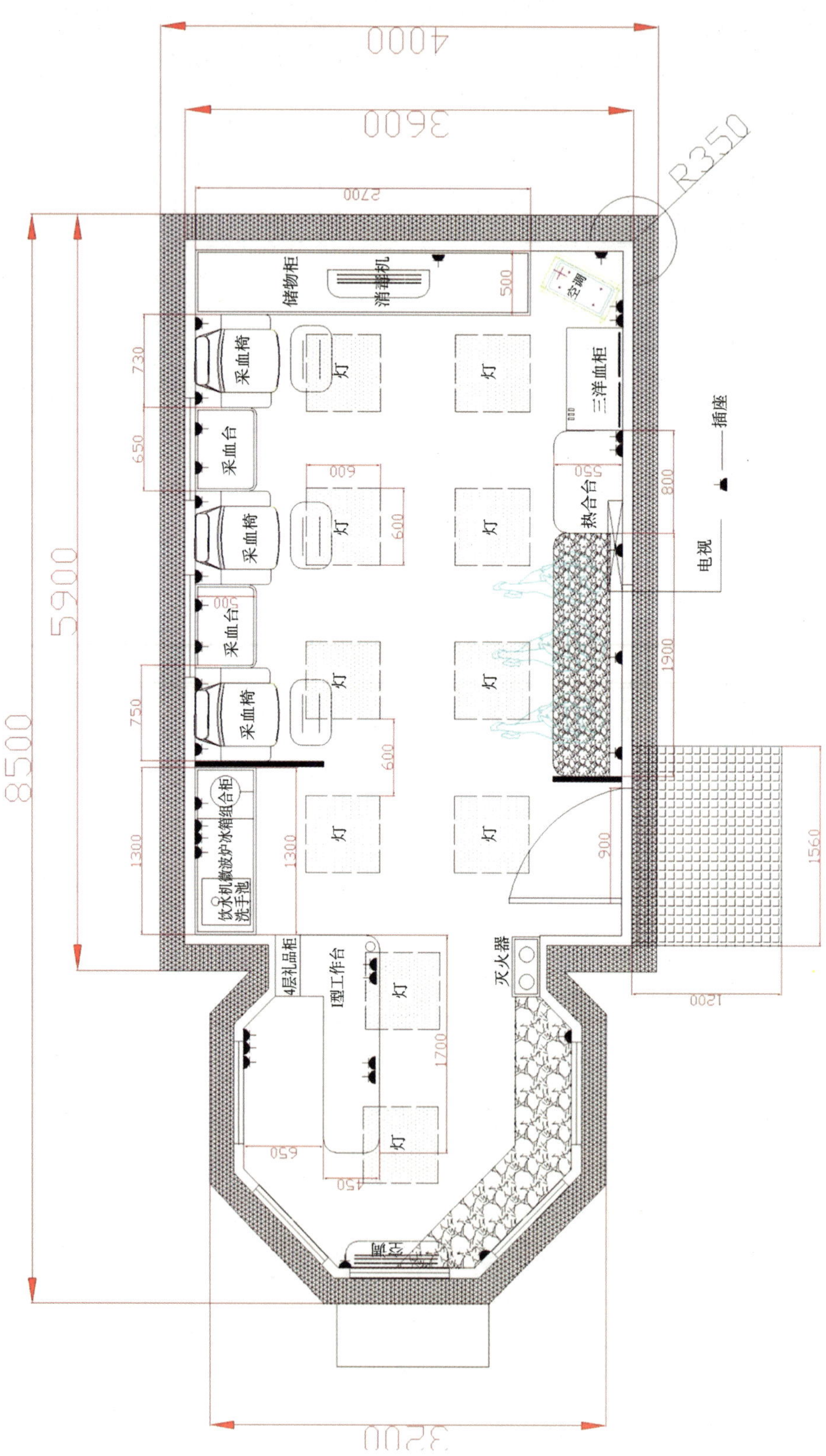

JL-WDL-WSS-CXW-2

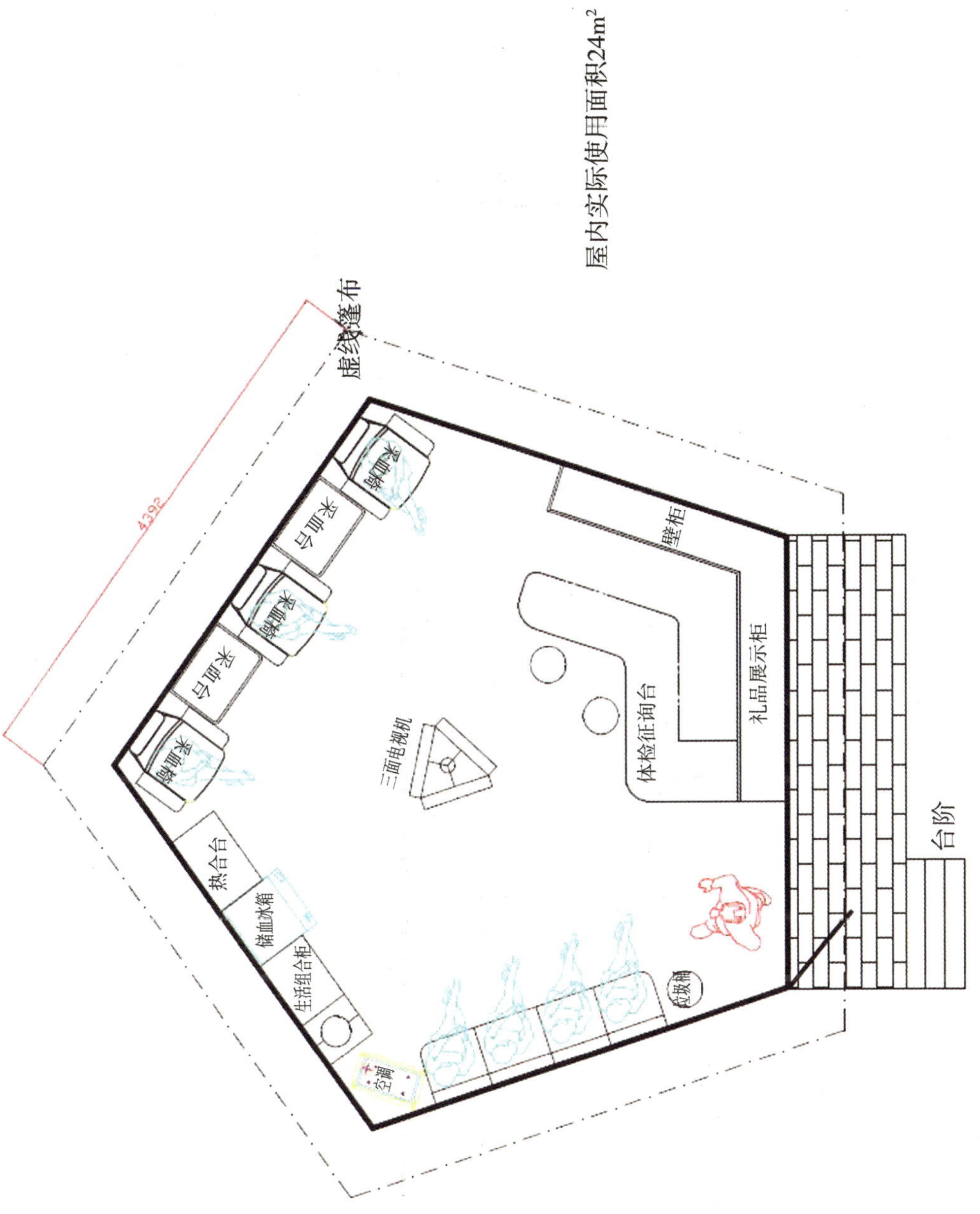

JL-WDL-WSS-CXW-3

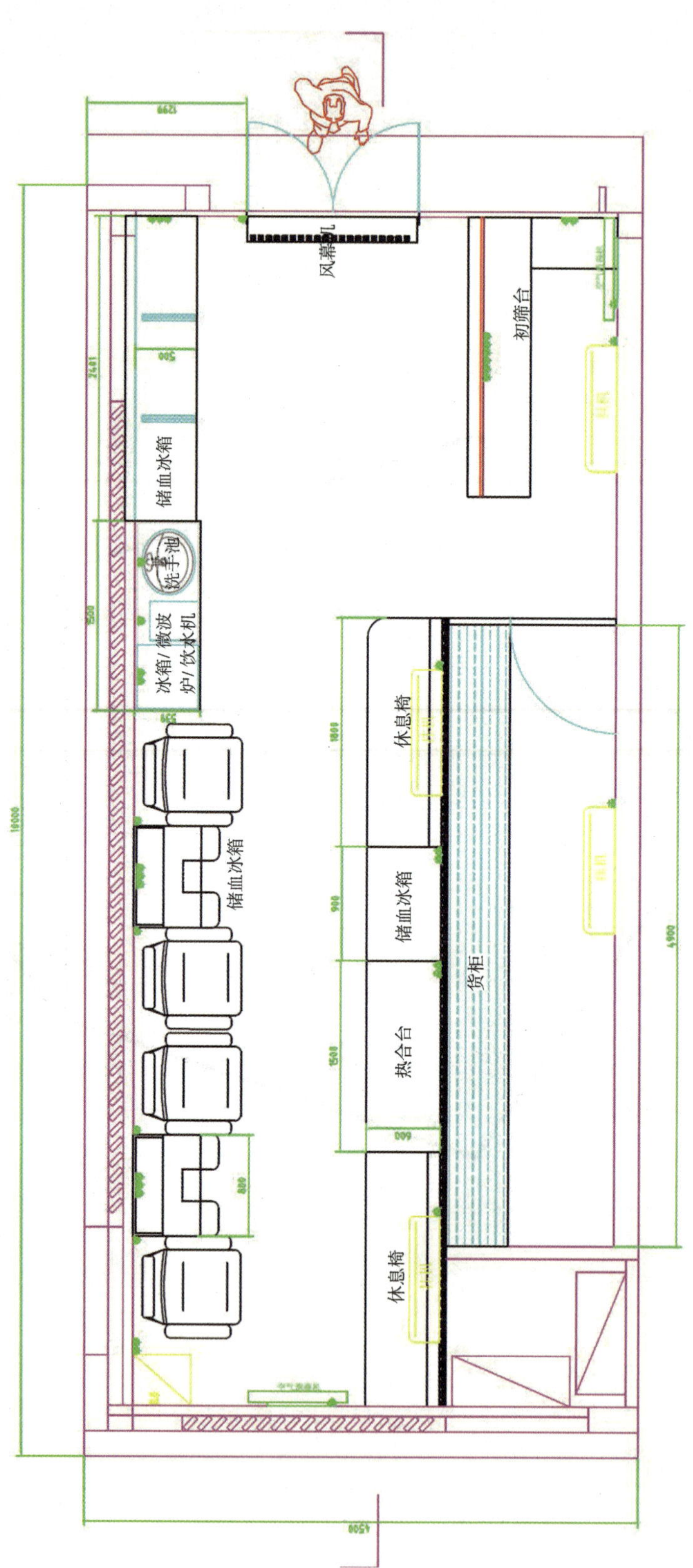

JFK-CXW 采血屋布局图 1

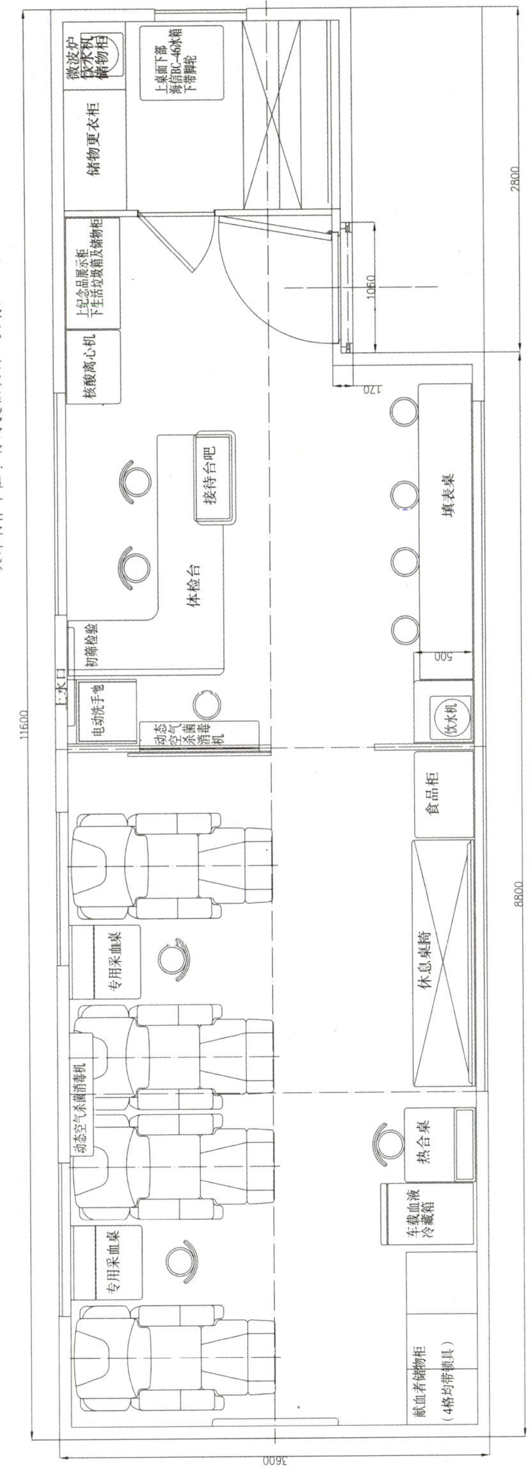

JFK-CXW 采血屋布局图 2

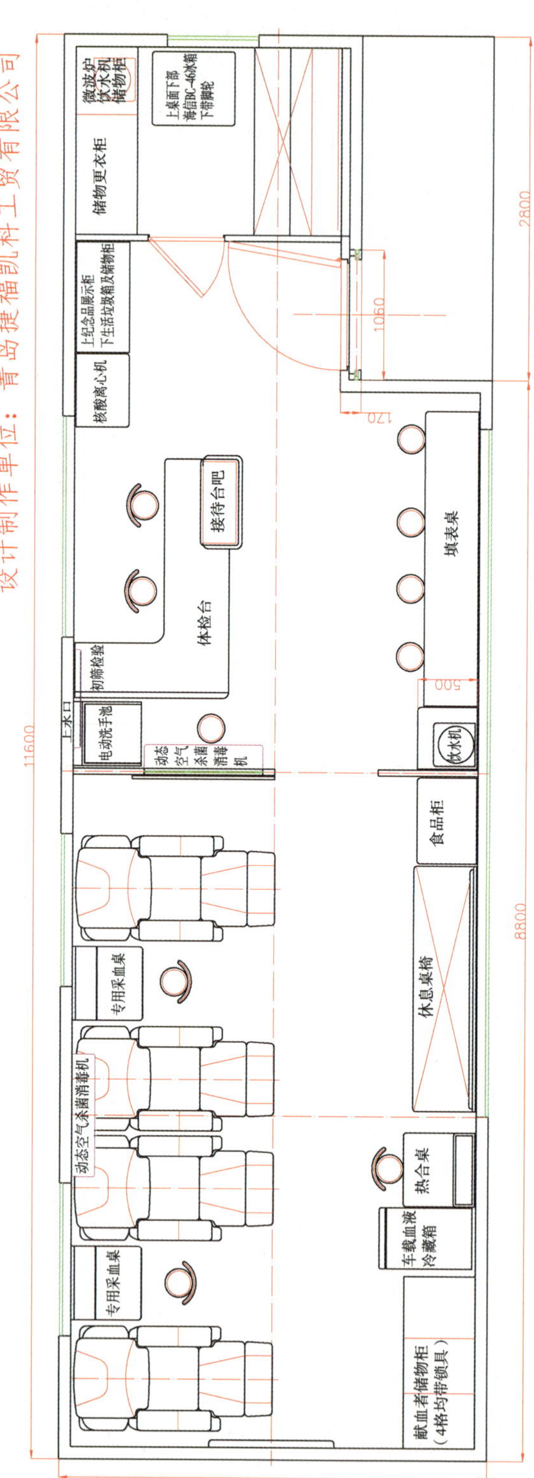

二、各型采血屋配置及参数

WG-WSS-CXW-01 采血屋配置及参数

序号	名称	参数	数量	备注
1	献血屋主体	长 × 宽 × 高分别约为 *xx* m × 3.6 m × 3.4 m（不包括支撑），献血屋面积约：*xx* m^2。房屋内均高约 2.3 m，与现场周边环境及景观协调，献血屋整体热传导系数不大于 0.07，内部空气质量（甲醛、苯、可挥发性有机物、氡等）符合 GB/T18883—2002《室内空气质量标准》。木结构献血屋符合规范《木结构设计规范》GB50005—2003、《木结构工程施工规范》GB/T50772—2012、《木骨架组合墙体技术规范》GB/T50361—2005、《木结构建筑设计防火规范》GB50016—2006、《屋面工程技术规范》GB50345—2012、《轻型木桁架技术规范》JGJ/T265—2012	1	
2	屋顶及吊顶	屋顶系统采用三角形木桁架，屋面采用双层玻纤瓦，一体化防水处理，采用结构板，保温棉，特制隔热膜，屋顶设有通风系统，冬暖夏凉，木质封檐板，屋脊设通风窗，室内屋顶采用铝塑板吊顶	1	
3	窗	所有窗采用隔热断桥铝框架、玻璃夹胶加条处理，带纱窗，可内倒及平开，尺寸宽 1 200 mm × 高 1 000 mm，窗台距屋内地面 900 mm，采用优质门窗五金配件	7	
4	门、门帘	1 500 mm × 2 000 mm，63 系列，对开式，大门为双层钢化玻璃门，中间做钢制防盗措施，采用优质门窗五金配件；透明塑料挂帘	1	
5	地板	基层采用木结构格栅，格栅上采用结构板加固，格栅内采用保温棉进行保温处理，一体化防水处理，隔热膜，地面采用品牌塑胶地板，3.2 mm 厚	1	
6	主墙体	采用外墙木挂板外涂层耐候植物油，内部木结构龙骨框架、外墙通风条、单向呼吸纸、结构板，保温棉 + 防潮纸、披水板 + 防火石膏板、内墙 4 mm 厚抗倍特板，主墙体厚 189 mm	1	
7	窗帘	手拉布艺窗帘，耐脏、易清洁，按窗口大小制作，颜色为米黄色	7	

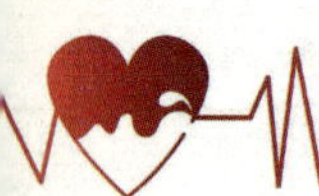

（续表）

序号	名称	参数	数量	备注
8	电路系统	室内墙壁上及柜内布置44个5孔插座，分25 A和16 A两种。电源进线均采用隐藏式，并设有专用管道，主要电线均为6.0 mm^2 铜芯电缆线；插座为4 mm^2 线。采用集成电器控制箱，为确保整屋供电安全，增加接地装置。室内电源总控箱设置在储物柜旁墙上	1	
9	吸排风系统	吸排风扇布置在储物柜旁墙上	1	
10	隔断	布置在进门处，长1 000 mm+1 600 mm，厚12 mm，钢化玻璃，高到顶，高1 300 mm以下磨砂，上部透明，不锈钢框架包边	1	
11	隔断	布置在L型吧台与采血区之间，磨砂和透明间隔横条纹，12 mm厚，1 200 mm宽，钢化玻璃隔断，到顶，磨砂条纹宽度及间隔80 mm，不锈钢框架包边	1	
12	轨道挂帘	向两边拉顶部轨道银色面料挂帘，宽度与内部宽度相等	1	
13	底盘与支撑	200 mm高钢制焊接底盘1个，双桥8个轮胎1套，牵引装置一套。钢制500 mm—650 mm可调支撑12个	1	
14	台阶	屋外4步台阶，最上一级台阶宽度800 mm，其余台阶宽280 mm，带两侧扶手，最下一级台阶两侧柱子支撑顶部出厦。台阶总宽2 000 mm	1	
15	吊装	吊装孔	4	
16	供、排水系统	不锈钢清水箱供水，脚踏开关控制。不锈钢污水箱储水。清水箱带滑道，可抽出，方便加水，污水箱带提手和轮子，方便清倒。清、污水箱外部安装水位观察装置	1	
17	洗手池、小厨宝	采用不锈钢洗手盆，小厨宝	1套	
18	照明系统	300 mm × 600 mm LED照明灯共12个，照明系统分区控制独立开关	12	
19	冷暖空调	海尔牌，2 P制冷量5 000；制热量6 600；内机噪音42 dB，外机噪音54 dB；海尔牌3 P制冷量7 220；制热量9 000；室内噪音43 dB，室外噪音55 dB，预留线，安装在屋体底盘底部	2	管路预留，外机现场安装
20	紫外线杀毒灯	紫外线杀毒灯4只，带定时装置，独立开关控制	4	

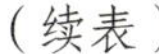

（续表）

序号	名称	参数	数量	备注
21	采血桌	按图制作	2	
22	洗手池柜	按图制作	1	
23	填表桌	按图制作	1	
24	L 型工作台 1、L 型工作台 2	按图制作，正反各 1	各 1	
25	热合台、平台	按图制作	3	
26	沙发	2 250 mm × 600 mm 带薄靠背沙发，下部储物，PU 皮坐垫、靠背	1	
27	储物柜	按图制作	1 套	
28	灭火器	手提式水基型灭火器，2 kg	2	
29	空气消毒机	壁挂式 YKX-100，安装在储血冰箱上方墙壁处，大于等于 100 m^3，肯格王	1	
30	LED 显示屏	室外单色 5 m × 0.4 m 2 块，安装在前、后墙屋檐下	2	
31	饮水机	台式饮水机	1	
32	不锈钢圆凳	不带靠背、轮，可升降；PU 皮坐垫	10	
33	血站名称	前面带献血标志，亚克力字铆固在两窗下	1 套	
34	发光字	“爱心献血屋”红色亚克力发光字，安装在左侧山墙，屋檐两侧做架子，底与屋檐平。车体正面及后面各一套	3 套	
35	休息沙发布套	2 250 mm × 600 mm，椅背 + 椅垫各 1，粉色卡其布	4	
36	医用储血冰箱	海尔 258 L	1	
37	采血椅	电动真皮采血椅，坐、躺专用采血椅 4 个	4	
38	硬盘刻录机		1 套	
39	摄像头	室内 1 个，室外 4 角各 1 个	5	
40	宣传画	献血宣传画大型喷绘写真 1 幅，安装在屋体左侧山墙上；正面宣传画 1 幅	2	

WG-WSS-CXW-02 采血屋配置及参数

序号	名称	参数	数量	备注
1	屋体及外观造型	采血屋长、宽、高尺寸为 *xx* m × 3.5 m × 3.4 m（不包括支撑高度），外边缘造型在长宽基础上左右及正面各外延 100 mm。室内层高≥ 2.3 m。采血屋屋体采用钢木框架结构。墙体四壁厚 96 mm，内部夹挤塑保温板，内、外墙为金属雕花板保温复合板；地面在金属钢制底盘上铺竹胶板，之上为两层欧松板，中间夹挤塑保温板；玻璃幕墙部分为蓝色玻璃，单向透光，双层钢化玻璃每层厚度为 6 mm，中间为 12 mm 空气层，外层玻璃镀隔热膜；玻璃幕墙上下部分分 3 层，其中中间层 4 个可开启窗。铝合金包角、饰条。整体隔热、保温，隔音效果良好，屋体内部空气质量（甲醛、苯、可挥发性有机物、氡等）符合 GB/T18883—2002《室内空气质量标准》。采血屋按血站整体外观造型要求设计	1 套	
2	门	门宽 1 200 mm，子母门扇，一扇 0.3 m，一扇 0.9 m，带自动关闭扭簧，铝合金门框，中间玻璃与玻璃幕墙相同，中间做钢制防盗措施	1	
3	窗	前后面玻璃幕墙上下 3 层，中间层各留 4 块可开启窗	8	
4	金属底盘及支撑	底盘大架纵梁使用 200 mm 工字型钢，横梁使用 200 mm 槽型钢焊接。10 个钢制金属可调支撑（支撑高度 250 mm—300 mm）	1 套	
5	储物箱	采血屋正面，门左边，底盘下做储物箱 4 个，每个长 1 500 mm、宽 700 mm、高 300 mm，对开门带锁。储物箱下垫高 30 mm	4	
6	底盘外侧外围裙板	位于屋体下侧不锈钢孔板外围，美观大方，与献血屋景观协调	1 套	
7	台阶	室外一步台阶，室内三步台阶。室内台阶两侧安装不锈钢扶手，与献血屋融为一体，方便献血者及工作人员进出	1	
8	干粉灭火器	手提式，2 kg	2	
9	塑胶地板	地面采用韩华 L&C 株式会社塑胶地板，黑灰色，带白点，厚 2 mm，耐磨层厚 0.55 mm，防火等级 B1	1 套	
10	隔断	磨砂玻璃隔断，到顶，长 1 300 mm、宽 1 008 mm，单向推拉门	1 套	

（续表）

序号	名称	参数	数量	备注
11	窗帘	手拉上下折叠窗帘，每片窗帘宽度与幕墙玻璃尺寸对应，浅天蓝色遮光面料	前后面各1套	
12	吊顶	PVC 板整体吊顶	1	
13	常温电气系统	电缆采用 ZD-BV 最低阻燃型铜塑线，符合国家标准 GB/T19666—2005。施工采用 PVC 聚氯乙烯穿线管，符合国家标准 GB/T50233—2008。主线 10 mm^2、空调 6 mm^2、插座 4 mm^2、照明线 2.5 mm^2 单股三芯铜芯线，电线采用隐蔽式，全部装在墙内，PVC 穿线。其中共安装 34 个五孔电源插座，1 个电源输出，3 个网线接口，1 个 USB 接口	1 套	
14	车内电源总控制箱	配电箱采用 YFPZ30，符合国家标准 GB7251.3。箱体采用优质钢板焊接，防锈喷漆处理。箱内安装整屋控制系统及操作零、部件开关，位于储藏室内	1	
15	监控系统	200 万像素日夜高清摄像头 6 个（屋外 4 个：1/2.7“CMOS ICR 红外阵列筒型网络摄像机、屋内 2 个：1/2.7”CMOS ICR 日夜型半球型网络摄像机）；硬盘记录机 1 台，容量 2 T，硬盘存储视频资料≥ 3 个月	1 套	
16	外观喷绘	根据血站设计的图案喷绘	1 套	
17	音响系统	室内音箱 2 个，留线	1 套	
18	照明系统	1. 吸顶式 LED 照明灯，每灯 24 W，数量：10 只，品牌：飞利浦；2. 户外照明灯，数量：1 只，100 W，单独控制	1 套	
19	洗手池总成	方、深型不锈钢洗手盆，可旋转水龙头	1	
20	供、排水系统	大桶水供水，机械式脚踏开关控制；排水管路通车下	1	
21	储藏室门	木门宽 700 mm、高 2 000 mm，中间镶 S 型玻璃	1	
22	隔断墙	木结构，长 1 800 mm、宽 1 200 mm，高到顶，厚 76 mm	1	
23	无靠背休息沙发 1、2	下部做带门储物柜，可放物品，无靠背	2	
24	填表桌	免漆生态板柜体，人造理石台面	1	

（续表）

序号	名称	参数	数量	备注
25	L型（检验、体检）吧台	免漆生态板柜体，人造理石台面	各1	
26	热合操作台	免漆生态板柜体，人造理石台面	1	
27	更衣柜	免漆生态板柜体	1	
28	储物货架	金属中仓货架，长1 500 mm、高1 800 mm、分4层	1	
29	吊柜	免漆生态板柜体，长1 500 mm，高400 mm，宽300 mm，向上开门	1	
30	献血者储物柜	免漆生态板柜体	1	
31	LED显示屏	屋体正面幕墙玻璃顶部安装5 m长、0.41 m宽室外单彩LED显示屏，右端面顶部安装2.5 m、0.41 m宽室外单彩LED显示屏	各1	
32	屋顶发光字	屋顶正面安装1套“爱心献血屋”发光字（时空开关控制）	1	
33	吸顶式空调及外机金属防盗笼	中央空调。外机匹数：6 HP。机型：HVR-160 W。电源：220 V/50 Hz，天井式6 P一拖三。室外机尺寸950 mm×990 mm×370 mm，做一个外机笼	2套	
34	空气消毒机	风量300 m^3/h，额定功率72 W，重量33 kg	2	
35	试剂冰箱	有效容积50 L，放于热合台下	1	
36	风幕机	1.5 kW，超强静音，安装于献血屋入口处（长度按门宽尺寸制作），利于隔热	1	
37	饮水机	立式，冷、热水管路，防烧干保护	1	

210-WSS-CXW-01 采血屋配置及参数

序号	名称	参数	数量	备注
1	献血屋	12 000 mm×3 500 mm×3 600（4 400 含轮） mm（长 × 宽 × 高）	1	
2	入户踏步	2 500 mm×2 000 mm×1 000 mm（长 × 宽 × 高）	1	
3	系统窗	1 200 mm×1 000 mm	8	
4	入户门	1 950 mm×1 500 mm	1	
5	门帘 / 窗帘	按门窗大小定做	1	
6	塑胶地板	LG 医用地板，3.2 mm	1	
7	牵引装置总成	硬牵引，可拆卸，带转盘	1	
8	车桥	双桥，8 个实心轮	1	
9	支撑装置	辅助支撑	12	
10	底部栅栏	木质，底部周圈，高 700 mm	1	
11	休息等待沙发	真皮材质 2 000 mm×600 mm×900 mm（长 × 宽 × 高）	1	
12	休息等待沙发	真皮材质 1 800 mm×400 mm×400 mm（长 × 宽 × 高）	1	
13	化验台（L 型）	多层实木板材，台面选用大理石板 1 500 mm×1 200 mm×760 mm（长 × 宽 × 高）	1	
14	工作台	多层实木板材，台面选用大理石板 1 000 mm×500 mm×760 mm（长 × 宽 × 高）	1	
15	接待台	多层实木板材，台面选用大理石板 1 200 mm×600 mm×760 mm（长 × 高 × 深）	1	
16	热合台	多层实木板材，台面选用大理石板 700 mm×600 mm×760 mm（长 × 宽 × 高）	1	
17	纪念品展示柜	多层实木板材 1 000 mm×500 mm×1 800 mm（长 × 宽 × 高）	1	
18	更衣柜	多层实木板材 800 mm×600 mm×1 800 mm（长 × 宽 × 高）	1	

（续表）

序号	名称	参数	数量	备注
19	储物柜	多层实木板材 1 800 mm×600 mm×2 300 mm（长 × 宽 × 高）	1	
20	吊顶	铝单板集成吊顶	1	
21	采血椅	采血椅选用高档电动采血椅。真皮材质，耐用、防腐蚀、防菌、易清洁，背部、腿部可电动调节并可调至卧位	4	
22	景观灯	LED 灯，10 W	10	
23	发光字	LED 发光字	1	
24	LED 单色屏	4 000 mm×400 mm×80 mm（长 × 宽 × 厚）	1	
25	LED 灯箱广告	900 mm×600 mm（长 × 宽）	3	
26	空调	格力 3 P	2	
27	照明灯	LED，600 mm×600 mm	10	
28	紫外线消毒灯	600 mm×300 mm	4	
29	换气扇	CJVIA210	2	
30	微波炉	美的	1	
31	空气消毒器	壁挂式	1	
32	饮水机	美的	1	
33	洗手池	304 不锈钢	1	
34	液晶电视及支架	81.28 cm（32 英寸）电视及配套支架	1	
35	功放	米奇林功放配吸顶音箱	1	
36	监控系统	硬盘录像机及摄像头	1	
37	灭火器	2 kg 二氧化碳 / 水基型灭火器	4	
38	生活垃圾桶	市购	2	
39	医废垃圾桶	市购	3	
40	小圆凳	不锈钢，ϕ300	8	
41	茶几	玻璃，ϕ700	1	
42	小厨宝	志高	1	

（续表）

序号	名称	参数	数量	备注
43	鞋套盒	市购	1	
44	LED 温湿度计	显示万年历、温度、湿度	1	
45	玻璃隔断	1 000 mm×1 800 mm（宽 × 高）	2	
46	电源总控制箱	700 mm×600 mm（宽 × 高）	1	
47	机柜	48.26 cm（19 英寸）	1	
48	中控屏	电容触摸屏	1	
49	UPS 电源	3 KVA 配电池	1	
50	稳压电源	德力西	1	
51	电加热膜	电加热地热膜 3 000 W—5 000 W	1	
52	插座	5 孔电源 / 三位	43	
53	网线插孔	标准网口	4	
54	外观喷绘	按用户要求	1	
55	血液保存箱	电压（V/Hz）：220/50 气候类型：N 功率（W）：400 箱内温度（℃）：4±1 外部尺寸（W×D×H）（mm）：720×690×1 520 内部尺寸（W×D×H）（mm）：620×470×950 搁架 / 存血框：4/16 备注：立式 净重 / 毛重（kg）：146/160；240 个 200 mL 血袋	1	
56	标本冰箱	158 L，制冷方式：直冷，制冷剂：R600a	1	
57	全自动献血初筛系统	适用于疾控中心、血液中心、“血站”输血科对谷丙转氨酶的检测； 可同时检测 6 份谷丙转氨酶； 光源：16 路单色冷光源； 波长：6 路 340 nm、2 路 546 nm、2 路 360 nm、4 路 510 nm、2 路 570 nm； 接口：RS232 标准接口。主要特点：完全无交叉污染，完善的质控功能，可动态显示检测过程，具有恒温功能，无须水浴，无光源发热及机械运动，故障率极低，项目既可组合测试，也可任意建立项目组合。常测项目采用单人份试剂，避免了试剂的浪费	1	

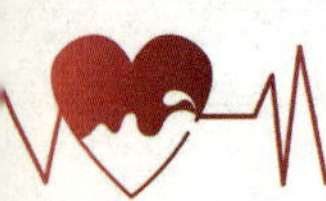

（续表）

序号	名称	参数	数量	备注
57	全自动献血初筛系统	技术参数：分析方法：线性终点法、非线性终点法、两点法、连续检测法、动态免疫法等方法。系统提示：试剂、样品异常等情况均可自动提示。吸光度：0—5.0 ABS，分辨率：0.001 ABS，测量重复性：≤ 1 m，ABS 吸光度重复性：≤ 1%，线性误差：≤ 0.2%，温度控制：±0.1 ℃，工作环境：温度（4 ℃—32 ℃），电源：AC220 V、50 Hz	1	
58	采血秤	工作环境：-10—40 ℃，相对湿度不大于 85% 电源：AC220 V，50 Hz，40 W 采液范围：（mL）0 档 采血量不受控制 1 档 0—100 2 档 0—200 3 档 0—300 4 档 0—400 5—9 档——自设采血量 分度值：（mL）2 液体比重：（g/mL）1.05 摆动角度：13±2° 摆动频率：（次 / 分钟）30—32 采液误差：5% 报警和阻断：声光报警，声光报警和阻断 阻断适用管道：外径：ϕ3—ϕ6 mm， 壁厚：0.5 mm 阻断推力（N）：≮ 14 外形尺寸（mm）：218×172×160，275×230×210 重量（kg）：2.8，3.3	4	
59	热合机	封管直径：2—6 mm。使用环境温度：5 ℃—40 ℃。射频频率：40.68 MHz。热合湿度：10%—90% RH（无结露）。热合时间≤ 1.5 秒。具有工作状态指示灯，明确提示热合进程。防溅保护：具备防溅保护装置，保证操作人员安全。辐射防护：采用三重滤波屏蔽防辐射设计，保证献血员及操作人员安全，保证周围仪器不受干扰。散热系统：整机材料环保安全，无不良气体产生。采用导热性能优良的铝制外壳和散热片与风扇，构成三重散热模式，保证机器可连续工作 8 小时以上。 方便携带：顶部设有伸缩式防滑提手，人性化设计，方便移动	1	

（续表）

序号	名称	参数	数量	备注
60	血压计	测量原理：示波法； 显示：LCD 彩色显示； 测量位置：左右臂均可； 手臂周长：17—42 cm 以上； 压力显示范围：0—300 mm Hg； 测量范围：血压：40—260 mm Hg； 脉率：40—180 拍 /min； 测量精度（压力精度）：±3 mm Hg（±0.4KPa）； 肘部位置传感器：有； 臂筒角度调节：可上下调节的活动臂筒	1	
61	打印机	打印方式：点阵击打式； 打印方向：双向逻辑查找； 打印宽度：270 mm； 打印针数：24 针； 可靠性：打印头寿命：5 亿次 / 针； 色带性能：1 000 万字符； 复写能力：7 份（1 份原件 +6 份拷贝）； 缓冲区：256 KB； 接口类型：并行接口，USB 接口	1	
62	体重秤	规格：最大秤量：200 kg； 技术指标：外包装尺寸：100 cm × 32 cm × 26 cm； 净重：13 kg，毛重：15 kg； 承重板面积：37.5 cm × 27.5 cm； 外形尺寸：53.5 cm × 27.5 cm × 94 cm； 身长器测量范围（分度值为 0.5 cm）：70 cm—190 cm； 最大秤量：200 kg； 最小分度值：100 g	1	
63	标本离心机	按钮式 Thermo ScientificTM Auto-LockTM 转头自锁系统，仅需 3 秒即可实现转头更换及安全锁定，安全无忧地进行转头安装及拆卸，且能方便进行腔体清洁、维护； 生物安全密封盖，实现带着手套、单手操作的 Thermo ScientificTM ClickSealTM 防生物污染密封盖； 最大程度增加水平转头容量，可在一个多用途离心机中处理多达 8 × 50 mL 锥形管、24 × 5/7 mL 采血管、微孔板和微量管； 固定角转头性能灵活，可离心 50 mL 锥形管（转速超过 12 000 × g）或各种微量管（转速高达 30 279 × g）； 低噪音能确保实验室安静，在 17 850 rpm/30 279 × g（使用 Sorvall ST 8R 离心机）的性能下运转时噪音分贝仅为 52 dB（A）	1	

（续表）

序号	名称	参数	数量	备注
63	标本离心机	设置预存程序后可以一键操作； 高清晰背光显示屏，便于观察实验参数； 能带手套使用，并可防御各种去污剂的用户界面； 提供编程、运行状态、报警及维修信息的多语种说明（包括英语、荷兰语、法语、德语、意大利语、俄语和西班牙语）； 符合 UL、CE 和 IVD 等最新的临床和安全标准	1	
64	一体化采血系统	操作场景合理布局，功能集成。符合人体工程学的多层工作区，每一层的高度均为坐姿舒适区，具有超强的收纳功能，电气设计一体化，线缆采用隐藏式设置，设置翻盖式的物品保护。 设计美观大方，工艺精湛。整体采用弧线形外观和圆角设计，采用数控机床加工方式及无缝拼接工艺，无焊道工艺和五道工艺严格防锈。 采血工作流程顺畅合理。各工作区的设置完美贴合采血流程，设置可调节式采血流程收纳盒，固定扫描头，无需手持，具有胶带割断器、LED 触控灯带，留样辫的长度可根据尺子的长度定量留取，底部有血袋抽屉	2	

210-WSS-CXW-02 采血屋配置及参数

序号	名称	参数	数量	备注
1	献血屋	12 000 mm×4 000 mm×3 500 mm（长 × 宽 × 高）	1	
2	入户踏步	2 500 mm×2 000 mm×1 000 mm（长 × 宽 × 高）	1	
3	系统窗	1 200 mm×1 000 mm	8	
4	入户门	1 950 mm×1 500 mm	1	
5	门帘 / 窗帘	按门窗大小定做	1	
6	塑胶地板	LG 医用地板，3.2 mm	1	
7	牵引装置总成	硬牵引，可拆卸，带转盘	1	
8	支撑装置	辅助支撑	12	
9	底部栅栏	木质，底部周圈，高 700 mm	1	
10	休息等待沙发	真皮材质 2 700 mm×600 mm×900 mm（长 × 宽 × 高）	2	
11	L 型工作台	多层实木板材，台面选用大理石板 1 500 mm×1 200 mm×760 mm（长 × 宽 × 高）	2	
12	填表桌	多层实木板材，台面选用大理石板 1 500 mm×500 mm×760 mm（长 × 宽 × 高）	1	
13	食品柜	多层实木板材，台面选用大理石板 600 mm×600 mm×760 mm（长 × 高 × 高）	1	
14	热合台	多层实木板材，台面选用大理石板 1 000 mm×600 mm×760 mm（长 × 宽 × 高）	1	
15	纪念品展示柜	多层实木板材 1 400 mm×500 mm×800 mm（长 × 宽 × 高）	1	
16	更衣柜	多层实木板材 1 500 mm×600 mm×1800 mm（长 × 宽 × 高）	1	
17	储物架	金属材质 1 400 mm×600 mm×800 mm（长 × 宽 × 高）	1	
18	吊顶	铝单板集成吊顶	1	

（续表）

序号	名称	参数	数量	备注
19	采血椅	采血椅选用高档电动采血椅。真皮材质，耐用、防腐蚀、防菌、易清洁，背部、腿部可电动调节并可调至卧位	4	
20	景观灯	LED 灯，10 W	10	
21	发光字	LED 发光字	1	
22	LED 单色屏	4 000 mm × 400 mm × 80 mm（长 × 宽 × 厚）	1	
23	LED 灯箱广告	900 mm × 600 mm（长 × 宽）	3	
24	空调	格力 3 P，冷热双制	2	
25	照明灯	LED，600 mm × 600 mm	10	
26	紫外线消毒灯	600 mm × 300 mm	4	
27	换气扇	CJVIA210	2	
28	微波炉	美的	1	
29	空气消毒器	壁挂式	1	
30	饮水机	美的	1	
31	洗手池	304 不锈钢	1	
32	液晶电视及支架	81.28 cm（32 英寸）电视及配套支架	1	
33	电脑一体机	联想	1	
34	功放	米奇林功放配吸顶音箱	1	
35	监控系统	硬盘录像机及摄像头	1	
36	灭火器	2 kg 二氧化碳 / 水基型灭火器	4	
37	生活垃圾桶	市购	2	
38	医废垃圾桶	市购	3	
39	小圆凳	不锈钢，ϕ300	8	
40	茶几	玻璃，ϕ700	1	
41	小厨宝	志高	1	
42	LED 温湿度计	显示万年历、温度、湿度	1	

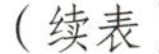

（续表）

序号	名称	参数	数量	备注
43	玻璃隔断	1 000 mm×1 800 mm（宽 × 高）	2	
44	电源总控制箱	700 mm×600 mm（宽 × 高）	1	
45	机柜	48.26 cm（19 英寸）	1	
46	中控屏	电容触摸屏	1	
47	UPS 电源	3 KVA 配电池	1	
48	稳压电源	德力西	1	
49	电加热膜	电加热地热膜 3 000 W—5 000 W	1	
50	插座	5 孔电源 / 三位	43	
51	网线插孔	标准网口	4	
52	外观喷绘	按用户要求	1	
53	血液保存箱	电压（V/Hz）：220/50 气候类型：N 功率（W）：400 箱内温度（℃）：4±1 外部尺寸（W×D×H）（mm）：720×690×1 520 内部尺寸（W×D×H）（mm）：620×470×950 搁架 / 存血框：4/16 备注：立式 净重 / 毛重（kg）：146/160；240 个 200 mL 血袋	1	
54	试剂冰箱	158 L，制冷方式：直冷，制冷剂：R600a	1	
55	干式生化分析仪	检测标本：全血、血浆、血清 测试速度：90 样本 / 小时 样本采集量：30 μl 屏幕：单色 LCD 触摸屏 光源：超高亮度 LED 冷光源 波长：625 nm 光源使用期限：50 000 次 测量范围：0—2 000 U/L 或者 0—33.4 μkat/L（37 ℃） 标准：使用质控条和 Codechip 进行校准 存储容量：1 000 个 打印：外置打印机接口 联机操作：RS232 标准串口 适用环境：0—35 ℃ 外型尺寸：360 mm×230 mm×210 mm 重量：8 kg	1	

（续表）

序号	名称	参数	数量	备注
56	单采机		1	
57	采血秤		4	
58	机采床	椅面长度 × 宽度：1 900 mm × 580 mm； 椅面高度调节：电动调节 533 mm × 733 mm； 背板折起角度：电动调节 −15° —110° ； 座板折起角度：电动调节 10° —30° ； 腿板折起角度：电动调节 45° —30° ； 配置易控脚轮，易于椅子的移动和固定。 电源：交流 220 V、50 Hz，电机工作电压 24 V； 椅子最大承重量：≥ 200 kg	1	
59	热合机		1	
60	血压计		1	
61	针式打印机		1	
62	激光双面打印机		1	
63	体重秤		1	
64	离心机		1	

210-WSS-CXW-03 采血屋配置及参数

序号	名称	参数	数量	备注
1	献血屋	13 000 mm×6 000 mm×4 100 mm（长 × 宽 × 高）	1	
2	入户踏步	2 500 mm×2 000 mm×1 000 mm（长 × 宽 × 高）	1	
3	系统窗	1 200 mm×1 000 mm	5	
4	窗户	600 mm×1 800 mm	2	
5	窗户	2 000 mm×1 000 mm	1	
6	入户门	1 950 mm×1 500 mm	1	
7	应急门	2 000 mm×1 500 mm	1	
8	门帘 / 窗帘	按门窗大小定做	1	
9	塑胶地板	LG 医用地板，3.2 mm	1	
10	支撑装置	辅助支撑	16	
11	底部栅栏	金属栅栏，底部周圈，高 500 mm	1	
12	休息等待沙发	真皮材质 2 500 mm×700 mm×900 mm（长 × 宽 × 高）	1	
13	应急休息床	真皮材质 2 000 mm×500 mm×500 mm（长 × 宽 × 高）	1	
14	L 型工作台	多层实木板材，台面选用大理石板 2 000 mm×1 300 mm×760 mm（长 × 宽 × 高）	2	
15	填表桌	多层实木板材，台面选用大理石板 1 200 mm×500 mm×760 mm（长 × 宽 × 高）	1	
16	食品柜	多层实木板材，台面选用大理石板 600 mm×600 mm×760 mm（长 × 高 × 高）	1	
17	热合台	多层实木板材，台面选用大理石板 1 000 mm×600 mm×760 mm（长 × 宽 × 高）	1	
18	纪念品展示柜	多层实木板材 2 000 mm×600 mm×2 000 mm（长 × 宽 × 高）	1	

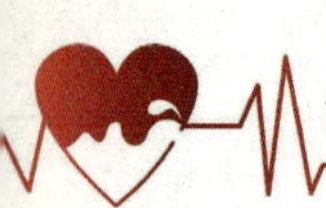

（续表）

序号	名称	参数	数量	备注
19	更衣柜	多层实木板材 1 400 mm × 600 mm × 1 800 mm（长 × 宽 × 高）	1	
20	储物架	多层实木板材 2 000 mm × 600 mm × 1 800 mm（长 × 宽 × 高）	1	
21	吊顶	铝单板集成吊顶	1	
22	采血椅	采血椅选用高档电动采血椅。真皮材质，耐用、防腐蚀、防菌、易清洁，背部、腿部可电动调节并可调至卧位	4	
23	景观灯	LED 灯，10 W	10	
24	LED 单色屏	4 000 mm × 400 mm × 80 mm（长 × 宽 × 厚）	1	
25	LED 灯箱广告	2 500 mm × 1 600 mm（长 × 宽）	2	
26	空调室内机	MDV−D125Q4/BP2SDN1−C	2	
27	空调室外机	MDV−280W/DSN1−891（G）	1	
28	照明灯	LED，600 mm × 600 mm	14	
29	紫外线消毒灯	600 mm × 300 mm	4	
30	换气扇	CJVIA210	2	
31	微波炉	美的	1	
32	消毒机	壁挂式	2	
33	消毒机	移动式	1	
34	立式饮水机	美的立式饮水机	1	
35	台式饮水机	美的台式饮水机	1	
36	风幕机	西奥多	1	
37	洗手池	304 不锈钢	1	
38	液晶电视及支架	81.28 cm（32 英寸）电视及配套支架	1	
39	水箱	食品级，22 L	2	
40	冰箱	容声 BCD−135	1	
41	干手器	莫顿 M988	1	

（续表）

序号	名称	参数	数量	备注
42	功放	米奇林功放配吸顶音箱	1	
43	监控系统	硬盘录像机及摄像头	1	
44	灭火器	2 kg 二氧化碳 / 水基型灭火器	4	
45	生活垃圾桶	市购	2	
46	医废垃圾桶	市购	3	
47	小圆凳	不锈钢，ф300	8	
48	茶几	1 000 mm × 400 mm	1	
49	小厨宝	志高	1	
50	LED 温湿度计	显示万年历、温度、湿度	1	
51	玻璃隔断	1 000 mm × 1 800 mm（宽 × 高）	2	
52	电源总控制箱	700 mm × 600 mm（宽 × 高）	1	
53	发电机组	超静音发电机，16 kW	1	
54	机柜	48.26 cm（19 英寸）	1	
55	中控屏	电容触摸屏	1	
56	UPS 电源	5 KVA 配电池	1	
57	稳压电源	德力西	1	
58	电加热膜	电加热地热膜 3 000 W—5 000 W	1	
59	插座	5 孔电源 / 三位	43	
60	网线插孔	标准网口	4	
61	外观喷绘	按用户要求	1	
62	打印机			

（续表）

序号	名称	参数	数量	备注
63	血液保存箱	电压（V/Hz）：220/50 气候类型：N 功率（W）：400 箱内温度（℃）：4±1 外部尺寸（W×D×H）（mm）：720×690×1 520 内部尺寸（W×D×H）（mm）：620×470×950 搁架 / 存血框：4/16 备注：立式 净重 / 毛重（kg）：146/160；240 个 200 mL 血袋	1	
64	机采床	椅面长度 × 宽度：1 900 mm×580 mm； 椅面高度调节：电动调节 533 mm×733 mm； 背板折起角度：电动调节 −15° —110° ； 座板折起角度：电动调节 10° —30° ； 腿板折起角度：电动调节 45° —30° ； 配置易控脚轮，易于椅子的移动和固定。 电源：交流 220 V、50 Hz，电机工作电压 24 V； 椅子最大承重量：≥ 200 kg	1	
65	体重秤			

210-WSS-CXW-04 采血屋配置及参数

序号	名称	参数	数量	备注
1	献血屋	13 000 mm×3 500 mm×3 300 mm（长 × 宽 × 高）	1	
2	入户踏步	2 500 mm×2 000 mm×1 000 mm（长 × 宽 × 高）	1	
3	系统窗	1 200 mm×1 000 mm	8	
4	入户门	1 600 mm×2 100 mm	1	
5	门帘 / 窗帘	按门窗大小定做	1	
6	塑胶地板	LG 医用地板，3.2 mm	1	
7	牵引装置总成	硬牵引，可拆卸，带转盘	1	
8	车桥	双桥，8 个实心轮	1	
9	支撑装置	辅助支撑	16	
10	底部栅栏	金属栅栏，底部周圈，高 700 mm	1	
11	休息沙发	真皮材质 3 900 mm×600 mm×900 mm（长 × 宽 × 高）	1	
12	休息沙发	真皮材质 1 300 mm×600 mm×900 mm（长 × 宽 × 高）	1	
13	L 型工作台	多层实木板材，台面选用大理石板 1 550 mm×1 200 mm×760 mm（长 × 宽 × 高）	2	
14	填表桌	多层实木板材，台面选用大理石板 1 980 mm×500 mm×760 mm（长 × 宽 × 高）	1	
15	生活柜	多层实木板材，台面选用大理石板 800 mm×600 mm×760 mm（长 × 高 × 高）	1	
16	食品柜	多层实木板材，台面选用大理石板 600 mm×600 mm×760 mm（长 × 高 × 高）	1	
17	热合台	多层实木板材，台面选用大理石板 800 mm×600 mm×760 mm（长 × 宽 × 高）	1	
18	纪念品展示柜	多层实木板材 700 mm×450 mm×1 800 mm（长 × 宽 × 高）	1	

（续表）

序号	名称	参数	数量	备注
19	更衣柜	多层实木板材 800 mm × 600 mm × 1 800 mm（长 × 宽 × 高）	1	
20	储物架	多层实木板材 2 300 mm × 600 mm × 1 800 mm（长 × 宽 × 高）	1	
21	吊顶	铝单板集成吊顶	1	
22	采血椅	采血椅选用高档电动采血椅。真皮材质，耐用、防腐蚀、防菌、易清洁，背部、腿部可电动调节并可调至卧位	4	
23	采血桌	多层实木板材 700 mm × 600 mm × 760 mm（长 × 宽 × 高）	3	
24	景观灯	LED 灯，10 W	10	
25	LED 单色屏	3 000 mm × 400 mm × 80 mm（长 × 宽 × 厚）	1	
26	LED 单色屏	2 500 mm × 400 mm × 80 mm（长 × 宽 × 厚）	1	
27	室外宣传展板	900 mm × 600 mm	4	
28	空调	格力 3 P	2	
29	照明灯	LED，600 mm × 600 mm	14	
30	紫外线消毒灯	600 mm × 300 mm	4	
31	换气扇	15.24 cm（6 英寸）	2	
32	微波炉	美的	1	
33	消毒机	壁挂式	1	
34	立式饮水机	美的立式饮水机	1	
35	洗手池	304 不锈钢	1	
36	液晶电视及支架	81.28 cm（32 英寸）电视及配套支架	1	
37	食品冰箱	海尔	1	
38	试剂冰箱	50 L	1	
39	功放	米奇林功放配吸顶音箱	1	
40	监控系统	硬盘录像机及摄像头	1	

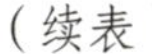

（续表）

序号	名称	参数	数量	备注
41	灭火器	2 kg 二氧化碳 / 水基型灭火器	4	
42	小圆凳	不锈钢，ф300	8	
43	玻璃隔断	700 mm × 1 800 mm（宽 × 高）	1	
44	玻璃隔断	1 000 mm × 1 800 mm（宽 × 高）	1	
45	LED 温湿度计	显示万年历、温度、湿度	1	
46	电源总控制箱	700 mm × 600 mm（宽 × 高）	1	
47	机柜	48.26 cm（19 英寸）	1	
48	中控屏	电容触摸屏	1	
49	UPS 电源	5 KVA 配电池	1	
50	稳压电源	德力西	1	
51	电加热膜	电加热地热膜 3 000 W—5 000 W	1	
52	插座	5 孔电源 / 三位	43	
53	网线插孔	标准网口	4	
54	外观喷绘	按用户要求	1	
55	打印机			
56	血液保存箱	电压（V/Hz）：220/50 气候类型：N 功率（W）：400 箱内温度（℃）：4 ± 1 外部尺寸（W × D × H）（mm）：720 × 690 × 1 520 内部尺寸（W × D × H）（mm）：620 × 470 × 950 搁架 / 存血框：4/16 备注：立式 净重 / 毛重（kg）：146/160；240 个 200 mL 血袋	1	

（续表）

序号	名称	参数	数量	备注
57	机采床	椅面长度 × 宽度：1 900 mm × 580 mm； 椅面高度调节：电动调节 533 mm × 733 mm； 背板折起角度：电动调节 −15° —110° ； 座板折起角度：电动调节 10° —30° ； 腿板折起角度：电动调节 45° —30° ； 配置易控脚轮，易于椅子的移动和固定。 电源：交流 220 V、50 Hz，电机工作电压 24 V； 椅子最大承重量：≥ 200 kg	1	
58	体重秤		1	
59	摇摆采血仪		1	
60	全自动献血初筛分析系统			
61	标本离心机		1	
62	热合机			

210-WSS-CXW-05 采血屋配置及参数

序号	名称	参数	数量	备注
1	献血屋	10 000 mm×3 200 mm×4 000 mm （长×宽×高）（含轮）	1	
2	入户踏步	2 500 mm×2 000 mm×1 000 mm （长×宽×高）	1	
3	系统窗	1 200 mm×1 000 mm	1	
4	落地窗	1 600 mm×1 600 mm	2	
5	入户门	1 500 mm×2 100 mm	1	
6	门帘 / 窗帘	按门窗大小定做	1	
7	塑胶地板	LG 医用地板，3.2 mm	1	
8	牵引装置总成	硬牵引，可拆卸，带转盘	1	
9	车桥	双桥，8 个实心轮	1	
10	支撑装置	辅助支撑	12	
11	底部栅栏	金属栅栏，底部周圈，高 700 mm	1	
12	休息沙发	真皮材质 1 800 mm×500 mm×900 mm（长×宽×高）	1	
13	L 型工作台	多层实木板材，台面选用大埋石板 1 300 mm×1 200 mm×760 mm（长×宽×高）	2	
14	填表桌	翻转台面 800 mm×600 mm（长×宽）	1	
15	柜子	多层实木板材，台面选用大理石板 500 mm×500 mm×760 mm（长×高×高）	1	
16	食品柜	多层实木板材，台面选用大理石板 700 mm×600 mm×760 mm（长×高×高）	1	
17	热合台	多层实木板材，台面选用大理石板 800 mm×600 mm×760 mm（长×宽×高）	1	
18	礼品柜	多层实木板材 1 000 mm×600 mm×1 800 mm（长×宽×高）	1	
19	储物架	多层实木板材 1 200 mm×600 mm×1 800 mm（长×宽×高）	1	

（续表）

序号	名称	参数	数量	备注
20	吊顶	铝单板集成吊顶	1	
21	采血椅	采血椅选用高档电动采血椅。真皮材质，耐用、防腐蚀、防菌、易清洁，背部、腿部可电动调节并可调至卧位	4	
22	采血桌	多层实木板材 700 mm × 600 mm × 760 mm（长 × 宽 × 高）	2	
23	景观灯	LED 灯，10W	10	
24	LED 单色屏	4 000 mm × 400 mm × 80 mm（长 × 宽 × 厚）	1	
25	LED 彩色屏	2 304 mm × 1 536 mm × 180 mm（长 × 宽 × 厚）	1	
26	室外宣传展板	900 mm × 600 mm	2	
27	发光字	LED 发光字	1	
28	空调	格力 2 P	2	
29	照明灯	LED，600 mm × 600 mm	10	
30	新风系统	霍尼韦尔（含除 PM 2.5）	1	
31	微波炉	格兰仕	1	
32	消毒机	壁挂式	1	
33	立式饮水机	美的立式饮水机	1	
34	洗手池	304 不锈钢	1	
35	水龙头	感应水龙头	1	
36	小厨宝	海尔	1	
37	液晶电视及支架	127 cm（50 英寸）电视及配套支架	1	
38	扫描枪	霍尼韦尔	2	
39	电子血压计	欧姆龙	1	
40	笔记本电脑	联想	1	
41	功放	米奇林功放配吸顶音箱	1	
42	监控系统	硬盘录像机及摄像头	1	

（续表）

序号	名称	参数	数量	备注
43	灭火器	2 kg 二氧化碳 / 水基型灭火器	4	
44	灭火毯	1 000 mm×1 000 mm	2	
45	小圆凳	不锈钢，ϕ300	8	
46	玻璃隔断	1 000 mm×1 800 mm（宽 × 高）	1	
47	LED 温湿度计	显示万年历、温度、湿度	1	
48	机柜	48.26 cm（19 英寸）	1	
49	中控屏	电容触摸屏	1	
50	UPS 电源	3 KVA 配电池	1	
51	稳压电源	德力西	1	
52	电加热膜	电加热地热膜 3 000 W—5 000 W	1	
53	插座	5 孔电源 / 三位	43	
54	网线插孔	标准网口	4	
55	献血证打印机	德实 DS-200 型	1	
56	献血自助打印机	惠普 M203 dw 型 双面打印机	1	
57	血液保存箱	电压（V/Hz）：220/50 气候类型：N 功率（W）：400 箱内温度（℃）：4±1 外部尺寸（W×D×H）（mm）： 720×690×1 520 内部尺寸（W×D×H）（mm）：620×470×950 搁架 / 存血框：4/16 备注：立式 净重 / 毛重（kg）：146/160；240 个 200 mL 血袋	1	
58	体重秤		1	
59	采血秤	CZK- Ⅱ C 型微电脑采液控制器	2	
60	离心机	湘锐 80-2 台式离心机	1	
61	热合机		1	

210-WSS-CXW-06 采血屋配置及参数

序号	名称	参数	数量	备注
1	献血屋	10 000 mm × 3 200 mm × 4 000 mm（长 × 宽 × 高）（含轮）	1	
2	入户踏步	1 800 mm × 300 mm × 150 mm（长 × 宽 × 高）	1	
3	系统窗	1 220 mm × 1 000 mm	4	
4	落地窗	1 800 mm × 1 800 mm	1	
5	入户门	1 400 mm × 2 100 mm	1	
6	门帘 / 窗帘	按门窗大小定做	1	
7	塑胶地板	LG 医用地板，3.2 mm	1	
8	休息沙发	真皮材质 2 000 mm × 600 mm × 900 mm（长 × 宽 × 高）	1	隐藏式应急采血桌
9	L 型工作台	多层实木板材，台面选用大理石板 1 700 mm × 2 000 mm × 760 mm（长 × 宽 × 高）	1	
10	填表桌	多层实木板材，台面选用大理石板 1 000 mm × 400 mm（长 × 宽）	1	
11	茶点组合柜	多层实木板材，台面选用大理石板 500 mm × 500 mm × 760 mm（长 × 高 × 高）	1	
12	热合台	多层实木板材，台面选用大理石板 700 mm × 600 mm × 1 000 mm（长 × 宽 × 高）	1	
13	储物架	金属货架，层高可调节 600 mm × 400 mm × 1 800 mm（长 × 宽 × 高）	1	
14	热合台	多层实木板材 600 mm × 460 mm × 1 000 mm（长 × 宽 × 高）	1	
15	吊顶	铝单板集成吊顶	1	
16	采血椅	采血椅选用高档电动采血椅。真皮材质，耐用、防腐蚀、防菌、易清洁，背部、腿部可电动调节并可调至卧位	2	
17	采血桌	多层实木板材 700 mm × 600 mm × 760 mm（长 × 宽 × 高）	1	

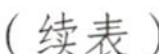

（续表）

序号	名称	参数	数量	备注
18	景观灯	LED 灯，10 W	5	
19	LED 单色屏	4 000 mm × 400 mm × 80 mm（长 × 宽 × 厚）	1	
20	室外宣传展板	900 mm × 600 mm	2	
21	发光字	LED 发光字	1	
22	空调	格力 3 P	2	
23	照明灯	LED 600 mm × 600 mm	10	
24	换气扇	10.16 cm（4 英寸）	2	
25	消毒机	壁挂式	1	
26	饮水机	直饮饮水机	1	
27	净水器		1	
28	洗手池	304 不锈钢	1	
29	液晶电视及支架	109.22 cm（43 英寸）电视及配套支架	1	
30	功放	米奇林功放配吸顶音箱	1	
31	监控系统	硬盘录像机及摄像头	1	
32	灭火器	水基型灭火器	2	
33	小圆凳	不锈钢，ϕ300	8	
34	玻璃隔断	1 000 mm × 1 800 mm（宽 × 高）	1	
35	玻璃隔断	700 mm × 1 800 mm（宽 × 高）	1	
36	LED 温湿度计	显示万年历、温度、湿度	1	
37	机柜	48.26 cm（19 英寸）	1	
38	中控屏	电容触摸屏	1	
39	UPS 电源	6 KVA 配电池	1	
40	稳压电源	德力西	1	
41	插座	5 孔电源 / 三位	38	
42	网线插孔	标准网口	8	
43	穿衣镜	壁挂式	1	
44	雕塑玩偶		1	

JL-CXW 采血屋（一体板）配置及参数

序号	名称	参数
1	外形尺寸	▲长：6 m—14 m，宽≤ 4 m，高度≥ 3.5 m； 抗风等级不低于 10 级，抗震等级不低于 7 级
2	箱体	箱体四壁使用厚 45 mm 的高密度 PU 泡沫夹芯玻璃钢复合板，顶板及地板厚 85 mm，地板：基层为厚木地板加防水竹胶板，上层为耐腐蚀、易清洗、无缝对接的医用塑胶高档地板；LG 高档医用塑胶地板（防滑、防水、防静电）；此 PU 复合板内、外两面为玻璃钢板，夹芯层为高密度阻燃硬质聚氨酯泡沫，经德国真空技术高压复合而成。夹芯板表面光洁，污物能够轻易除掉，整个面板色彩鲜艳，具有极佳的保光性。玻璃钢板表面有一层性能优异的胶衣，对大气、水和一般浓度的酸、碱、盐等介质有着良好的化学稳定性；表面光洁度高，保光性极佳，不变色、耐腐蚀、防光晒、抗老化（板材的环保检测报告及该板材阻燃性能不低于B1级检测报告）。内部为 5 mm 钢板预埋件，厢体总传热系数不大于 0.044 1。 ▲车内装修材料全部采用环保材料，符合 GB/T18883—2002《室内空气质量标准》的规定（能合格通过环评检测，要求提供环保部门的环评合格证明材料）。箱体四周安装拆卸式遮挡板（建议用防腐木），符合防鼠要求；整体安装交付使用前，要做室内异味消除处理
3	双面伸缩舱体	单面伸缩规格：长≤ 8 m、宽≤ 0.8 m、内高≤ 2 m； 核心机构：A 型房车专用拓展舱轨道机构（全不锈钢）； 承重：＞ 1T（静态）； 使用环境：≥ −45 ℃； 设计寿命：≥ 800 次循环； 保养：每年不低于 1 次； 防水／尘措施：伸缩舱安装随动遮阳棚等保护舱体； 核心技术：采用升降地板，扩展后车内平地板，专利技术
4	屋顶	造型根据采购人要求制作（由我方出具效果图，甲方确认）。屋顶主结构为钢构，屋顶有实木板＋沥青防水层＋沥青瓦组成，美观、防锈、防腐，带排水沟，有隔热保温处理，内部配有排气扇。配良好的雨水系统，美观精巧，耐久性好，排、防水效果优良并实现雨檐集水排出。屋顶竖“爱心献血屋”5 个红字(有定时器、接电后可亮光)
5	吊顶	家居型，整体吊顶，牢固可靠，移动时不易松动
6	窗（汽车专用窗）	全车采用双层中空防爆玻璃窗，有 6—8 个，其中前后各有 3—4 个可活动且带纱窗的双层中空防爆玻璃窗，隔声等级 38 dB，紫外线透过率小于 1

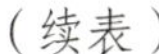

（续表）

序号	名称	参数
7	遮阳帘	伸缩抽拉帘（或按我方要求）
8	防盗门	304全不锈钢拉丝板材，净尺寸≥800 mm×1 900 mm（正面可选择喷漆、反面贴画），上方带造型雨搭
9	天窗 换气扇	车顶部布置汽车专用天窗，带轴流风扇，吸顶式（L=180 m^3/h），采血区、体检区各1台，可打开，由车内进入屋顶
10	隔断	采血区与体检区到顶磨砂玻璃隔断一个，车尾部一个推拉门隔断。上车门左侧有一个活动隐私拉帘（非透明），活动隐私拉帘离地约10 cm，到顶
11	双转向双轴底盘总成	采用载重汽车专用底盘，大梁采用4根140 mm×60 mm×8 mm槽钢弯曲焊接，不易变形，底盘梁与横梁使用120 mm×60 mm×3 mm方钢（16锰钢）弯曲焊接，承重能力强。前后4个实心轮胎；轴承为汽车专用轴承；底盘总成喷砂、防锈、喷漆处理。 采用的钢材具有生产厂家产品质量证明，采用的钢材具有第三方鉴定机构的检测报告
12	支撑装置总成	采用重型机械手摇支撑装置4组；每个承重能力大于等于14吨，手摇可上下粗调、细调节
13	牵引总成	钢铁特制，无须拆卸，可隐藏
14	电路	电路设计：安全可靠，符合国标并满足所有设施设备用电需要；室内墙壁上按照电器布置和使用需求布置至少30个插座，插座布置合理。 电源进线均采用隐藏式，所有线路须穿管敷设，不得布明线，设有专用管道，电线均为6.0 mm^2铜芯电缆线；为确保整车供电安全，增加接地装置。 配置供电电缆线带便携式卷线盘1套，长30 m（10 mm^2三芯线），至少要分四组电路，照明、插座，空调，冰箱、消毒灯和室外灯饰、监控系统各一组，每一路均有一个漏电保护总开关
15	照明	室内照明系统齐全，亮度满足采血工作需要。照明标准：工作区300 lx，荧光灯功率密度值为8.9 W/m^2，采用飞利浦或同等档次格栅灯；室外安装3—4个高照度射灯
16	紫外线消毒灯	紫外线消毒灯符合医用消毒要求，约1 W/m^3，带定时开关，共6盏
17	工具箱	车外底盘下工具箱，骨架使用40 mm×50 mm×2.5 mm Q235方管；底箱使用1.5 mm钢板
18	清洁用具	家用拖把池1套，可放置于车底工具箱
19	洗手池系统	1套，感应式水龙头，采用市电供电，另装有不锈钢洗眼器

（续表）

序号	名称	参数
20	工作台面	采血台2个，热合台1个，L型工作台2个，填表台（或小吧台）1个； 所有柜体均采用实木制作，柜门面板为晶钢板，台面均采用高档仿大理石（具体尺寸规格根据采购方要求制作）
21	采血椅	2—6张电动采血椅，外观经典、舒适、大气，颜色柔和，表面材质为超纤皮革，坐垫为高回弹聚氨酯海绵，弹性持久，配置多组电机，电动伸展，可坐可躺，躺平角度≥170°； 外形尺寸（mm）：1 000×1 000×1 000，座高500 mm，座宽420 mm，座深530 mm，扶手高650 mm
22	储血冰箱	1台 有效容积：≥258 L； 温度控制：4±1 ℃； 微电脑控温：数字式LED温度显示； 压缩机：密封式（430 W）； 制冷剂：无氟型R−134 A； 制冷方式：强制空气循环制冷
23	生活电器	食品冰箱1台 冷藏室容积：50 L 净重：18 kg 噪声：37 dB 堆码层数极限：2层 尺寸：462 mm×500 mm×536 mm 总容量：50 L 总容量范围：100 L及以下 是否变频：非变频 智能类型：不支持智能 最大容积：50 L 毛重：21 kg 耗电量：0.28 kWh/24 h 冰箱冷柜机型：冷藏冰箱 制冷方式：直冷 箱门结构：单门式 面板类型：PCM彩涂板 能效等级：一级 制冷控制系统：机械温控 微波炉1台 微波功率：700 W 额定电压：220 V 额定频率：50 Hz 容量：20 L
24	采血秤（苏密科）	

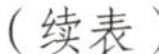

（续表）

序号	名称	参数
25	热合机（森通）	
26	▲干式生化分析仪	
27	办公电器	
28	休息沙发	2 套，高档皮革包裹，颜色可根据要求定制，沙发下带储物柜
29	饮水机	1 台（立式或台式带架）
30	旋转圆凳	6 张，可升降
31	储物柜	前后各一个储物柜，烤漆面板，按需分层，到顶，采用钢结构，配有层板
32	方形不锈钢垃圾桶	不锈钢板，厚度要厚，放在两个休息沙发中间，柜子外部带门，柜门上面放空预留做放垃圾入口；垃圾桶底部装 4 个滑轮
33	风幕机	1 台，噪声小，根据移动献血屋门宽度确定尺寸
34	空调	
35	空气消毒净化机	
36	急救箱	便携式急救箱，带氧气瓶
37	多媒体播放器	CPU 核心数：四核心，内存容量（ROM）：4 GB，运行内存 RAM：1 GB，接口类型：网络接口 WIFI HDMI 音频
38	音响	知名品牌 2 套，吸顶式喇叭
39	电视	2 台，≥ 81.28 cm（32 英寸）液晶电视（带 USB 口），可通过 USB 接口独立播放，其中 1 台连接监控视频
40	外观图案	由厂家根据我方要求设计图案，经甲方确认后喷制
41	户外 LED 宣传屏	3 套，单基色，每套均采用独立电源控制，显示文字可编辑，预留接口，长度宽度按需求方要求
42	户外大屏电视	连接多媒体播放器，电视安装向外播放，带钢化玻璃保护，声音通过功放由外宣传喇叭播放
43	监控系统	8 个红外夜视高清摄像头（室外 4 个，室内 4 个），海康威视监控主机 1 套，1 TB 硬盘 1 个
44	备用发电机	3 kW 便携式发电机 1 台，可供采血台、电脑、储血冰箱使用，发电机为独立舱，保证使用安全，外机舱内部采用进口合金复合保温板进行隔热，该保温板燃烧级别不低于 B1 级，提供相应的检测报告

L-CXW 采血屋（轻钢结构）配置及参数

序号	名称	参数
1	外形尺寸	▲长：6 m—14 m，宽≤ 4 m，高度≥ 3.5 m； 抗风等级不低于 10 级，抗震等级不低于 7 级
2	箱体	采用载重式骨架，具备吊装运输功能，立柱采用 140 mm×58 mm×4.9 mm 槽钢 14#（Q235 黑料），圈梁采用 140 mm×58 mm×4.9 mm 槽钢 14#（Q235 黑料），地面檩条采用 100 mm×100 mm×2.5 mm（Q235 黑料），屋面檩条采用 100 mm×100 mm×2.5 mm（Q235 黑料），固定墙面板采用小波浪车厢板（厚度 1.8 mm，Q235 黑料）。底盘总成喷砂、防锈、喷漆处理； 外墙采用铝板幕墙装饰，铝板厚度≥ 3 mm，铝板表面采用氟碳聚合物喷漆，进行金属罩面漆，抗紫外线、抗腐蚀、不褪色； 内墙采用环保集成墙板装饰； 厢体总传热系数不大于 0.044 1； 车内装修材料全部采用环保材料，符合 GB/T18883—2002《室内空气质量标准》的规定。（能合格通过环评检测，要求提供环保部门的环评合格证明材料）。箱体四周安装拆卸式遮挡板（建议用防腐木），符合防鼠要求；整体安装交付使用前，要做室内异味消除处理
3	双面伸缩舱体	单面伸缩规格：长≤ 8 m，宽≤ 0.8 m，内高≤ 2 m； 核心机构：A 型房车专用拓展舱轨道机构（全不锈钢）； 承重：＞ 1T（静态）； 使用环境：≥ −45 ℃； 设计寿命：≥ 800 次循环； 保养：每年不低于 1 次； 防水 / 尘措施：伸缩舱安装随动遮阳棚以保护舱体； 核心技术：采用升降地板，扩展后车内平地板，专利技术
4	屋顶	造型根据采购人要求制作（由我方出具效果图，甲方确认）。屋顶主结构为钢构，屋顶有实木板 + 沥青防水层 + 沥青瓦组成，美观、防锈、防腐，带排水沟，有隔热保温处理，内部配有排气扇。配良好的雨水系统，美观精巧，耐久性好，排、防水效果优良并实现雨檐集水排出。屋顶竖“爱心献血屋”5 个红字（有定时器、接电后可亮光）
5	吊顶	家居型，整体吊顶，牢固可靠，移动时不易松动
6	窗	所有窗户采用隔热断桥铝框架、中空玻璃钢化加条夹胶处理，安全、防爆、隔热，窗口料采用不锈钢包边；门为双层钢化玻璃门，中间做钢制防盗措施，采用优质的门窗五金配件，要求做纱门、纱窗
7	遮阳帘	伸缩抽拉帘（或按我方要求）

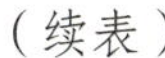

（续表）

序号	名称	参数
8	防盗门	304 全不锈钢拉丝板材，净尺寸≥ 800 mm×1 900 mm（正面可选择喷漆、反面贴画），上方带造型雨搭
9	天窗 换气扇	车顶部布置汽车专用天窗，带轴流风扇，吸顶式（L=180 m^3/h），采血区、体检区各 1 台，可打开，由车内进入屋顶
10	隔断	采血区与体检区到顶磨砂玻璃隔断一个，车尾部 1 个推拉门隔断。上车门左侧有一个活动隐私拉帘（非透明），活动隐私拉帘离地约 10 cm，到顶
11	支撑装置总成	采用重型机械手摇支撑装置 4 组；每个承重能力大于等于 14 吨，手摇可上下粗调、细调节
12	牵引总成	钢铁特制，无须拆卸，可隐藏
13	电路	电路设计：安全可靠，符合国标并满足所有设施设备用电需要； 室内墙壁上按照电器布置和使用需求布置至少 30 个插座，插座布置合理； 电源进线均采用隐藏式，所有线路须穿管敷设，不得布明线，设有专用管道，电线均为 6.0 mm^2 铜芯电缆线；为确保整车供电安全，增加接地装置； 配置供电电缆线带便携式卷线盘 1 套，长 30 m（10 mm^2 三芯线），至少要分四组电路，照明、插座，空调，冰箱、消毒灯和室外灯饰、监控系统各一组，每一路均有一个漏电保护总开关
14	照明	室内照明系统齐全，亮度满足采血工作需要。照明标准：工作区 300 lx，荧光灯功率密度值为 8.9 W/m^2，采用飞利浦或同等档次格栅灯；室外安装 3—4 个高照度射灯
15	紫外线消毒灯	紫外线消毒灯符合医用消毒要求，约 1 W/m^3，带定时开关，共 6 盏
16	工具箱	车外底盘下工具箱，骨架使用 40 mm×50 mm×2.5 mm Q235 方管；底箱使用 1.5 mm 钢板
17	清洁用具	家用拖把池 1 套，可放置于车底工具箱
18	洗手池系统	1 套，感应式水龙头采用市电供电，另装有不锈钢洗眼器
19	工作台面	采血台 2 个，热合台 1 个，L 型工作台 2 个，填表台（或小吧台）1 个； 所有柜体均采用实木制作，柜门面板为晶钢板，台面均采用高档仿大理石（具体尺寸规格根据采购方要求制作）

（续表）

序号	名称	参数
20	采血椅	2—6 张电动采血椅，外观经典、舒适、大气，颜色柔和，表面材质为超纤皮革，坐垫为高回弹聚氨酯海绵，弹性持久，配置多组电机，电动伸展，可坐可躺，躺平角度≥ 170° 外形尺寸（mm）：1 000×1 000×1 000，座高 500 mm，座宽 420 mm，座深 530 mm，扶手高 650 mm
21	储血冰箱	1 台 有效容积：≥ 258 L； 温度控制：4±1 ℃；微电脑控温；数字式 LED 温度显示； 压缩机：密封式（430 W）； 制冷剂：无氟型 R-134A； 制冷方式：强制空气循环制冷
22	生活电器	
23	采血秤（苏密科）	
24	热合机（森通）	
25	▲干式生化分析仪	
26	办公电器	
27	休息沙发	2 套，高档皮革包裹，颜色可根据要求定制，沙发下带储物柜
28	饮水机	1 台（立式或台式带架）
29	旋转圆凳	6 张，可升降
30	储物柜	前后各 1 个储物柜，烤漆面板，按需分层，到顶，采用钢结构，配有层板
31	方形不锈钢垃圾桶	不锈钢板，厚度要厚，放在两个休息沙发中间，柜子外部带门，柜门上面放空预留做放垃圾入口；垃圾桶底部装 4 个滑轮
32	风幕机	1 台，噪声小，根据移动献血屋门宽度确定尺寸
33	空调	
34	空气消毒净化机	
35	急救箱	便携式急救箱，带氧气瓶
36	多媒体播放器	CPU 核心数：四核心，内存容量（ROM）：4 GB，运行内存 RAM：1 GB，接口类型：网络接口 WIFI HDMI 音频
37	音响	知名品牌 2 套，吸顶式喇叭

（续表）

序号	名称	参数
38	电视	2 台，≥ 81.28 cm（32 英寸）液晶电视（带 USB 口），可通过 USB 接口独立播放，其中一台连接监控视频
39	外观图案	由厂家根据我方要求设计图案，经甲方确认后喷制
40	户外 LED 宣传屏	3 套，单基色，每套均采用独立电源控制，显示文字可编辑，预留接口，长度、宽度按需求方要求
41	户外大屏电视	连接多媒体播放器，电视安装向外播放，带钢化玻璃保护，声音通过功放由外宣传喇叭播放
42	监控系统	8 个红外夜视高清摄像头（室外 4 个，室内 4 个），海康威视监控主机 1 套，1 TB 硬盘 1 个
43	备用发电机	3 kW 便携式发电机 1 台，可供采血台、电脑、储血冰箱使用，发电机为独立舱，保证使用安全，外机舱内部采用进口合金复合保温板进行隔热，该保温板燃烧级别不低于 B1 级，提供相应的检测报告

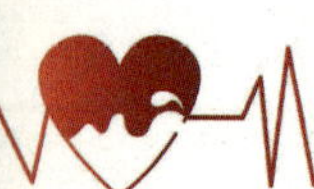

JL-CXW 采血屋（清轻木结构）配置及参数

序号	名称	参数
1	外形尺寸	▲长：6 m—14 m，宽≤ 4 m，高度≥ 3.5 m； 抗风等级不低于 10 级，抗震等级不低于 7 级
2	箱体	木结构献血屋符合规范： 《木结构设计规范》GB50005—2003 《木结构工程施工规范》GB/T50772—2012 《木骨架组合墙体技术规范》GB/T50361—2005 《木结构建筑设计防火规范》GB50016—2006 《屋面工程技术规范》GB50345—2012 《轻型木桁架技术规范》JGJ/T265—2012 主墙体为实木结构，为了保证极佳的保温、隔热和防噪音效果，墙体分八层，主墙体自外向内的结构为：SPF 外墙实木挂板，外墙挂板龙骨，单向呼吸纸，结构板，中间为实木结构龙骨加玻璃纤维棉，防潮纸，内墙挂板龙骨，抗倍特板；总厚度为：16 cm ± 1 cm。 厢体总传热系数不大于 0.044 1； 车内装修材料全部采用环保材料，符合 GB/T18883—2002《室内空气质量标准》的规定。箱体四周安装折卸式遮挡板，符合防鼠要求；整体安装交付使用前，要做室内异味消除处理
3	地板	基层采用优质木材制作木结构格栅，格栅上采用优质 OSB 结构板加固，格栅内采用国际知名优质保温棉进行保温处理，SBS 一体化防水处理，隔热膜，地面采用医用塑胶地板
4	屋顶	屋顶系统采用优质 SPF 三角形木桁架，屋面采用国际知名优质双层玻纤瓦，SBS 一体化防水处理，采用优质 OSB 结构板，国际知名优质保温棉，特制隔热膜，屋顶设有通风系统，冬暖夏凉，采用优质木质封檐板，屋脊设通风窗，金属屋顶排水沟，室内屋顶采用集成吊顶
5	双面伸缩舱体	单面伸缩规格：长≤ 8 m，宽≤ 0.8 m，内高≤ 2 m； 核心机构：A 型房车专用拓展舱轨道机构（全不锈钢）； 承重：＞1 T（静态）； 使用环境：≥ −45 ℃； 设计寿命：≥ 800 次循环； 保养：每年不低于 1 次； 防水 / 尘措施：伸缩舱安装随动遮阳棚以保护舱体； 核心技术：采用升降地板，扩展后车内平地板，专利技术
6	窗	所有窗户采用隔热断桥铝框架、中空玻璃钢化加条夹胶处理，安全、防爆、隔热，窗口料采用不锈钢包边；门为双层钢化玻璃门，中间做钢制防盗措施，采用优质的门窗五金配件，要求做纱门、纱窗

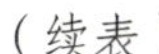

（续表）

序号	名称	参数
7	遮阳帘	伸缩抽拉帘（或按我方要求）
8	防盗门	304 全不锈钢拉丝板材，净尺寸≥ 800 mm×1 900 mm（正面可选择喷漆、反面贴画），上方带造型雨搭
9	天窗 换气扇	车顶部布置汽车专用天窗，带轴流风扇，吸顶式（L=180 m^3/h），采血区、体检区各 1 台，可打开，由车内进入屋顶
10	隔断	采血区与体检区到顶磨砂玻璃隔断一个，车尾部一个推拉门隔断。上车门左侧有一个活动隐私拉帘（非透明），活动隐私拉帘离地约 10 cm，到顶
11	支撑装置总成	采用重型机械手摇支撑装置 4 组；每个承重能力大于等于 14 吨，手摇可上下粗调、细调节
12	牵引总成	钢铁特制，无须拆卸，可隐藏
13	电路	电路设计：安全可靠，符合国标并满足所有设施设备用电需要； 室内墙壁上按照电器布置和使用需求布置至少 30 个插座，插座布置合理； 电源进线均采用隐藏式，所有线路须穿管敷设，不得布明线，设有专用管道，电线均为 6.0 mm^2 铜芯电缆线；为确保整车供电安全，增加接地装置； 配置供电电缆线带便携式卷线盘 1 套，长 30 m（10 mm^2 三芯线），至少要分四组电路，照明、插座，空调，冰箱、消毒灯和室外灯饰、监控系统各一组，每一路均有一个漏电保护总开关
14	照明	室内照明系统齐全，亮度满足采血工作需要。照明标准：工作区 300 lx，荧光灯功率密度值为 8.9 W/m^2，采用飞利浦或同等档次格栅灯；室外安装 3—4 个高照度射灯
15	紫外线消毒灯	紫外线消毒灯符合医用消毒要求，约 1 W/m^3，带定时开关。共 6 盏
16	工具箱	车外底盘下工具箱，骨架使用 40 mm×50 mm×2.5 mm Q235 方管；底箱使用 1.5 mm 钢板
17	清洁用具	家用拖把池 1 套，可放置于车底工具箱
18	洗手池系统	1 套，感应式水龙头采用市电供电，另装有不锈钢洗眼器
19	工作台面	采血台 2 个，热合台 1 个，L 型工作台 2 个，填表台（或小吧台）1 个； 所有柜体均采用实木制作，柜门面板为晶钢板，台面均采用高档仿大理石（具体尺寸规格根据采购方要求制作）

（续表）

序号	名称	参数
20	采血椅	2—6张电动采血椅，外观经典、舒适、大气，颜色柔和，表面材质为超纤皮革，坐垫为高回弹聚氨酯海绵，弹性持久，配置多组电机，电动伸展，可坐可躺，躺平角度≥170° 外形尺寸（mm）：1 000×1 000×1 000，座高500 mm，座宽420 mm，座深530 mm，扶手高650 mm
21	储血冰箱	1台 有效容积：≥258 L； 温度控制：4±1 ℃；微电脑控温；数字式LED温度显示； 压缩机：密封式（430 W）； 制冷剂：无氟型R-134 A； 制冷方式：强制空气循环制冷
22	生活电器	
23	采血秤（苏密科）	
24	热合机（森通）	
25	▲干式生化分析仪	
26	办公电器	
27	休息沙发	2套，高档皮革包裹，颜色可根据要求定制，沙发下带储物柜
28	饮水机	1台（立式或台式带架）
29	旋转圆凳	6张，可升降
30	储物柜	前后各1个储物柜，烤漆面板，按需分层，到顶，采用钢结构，配有层板
31	方形不锈钢垃圾桶	不锈钢板，厚度要厚，放在两个休息沙发中间，柜子外部带门，柜门上面放空预留做放垃圾入口；垃圾桶底部装4个滑轮
32	风幕机	1台，噪声小，根据移动献血屋门宽度确定尺寸
33	空调	
34	空气消毒净化机	
35	急救箱	便携式急救箱，带氧气瓶
36	多媒体播放器	CPU核心数：四核心，内存容量（ROM）：4 GB，运行内存RAM：1 GB，接口类型：网络接口 WIFI HDMI 音频
37	音响	知名品牌2套，吸顶式喇叭

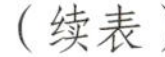

（续表）

序号	名称	参数
38	电视	2台，≥81.28 cm（32英寸）液晶电视（带USB口），可通过USB接口独立播放，其中1台连接监控视频
39	外观图案	由厂家根据我方要求设计图案，经甲方确认后喷制
40	户外LED宣传屏	3套，单基色，每套均采用独立电源控制，显示文字可编辑，预留接口，长度、宽度按需求方要求
41	户外大屏电视	连接多媒体播放器，电视安装向外播放，带钢化玻璃保护，声音通过功放由外宣传喇叭播放
42	监控系统	8个红外夜视高清摄像头（室外4个，室内4个），海康威视监控主机1套，1TB硬盘1个
43	备用发电机	3 kW便携式发电机1台，可供采血台、电脑、储血冰箱使用，发电机为独立舱，保证使用安全，外机舱内部采用进口合全复合保温板进行隔热，该保温板燃烧级别不低于B1级，提供相应的检测报告

JFK-CXW-01 采血屋配置及参数

序号	名称	数量	技术参数及要求
1	移动式献血屋屋体	1 台套	一、技术参数： 1. 所供移动式献血屋外廓尺寸：根据实际需求； 2. 面积：根据实际需求； 3. 外观效果及内部布局符合实地情况及客户要求。 二、功能及配置： 1. 所投标献血屋具有可便捷整体移动功能、配专用移动底盘，且保证移动后不变形、不损坏； 2. 所投标献血屋具有保温、防晒、隔音及防漏性能； 3. 移动献血屋设计使用寿命≥ 10 年； 4. 所投标献血屋确保满足正常采血工作、工作人员休息、生活的需要（按要求配备工作台、实验设备、物品储纳柜及座椅等； 5. 配备的设备和设施完全满足血液储存、试剂储存、物资储存等功能； 6. 屋体外墙板采用镁铝合金板（≥ 2 mm 厚）、内墙板采用高环保生态木装饰板、地面及所使用的胶及粘合剂均要求为绿色环保材料，抗氧化、抗风雨能力强。产品必须符合 GB/T18883—2002《室内空气质量标准》；屋内照明设施、安全布线及配电系统、用电插座、网线插座等能充分满足采血工作要求
2	采血桌	1 张	配置专用采血桌，304 不锈钢，台面尺寸约为 600 mm × 600 mm × 20 mm，理化板台面，圆弧桌角，带上搁架，封闭后为平面；带 1 个抽屉，下方配推拉式采血秤放置平台，开放平面可放 2 个采血秤，平台面离地距离 300 mm，采血桌外廓尺寸约为 600 mm × 600 mm × 700 mm（高度）
3	豪华采血椅	2 张	皮质、可电动调节，能充分满足采血工作需求
4	采血工椅工作椅	7 把	φ380 高度汽杆可调式工作转椅，皮质，平脚垫、带靠背，简捷、方便、耐用
5	厢式沙发座椅	3 套	配厢式沙发座椅，采用 304 不锈钢制作框架及护板和门体，配皮面弹簧坐垫，厚度 80 mm，下对开门为储物柜(配锁具），外廓尺寸约为 2 000 mm × 500 mm × 460/900 mm
6	圆　凳	4 个	配 φ320 高度汽杆可调工作转椅，蓝色皮面、平脚垫
7	综合体检桌	1 张	配体检台，304 不锈钢制作、琴式结构，外廓尺寸约为 1 200 mm × 600 mm × 750 mm；理化板台面，圆弧桌角，带 2 个抽屉，下带双门橱柜

（续表）

序号	名称	数量	技术参数及要求
8	填表桌	1 张	配 304 不锈钢制作、外廓尺寸约为 1 600 mm × 500 mm × 750 mm 的理化板台面，圆弧桌角，琴式结构，带 4 个抽屉，下部开放
9	热合桌	1 张	配 304 不锈钢制作、外廓尺寸约为 800 mm × 600 mm × 750 mm 的理化板台面，圆弧桌角，上配储物搁架、琴式结构，上带抽屉、下带橱柜
10	离心工作台	1 个	外廓尺寸根据实际情况调整，理化板台面，圆弧桌角，上配储物搁架，琴式结构，上带抽屉、下带橱柜
11	储物柜中部纪念品展示柜	2 个	外廓尺寸根据实际情况调整，304 不锈钢框架焊接框架结构，高环保生态木侧板，10 mm 亚克力透明门及 16 mm 环保型生态木侧开门，配拉手及锁具
12	储物更衣柜	1 个	外廓尺寸根据实际情况调整，304 不锈钢框架焊接框架结构，高环保生态木侧板，16 mm 环保型生态木侧开门，配拉手及锁具
13	多功能储物低柜	1 张	外廓尺寸根据实际情况调整，304 不锈钢框架焊接框架结构，高环保生态木侧板，理化板台面，圆弧桌角，16 mm 环保型生态木侧开门，配拉手及锁具
14	监控储物立柜	1 个	外廓尺寸根据实际情况调整，304 不锈钢框架焊接框架结构，高环保生态木侧板，16 mm 环保型生态木侧开门，配拉手及锁具
15	储物地柜	1 个	外廓尺寸根据实际情况调整，304 不锈钢框架焊接框架结构，高环保生态木侧板，理化板台面，圆弧桌角，16 mm 环保型生态木侧开门，配拉手及锁具
16	石英挂表	2 个	配石英钟挂表（带温湿度计），直径 300 mm，美观大方，挂在采血员对面醒目位置
17	空调	2 套	著名品牌，≥ 2 P，分别安装在采血区、体检区各 1 台，空调外机嵌入安装在底舱中特别制作的空调架上；加装冷凝区温控强风循环装置，确保酷暑季节空调的制冷效果
18	立式饮水机	2 台	配饮水机方式：立式
19	生活用小冰箱	1 台	50 L，根据客户需求定制
20	电动洗手池装置	1 套	配电动洗手池，304 不锈钢制作，外廓尺寸约为 520 mm × 500 mm × 900 mm，带翻盖、可封闭，带镜面、水位计，带上 60 L 下 120 L 不锈钢保温水箱，微电脑温控加热及脚踏式泵水；配备用水与市水管路双供水功能

（续表）

序号	名称	数量	技术参数及要求
21	电子身高、体重计	1台	配电子体重秤
22	台式电脑	1台	满足采血工作需求
23	4G无线路由器	1台	满足采血工作需求
24	电视	1台	配≥116.84 cm（46英寸）LED高清智能电视1台
25	P8高清户外型LED彩屏	1套	P8彩色高清，总面积≥2 m^2 全彩，分辨率15 625 dot/m^2、像素点距8 mm，模组尺寸：256 mm×128 mm，能满足无偿献血宣传需求
26	在线式不间断电源	1套	满足献血屋采血专用设备应急用电需求，功率≥2 KVA、后备时间1小时
27	干粉灭火器	2个	2 kg干粉灭火器、新出厂产品
28	证件打印机	1台	产品类型：存折证卡打印机 打印方式：24针击打式点阵击打印 打印方向：双向逻辑查找 打印宽度：94列 打印针数：24针 可靠性打印头寿命：4亿次/针 色带寿命：1 000万字符，GB18030—2000汉字编码字符集
29	血液冷藏箱	1台	有效容积≥260 L 风冷控制温度2—6 ℃，温控精度±1 ℃ 有温度数字显示，配有温度记录打印装置，有温度超限声光报警（2—8 ℃），具有开门报警装置，具有断电报警及温度显示装置，断电后温度显示及报警持续时间不小于8小时。配直流变频制冷压缩机，效率高（压缩机转速800—4 800 RPM，根据血箱内热负荷的大小自动调节），节能环保，有双门保温装置，内设5室，电源220 V/50 Hz、DC24 V，并适合在中国地区使用。车载血液冷藏箱的外廓尺寸：500 mm×800 mm×1 680 mm， 净重110 kg，医用304不锈钢内胆，豪华玻璃门，带脚轮

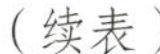

（续表）

序号	名称	数量	技术参数及要求
30	物料保存箱	1 台	有效容积≥ 260 L 风冷控制温度 2—6 ℃，温控精度 ±1 ℃ 有温度数字显示，配有温度记录打印装置，有温度超限声光报警（2—8 ℃），具有开门报警装置，具有断电报警及温度显示装置，断电后温度显示及报警持续时间不小于 8 小时。配直流变频制冷压缩机，效率高（压缩机转速 800—4 800 RPM，根据血箱内热负荷的大小自动调节），节能环保，有双门保温装置，内设 5 室，电源 220 V/50 Hz、DC24 V，并适合在中国地区使用。 车载冷藏箱的外廓尺寸：500 mm × 780 mm × 1 680 mm，净重 110 kg，医用 304 不锈钢内胆，豪华玻璃门，带脚轮
31	动态空气净化消毒机	2 台	适用体积（m^3）：≥ 60；保证能充分满足空气消毒要求的工作需要
32	监控系统	1 套	6 个高清摄像头、2 T 硬盘刻录机，与站内监控系统兼容
33	音响系统	1 套	满足客户使用要求
34	其他配套专用设备	采血秤、热合机等	

三、各型采血屋实物图片

1. 采血屋内饰

WG-CXW-采血屋内景

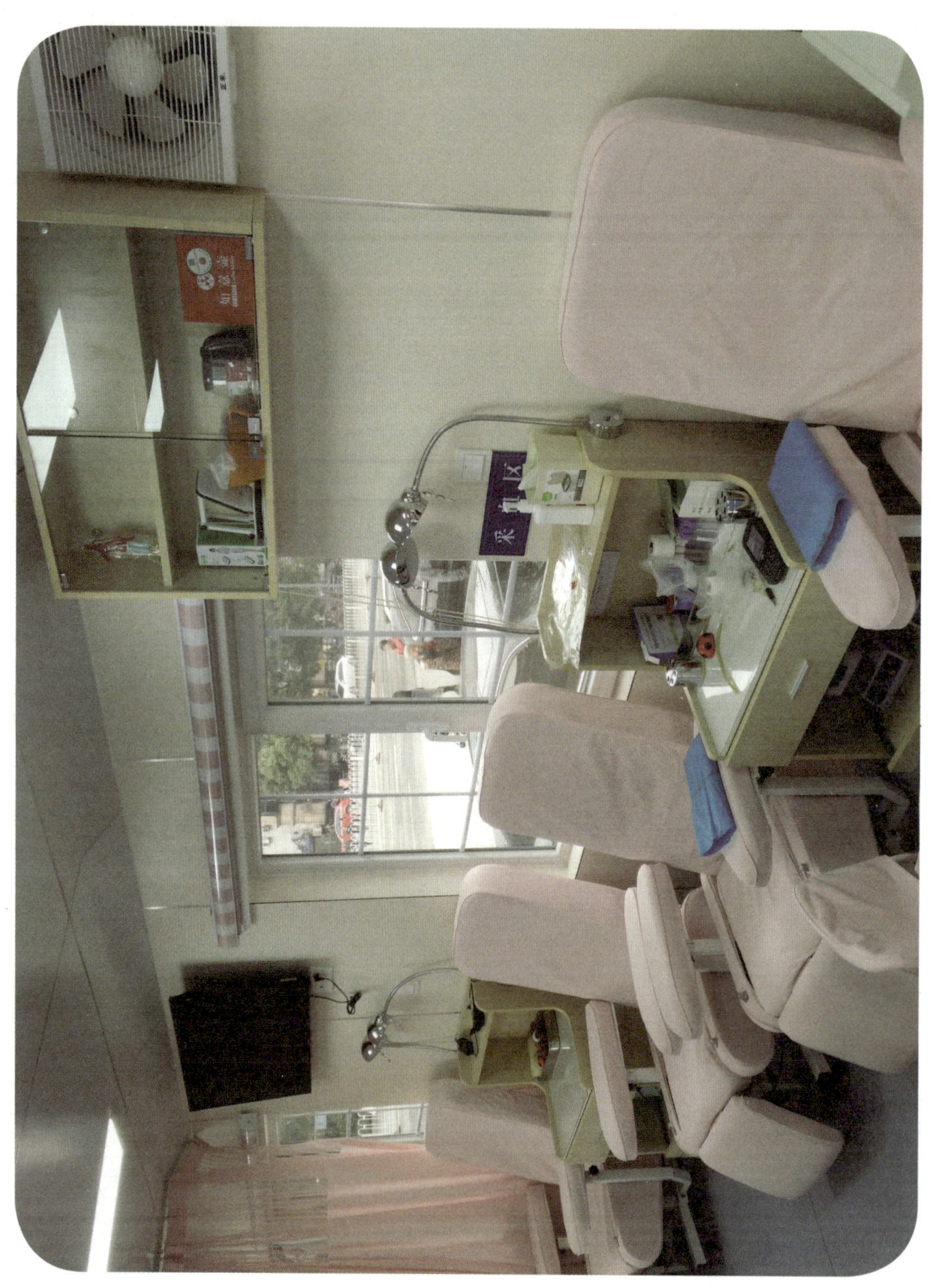

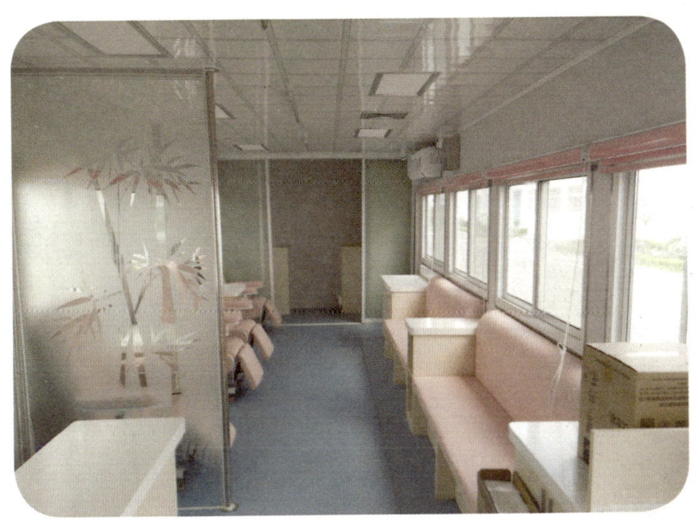

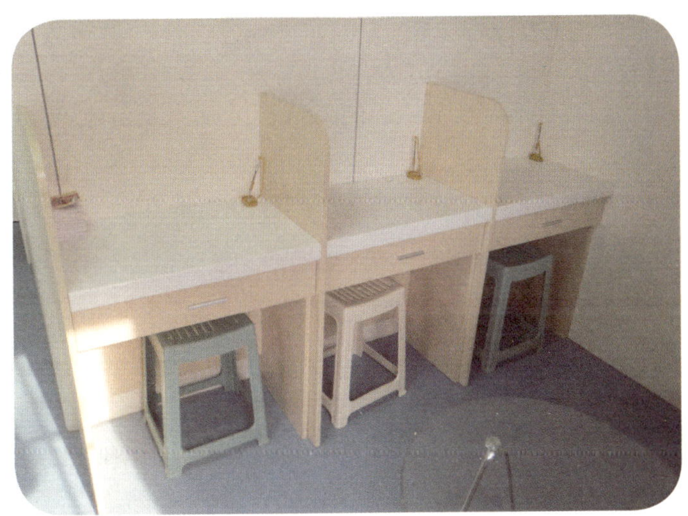

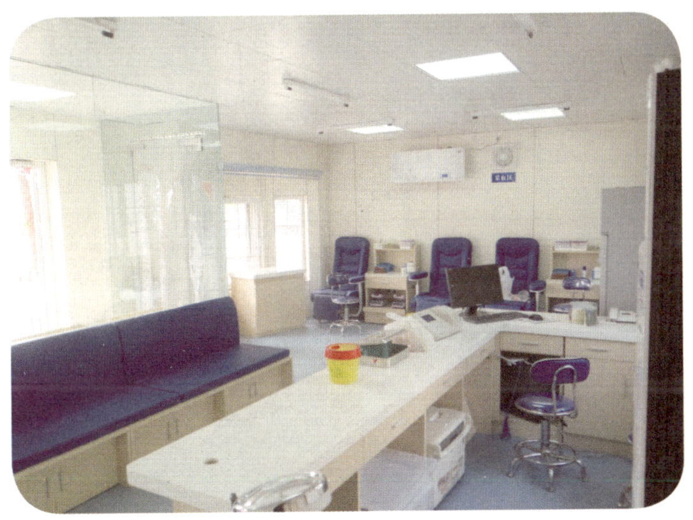

210-WDL-CXW 采血屋内

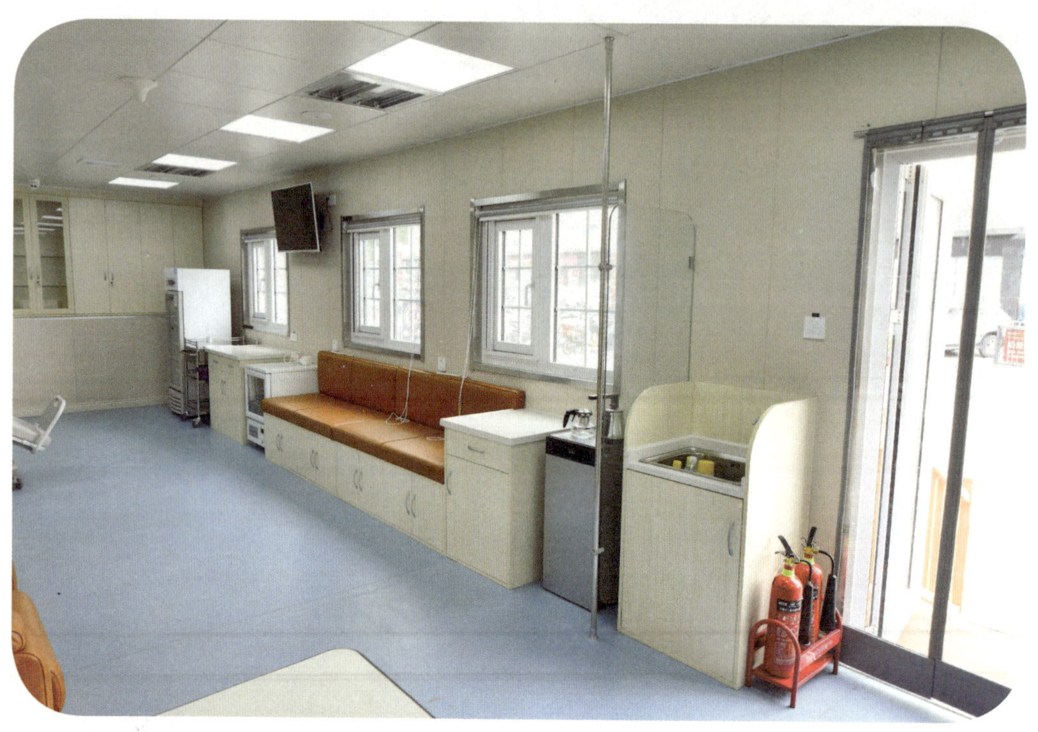

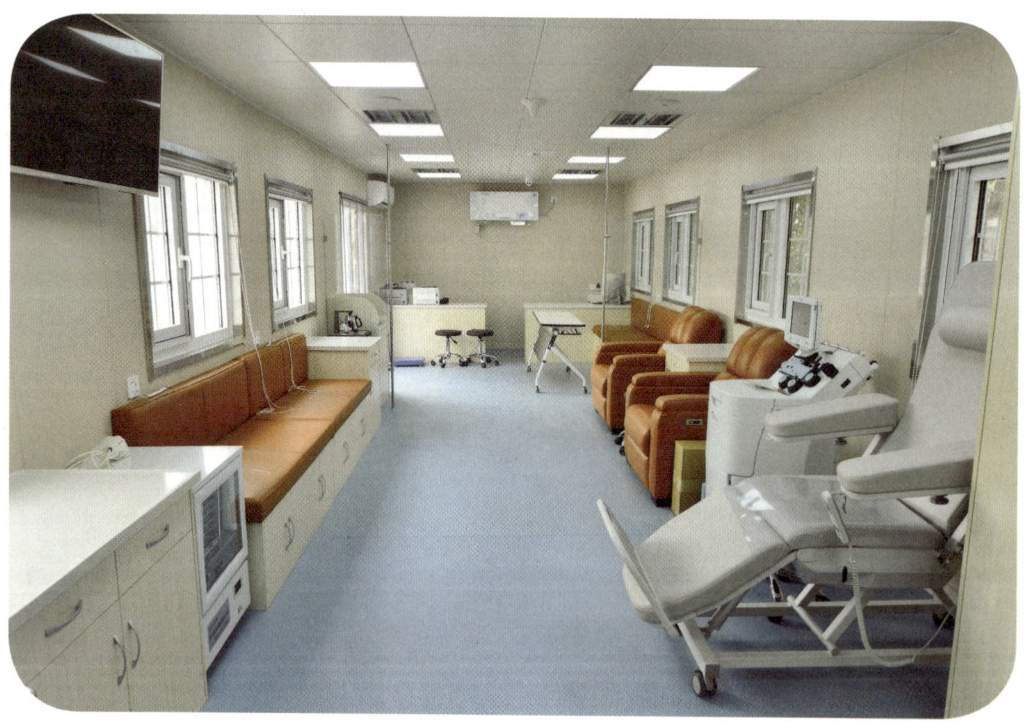

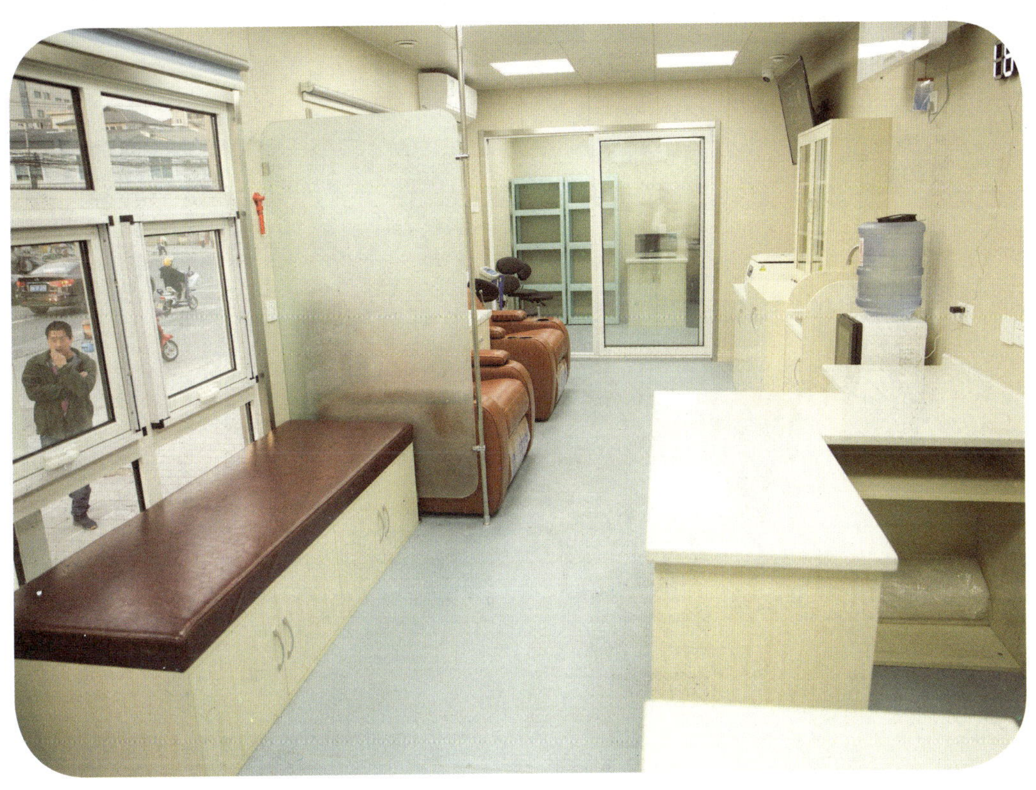

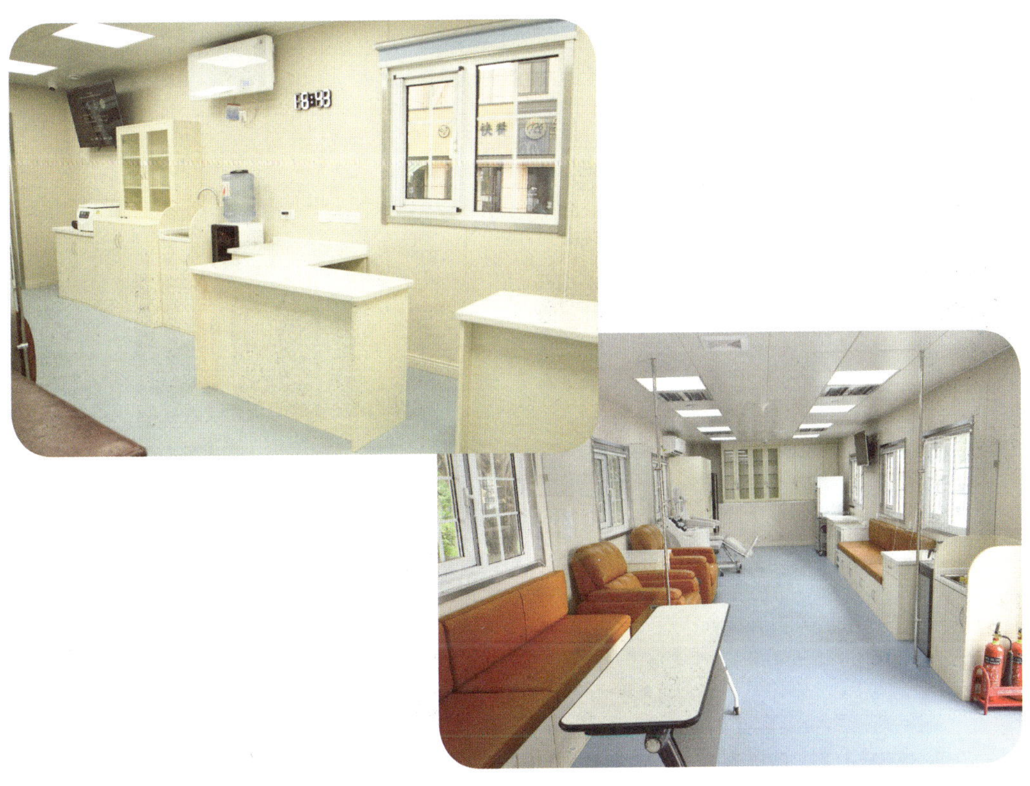

JL-WDL-CXW 采血屋内景

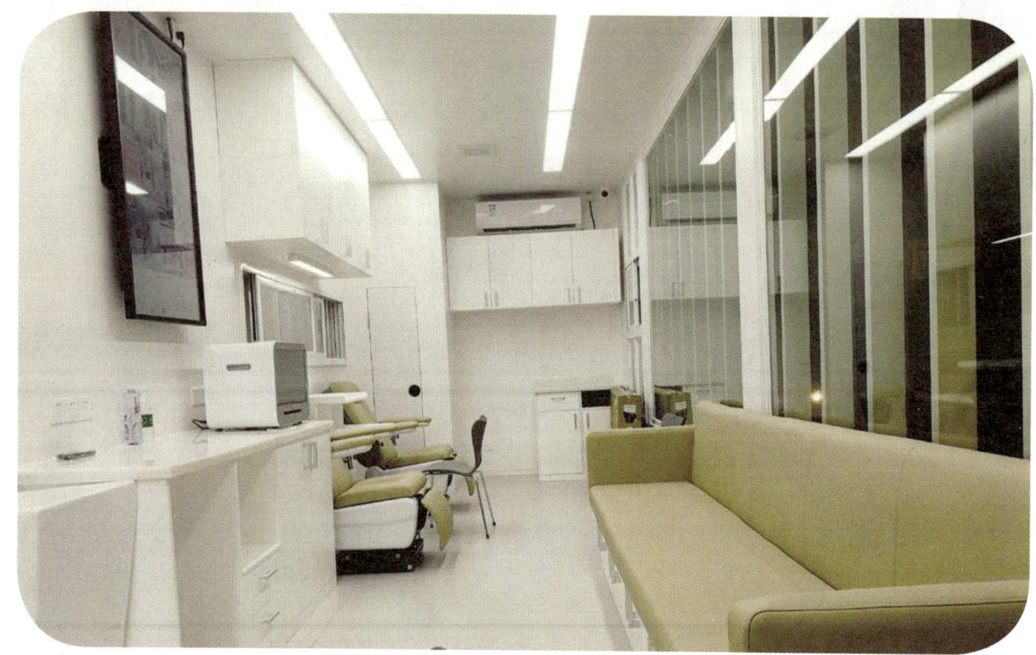

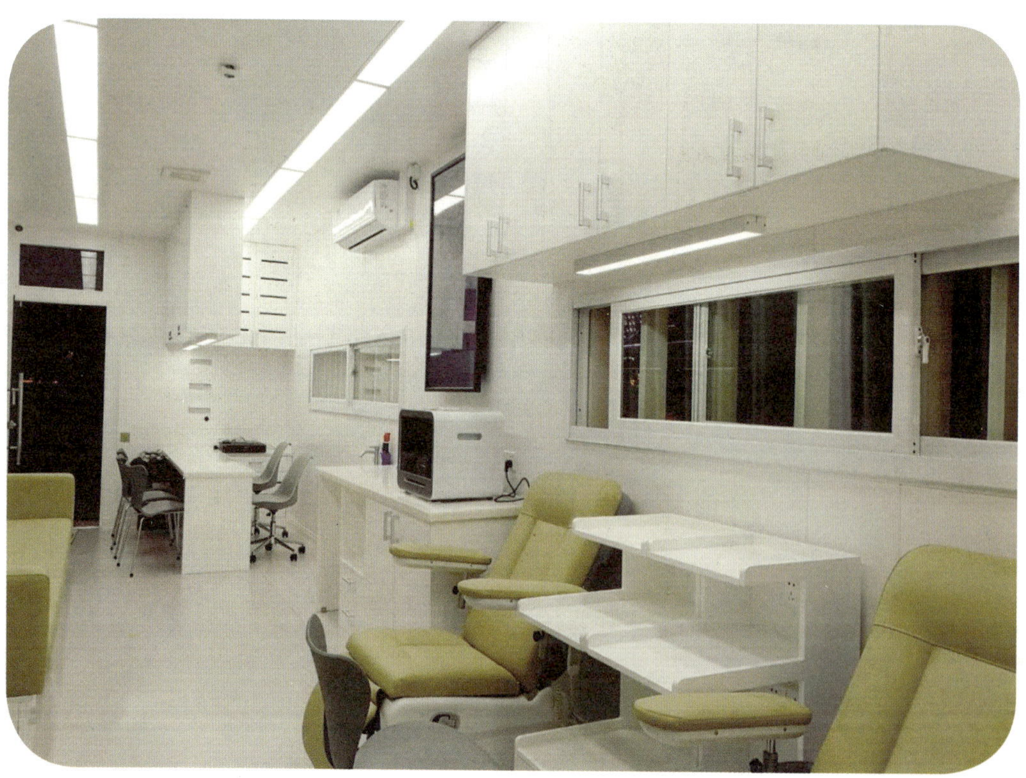

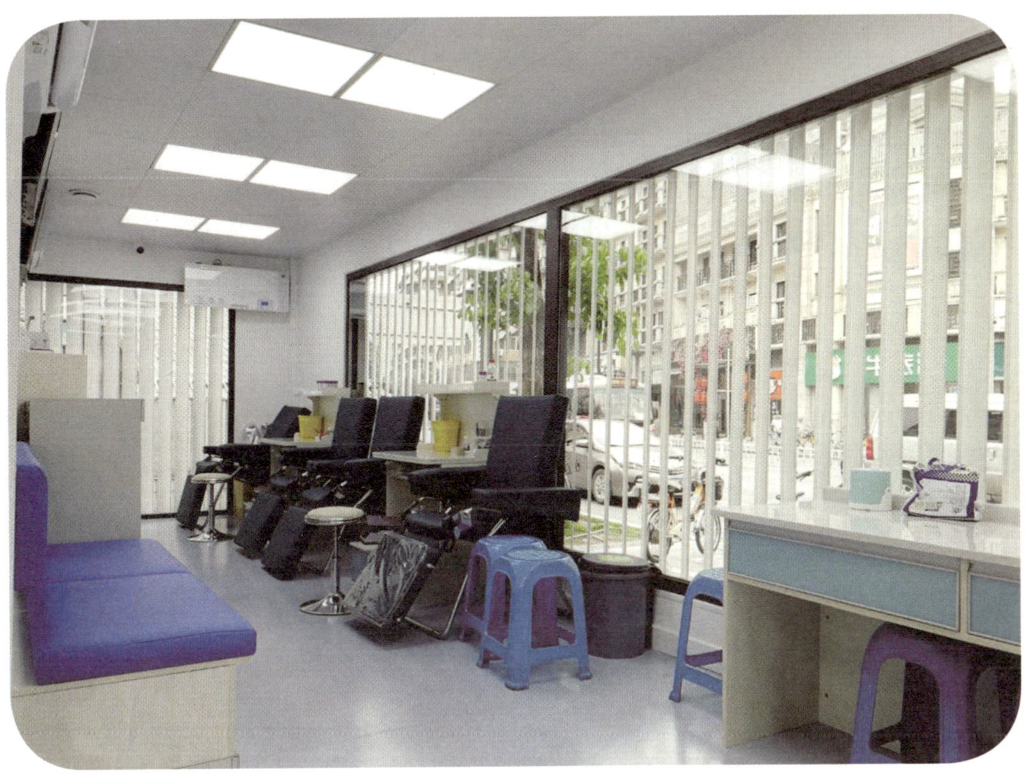

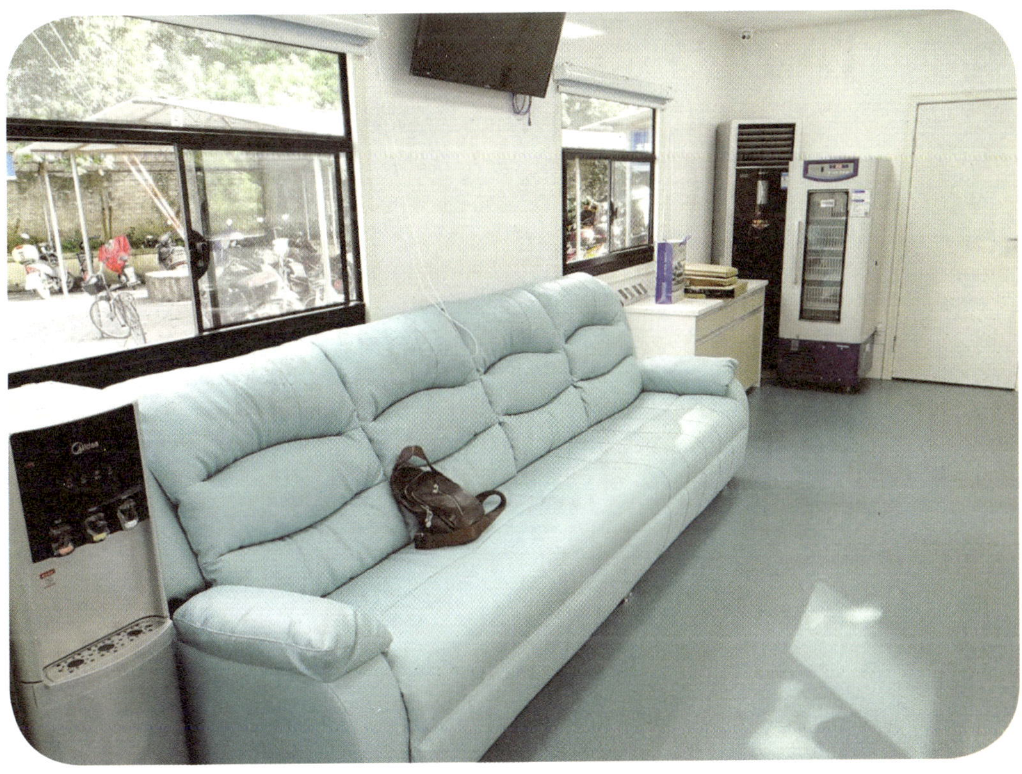

JFK-WDL-CXW 采血屋内

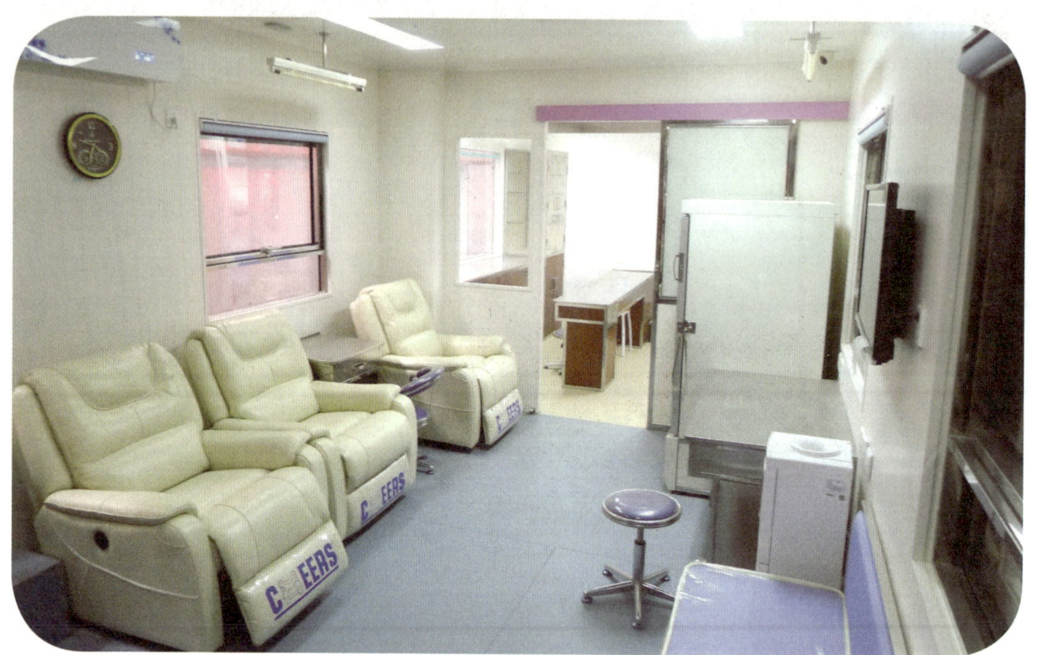

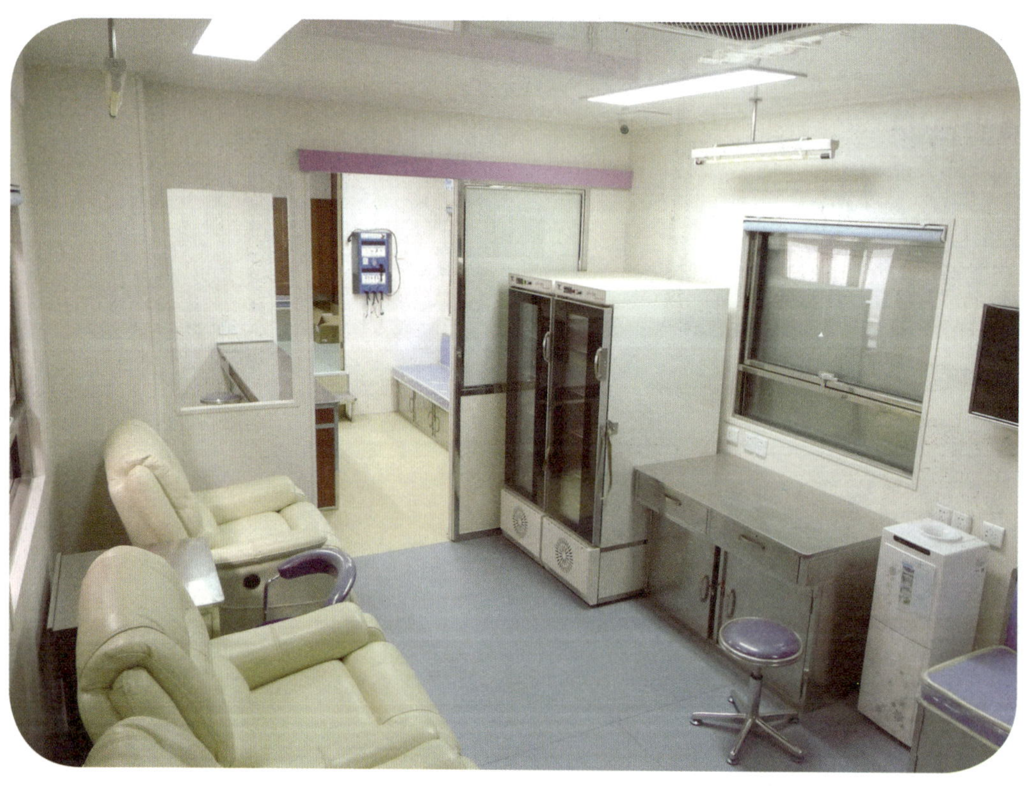

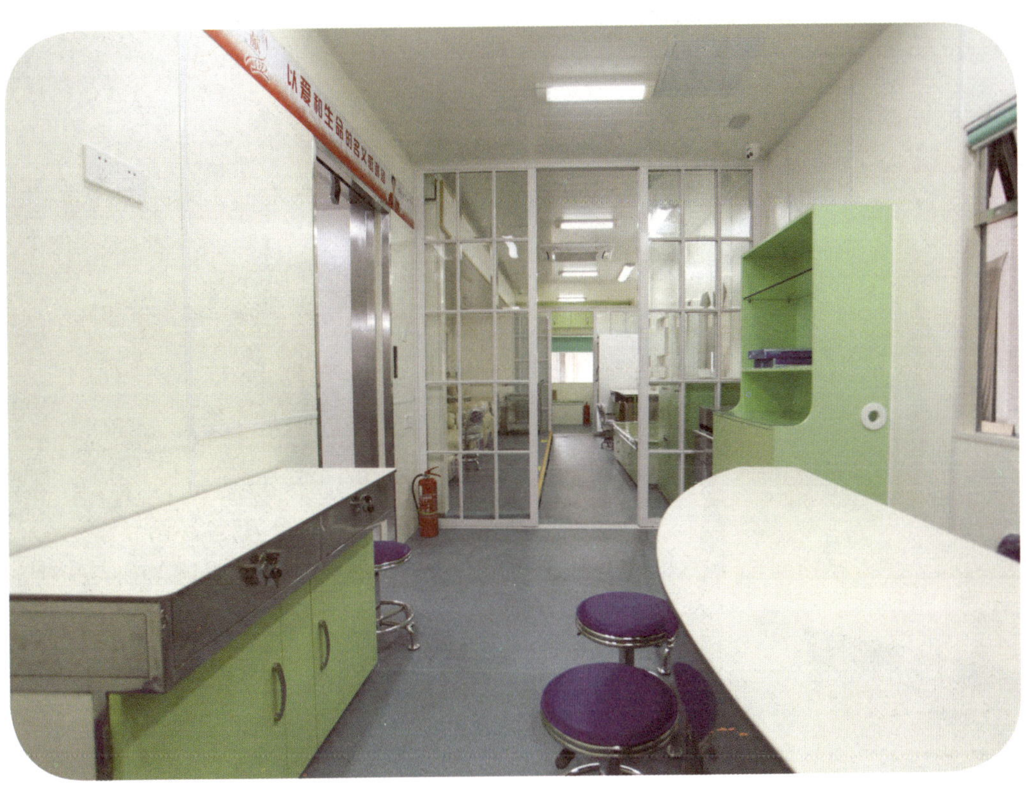

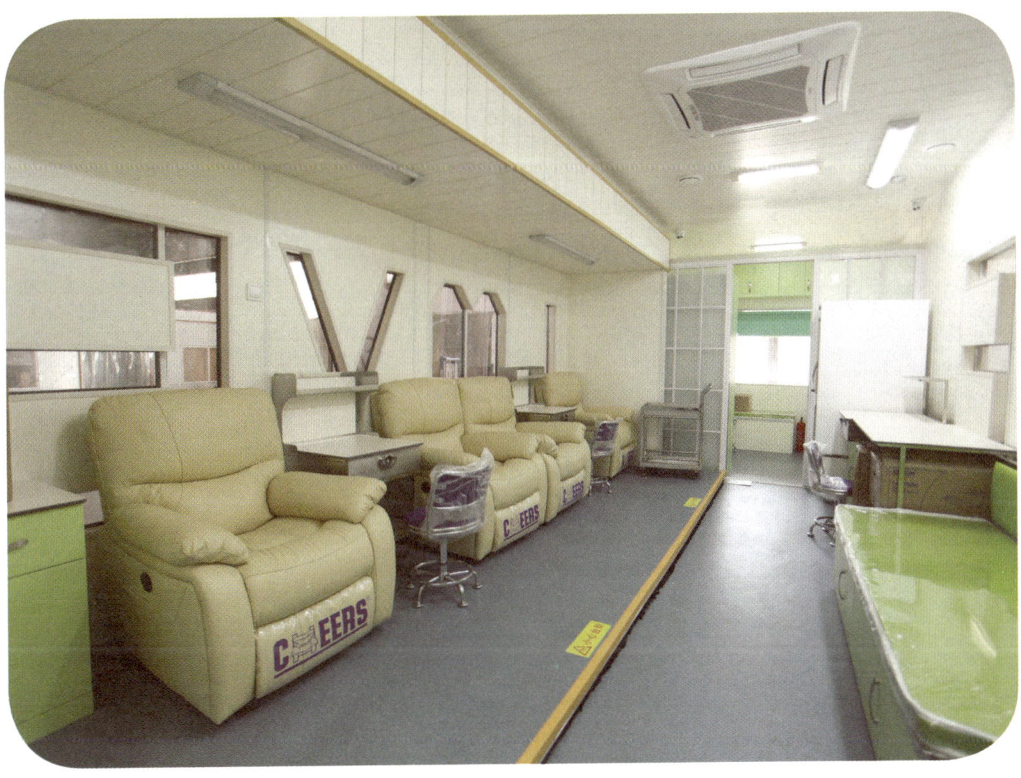

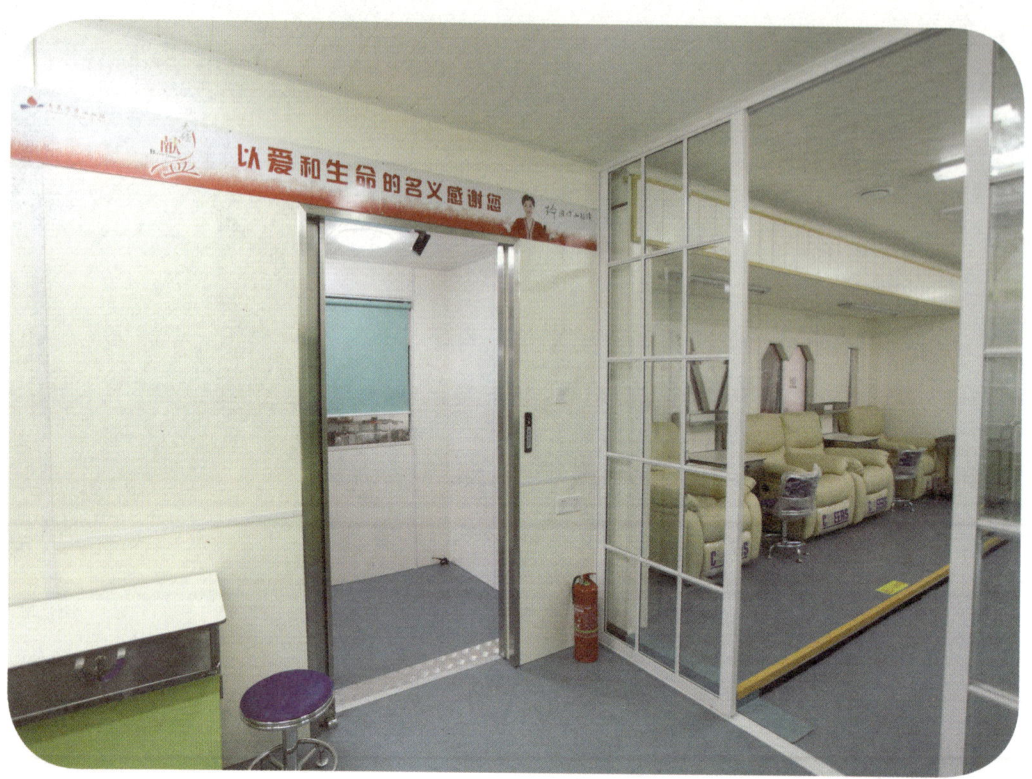
以爱和生命的名义感谢您

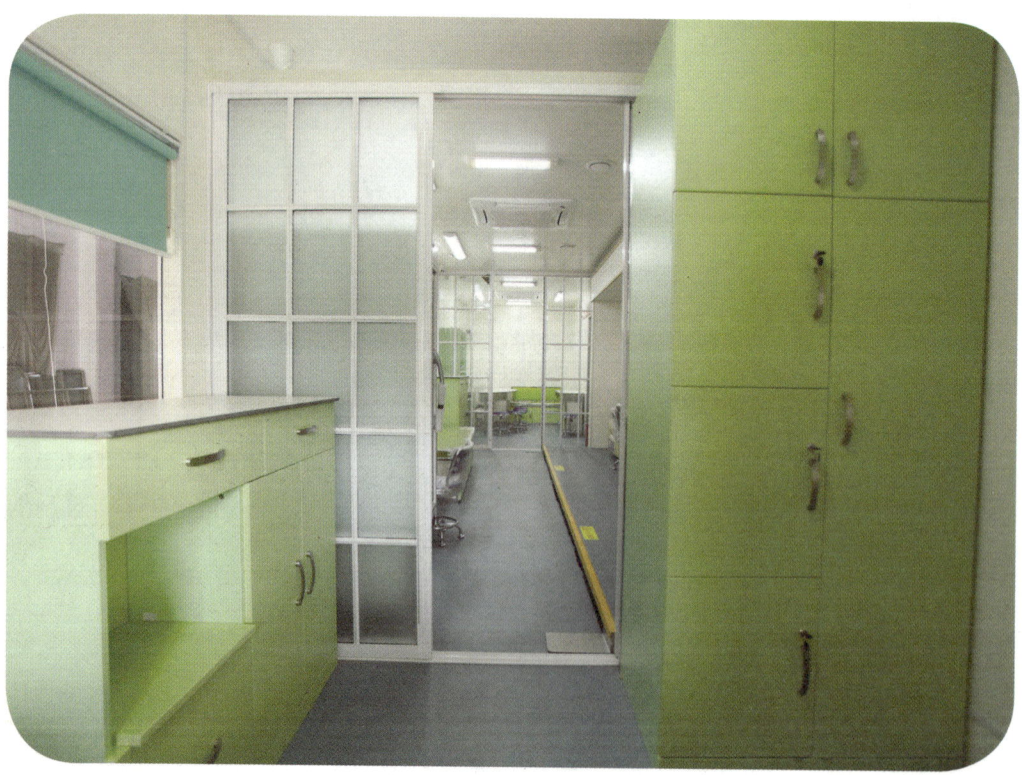

WG-WDL-CXW 采血屋外

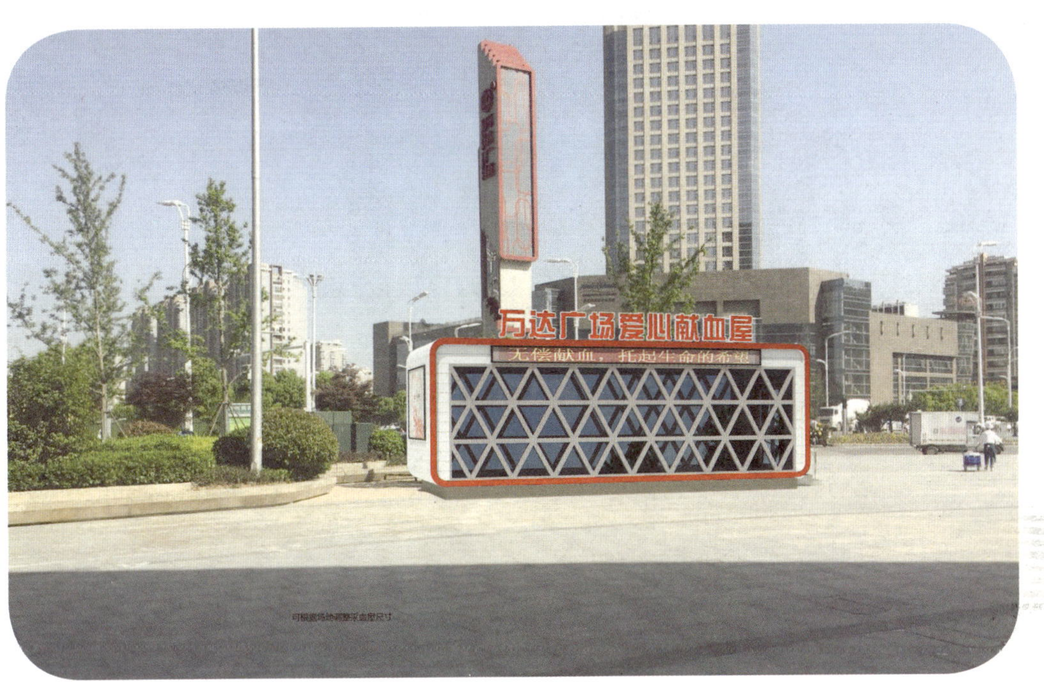

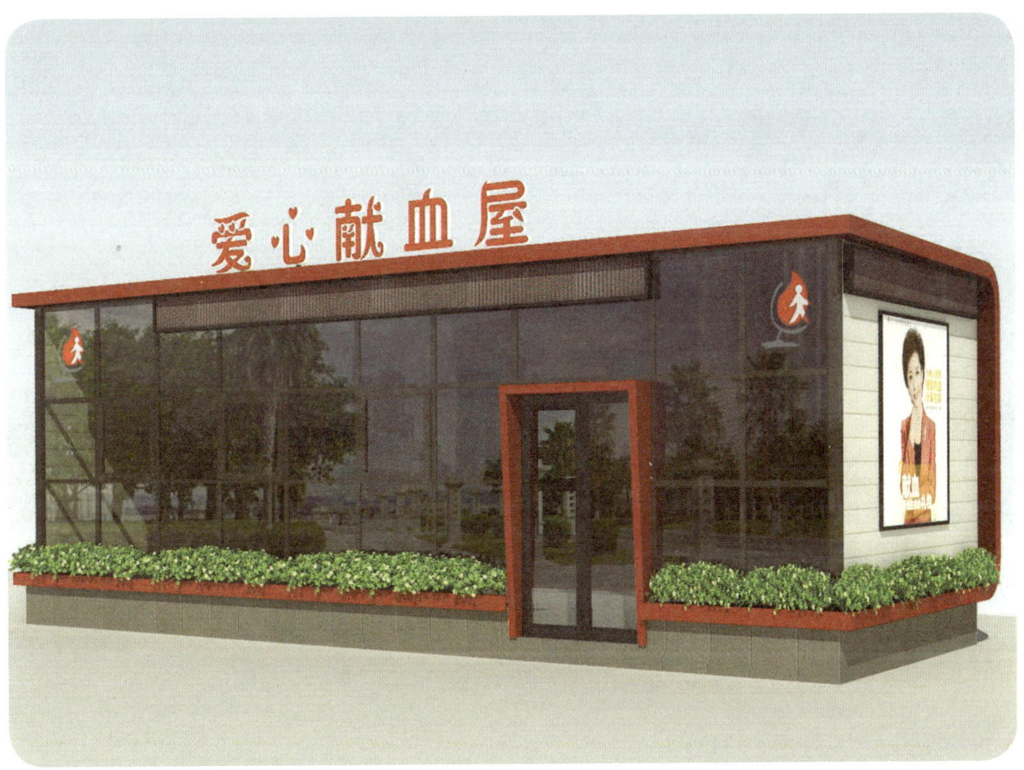

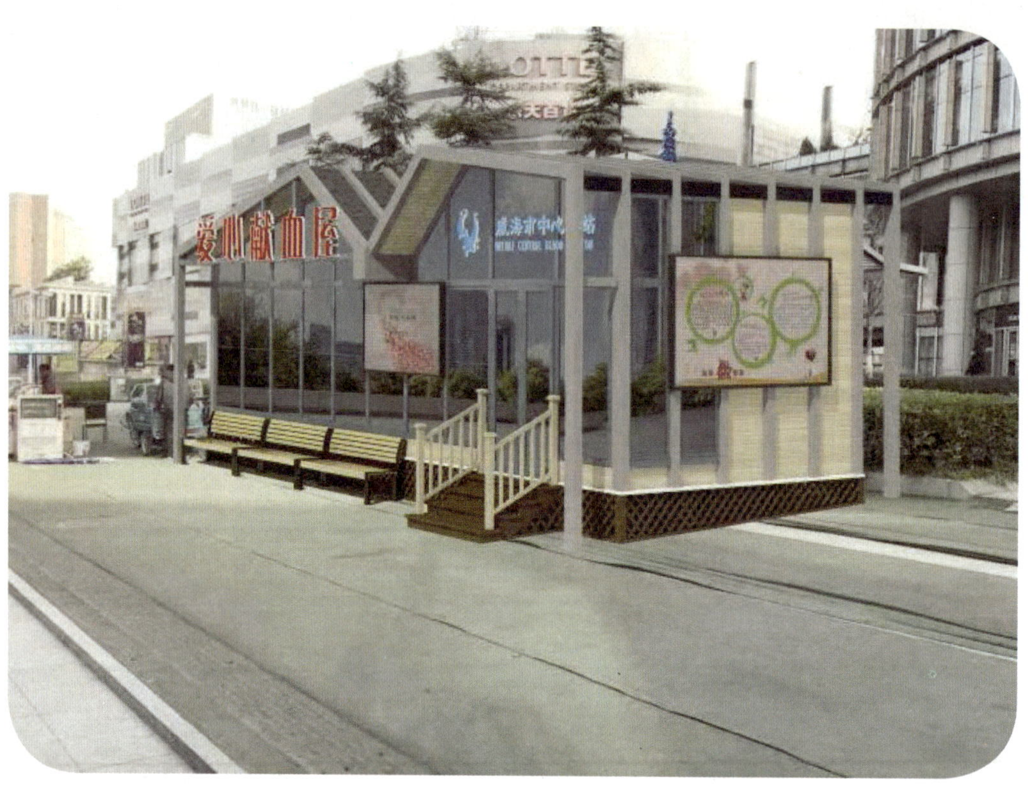

爱心献血屋

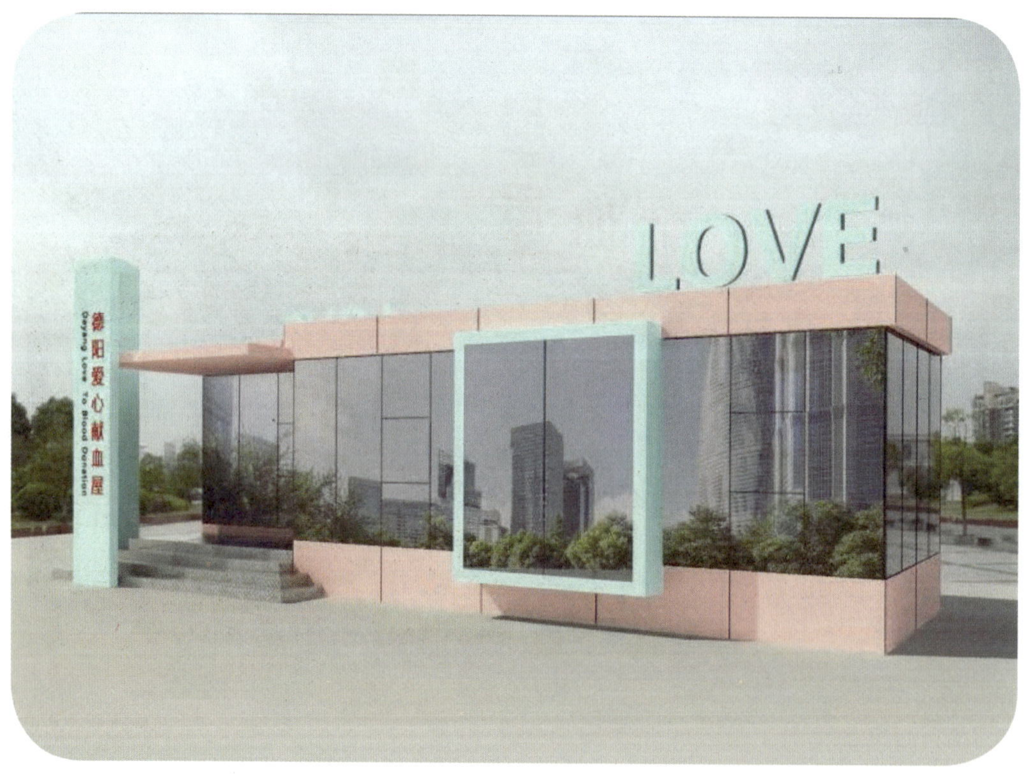

LOVE
德阳爱心献血屋
Deyang Love To Blood Donation

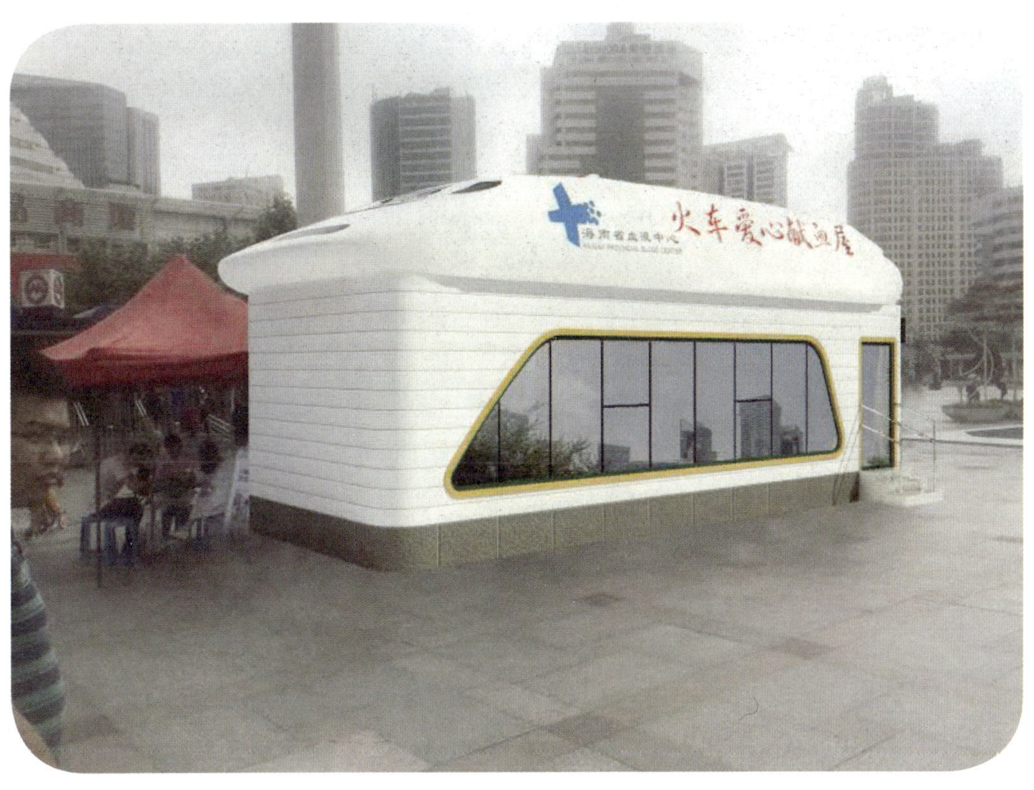
海南省血液中心
火车爱心献血屋

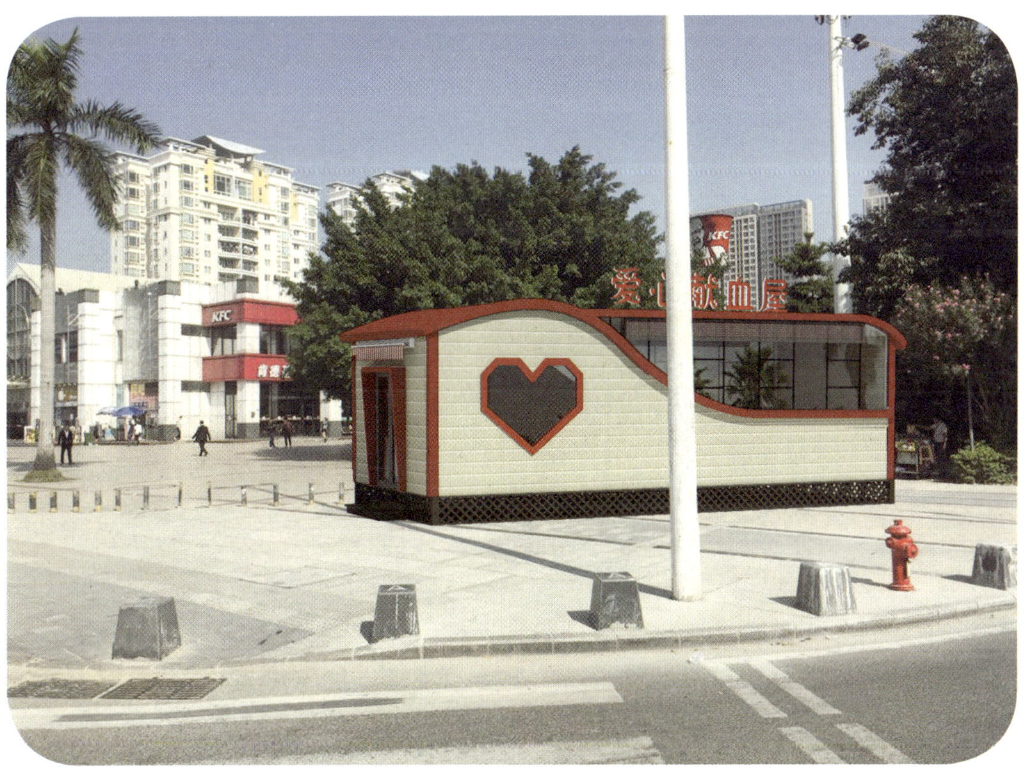
爱心献血屋
KFC

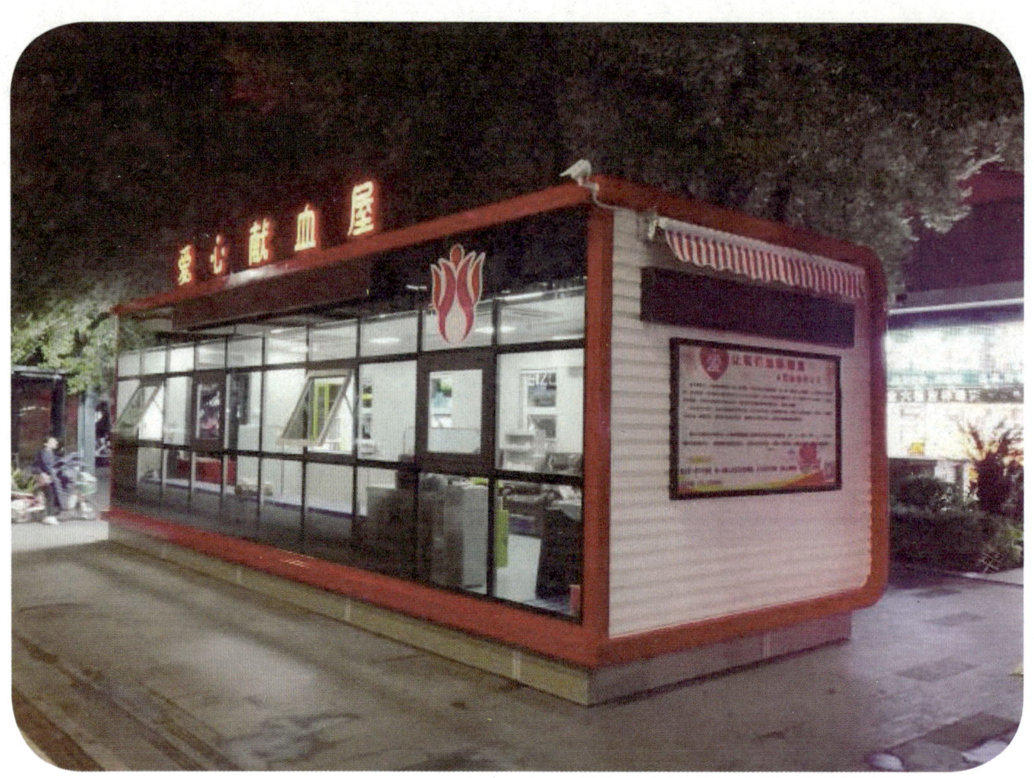
爱心献血屋

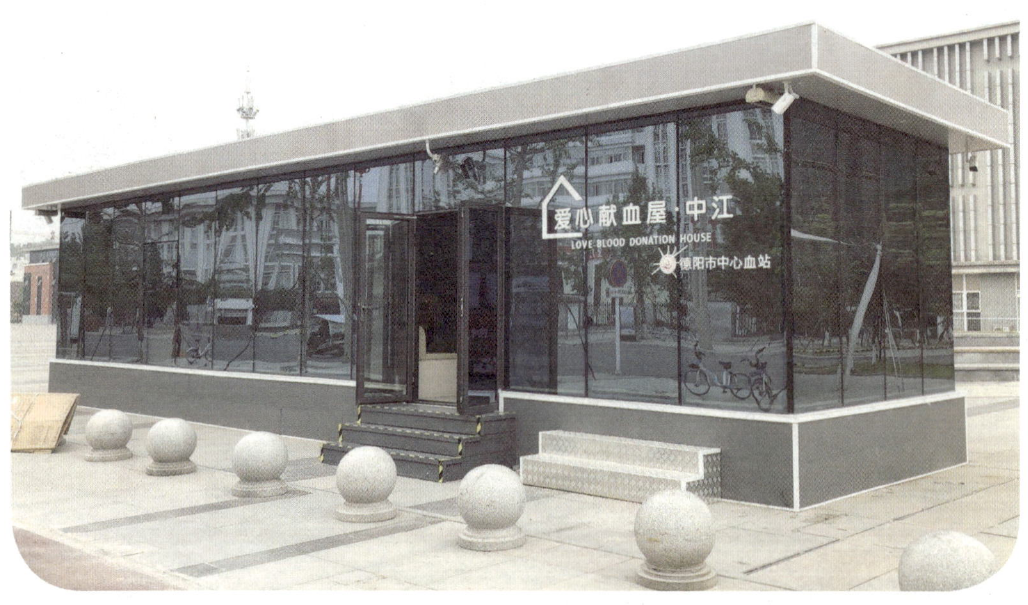
爱心献血屋·中江
LOVE BLOOD DONATION HOUSE
德阳市中心血站

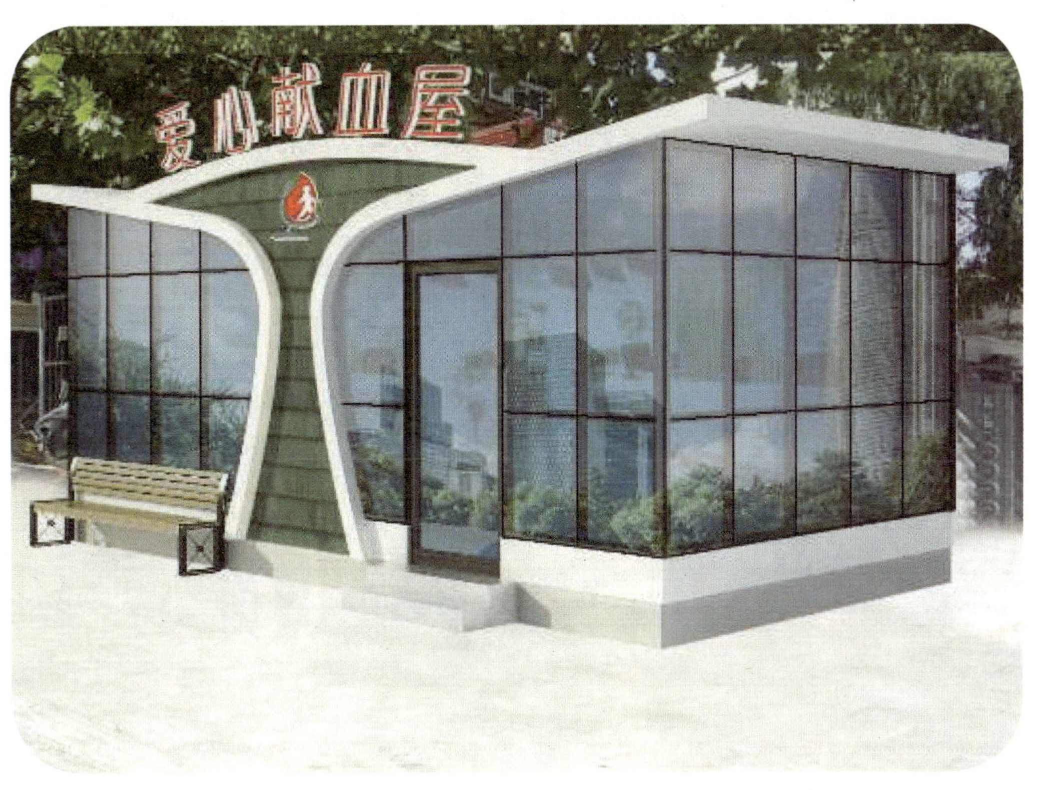
爱心献血屋

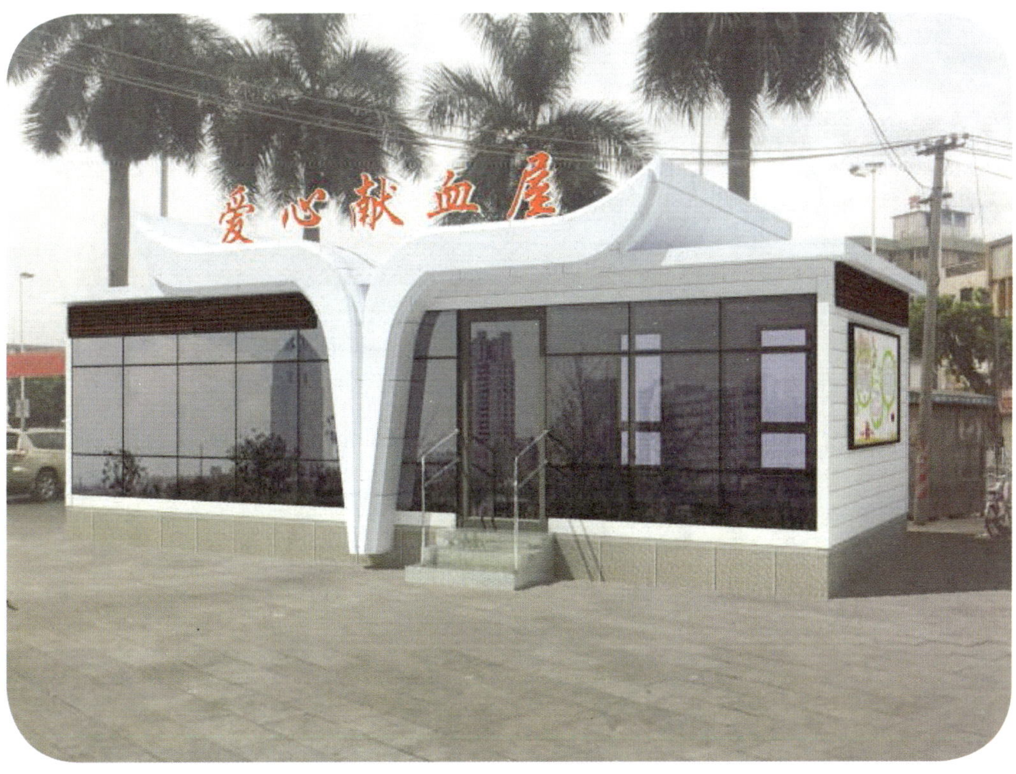
爱心献血屋

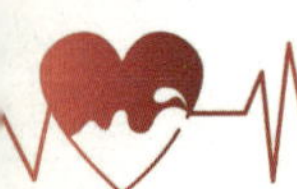

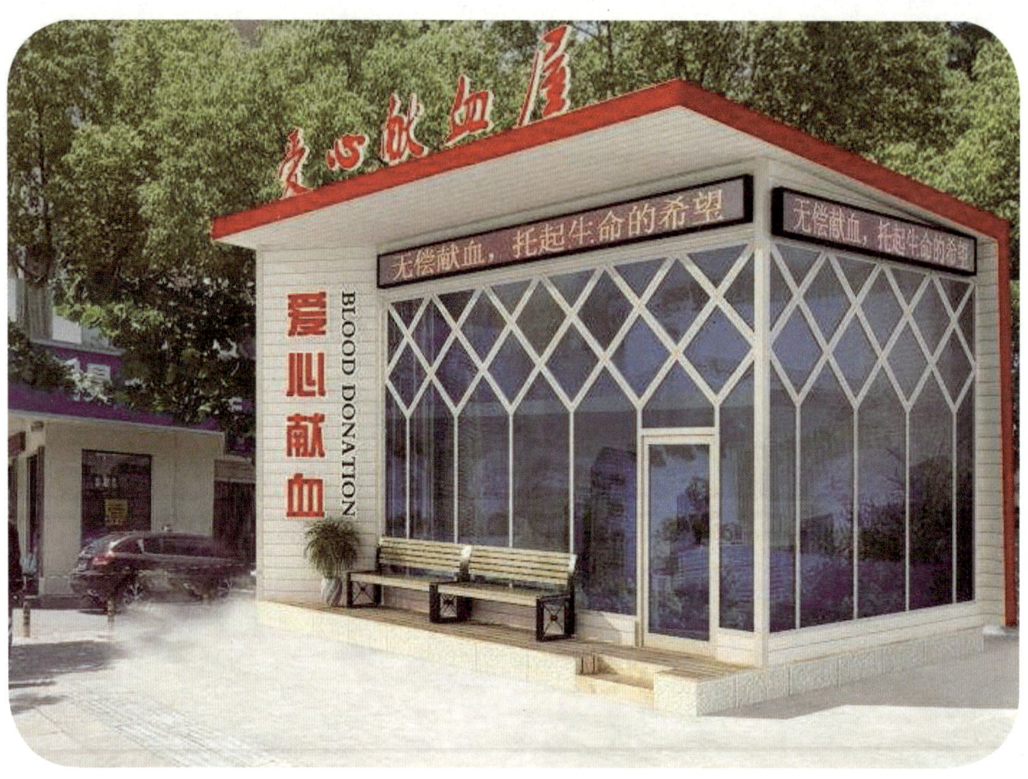
爱心献血屋
无偿献血，托起生命的希望
无偿献血，托起生命的希望
爱心献血
BLOOD DONATION

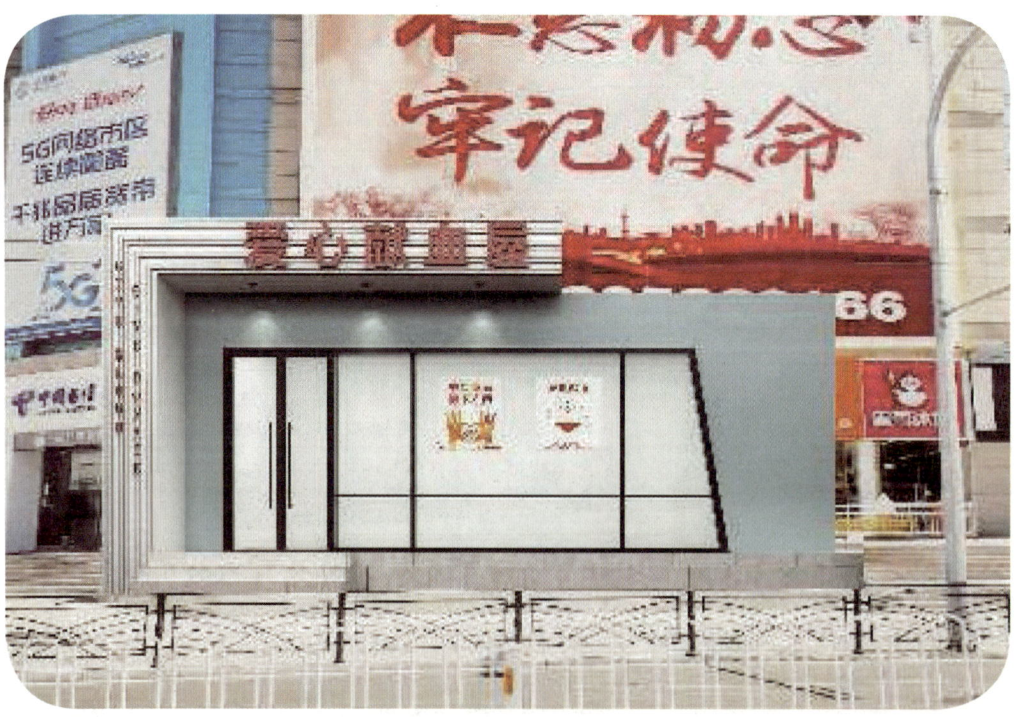
牢记使命
爱心献血屋

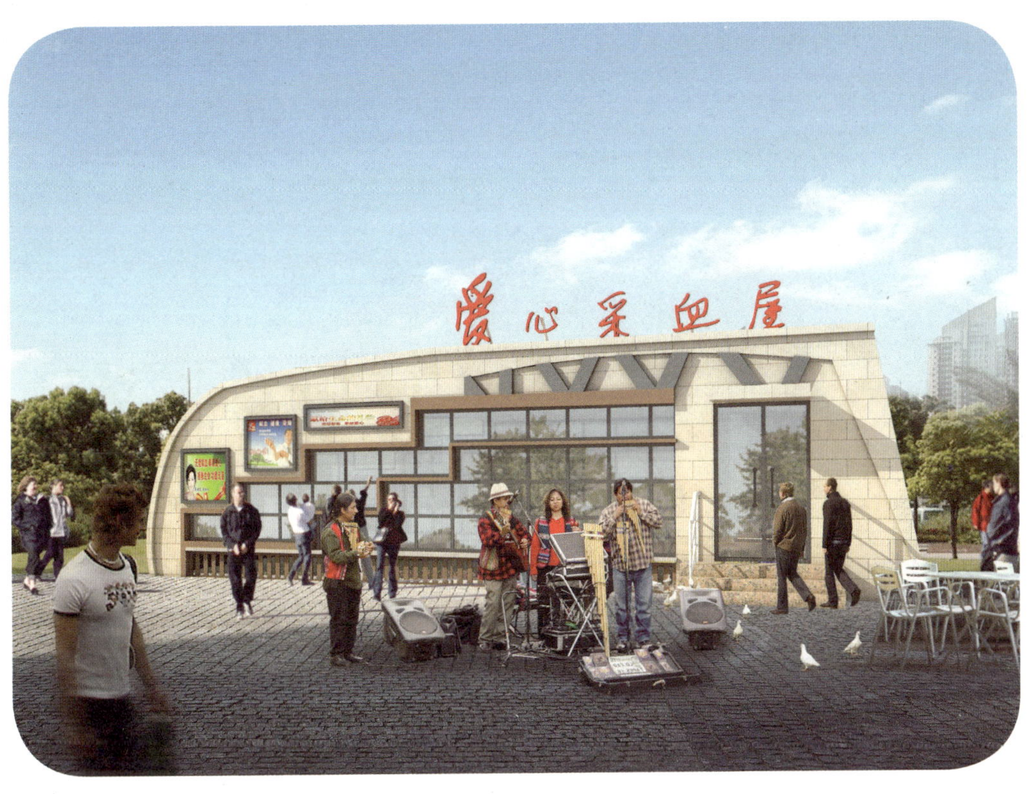
爱心采血屋

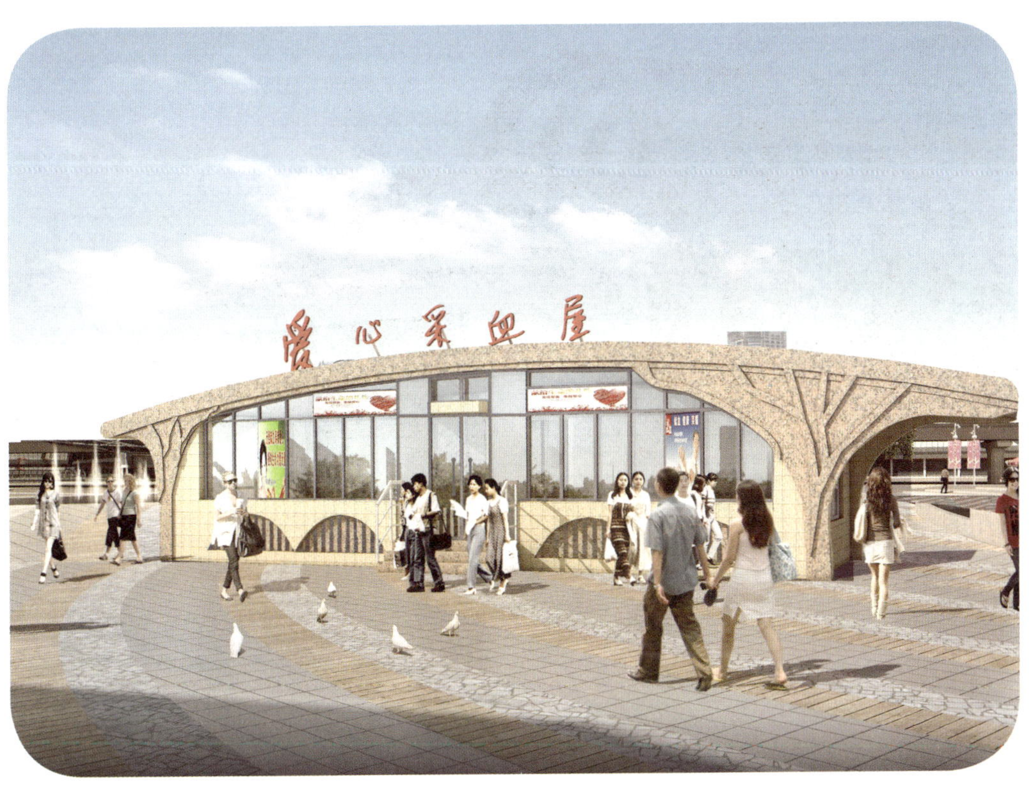
爱心采血屋

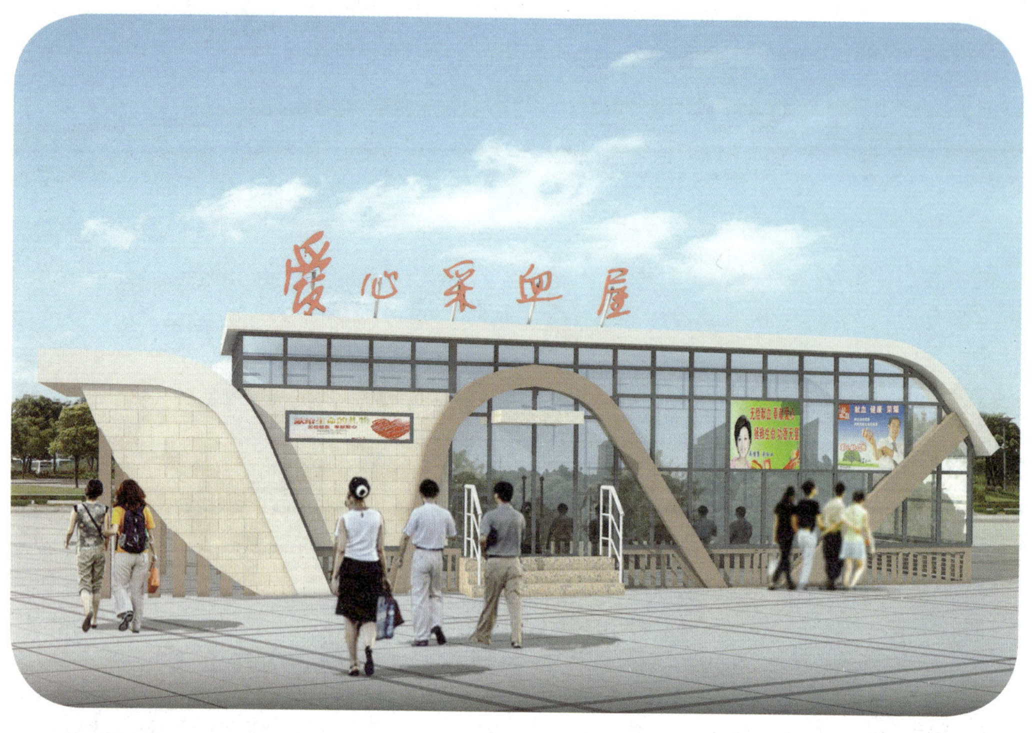
爱心采血屋

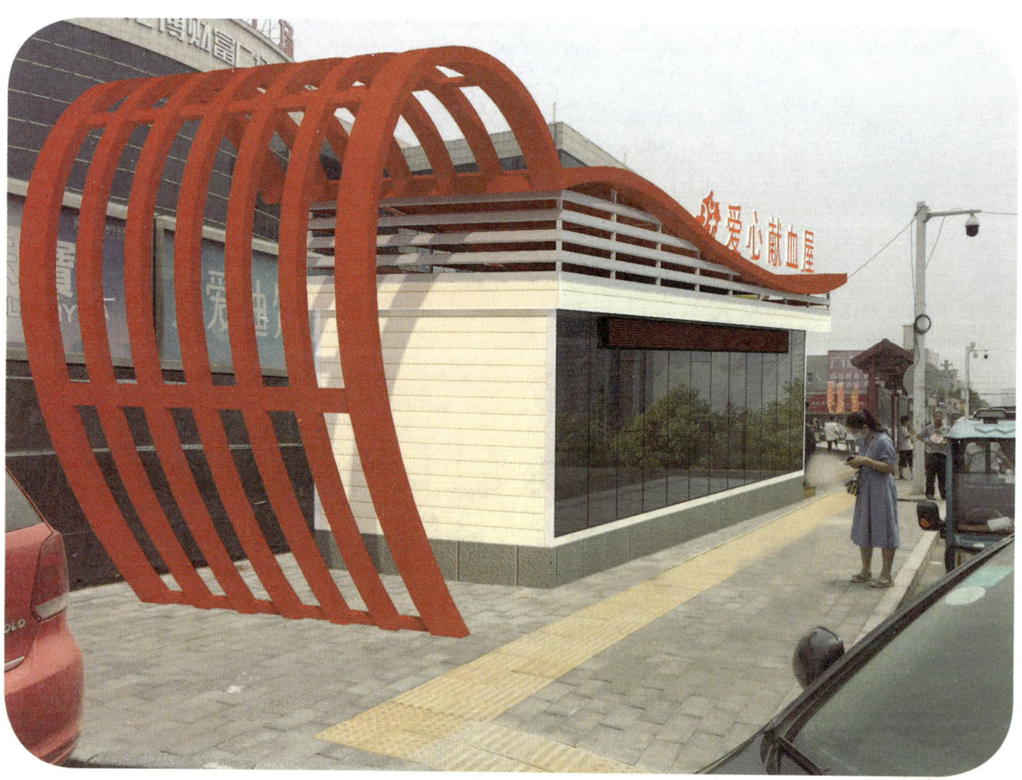
爱心献血屋

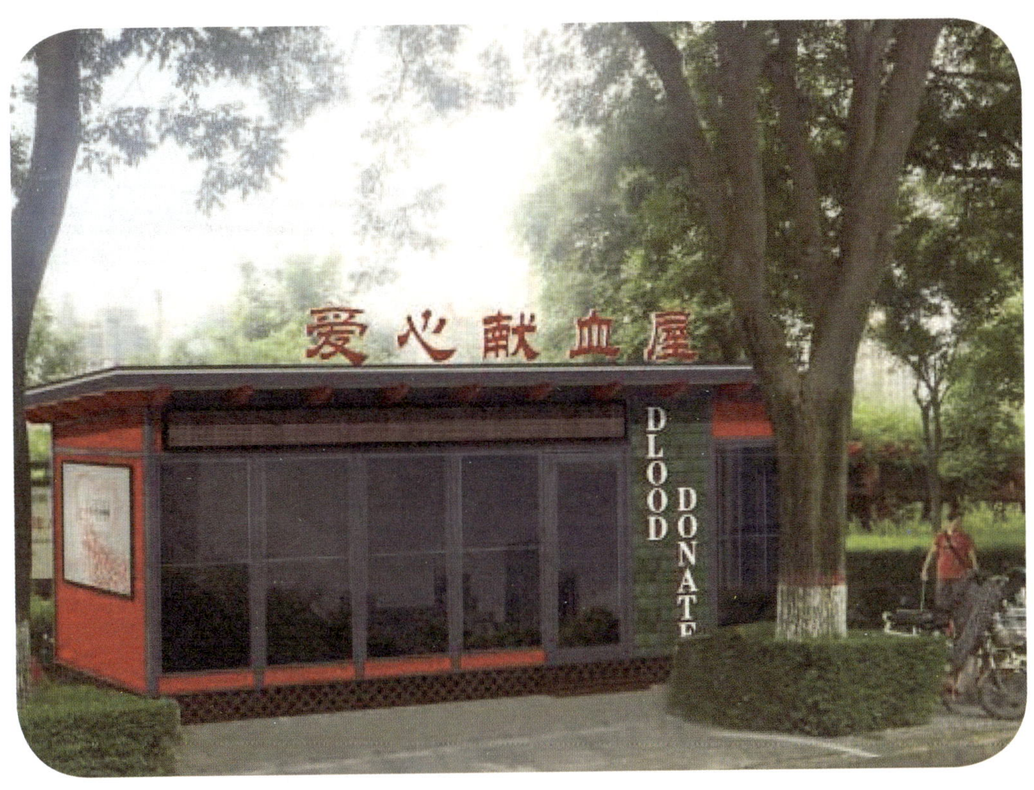
爱心献血屋
DLOOD
DONATE

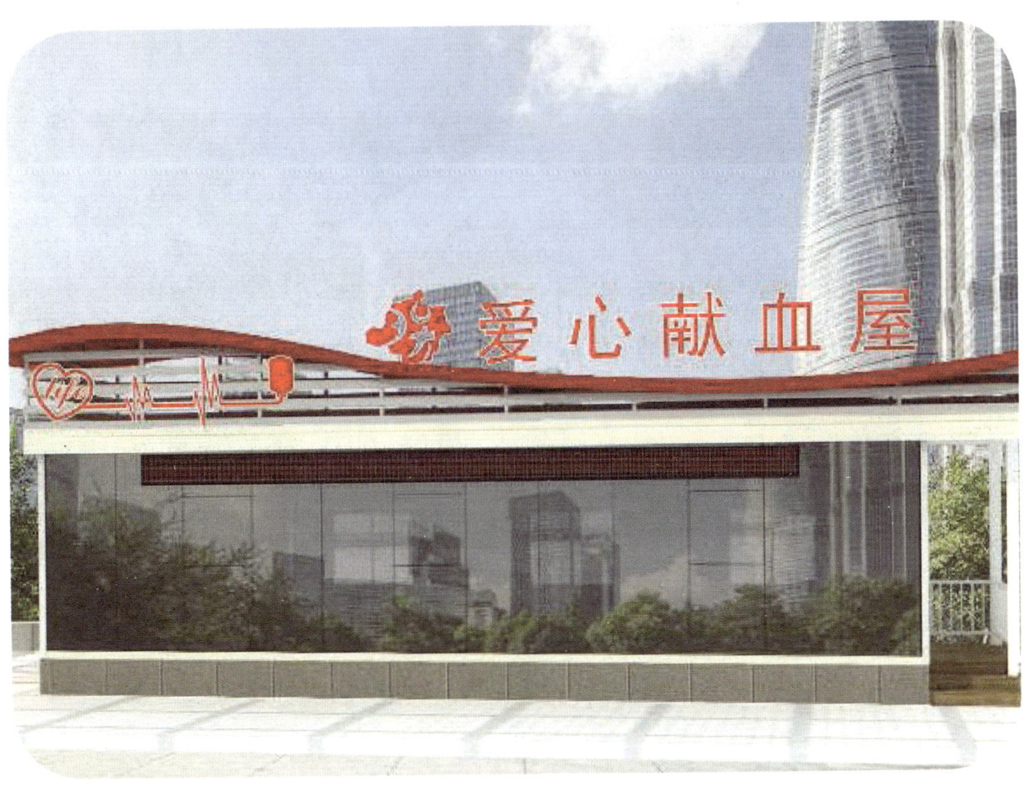
爱心献血屋

210-WDL-CXW 采血屋外

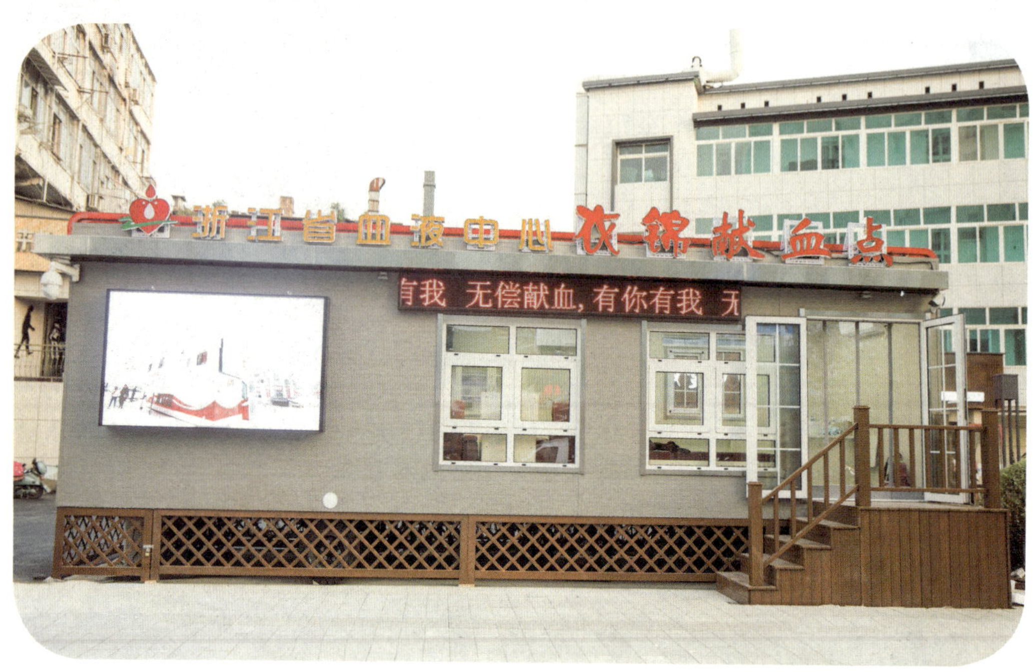

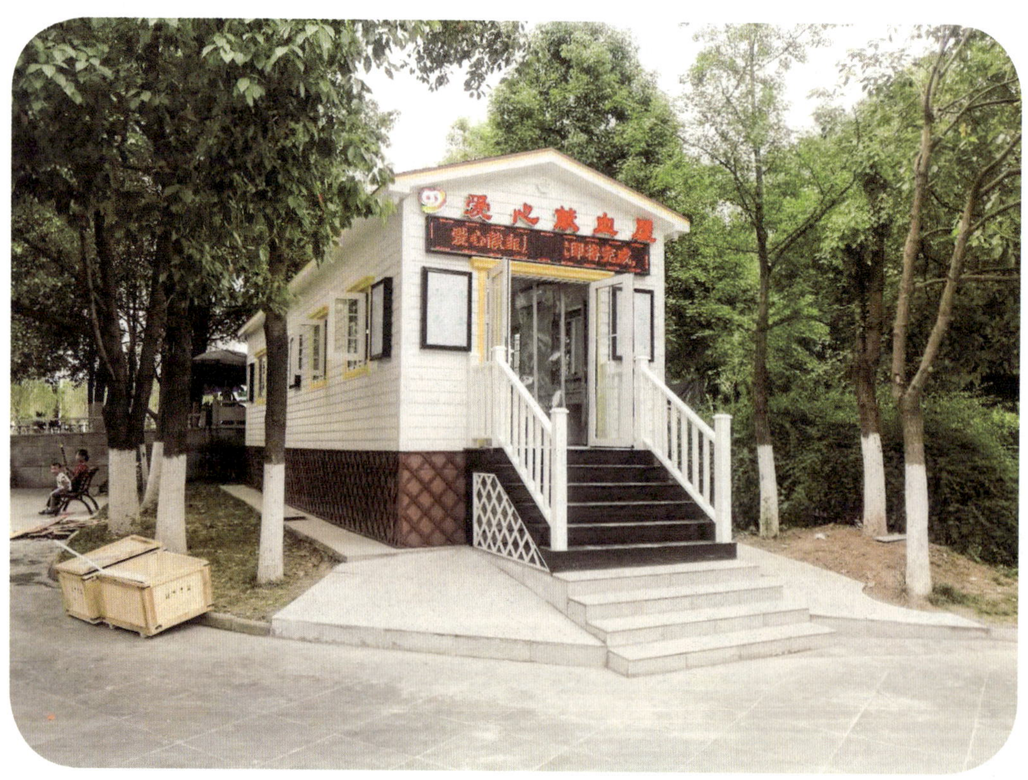

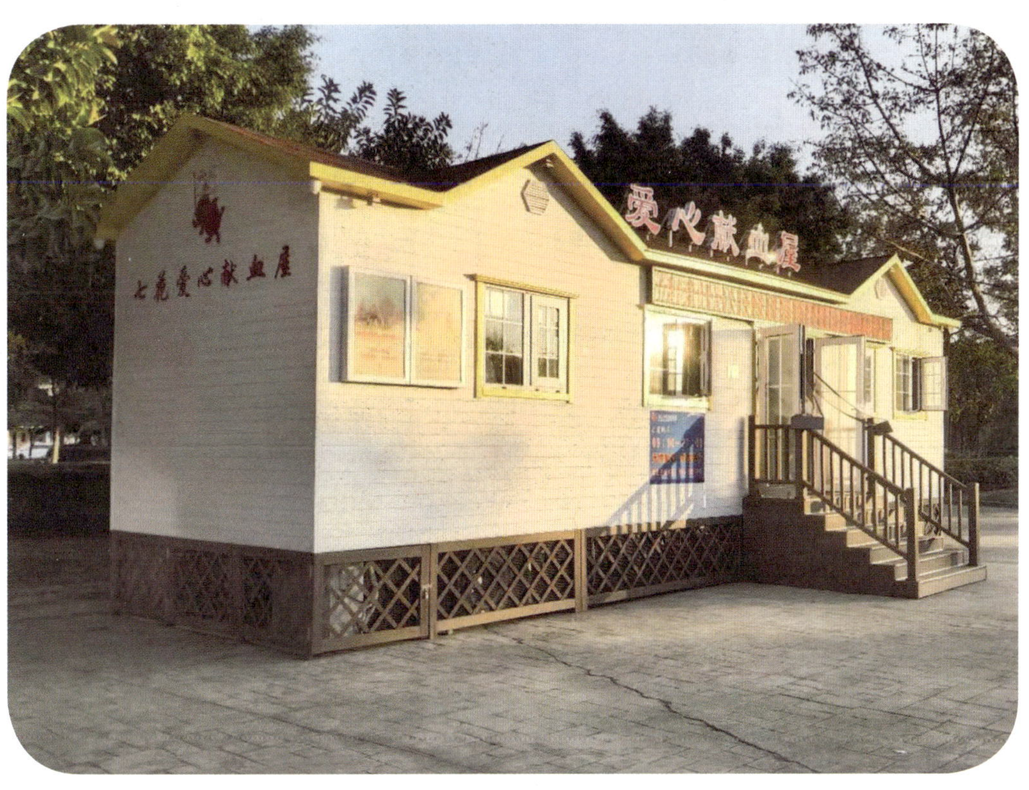
爱心献血屋

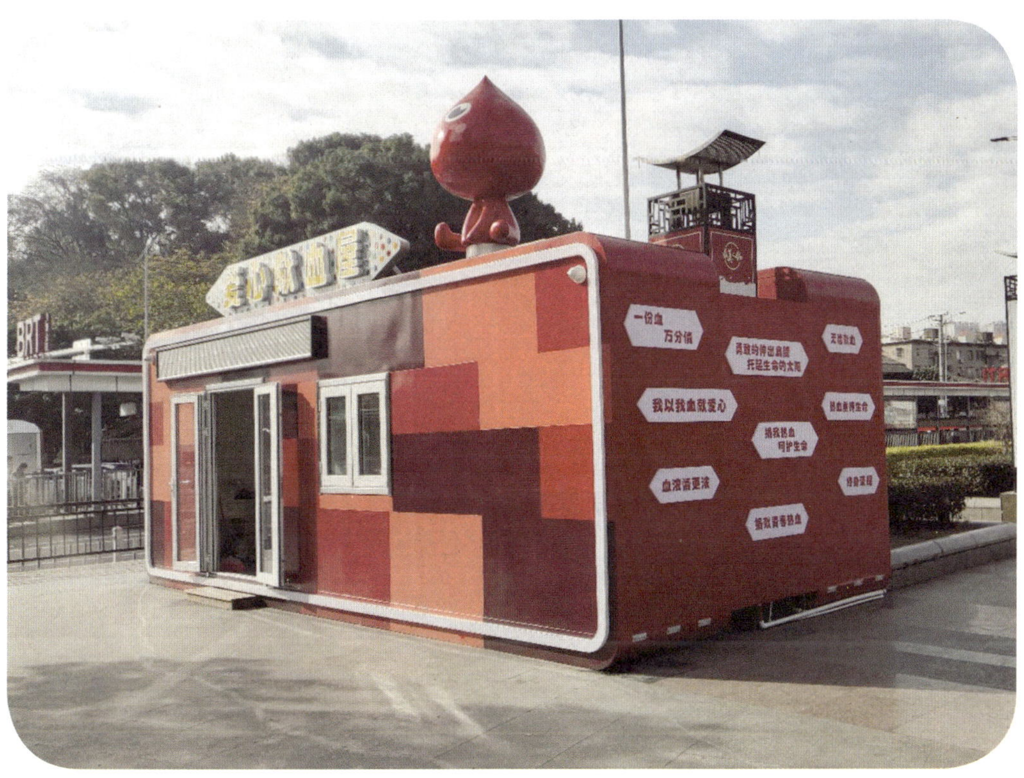
一份血
万分情
我以我血献爱心

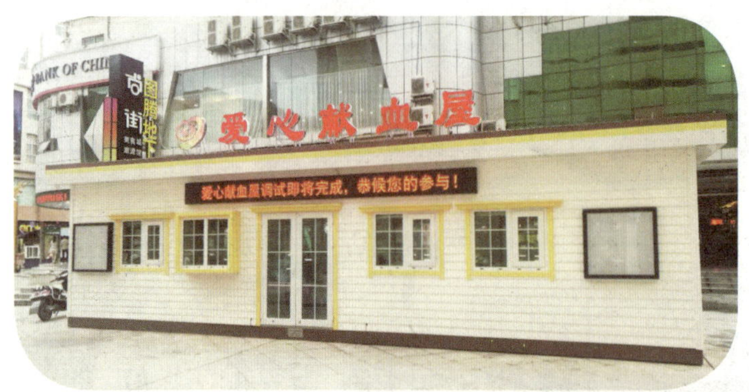
爱心献血屋
爱心献血屋调试即将完成，恭候您的参与！

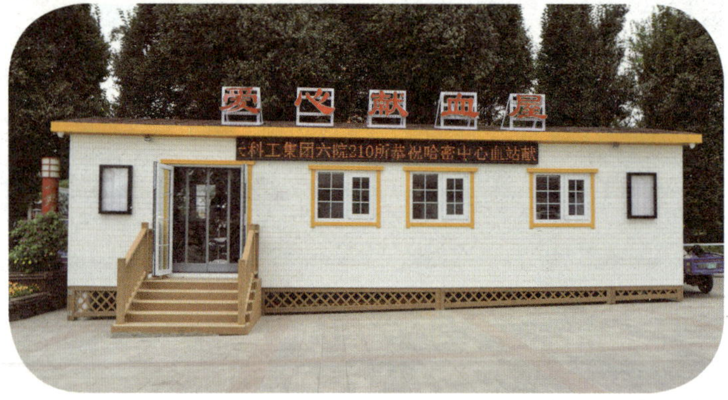
爱心献血屋
料工集团六院210所恭祝哈密中心血站献

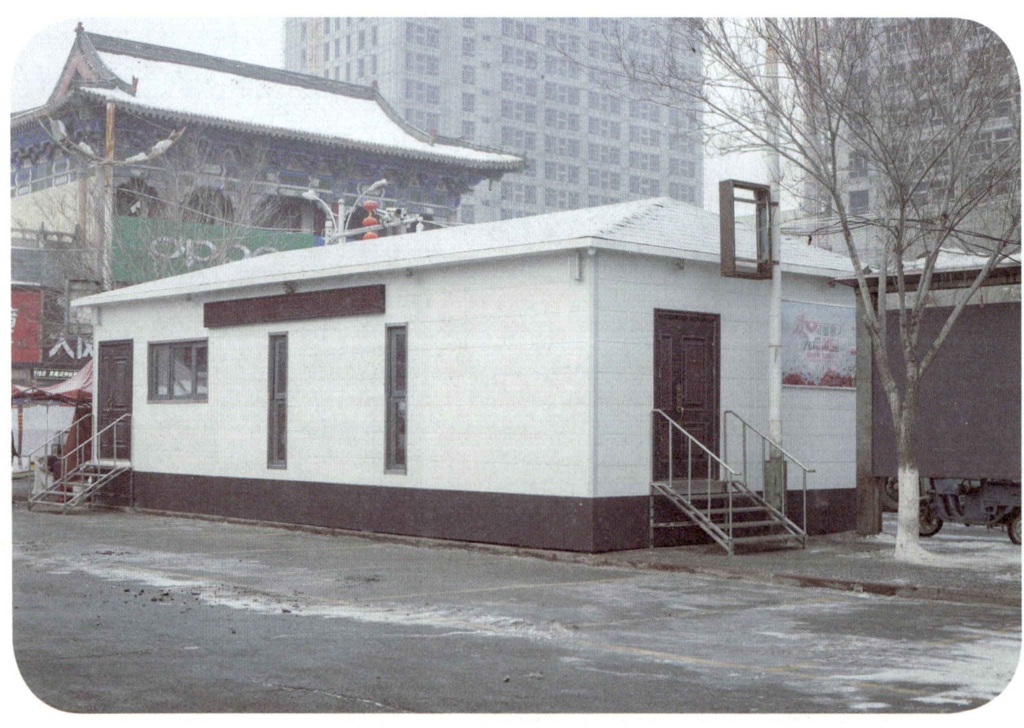

JFK-WDL-CXW 采血屋外

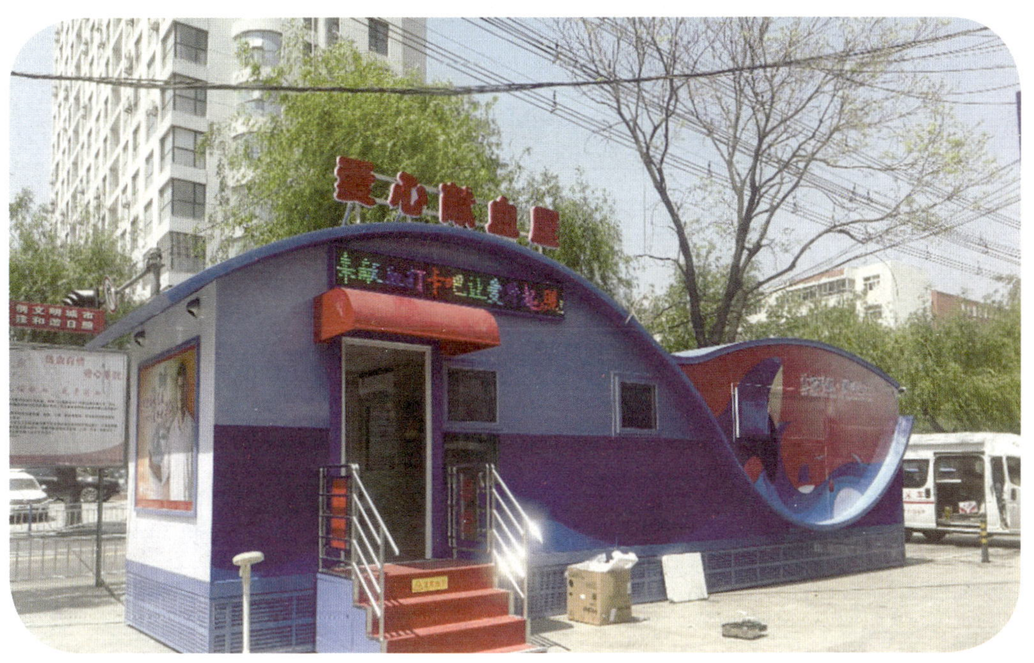

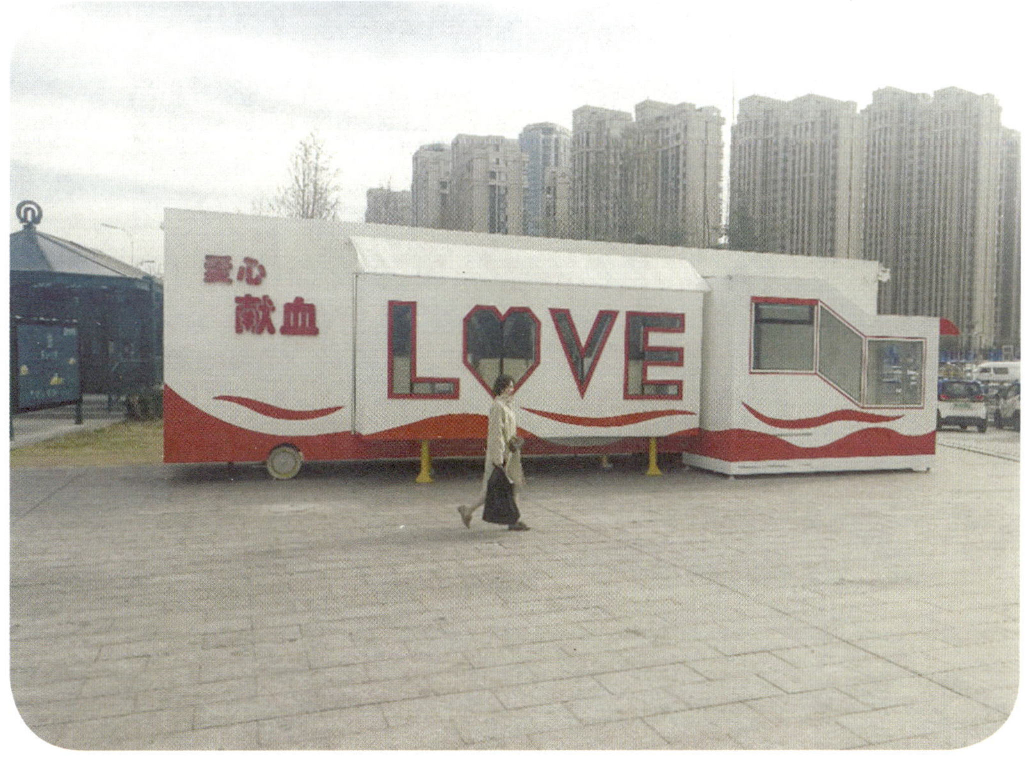

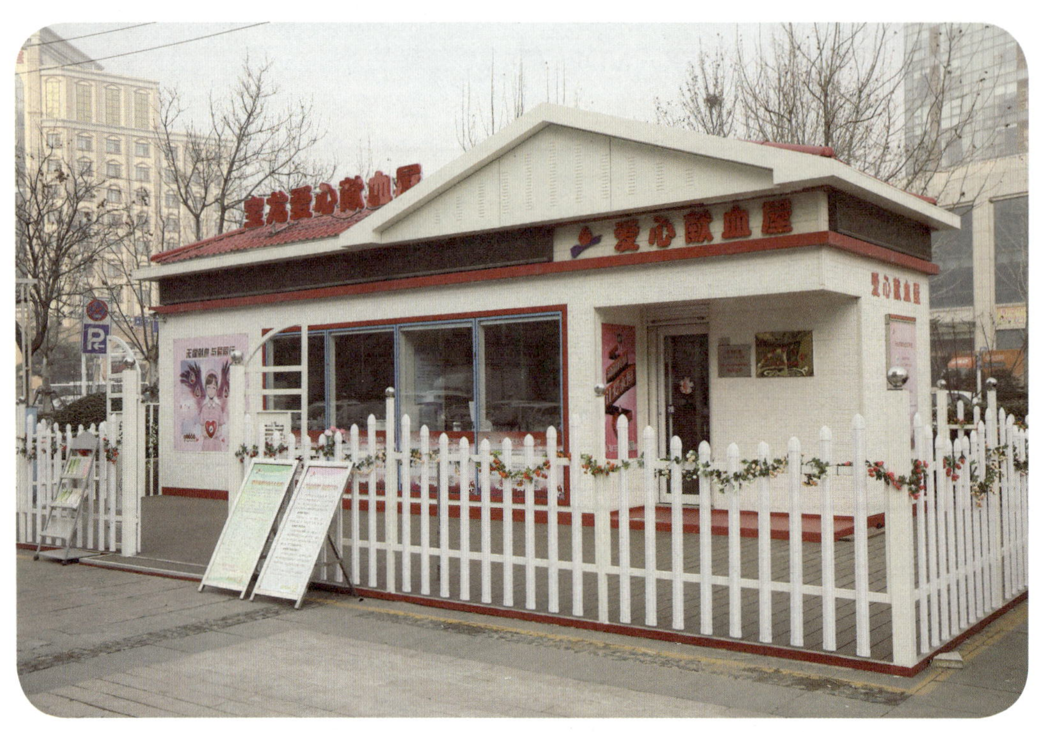
爱心献血屋
爱心献血屋

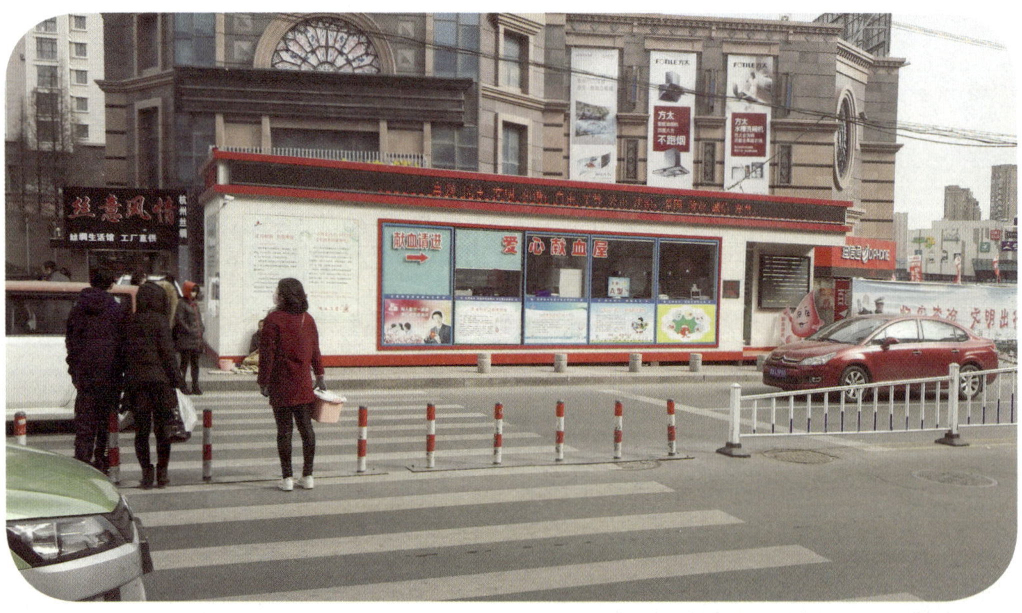
丝意风情
献血请进
爱心献血屋
方太
不跑烟

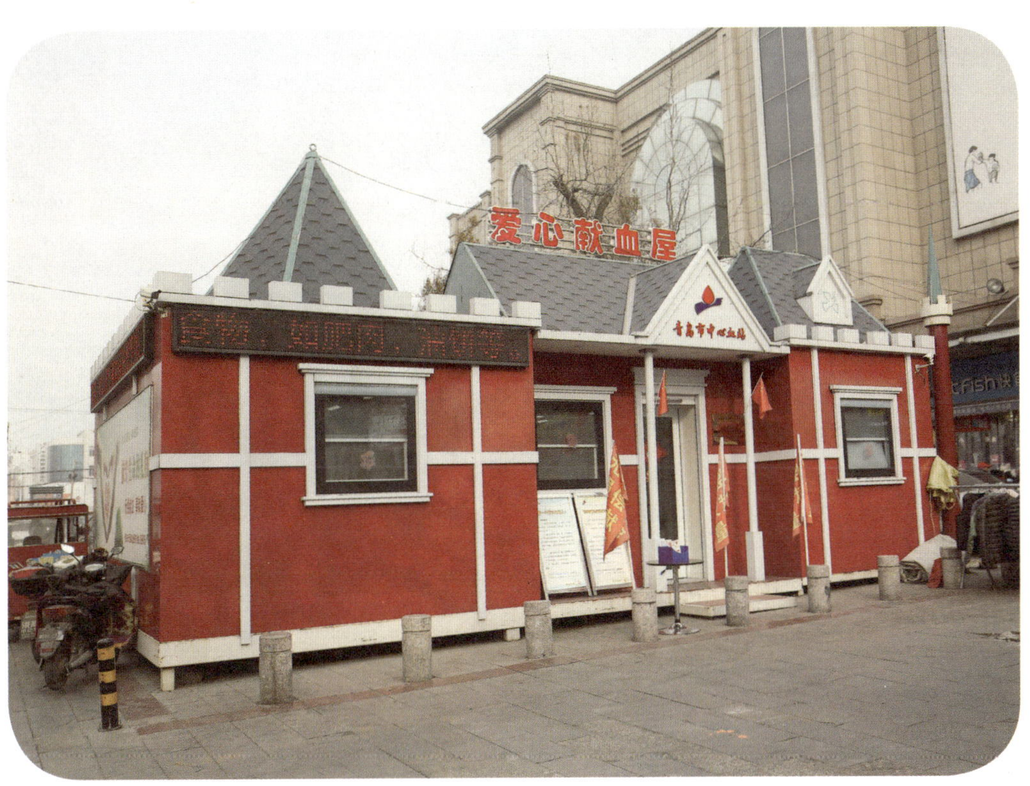
爱心献血屋
青岛市中心血站

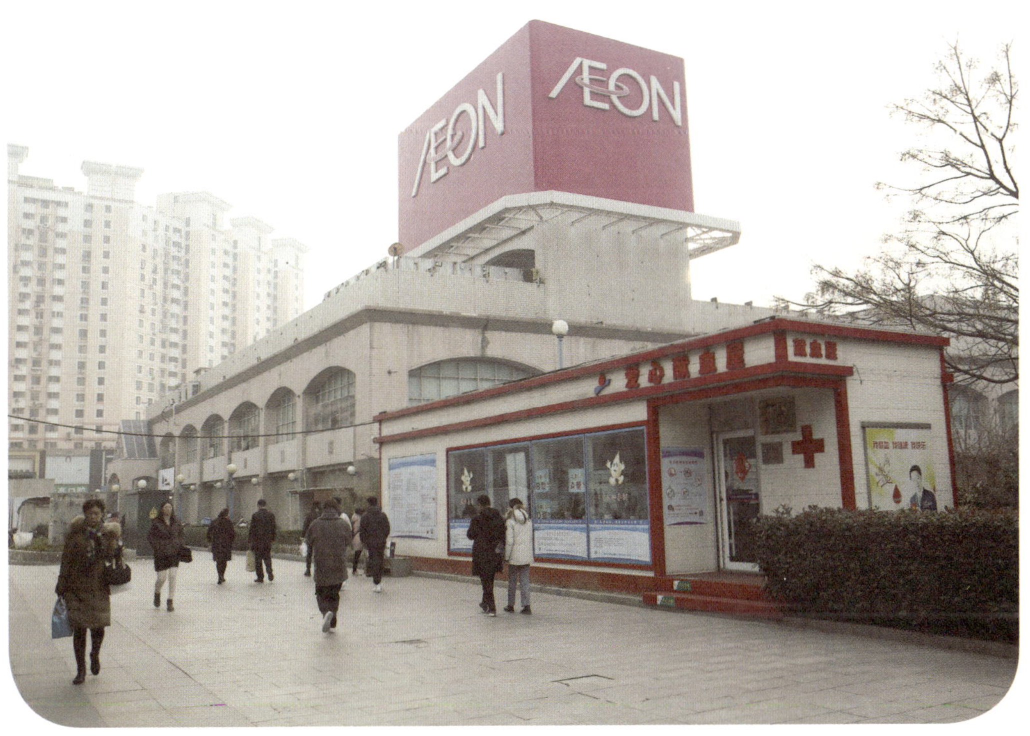
ÆON
ÆON
爱心献血屋
献血屋

附录一

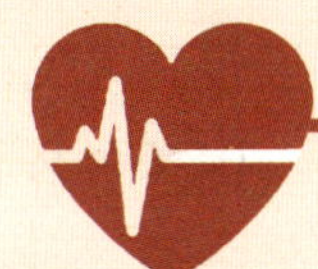

智慧献血与智慧化献血屋建设背景与发展

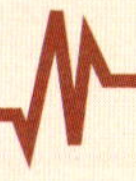

智慧献血与智慧化献血屋建设的背景与发展

唐山启奥科技股份有限公司　李大明

从当今社会的发展来看，互联网、移动互联网和数字化发展已在众多行业带来颠覆性变革，医疗健康领域当然也不例外。党的十九大以来，党和国家提出深化供给侧改革，在供给侧，人工智能、机器人、精准医疗、3D打印、虚拟现实等新技术正逐步被应用在医疗管理与医疗服务中，通过科技手段提高人民群众的幸福感和降低接受服务的成本越来越成为供给侧改革的方向。全国各行各业在以控制成本、提升效率和优化质量方面都在积极探索和实践。在需求侧，科技不断改变人民群众对医疗管理和医疗服务的期望，越来越多的人希望能够在日常生活场景中得到更加高效、便捷、舒适的服务。在这样的背景下，公共卫生机构、医疗卫生管理机构、医院等作为医疗服务体系的核心，通过“互联网化、智慧化”建设进行自我变革的时刻已经到来。智慧服务也是在国家“智慧城市”“健康中国”建设中必不可少的组成部分。

利用科技赋能，可以不断优化管理及无偿献血服务的实践，从而提升献血服务水平和献血者体验，优化成本及输血服务。科技不仅对血站内部管理带来质变，更帮助血站与智慧城市的市民服务生态体系建立互动及联系，拓宽输血服务的辐射边界。

新型献血服务机构建设应该基于创新、前瞻及敏捷的设计，符合未来20—30年智慧医疗服务发展大势，提前布局并具备持续升级的潜力。若采供血机构无视智慧化发展，将导致服务能力的危机。采供血机构需分阶段部署智慧升级方案，重新设计关键流程和服务，重新构思与医疗机构和献血者的关系，同时考虑将必要服务外包给更专业高效的服务机构。

深度探讨关于智慧血站建设的工作内容，离不开更加急需解决的为献血者服务的问题。依托本书中关于献血屋建设的思考和内容，接下来我们重点讨论一下献血者服务和广大群众第一时间接触无偿献血的阵地——献血屋建设与智慧化问题，进而将献血屋智慧化建设的总体目标、存在的问题和短板以及未来的发展与解决问题的思路提出来，供诸位参考和讨论。

一、智慧化献血屋建设解决的重点问题

1. 献血者献血体验感比较差的问题：当前社会，大家已经习惯于一部手机走遍神州。如果让献血者在家或其他场所就能完成献血的前期的各项准备工作，献血屋后以最简便的方式完成献血这项很有仪式感的事情，是我们绝大多数血站没有做好的一项工作。

2. 内部管理效率低下的问题：血站工作人员和献血者只有在需要录入数据和查询检验结果或需要处理工作事务时，才会访问血站的管理信息系统。另一方面，当我们的献血屋希望向献血者或者工作人员发布消息时，又不能第一时间获取最新的消息。获取信息被动且时效性差，需要更多的整合、创新，提升效率。

3. 信息孤岛严重的问题：血站内的相关资讯和信息，其他献血网点的信息都不能很及时地传递到每个献血屋，信息紊乱无序，局部封闭，形成一个个信息孤岛，缺乏统一支撑的平台与工具。同时，众多的信息孤岛也不利于将献血者的行为数据收集起来，为总的数据分析决策中心提供依据。

二、智慧化献血屋建设的总体架构

在充分利用现有资源的基础上，城市构建从支撑、平台到应用的新型智慧献血服务建设一体化建设格局。

1. 构建统一支撑：构建一个涵盖献血者感知网、通信网络和计算存储资源的集约化、智慧化支撑体系，结合长期以来建设的信息化资源和全省、全国联网的献血者信息资源，为新型智慧型血站建设统一提供计算、存储、网络、物联感知等资源服务。

2. 服务两个中心：通过智慧献血屋建设，为城市无偿献血大数据中心和智慧血站运行管理中心提供全面的献血者类型数据和行为数据，通过服务两个中心建设，打造智慧血站的大脑和中枢，构建信息开放集成环境，支撑应用系统集成和跨部门、跨领域信息共享和业务协调。

3. 实施四个应用：基于统一血站服务支撑体系和献血大数据中心，推进公众服务（包括献血资讯、输血知识、科普教育、献血后服务等）、献血安全（包括献血反应、现场急救、纠纷处理等）、献血服务（包括自助征询、人脸识别、档案电子化、自动采血等）、分析决策（包括数据自动收集、大数据应用、人群分类与归队等）四大领域的应用。

三、智慧献血屋中五个维度的发展思路

智慧化献血屋是在一个在输血服务体系中提供高价值服务的现代化体验中心。在此体系中，献血服务、献血关爱、采血服务等可在血站、献血屋甚至献血者家中进行，我们将相关的工作合理地分配并利用互联网和智能 AI 技术等手段，科学合理地规划业务流程与相关培训工作，让献血者甚至用血者均能体会到便捷有效的服务。

1. 跨机构、跨平台的互联互通：全面的站内站外、不同的应用服务平台、不同的机构间的互联互通是未来走向智慧化的基础和必备条件。

（1）献血者献血档案与关联信息构建于集成的血站业务数据、第三方服务数据（如可穿戴设备，献血者行为数据）及临床信息数据之上。通过互联网以及加密的专属网络集成整合献血者的个人信息与资料。

（2）献血前服务可以在多种服务平台上使用，包括但不限于微信公众平台、献血服务 APP 或者其他第三方机构（例如：北京市建设银行柜员机已经具备献血预约和查询的功能）。

（3）系统通过公安、疾控、医院等提供的验证途径与献血行为信息进行联通；通过通用的数据交互标准规范，以及符合国家相关规定的信息安全等级保护等措施充分保障隐私安全。

2. 技术驱动更高效的运行：依托人工智能和物联网技术和流程优化，实现全站物资和人员可识别、可溯源、可追踪。

（1）利用射频识别（RFID）、三维条形码等物联网感知技术优化献血屋内部的固定资产和设备管理流程，优化血液搬运与血液管理流程，支持工作人员及采血物资的实时可识别、可追踪、可溯源。

（2）利用人脸识别技术、自动化设备取代传统人工操作，在献血者接待与服务（如自主征询、自助疑难解答、自助体检、人脸自动身份识别、电子签名确认信息）及采血服务管理（如自动条码核对、自动热合、自动控制留样、自动回收针头与血液标本摇匀）上提升效率。

3. 全流程重塑献血体验过程：以献血者为核心，突破一定的内部科室壁垒，充分利用信息技术，打造全新的献血服务流程。血站的采血服务工作属于劳动密集型，而智慧献血屋将利用智能设备、自动化、互联网等优化运行及业务流程，大幅提升采血工作的效率及精准度。

（1）献血前：献血者可以使用多种互联网平台或自助终端进行征询、预约。可穿戴设备或远程体感仪器实时检测并上传献血者的基本健康情况（血压、脉搏等）。系统会提示献血者可以优先选择的献血屋，告知献血者献血屋能提供的增值服务（餐食、充电、无线网络等）并协助完成预约工作。献血者前往献血屋的过程中系统可提示路线信息并提供导航服务。

（2）献血过程中：到达献血屋以后，献血者通过证件、指纹或面部识别确认身份。智慧系统识别体系内预约信息并问候，提示志愿者提供个性化服务内容。献血者通过移动终端接收检查项目信息和等候情况，同时还可以查看献血流程及注意事项，检查完成后系统会自动将电子报告发送给献血者。

（3）献血后：云平台自动搜集献血者的信息及数据，生成本次服务报告。献血者可通过移动终端随时查阅。移动终端适时提醒献血者可享受的服务内容（例如：纪念品的互联网领取、交通补贴的互联网领取），并接收献血后注意事项等资讯推送。血站利用远程平台提供定期线上随访及咨询，献血完成一定时间后邀请献血者进行献血服务评价。

4. 数据驱动决策分析：基于数据的智能分析，为每个献血屋的招募者提供切实的献血者动员建议数据，从而有效地支持献血屋的运营和管理工作。

（1）决策依据方面，智慧献血屋可以利用多维度网络数据形成一整套的智能分析工具。血站的决策者可以依据智慧献血屋提供的该区域街头人流量信息，进入献血屋的流量信息，结合当地的天气状况和工作服务评价数据做出更加合理的管理措施。

（2）在宣传与动员方面，基于献血者的行为偏好大数据和社会人群大数据等内容，将有效地进行人群分类，投入较少的宣传资金，动员更多有针对性的群众加入到无偿献血中来。

（3）在运营管理方面，智慧献血屋的服务排班可由大数据分析优化，根据潜在的献血数据合理分配资源。依托强大的数据基础可以更好地运营不同的献血屋资源。

四、信息安全在智慧化中的重要性

一切的业务深化与智能化均需要安全来保驾护航，智慧程度越是深化，信息安全的工作也就变得越重要。一旦信息安全出现风险，前面所提到的所有便利将全部变成负面清单。

上面提到的关于智慧献血与智慧献血屋的思路部分涉及主要的网络、业务、主机安全服务技术支撑，详见下图所示：

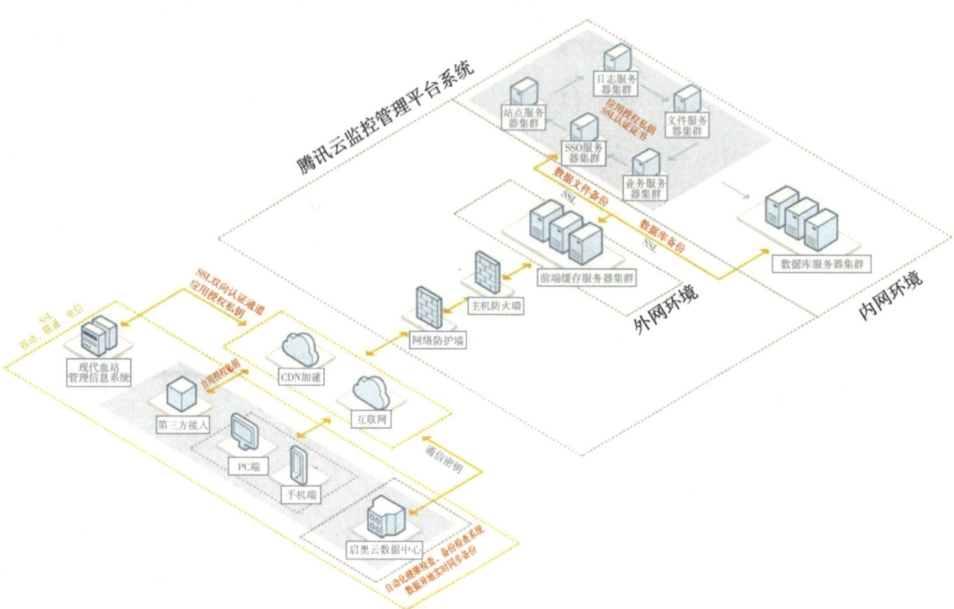

综上所述，智慧献血屋不能独立于智慧医疗与智慧血站建设体系而存在，甚至在不远的将来，智慧献血屋的服务也将融入整个智慧城市的建设中去。这一切的服务便利化内容都需要建立在能够实现跨机构互联互通、信息共享的平台之上。服务机构虽然能够独立开发信息平台，但来自政策制定者的推动仍不可或缺，血站既要努力做好自己的智慧化服务工作，同时也建议大力推动政策的支持和社会环境的改善。

总而言之，智慧献血将不同于今天所见之血站服务，智慧献血屋的建设也将不同于今天所见的献血屋服务。未来，智慧献血屋将会在逐步去中心化的服务体系中，更加专注于采血业务和献血者服务，并以灵活的方式与其他信息平台互联互通。被数字化赋能的献血服务工作人员和献血者将为临床提供更安全的血液。

附录二

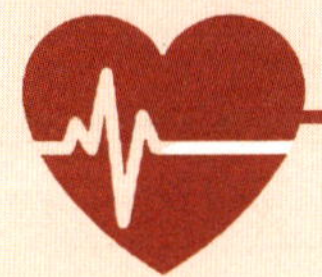

车载相关设备参数

1. 顶置式双动力非独立空调机组参数（20 kW）

制冷量	行车发动机带压缩机	kW	20
	停车时市电	kW	18
制热量（带 PTC）		kW	8
制　冷　剂			R134a
由主发动机拖动的压缩机	型号		AK43
	排量	cc/r	430
	额定功耗	W	8 000
市 / 备电压缩机	型号		三洋
	制冷剂		酯类油
	电源	V/Hz	220 V、380/3PH-50
	输入功率	W	5 260
蒸发器	类型		管片式（内螺纹管、亲水箔）
	蒸发风量	m^3/h	3 200
	电压 / 电流	V/A	DC24 V/32 A
冷凝器	类型		平行流
	冷凝风量	m^3/h	8 800
	电压 / 电流	V/A	DC24 V/38 A
控制系统	车厢温度	℃	18—28 连续可调
	除霜温度	℃	1—3
	风量		三档风量　手动
总电流（24 V）		A	72
长		mm	3 010
宽		mm	1 690
高		mm	210
AC-DC 变压整流器		W	2 000
安全装置	高压开关	Mpa	动作压力 2.65 MPa、复位压力 1.65 MPa
	低压开关	Mpa	动作压力 0.04 MPa、复位压力 0.14 MPa

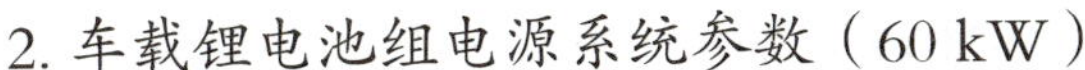

2. 车载锂电池组电源系统参数（60 kW）

序号	技术参数及要求
1	电源系统需提供采血车车内电器设备及顶置油电一体空调的供电，并且总电量为 60 kWh，全车供电时长≥ 6 小时
2	电源需采用动力汽车标准制作，车用级大容量磷酸铁锂电池，安全、环保并通过国家检测
3	电源需采用BMS检测分析控制，电芯电压采样需精确到0.001 V，并且对过充、过放、过温、过载、过流、漏电、短路等都有保护措施，保证供电电源的可靠性
4	电源需配置电压平衡功能，保证在使用过程中电池电压的一致性，更好地延长电源的使用寿命
5	电源需配置车载监控系统（车载显示屏）安装在车内，实时检测电池的运行状况（电压、温度、功率、电流、电量等参数），保证使用过程中安全可靠
6	电源配置声音报警功能，对过充、过放、过温、过流、漏电、电量低、烟雾等报警，并在车载显示屏内提示报警内容
7	逆变器采用输出功率≥ 15 kW（AC380 V/50 Hz），输出电压：AC360—400 V，波形失真度≤ 3%（感性负载），并且对过充、过放、过温、过载、反接等都有保护
8	充电机采用车载专用充电机，额定总功率≥ 6.6 kW，输入电压交流 380 V、50 Hz，效率：≥ 94%，输出直流电压 DC180—280 V\ 电流 37 A，并且对过充、过放、过温、过流等都有保护
9	电源需采用 10 个标准电池模组组成，如其中任意模组或多个模组出现故障，模组自动断电但不影响其他电池组正常工作，保证用电不受影响，维护方便
10	电池 10 个模组中每个需配置 4 个温度检测传感器，检测模组内温度以及电池组充电、放电极柱温度，确保安全工作
11	电源需配置市电电源转换插头，直接插入与之相匹配的有可靠接地的市电电源插座连接，采血车的用电设备由市电供电，同时实现自动充电的功能
12	电源需配置恒温系统，为电池系统在低于 0 ℃时提供加热功能，保证电池在低温环境中充电安全以及低温放电效率
13	有安全配电和自动保护装置，断路器、漏电保护器等控制元器件，对采血车内各用电设备进行安全配电，自动对超载短路及漏电进行安全保护
14	发动机型号：国内知名品牌（YC4G200-50）（国五排放），额定功率：147 kW；最大扭距：720 N.m/1 100—1 400 rpm
15	电源需采用专业的车载设计，抗冲击能力、防震、挤压、防水等级均要达到国标要求
16	电源电池 10 个模组安装在前轮胎后第一个行李箱内，行李舱前后通透，电源主机控制箱安装在电池对面的行李舱内，与旁边的行李舱隔开

3. 车载超静音发电机组参数（16 kW）

（1）机组技术规格

静音箱体材质	不锈钢
相　数	单相
功率（kW）	16
额定电压（V）	220—230
额定电流（A）	7
额定频率（Hz）	50
波动失真	波形畸变≤ 5%
噪音 7 米 /dB（A）（全载）	60
机组结构	水箱外置　分体式
整体设备尺寸（L×W×H）（mm）	1 145×685×697
整体设备重量（kg）	565（不含外置散热器）
燃油供给方式	外接油箱供油
低温预热系统	有

（2）引擎参数

最大输出功率（kW）	25
发动机结构	四缸，直列式，四冲，水冷
发动机总排量（l）	1.999
缸径 × 行程（mm）	83×92.4
转速（r/m）	1 500
调速系统	机械调速
启动方式	12 V 直流电启动
发动机过滤系统	水冷空气过滤器、燃油过滤器、机油过滤器
发动机冷却方式	封闭式水冷

（续表）

冷却水箱（L）	30
冷却水箱安装方式	独立外置
发动机消声器排气方式	机组一体式水冷
燃油消耗率（g/kW·h）	≤ 195
机油容量（L）	4

（3）发电机参数

额定功率（kW）	16
励磁方式	无刷自励
调压方式	自动调压
相数	三相四线
极数	4
转速（r/m）	1 500
温升（℃）	125
电机冷却方式	水冷
绝缘等级（定子 / 转子）	H/H 级
空载电压调整范围	≥ 95%—105%
稳态电压调整率	优于 ±1%
抑制无线电干扰性能	电话影响系数 TIF ＜ 50，电话谐波系数 THF ＜ 2%
防护等级	IP23

（4）控制系统

电源输出控制	远程有线电动合闸断路器
安装方式	远程有线控制
自动化功能	手动 / 自动、自保护、自停机、水温报警、低油压报警（机油）
仪表显示数显	交流电压、频率、时间、充电电压
选配装置	外置远程控制器

4. 车载油电混合发电机组电源系统参数（12 kW）

（1）机组技术规格

额定频率（Hz）	50	波动失真	波形畸变 ≤ 0.8%
静音箱体材质	不锈钢	燃油供给方式	外接油箱供油
低温预热系统	有		
相数	单相	噪音 7 米 /dB（A）（全载）	无噪音（电池工作）
功率（kW）	12	排放标准	无排放（电池工作）
额定电压（V）	230	保养周期	每 3 个月一次
额定电流（A）	52.2	整体设备尺寸（L × W × H）（mm）	700 × 620 × 650
整套设备重量（kg）	580		
油耗	6 L（连续运行 10 h）		
材质	外罩，底盘为 2.0 mm 厚、304 L 不锈钢，底盘为 4.0 mm 厚、304 L 不锈钢		

（2）引擎参数

最大输出功率（kW）	18	转速（r/m）	1 200—2 600
调速系统	电子调速	燃油消耗率（g/kW · h）	≤ 195
机油容量（L）	5	启动方式	12 V 直流电启动
发动机总排量（L）	1.61		
缸径 × 行程（mm）	75 × 92	发动机冷却方式	水冷
发动机结构	四缸，直列式，四冲程	发动机过滤系统	空气过滤器、燃油过滤器、机油过滤器

（3）发电机参数

额定功率（kW）	18	抑制无线电干扰性能	电话影响系数 TIF ＜ 50
电话谐波系数＜ 2%	电子调速	燃油消耗率（g/kW · h）	≤ 195

（续表）

转速（r/m）	1 200—2 600	温升（℃）	125
励磁方式	无刷自励	绝缘等级（定子 / 转子）	H/H 级
调压方式	自动调压	空载电压调整范围	≥ 95%—105%
相数	单相三线	稳态电压调整率	优于 ±1%
极数	4	防护等级	IP23

（4）油电混合控制系统参数

锂电池容量（kWh）	24	锂电池尺寸（L×W×H）（mm）	802×530×530
电源输出控制	ABB 合闸断路器	逆变器容量（kW）	15
安装方式	远程有线控制	逆变器尺寸（L×W×H）（mm）	600×30×190
仪表显示数据	交流电压，频率时间，充电电压	选配装置	外置远程控制系统
自动化功能	手动 / 自动、自保护、自停机、水温报警、低油压报警（机油）		
电源管理系统功能	对电池组高温和低温检测保护，电压保护，短路保护		

5. 车载非独立双动力单冷顶置空调参数（40 kW）

（1）顶置空调机组参数

项目名称	参数	项目名称	参数
制冷量	40 kW	冷凝风量	11 960 m^3/h
蒸发风量	6 300 m^3/h	制冷剂	R407 c
制冷剂充注量	7.5 kg	风机运行电流	91 A
供电电压	24 V	尺寸（长 × 宽 × 高）	3 480 mm × 1 700 mm × 200 mm
重量	155 kg		

（2）油电一体压缩机参数

项目名称	参数	项目名称	参数
连接方式	三相星形连接	额定电压	3ф 380—420 V、AC 50 Hz
最大运行电流	20.2 A	堵转电流	82.4 A
排量	32.5 m^3/h	转速	1 450 r/min
重量	99 kg（不含离合器）		

6. 纯电加热器参数

Heating appliance	Thermo AC 200
Design	Fully electrical heater
Nominal heating flow max kW	20
Rated voltage V	3/PE/N AC 400/230 V
Rated power consumption kW	20
Frequency Hz Rated current A	50—60 30
Electrical circuit protection/overcurrent protection device	32 A
Ambient temperature during operation ℃	−40…+85
Storage temperature ℃	−40…+90
Operating overpressure bar	max.2.0
Capacity of the heat exchanger	9.4
minimum water flow l/h	>1 500
minimum capacity of the warer system l	25
Amount of antifreeze in cooling sytem %	25 up to 60
Dimensions heater（tolerance+/−3 mm）mm	length：578 width：247 helght：approx.225
Weight kg	15

7. 燃油加热器参数

Technical data	Thermo 230	Thermo 300	Thermo 350
Heat output（kW）	23	30	35
Power consumption（W）	65	110	140
Fuel consumption（l/h）	30	40	45
Nominal voltage（V）	24	24	24
Dimensions L × W × H（mm）		610 × 246 × 220	
Weight（kg）	19	19	19

附录三

采血屋（车）建设标准

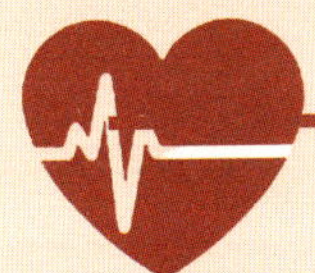

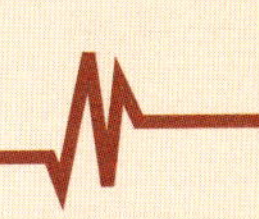

一、上海市地方标准——献血屋点安全卫生要求

ICS 01.140.11
C50
备案号：28375–2010

DB31

上　海　市　地　方　标　准

DB31/486—2010

献血屋（点）安全卫生要求

Requirements for Fixed Collection Sites

2010–06–28 发布　　2010–10–01 实施

上海市质量技术监督局　发布

QB31/486—2010

目　次

QB31/486—2010

前　言

为规范上海市献血屋（点）的质量管理，保证为献血者提供安全、便利、舒适和高效的服务，确保血液安全，特制定本标准。

本标准的 4.1、4.2、7.1、9、10 为强制性条款，其余为推荐性条款。

本标准根据 1998 年版《中华人民共和国献血法》、卫生部 2006 年版《血站管理办法》《血站质量管理规范》，结合全国献血屋（点）发展趋势进行编制。

本标准由上海市卫生局提出。

本标准起草单位：上海市血液中心

本标准主要起草人：朱永明、徐忠、徐蓓、郭晓俊、孙静华、林俊杰

本标准参与起草人：钱开诚、邹峥嵘、张晰、张雄民、邱颖婕、沈武、章怿

QB31/486—2010

献血屋（点）安全卫生要求

Requirements for Fixed Collection Sites

1 范围

本标准规定了采供血机构设置献血屋（点）的建筑设施与环境、设备、物料、人员、文件和记录以及安全与卫生的基本要求。

本标准适用于上海市采供血机构献血屋（点）的设置、验收和管理。

2 规范性引用文件

下列文件中的条款通过本标准的引用而成为本标准的条款。凡是注日期的引用文件，其随后所有的修改单（不包括勘误的内容）或修订版均不适用于本标准。然而，鼓励根据本标准达成协议的各方面研究是否可使用这些文件的最新版本。凡是不注明日期的引用文件，其最新的版本适用于本标准。

GB 15982—1995　《医院消毒卫生标准》（4.1.1，附录 A）

GB/T 18467　《献血者健康检查要求》

GB//T 18469　《全血及成分血质量要求》

GB 50325　《民用建筑工程室内环境污染控制规范》（6.0.4）

WS//T 203　《输血医学常用术语》

卫医发（2006）167 号　《血站质量管理规范》

沪卫监督（2007）6 号　《上海市医疗废物卫生管理规范》

卫医发（2003）287 号　《医疗废物分类目录》

3 定义

3.1 献血屋（点）（Fixed Collection Site）：采供血机构为适龄健康公民自愿捐献血液而在采供血机构主体建筑外独立设置的固定或流动的专用采血场所。

4 建筑设施与环境要求

4.1 设置献血屋（点）应当报上海市卫生行政部门备案。

4.2 选址要求

4.2.1 选址应位于人流稠密、交通便利区域，方便人员进出和车辆停靠。远离污染源，污染源包括工业污染源、生物污染源、化学污染源和生活污染源等。

4.2.2 保证有与所开展业务相匹配的供电设施。

4.2.3 有适宜开展小规模献血招募活动的空地。

4.2.4 献血屋在满足 4.2.1—4.2.3 要求的基础上，还应做到：

4.2.4.1 配备供水设施与给排水系统。

4.2.4.2 具备紧急疏散的通道。

4.3 建筑、流程和设施要求

4.3.1 建筑面积应能满足其任务和功能的需要。

4.3.2 流程要合理有序，应单独设置作业区、物料存放区。各个区域应有明显的标识，能满足相应的功能要求。

4.3.2.1 作业区为进行与血液采集有关的工作场所，至少应包括以下区域：

a）献血者健康征询、体检区，能对献血者进行保密性征询和体检，以便工作人员正确评估献血者的适宜性。

b）采血区和献血后休息区，布局合理，应能满足采血工作流程并保证献血者在献血后得到适当休息。

c）血液存放区，应有明显的标志标识出待检测血液存放处、不合格血液存放处。

d）血液检测区，其区域布置能对献血者进行开放性血液检测，保证血液安全，避免人员污染。

4.3.2.2 物料存放区，应能满足存放献血屋（点）至少一个工作日所用的所有物料。献血屋（点）物料存放区应根据所存放物料的类别和储存要求及物料周转量进行布局和标识。

4.3.3 设施要求

4.3.3.1 地面、墙面平整、光滑、无缝隙，易于擦拭和消毒，防止人员和血液受到污染。

4.3.3.2 应有消防、温湿度调节、医疗废物分类收集、急救、生物安全防护、信息处理等设施。

4.3.3.3 具备防盗、防止动物、昆虫进入的设施。

4.3.3.4 应有能确保及时、有效的通讯设施，包括电话和网络。

4.3.3.5 室内照明的亮度应适合采血人员采血作业，具备应急照明设施或设备。

4.3.4 献血屋在满足 4.3—4.3.3 要求的基础上，还应做到：

4.3.4.1 建筑面积一般不小于 50 m^2。

4.3.4.2 设置生活区，配备更衣设施，满足献血屋工作人员更衣休息需要。

4.3.4.3 献血屋附近缺少公共盥洗设施的应设置盥洗设施。

4.3.5 献血点在满足 4.3—4.3.3 条款的同时还应做到附近有公共盥洗设施。

4.4 环境

4.4.1 应有良好的通风，室内环境温度应控制在 15 ℃ ~30 ℃范围内。

4.4.2 献血屋建造完成后投入使用前，应委托具有资质的检测机构对其环境安全项目进行检测，检测项目和结果应符合以下要求：

4.4.2.1 氡（Bq/m^2）≤ 200；

4.4.2.2 甲醛（mg/m^2）≤ 0.08；

4.4.2.3 苯（mg/m^2）≤ 0.09；

4.4.2.4 氨（mg/m^2）≤ 0.2；

4.4.2.5 总挥发性有机化合物（mg/m^2）≤ 0.5。

5 设备要求

5.1 设备的配置应能满足采血业务工作的需要。

5.1.1 配备宣传无偿献血的设备，如影音播放系统、宣传栏等，放置的部位应使献血者能清晰观看宣传内容或便丁取阅宣传资料。

5.1.2 配备适宜的业务设备，如冷藏设备、人体体重秤、血压计、听诊器、体温计、采血秤、热合机、采血椅、隔断用具、献血后休息桌椅等。若冷藏设备内需同时放置血液、标本和试剂，应将血液与其他物品进行物理隔离，并设置明显的区域标识。

5.1.3 开展成分献血的献血屋（点）在配备以上设备的基础上还应做到：

5.1.3.1 配备血细胞分离机、多参数全自动血球计数仪、血小板恒温振荡保存箱。

5.1.3.2 设置不间断电力供应设备（UPS），其电力能保证血细胞分离机至少进行 30 分钟的采集。

5.2 冷藏设备应配备温度监控装置，具有高低温报警功能。

5.3 应对以下设备进行定期校验，确保设备的有效运行：体重秤、血压计、体温计、采血秤、血细胞分离机、多参数全自动血球计数仪、血小板恒温振荡保存箱。

5.4 采集的血液和标本运输应采用适宜的设备，以确保始终在符合要求的条件下运输。

6 物料要求

6.1 物料应严格管理，有明显和易于识别状态类别的标识，分区存放。

6.2 对温度、湿度或其他条件有特殊要求的物料，应按规定条件储存，并有效监控。

6.3 物料应遵循“先进先出”原则，保证在物料的有效期内使用。并有领用、储存、使用等记录。

6.4 物料标签应至少包含物料和生产商名称、产品批号和有效期等内容。

6.5 配备的物料数量应能保证一个工作日内的最大需求，并有措施保障及时补充。

6.6 发现有不合格物料，应及时有效隔离并退回，批准放行前不得使用。

6.7 采血物品应包括：唯一性条形码标识、献血记录、一次性使用塑料血袋、一次性垫巾（纸）、压脉带、消毒棉签（棉球）、敷料、止血钳（止血夹）、剪刀、标本管（架）、血液与标本运输箱、一次性利器盒、专用医疗废物品箱（袋、桶）。开展成分献血应准备血液成分相关物料。

6.8 应配备适宜的职业暴露处置药箱，至少包括：0.5%碘伏、消毒棉签、创可贴、生理盐水、医用剪刀、医用纱布等。

7 人员要求

7.1 经血传播疾病病原体携带者，不得从事采血工作。

7.2 工作人员应符合岗位执业资格的规定，并接受血液安全和业务岗位培训和考核。领取岗位培训合格证书后方可上岗。

7.2.1 采血岗：护理或相关专业，大学专科以上，护理初级以上职称，具有护士执业资格，经血液安全、急救培训的人员。

7.2.2 健康评估岗：医师或护理初级以上职称，经血液安全、急救培训的执业医师或护士。

7.3 人员配备应与献血屋（点）的血液采集量相匹配。

7.3.1 日均采血量 20 袋以下的献血屋（点）应至少配备 2 名工作人员，其中采血岗 1 名，健康评估岗 1 名。

7.3.2 日均采血量 20 袋以上的献血屋（点）应至少配备 3 名工作人员，其中采血岗 2 名，健康评估岗 1 名。

7.3.3 具备成分采集功能的献血屋必须配备 1 名经过培训的医护人员承担献血者评估和献血反应监护职责。

8 文件和记录要求

8.1 建立和实施献血服务质量体系，体系文件应覆盖所开展的献血服务的整个过程，包括标准操作规程和记录。所使用的文件应为经过批准的现行版本，作废的文件不得在工作现场出现。

8.2 制定管理和操作程序的项目应至少包括：

——岗位职责；

——献血者招募指南；

——献血者评估程序；

——血液采集管理程序；

——血液标本留取程序；

——献血者服务规范；

——献血反应分类及处理；

——标识物使用管理制度；

——献血场所管理程序；

——发生断电、信息系统瘫痪、设备故障时的应急预案；

——安全与卫生程序；

——运输和交接程序。

8.3 在文件正式实施前，应对相关的员工进行培训，评价胜任程度及保存有关记录。保证员工能够在工作空间范围容易获得与其岗位相关的文件并正确使用文件。

8.4 记录完整，应包括从献血者筛选、登记、血液采集到运输交接的整个过程，在保存期限内保证其可追溯性。

8.4.1 献血记录包括献血者个人资料、健康征询结果及献血者和征询者签名、健康体检结果及检测者签名、献血日期、献血量、献血反应及其处理和员工签名。

8.4.2 血液成分献血者应记录健康检查结果以及血液成分单采过程的关键指

标，包括采集时间、品种、体外循环的血量、抗凝剂的使用量、交换溶液的量、血液成分的质量以及献血者的状态等。

9 消毒隔离要求

9.1 工作人员应对其工作区域内的消毒隔离负责。

9.2 作业区域内不得饮食、吸烟，工作人员不得佩带影响安全与卫生的饰物。应具有与工作场所和工作性质相适应的防护措施和相关安全标示。

9.3 应配备生物安全防护用品，做好职业暴露的预防与控制，包括职业暴露的预防和处理、职业暴露的登记、监控和报告。

9.4 应配备消毒剂、消毒器械，定期对采血环境及相关物品进行清洁消毒，采血人员应注意个人卫生，采血环境空气菌落数应≤ 500 cfu/m^2，采血人员手指菌落数应≤ 10 cfu/cm^2。

9.4.1 应对献血屋（点）进行环境和人员手指卫生监测，至少一个月 1 次。

9.4.1.1 采样和监测方法参照《医院卫生消毒标准》（GBl5982—1995）附录 A 进行。

9.4.2 各献血屋（点）应保留最近六个月的环境和人员手指卫生监测报告。

9.5 排放的污水必须符合当地生活污水排放标准。

10 医疗废物处置要求

10.1 工作人员应对其工作区域内的医疗废物处置负责。

10.2 医疗废物应根据《医疗废物分类目录》和《医疗废物管理条例》进行分类收集和处置，至少包括感染性废物和损伤性废物。防止医疗废物流失、泄漏。

10.2.1 各岗位每天活动产生的医疗废物由本岗位工作人员负责分类收集直接放置于专用包装物或容器内。

10.2.1.1 感染性废物置于专用包装袋内置于医疗废物专用盛器中，损伤性废物直接投入利器盒。

10.2.2 盛装的医疗废物达到包装物或者容器的 3/4 时，应当使用有效的封口方式，使包装物或者容器的封口紧实、严密，系上中文标签，标签应当标明医疗废物产生场所、日期、类别，并放置于医疗废物暂时贮存专用盛器。

10.2.2.1 医疗废物暂时贮存专用盛器放置点应相对固定、易于管理，并且方便医疗废物的转运。

10.2.2.2 医疗废物暂时贮存专用盛器应当密闭、易于清洁消毒，并粘贴医疗废物专用警示标识和文字说明。

10.3 产生的医疗废物当日运回采供血机构统一处理，每次转出后应对医疗废物专用盛器进行消毒。

10.4 血液造成污染时应对污染区域及物品进行消毒，消毒使用的物品、工具视为感染性废物处理。

二、天津市地方标准 DB12T 750—2017 献血屋（车）配置与安全卫生要求

ICS 11.020
C05

DB12

天 津 市 地 方 标 准

DB12/T 750—2017

献血屋（车）配置与安全卫生要求

Requirements for blood donation room (blood donation mobile)

2017-10-27 发布 2017-12-01 实施

天津市市场和质量监督管理委员会 发布

DB12/T 750—2017

前　言

本标准按照 GB/T 1.1—2009《标准化工作导则》第 1 部分：《标准的结构和编写》给出的规则起草。

本标准由天津市卫生和计划生育委员会提出并归口，

本标准起草单位：天津市血液中心。

主要起草人：杨文玲、孟宪成。

本标准于 2017 年 10 月首次发布。

DB12/T 750—2017

献血屋（车）配置与安全卫生要求

1 范围

本标准规定了血站设置献血屋（车）设置、选址、数量、布局、设施、设备、物料、医务人员与安全卫生等的要求。

本标准适用于天津市规划献血屋（车）的设置与管理。

2 规范性引用文件

下列文件对于本文件的应用是必不可少的。凡是注日期的引用文件，仅所注日期的版本适用于本文件。凡是不注日期的引用文件，其最新版本（包括所有的修改单）适用于本文件。

GB 15982　《医院消毒卫生标准》

GB 50034　《建筑照明设计标准》

GB/T 18883　《室内空气质量标准》

WS/T 401　《献血场所配置要求》

DBl2/356　《污水综合排放标准》

DBl2/597　《医疗卫生机构医疗废物处理规范》

WS/T 367　《医疗机构消毒技术规范》

3 术语和定义

下列术语和定义适用于本文件。

3.1 献血屋　blood donation room

血站为方便公民自愿无偿献血而在血站主体建筑外设置的固定建筑献血场所，为献血者提供献血服务。

3.2 献血车　blood donation mobile

用于临时或相对固定停放在采血点的大型专用采血车辆，为献血者提供献血服务。

4 设置、选址与数量要求

4.1 市内各辖区根据工作需要至少应设置 1 个及以上献血屋（车）。对于年采血量较大且相对稳定的采血点，应当逐步建设成为献血屋。

4.2 献血屋建筑面积及建筑材料应能满足其任务和功能的需要，以 60 ~ 100 平方米为宜，但不得少于 40 平方米。如同时开展机采成分血业务，应至少在 60 平方米以上，且每增加 1 台血液成分分离机，建筑面积至少增加 4 平方米。

4.3 献血车面积应基本满足采血功能，一般车长至少不低于 9 米，车宽至少不低于 2.5 米。

4.4 献血屋（车）应设置在安全卫生，交通便利，人流量大的区域，并远离污染源。

5 布局要求

5.1 布局满足工作需求，应制定工作流程，流程合理有序。

5.2 工作分区明确，应至少设置献血者献血登记区、健康征询和体检区、血液检测区、血液采集区、血液存放区，献血后休息区。

5.3 应根据检测流程和检测项目对血液检测区职能进行划分，至少包括样本接收、处理和储存区，试剂储存区，检测区。不同区域，应采取措施防止交叉污染。其他特殊区域的布局和设施应符合相应的要求。

5.4 应设置献血者献血后发生献血不良反应的应急处置区域，并配有休息床或躺椅。

6 设施要求

6.1 满足所开展业务工作的用电需求，如设置血液成分分离机，应配备不间断电源以保证电源中断后机器继续运行≥ 30 分钟。

6.2 应配备给排水设施。在没有市政供给的条件下，应建立独立的自给排水系统，定期清洗，并配有洗手设施。

6.3 消防设施符合有关规定，根据实际需要配备相应的消防灭火器材。

6.4 室内照明亮度应符合采血作业要求，应具备应急照明设施。室内照明照度宜≥ 300 lx。

6.5 献血屋应配备固定电话，献血车应配备移动电话，献血屋（车）同时应配备计算机网络设施，保证实时使用采供血业务系统。

6.6 献血屋（车）应配备室内温度调节和空气消毒设施。

6.7 应配备与宣传无偿献血相关的音频、视频等设施。

6.8 为建立健全风险监控系统，宜配备视频安防监控等设施。

7 设备和物料要求

7.1 设备的配置应能满足体检、化验（初筛）、采血、血液储存、信息操作等工作的需求。

7.2 主要设备：血压计、听诊器、体重秤、体温计、采血秤、热合机、生化仪、离心机、条形码阅读器、储血冰箱、计算机或其他信息终端等。

7.3 开展机采成分血业务应需配备血液成分分离机、血细胞计数仪、血小板震荡保存箱等。

7.4 采血、化验（初筛）所用物料应符合国家相关规定和标准，并满足工作需要。按照物料保存和使用条件，严格管理，并遵循先进先出原则，保证在物料有效期内使用。

7.5 应配备处理献血不良反应的常用急救药品和器械。

8 医务人员要求

8.1 医务人员应符合相关执业规定，持证上岗。

8.2 根据采血工作需要配备相应数量的医务人员。为保证献血体检征询、化验（初筛）和采血的需要，至少应配备 3 名及以上医务人员。

8.3 开展机采成分血业务每台血液分离机应至少增加 1 名医务工作人员。

9 安全与卫生要求

9.1 室内空气无毒害、无异味，其物理性、化学性应符合 GB/T 18883 要求，空气细菌菌落数应符合 GB 15982 规定的Ⅲ类环境标准的要求。

9.2 规定需消毒与清洁区域，设备和物品及其消毒清洁方法及频次，应符合 WS/T367 医疗机构消毒技术规范。

9.3 作业区域内不得饮食、吸烟和佩带影响安全与卫生的饰物。应具有与工作场所和工作性质相适应的安全标识。

9.4 应具有与工作性质相适应的防护措施，如一次性医用手套等，防止交叉感染。

9.5 做好职业暴露的预防与控制，发生职业暴露要及时处理、报告、登记和监控。

9.6 排放的污水必须符合 DB12/356 污水综合排放标准。

9.7 医疗废物应根据 DB12/597 医疗卫生机构医疗废物处理规范进行分类、包装、收集和交接，统一交由有相应资质的集中处置单位处置。

附录四

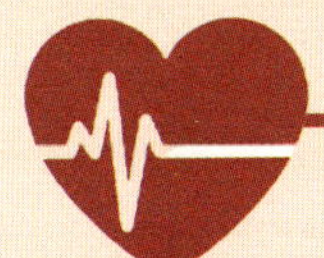

重庆市爱心献血屋标准化设计规范

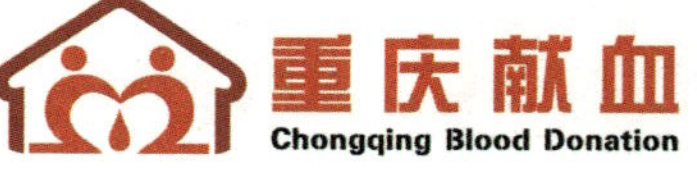

重庆市爱心献血屋标准化设计规范

Standardization of blood donation house in Chongqing

前言
PREFACE

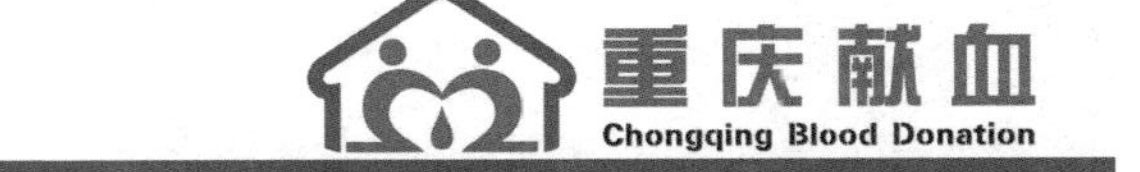

按照《重庆市基层医疗卫生机构标准化建设实施方案》以及《重庆市卫生健康委员会主任办公会审议（讨论）》文件要求，为使我市新建（改建、扩建）的献血屋“建筑内外装修、内部流程满足献血屋功能需求、房间功能标识清晰，格调统一”的标准化要求，现结合我市实际，制定本规范。

一、应先掌握上层基本概念

本手册按层次由上至下编排，越往上层越基础，越向下层越具体。各层次既相对独立，又有机关联。在使用时，如果没有掌握上层相关的指导原则和基本规定，而直接从下层具体项目入手，容易造成使用时的错误。因此，在使用具体项目时，应先了解上层相关部分的内容，避免在使用中出现大的偏差。

二、严格执行规定

1. 凡本手册明确规定的条文、规范和规格，如基本要素系统和应用系统中的各项具体规定，应严格遵守，不得随意更改。
2. 凡本手册只有图例没有指出具体规格、材质的项目，或说明中指出可以参照执行的项目，都应在不违反有关基本规范条款的前提下使用。
3. 对本手册尚未规定的部分，如今后新增的应用设计项目，凡涉及标志、标准字、标准色等基本要素的，必须严格遵守基本要素系统的有关规定，不得擅自更改；其具体表现形式、风格，也应参照本手册类似的应用设计项目，保持整体风格一致。

三、尽量采用误差小的使用方式

实施应用设计项目时，对使用的图形，应尽量从本手册所附文件中选取，或按本手册提供的标准色卡采用撕取、复印等方法复制、放大、缩小；在无法使用上述方法的情况下，可按本手册规定的制图生成。对使用的色彩，应按本手册提供的色标、再生资源中的标准色卡在晴天室内光线充足的条件下的效果为基准。由于即使同一色彩标准值，不同材质、不同光照色彩效果也有很大的差异，因此，不应机械套用色彩标准值。

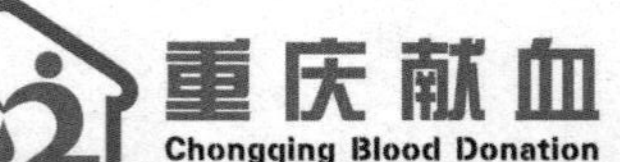

目录
CATALOG

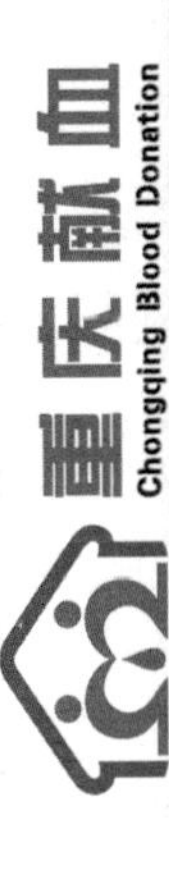

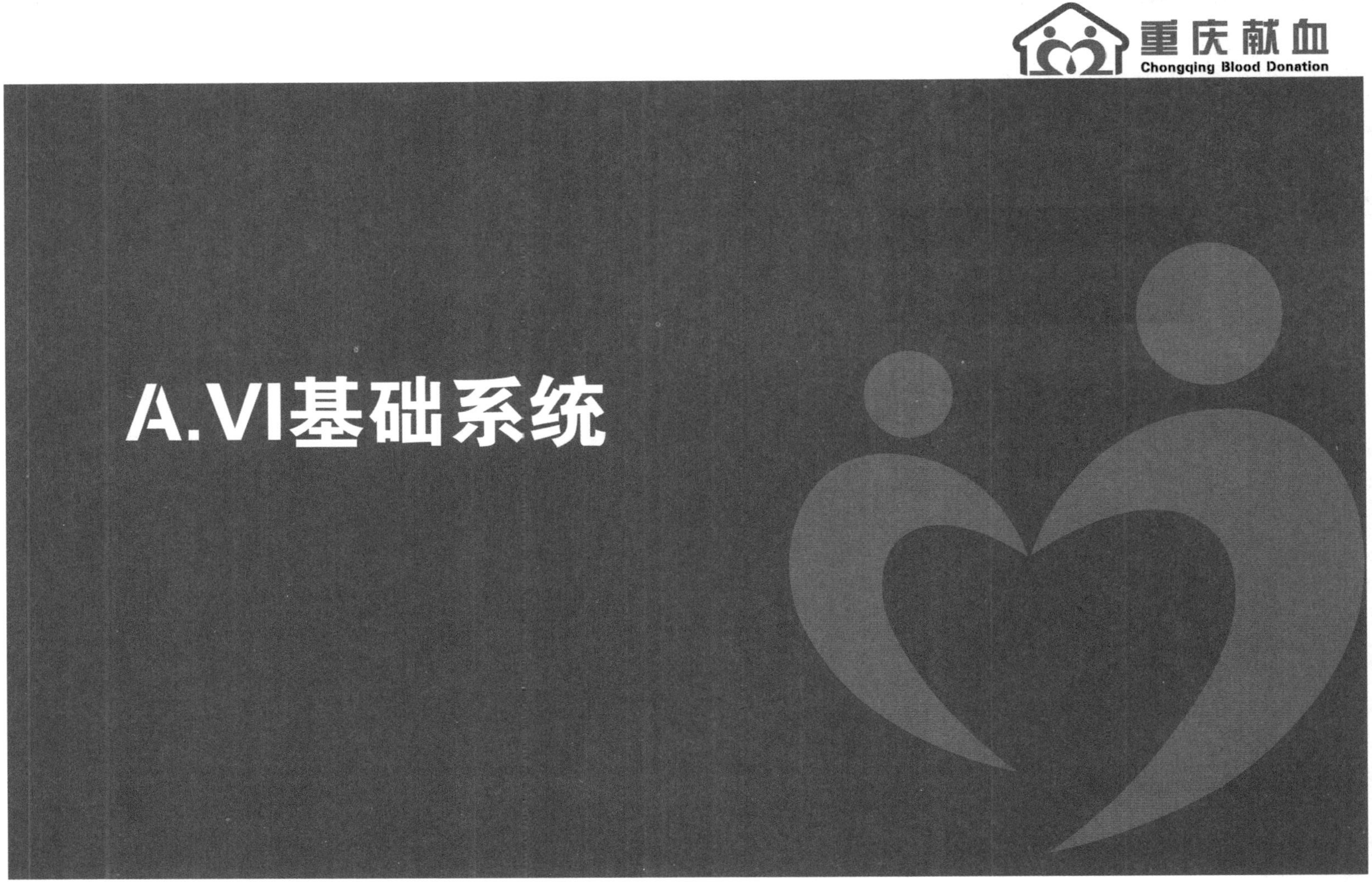

A.VI基础系统

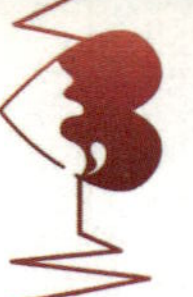

A-01 VISUAL IDENTITY SYSTEM

标志标准图形

标志是塑造企业形象、创造企业无形资产的核心元素，其在企业应用设计项目的范围非常广泛，为了确保企业形象的权威性和完整性，规范设计要求，在使用时不得误用以产生不良的负面影响。

标志设计说明

标志由图形、中文字体和英文字体组成，整个图形以象形化文字“血”为框架，两人在爱心屋内，席地而坐，弯腰鞠躬，双手行中华传统礼仪“作揖”，象征了奉献者对生命的敬畏，受益者对奉献者感激之情。中间血滴，点名主题，表达出人与人之间爱心，点滴汇成海。图形以血液的红色为基础色，两种红色具有包裹感和生命力，突出了热于奉献、积极向上的公益精神。

标志标准图形

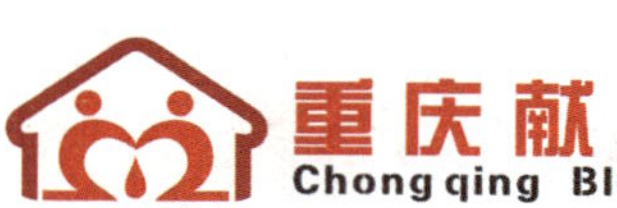

标志的黑色应用

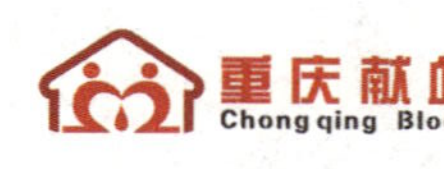

标志的反白应用

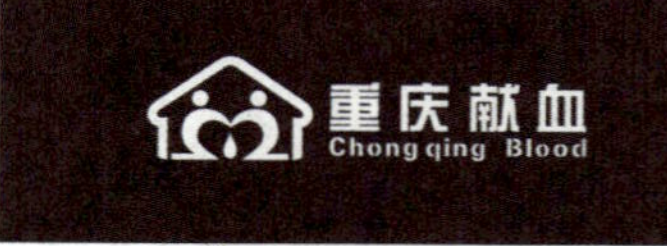

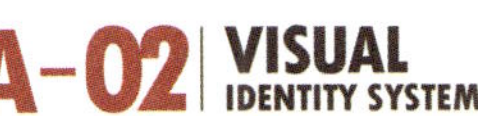

基础系统规范部分

标志标准图形

标志是塑造企业形象、创造企业无形资产的核心元素，其在企业应用设计项目的范围非常广泛，为了确保企业形象的权威性和完整性，规范设计要求，在使用时不得误用以产生不良的负面影响。

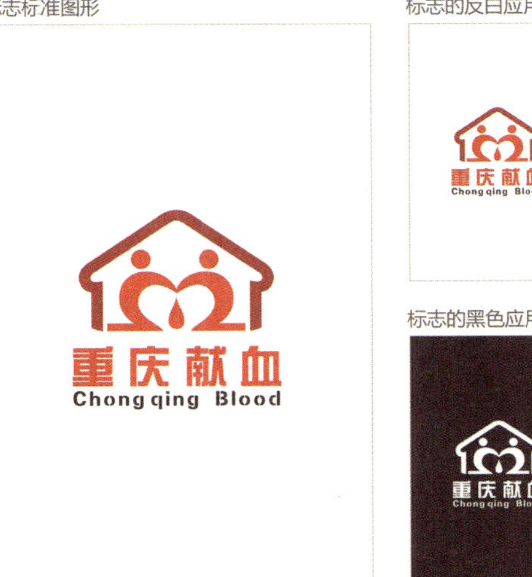

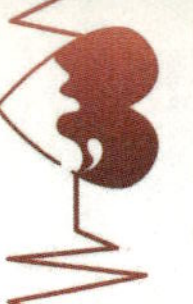

A-03 VISUAL IDENTITY SYSTEM

命名规则

主标题为“重庆献血”，副标题为“xx区（县）xx爱心屋”。为适用于不同地区，不同建筑方式，达到统一识别性，采用标准图形、标准字体横式组合。配有标准制图和方格制图，制作时请严格按照提供的图示绘制。

重庆献血
Chong qing Blood
江北区观音桥爱心屋

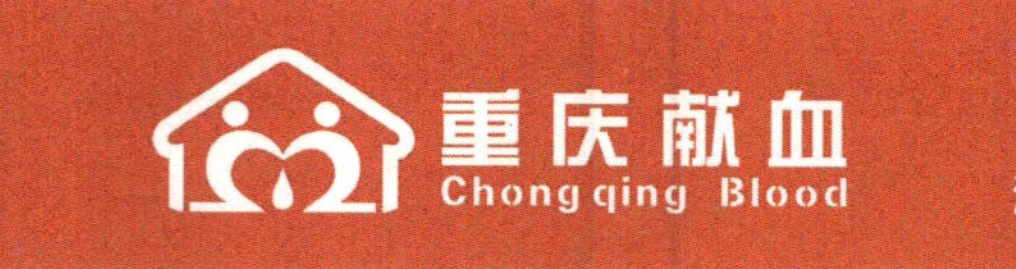

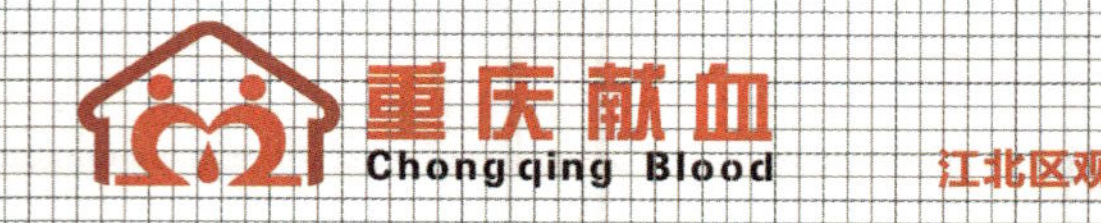

A-04 VISUAL IDENTITY SYSTEM

基础系统规范部分

标志标准方格制图

标志是企业的象征和精神、是企业特点的集中表现，又是视觉识别系统的核心。不规范的运用会使企业形象产生混乱，从而削弱或损害企业形象，因此标志制作的规范极为重要。当不能运用电子文件输出时，应严格按本图规定的规范进行制作。

注：X为一个基本计量单位

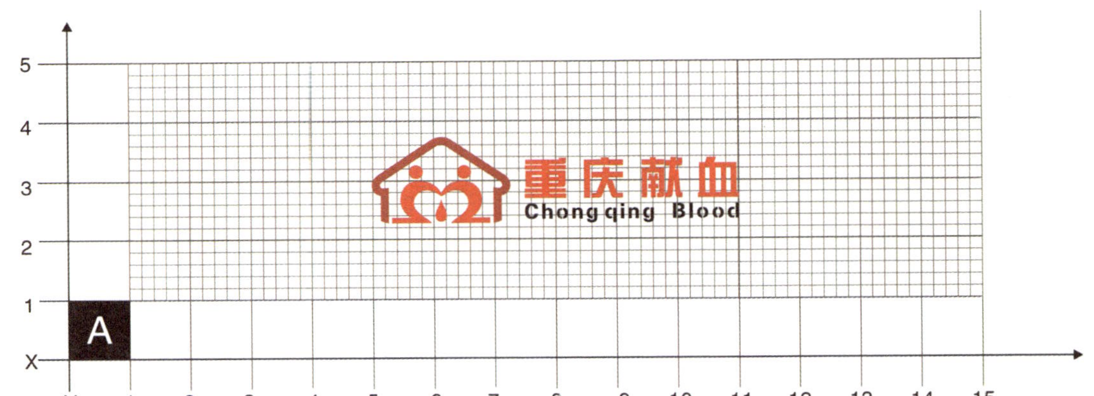

A-05 VISUAL IDENTITY SYSTEM

标志标准方格制图

标志是企业的象征和精神、是企业特点的集中表现，又是视觉识别系统的核心。不规范的运用会使企业形象产生混乱，从而削弱或损害企业形象，因此标志制作的规范极为重要。当不能运用电子文件输出时，应严格按本图规定的规范进行制作。

注：X为一个基本计量单位

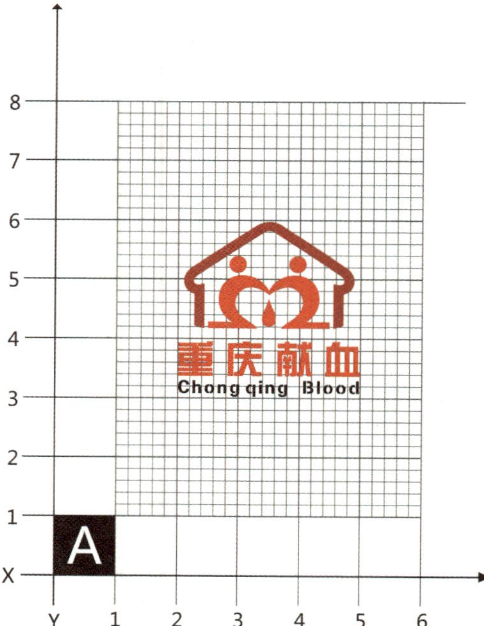

A-06 VISUAL IDENTITY SYSTEM

基础系统规范部分

企业标准色

标准色的设定，是为了有效地辅助企业形象异化、个性化的形成及色彩的心理作用，强化企业形象，发挥全面扩散、统一形象识别的传播效果。

C32M100Y96K0
R171G41B41

C0M100Y100K0
R218G37B29

C0M0Y0K100
R31G26B23

A-07 VISUAL IDENTITY SYSTEM

基础系统规范部分

企业标准色色阶

标准色的设定,是为了有效地辅助企业形象异化、个性化的形成及色彩的心理作用，强化企业形象，发挥全面扩散、统一形象识别的传播效果。

100%
90%
80%
70%
60%
50%
40%
30%
20%
10%

100%
90%
80%
70%
60%
50%
40%
30%
20%
10%

100%
90%
80%
70%
60%
50%
40%
30%
20%
10%

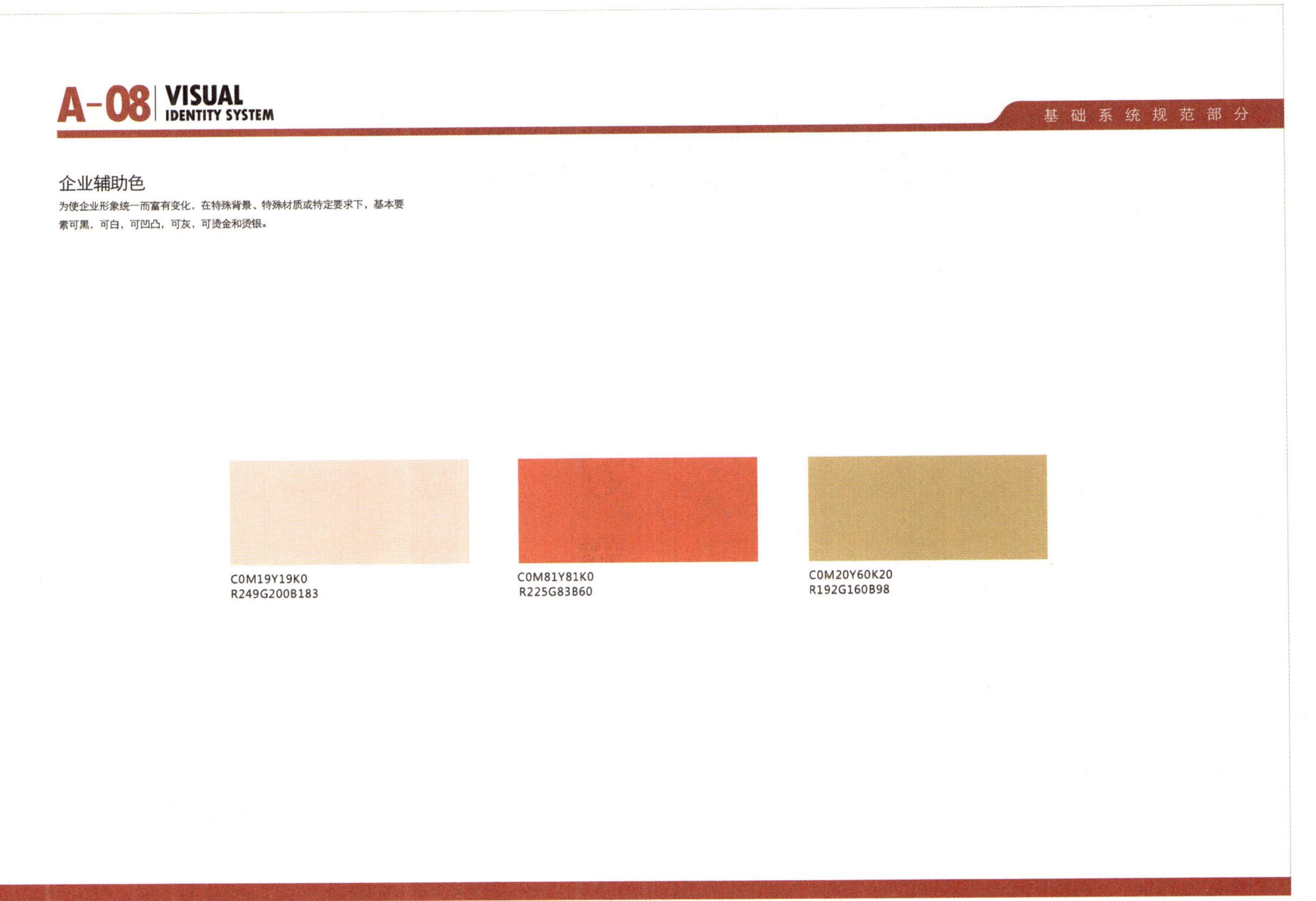
A-08 VISUAL
IDENTITY SYSTEM
基础系统规范部分
企业辅助色
为使企业形象统一而富有变化，在特殊背景、特殊材质或特定要求下，基本要素可黑，可白，可凹凸，可灰，可烫金和烫银。
C0M19Y19K0
R249G200B183
C0M81Y81K0
R225G83B60
C0M20Y60K20
R192G160B98

A-09 VISUAL IDENTITY SYSTEM

标志明度应用规范

为了确保标志在各类媒体的明确性、识别性和可读性，在此预作标志在不同明度背景上的运用规范。

背景色 \ 标志色	全彩	黑	白／银	金
背景明度 0%	重庆献血	重庆献血		重庆献血
背景明度 0%–20%	重庆献血	重庆献血		
背景明度 20%–40%				
背景明度 40%–60%				
背景明度 60%–80%			重庆献血	
背景明度 100%			重庆献血	重庆献血

A-10 VISUAL IDENTITY SYSTEM

基础系统规范部分

标志标准运用最小极限

品牌标志是应用最为广泛、出现频率最高的视觉传达要素，必须在各种传播媒体上广泛使用。为避免标志在应用过程中产生模糊不清的不良效果，确保标志的完整表现，特规定标志在不同状态下的最小使用尺寸为6 mm。

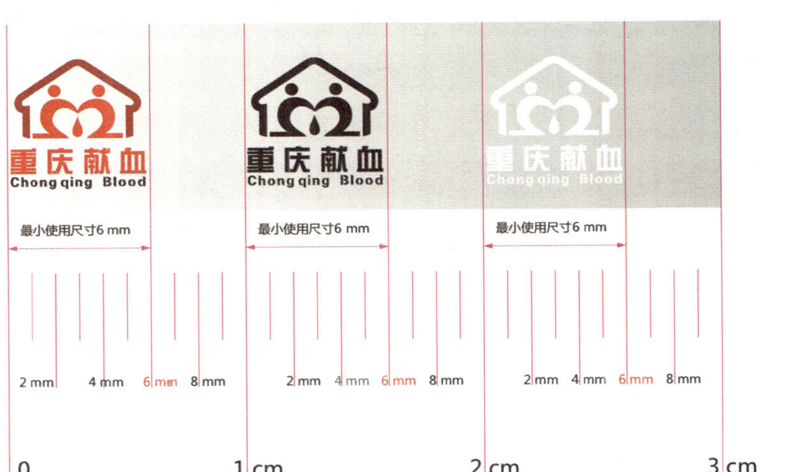

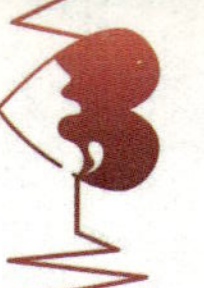

A-11 VISUAL IDENTITY SYSTEM

企业标志印刷色

为了确保标志在应用时的明确性、可识别性和可读性，在此预作标志在各类印刷时的运用规范。色彩对于标志起着不可分割的作用，为达到标志在使用中的一致性，我们预定了标志色彩的可适用范围，在操作时务必严格遵守。

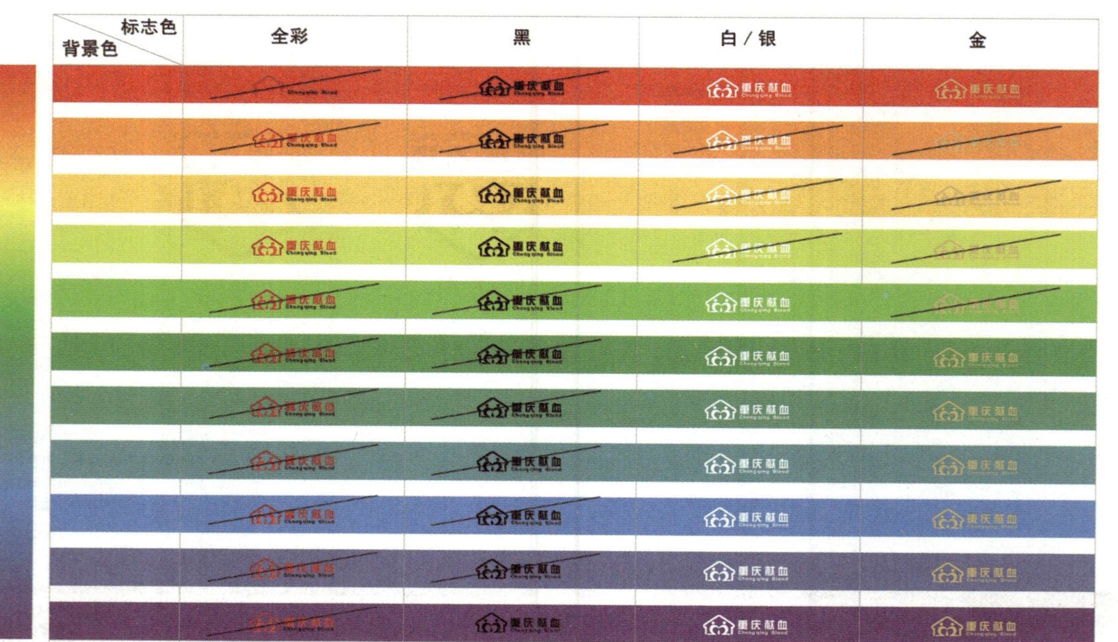

A-12 VISUAL IDENTITY SYSTEM

基础系统规范部分

企业印刷专用中文字体

为了塑造企业一致的文宣风格和形象，所有传播媒体、广告促销及平面印刷等物信息的传达文字，均采用指定的印刷字款，以求形成一致的风格。
可以同一字款下使用不同粗细的字体，标题字使用较粗字体，正文使用较细字体。特殊主题的字体不在此限定之例。

此字体只是建议，必要时可向字体公司购买

微软雅黑

重庆献血印刷专用中文字体

建议使用于大型印刷用品例如：大型对外宣传背景板等

方正小标宋简体

• • • • • • • • • • • • •

建议使用于中型印刷用品例如：室内环境，指示系统，杂志报纸标题等

微软雅黑粗

重庆献血印刷专用中文字体

建议使用于中型印刷用品例如：室内环境，指示系统，杂志报纸标题等

方正综艺简体

• • • • • • • • • • • • •

建议使用于中型印刷用品例如：室内环境，指示系统，杂志报纸标题等

A-13 VISUAL IDENTITY SYSTEM

基础系统规范部分

企业印刷专用英文字体

为了塑造企业一致的文宣风格和形象，所有传播媒体、广告促销及平面印刷等物信息的传达文字，均采用指定的印刷字款，以求形成一致的风格。

可以同一字款下使用不同粗细的字体，标题字使用较粗字体，正文使用较细字体。特殊主题的字体不在此限定之例。

ABCDEFGHIJKLMNOPQRSTUVWXYZ0123456789
abcdefghijklmnopqrstuvwxyz，.;:""[]{}~!@#$%()=+

Arial

ABCDEFGHIJKLMNOPQRSTUVWXYZ0123456789
abcdefghijklmnopqrstuvwxyz，.;:""[]{}~!@#$%()=+

ZapfHumnst Ult BT

ABCDEFGHIJKLMNOPQRSTUVWXYZ0123456789
abcdefghijklmnopqrstuvwxyz，.;:" " []{}~!@#$%()=+

建文镂空大黑

ABCDEFGHIJKLMNOPQRSTUVWXYZ0123456789
abcdefghijklmnopqrstuvwxyz，.;:""[]{}~!@#$%()=+

Arial Black

ABCDEFGHIJKLMNOPQRSTUVWXYZ0123456789
abcdefghijklmnopqrstuvwxyz，.;:""[]{}~!@#$%()=+

Arrus BT

ABCDEFGHIJKLMNOPQRSTUVWXYZ0123456789
abcdefghijklmnopqrstuvwxyz，.;:""[]{}~!@#$%()=+

Serifa BT

A-14 VISUAL IDENTITY SYSTEM

基础系统规范部分

标志禁用规范示例

这里从位置、字体、标志变化、色彩等几个方面设置了可能碰到而应该完全避免的错误组合设计；实际上，可能出现的错误还将更多。这只是提醒这类错误使用会大大减弱标志的识别性，应该完全禁止使用。

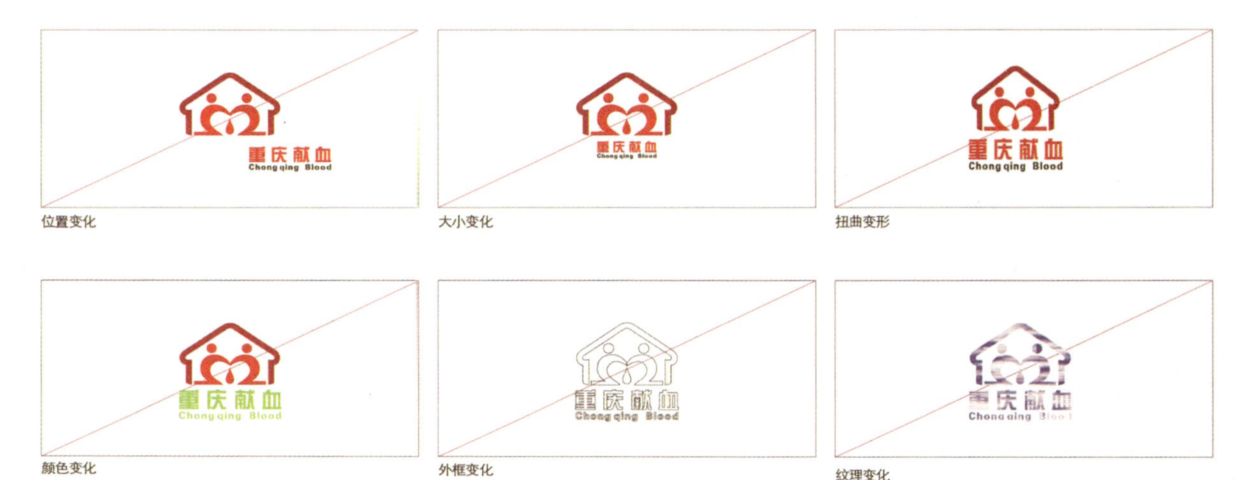

位置变化　大小变化　扭曲变形

颜色变化　外框变化　纹理变化

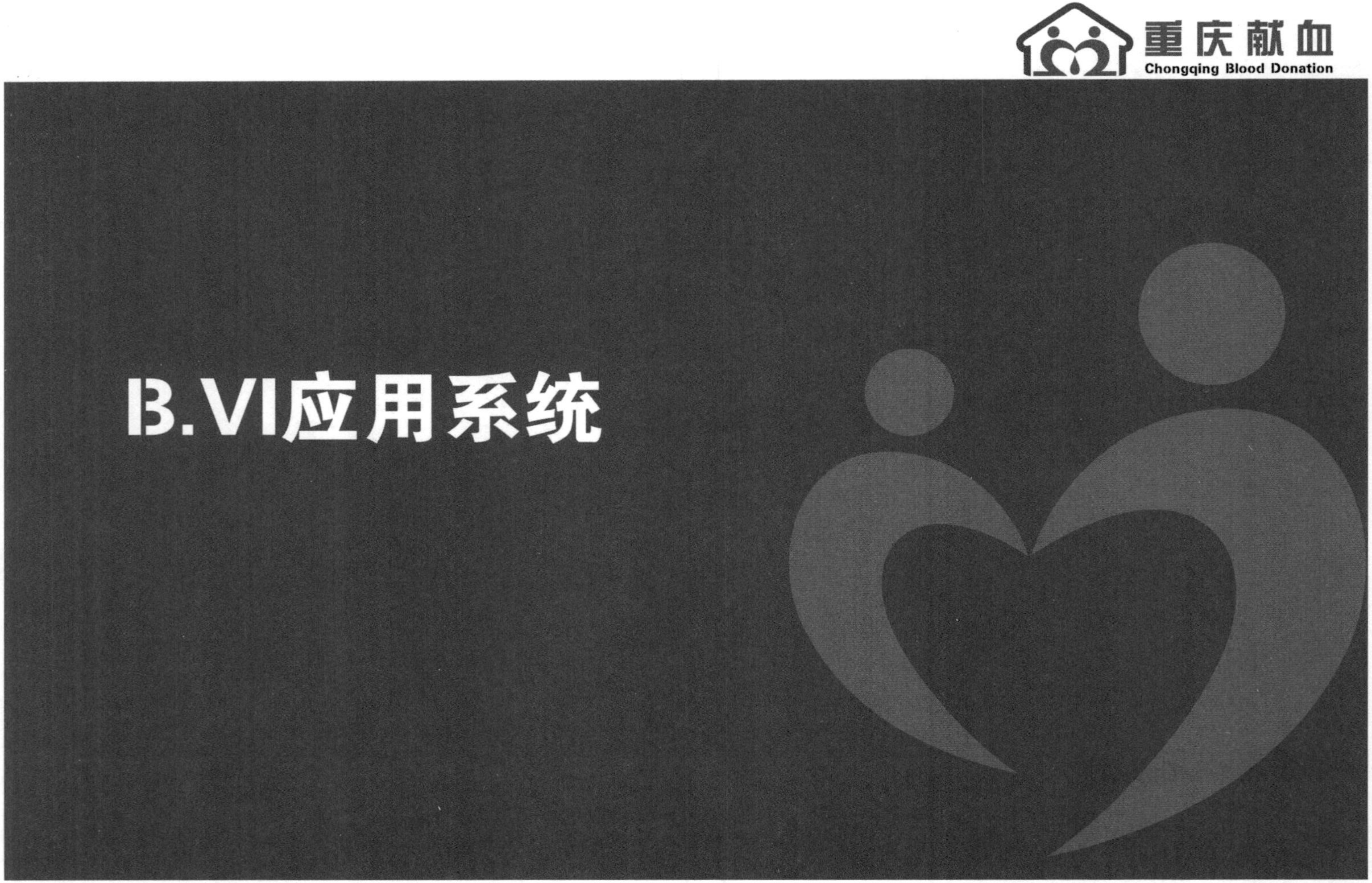

B.VI应用系统

B-01 VISUAL IDENTITY SYSTEM

应用系统规范部分

纸杯

制作时务必按设计规范进行,不得对规格字体、颜色及排版组合方式做任何改动，亦不得加印规定之外的任何内容。

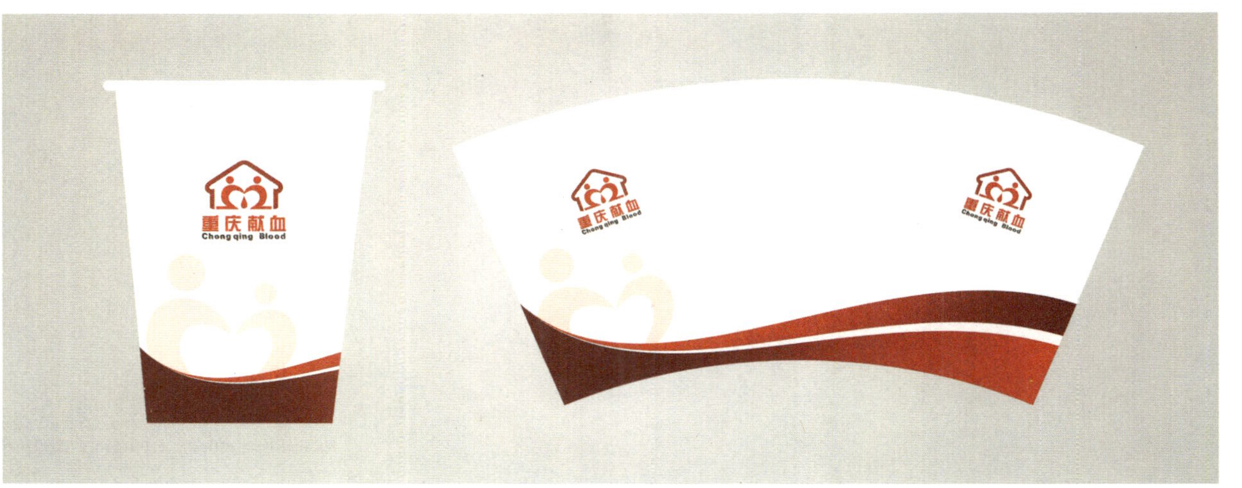

B-02 VISUAL IDENTITY SYSTEM

便签纸

制作时务必按设计规范进行,不得对规格字体、颜色及排版组合方式做任何改动，亦不得加印规定之外的任何内容。

B-03 VISUAL IDENTITY SYSTEM

信封

制作时务必按设计规范进行，不得对规格字体、颜色及排版组合方式做任何改动，亦不得加印规定之外的任何内容。

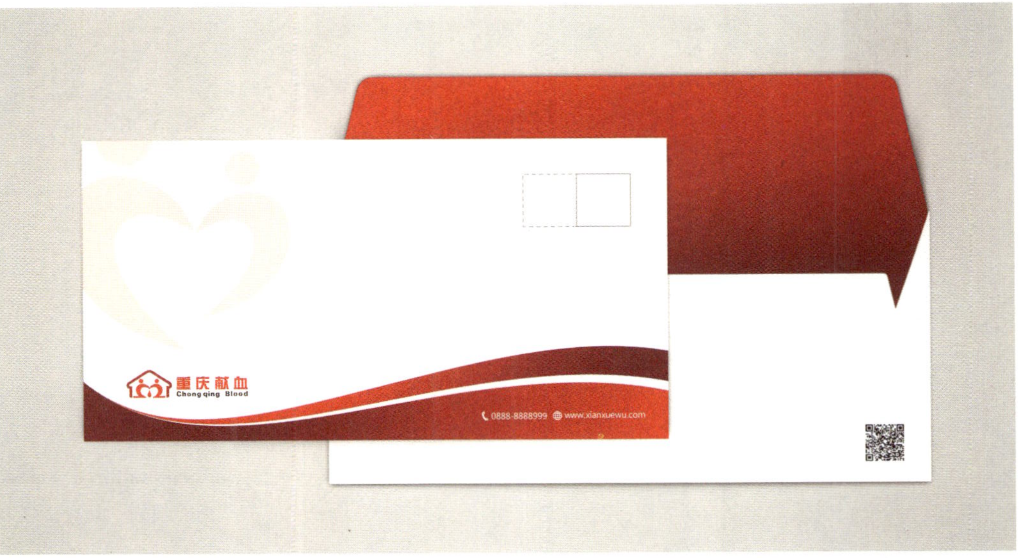

B-04 VISUAL IDENTITY SYSTEM

手提袋

制作时务必按设计规范进行,不得对规格字体、颜色及排版组合方式做任何改动，亦不得加印规定之外的任何内容。

重庆献血
Chong qing Blood
400-000-8888
www.xianxuewu.com

档案袋

制作时务必按设计规范进行，不得对规格字体、颜色及排版组合方式做任何改动，亦不得加印规定之外的任何内容。

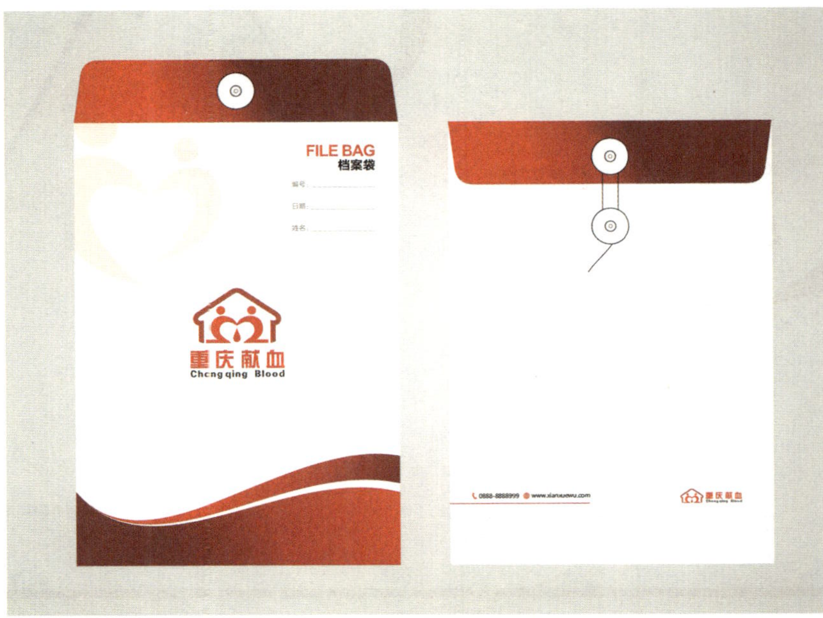

B-06 VISUAL IDENTITY SYSTEM

应用系统规范部分

雨伞

制作时务必按设计规范进行,不得对规格字体、颜色及排版组合方式做任何改动，亦不得加印规定之外的任何内容。

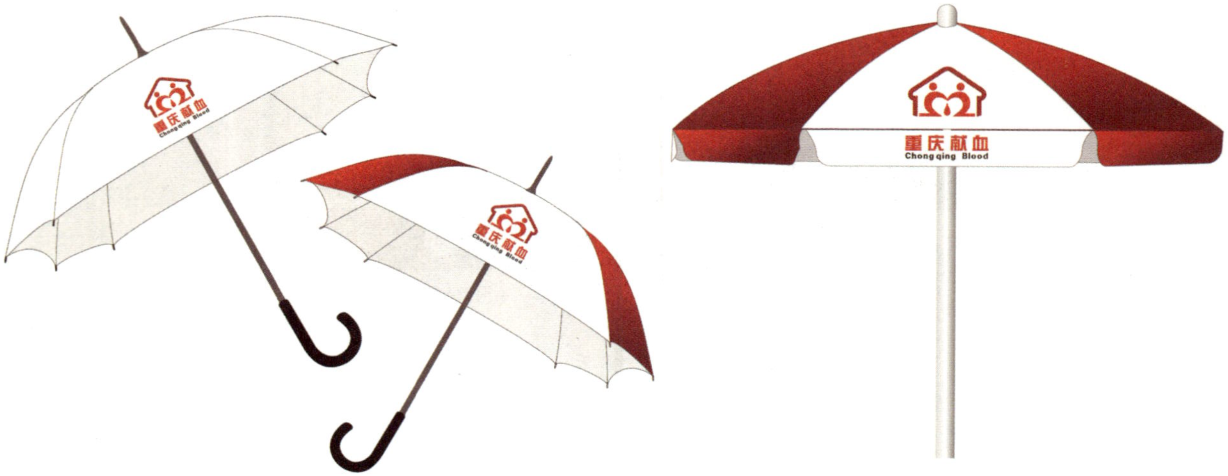

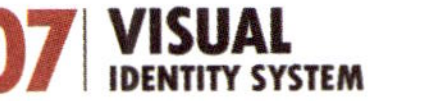

应用系统规范部分

科室牌

制作时务必按设计规范进行，不得对规格字体、颜色及排版组合方式做任何改动，亦不得加印规定之外的任何内容。

重庆献血 Chong qing Blood
献血室
Blood Donation Room

重庆献血 Chong qing Blood
会议室
Diagnosis and treatment room

B-08 VISUAL IDENTITY SYSTEM

应用系统规范部分

楼层引导牌

制作时务必按设计规范进行,不得对规格字体、颜色及排版组合方式做任何改动，亦不得加印规定之外的任何内容。

重庆献血
2F

重庆献血
5F

接待室 财务处

楼层索引

重庆献血
Chongqing Blood

B-09 VISUAL IDENTITY SYSTEM

应用系统规范部分

工作牌

制作时务必按设计规范进行，不得对规格字体、颜色及排版组合方式做任何改动，亦不得加印规定之外的任何内容。

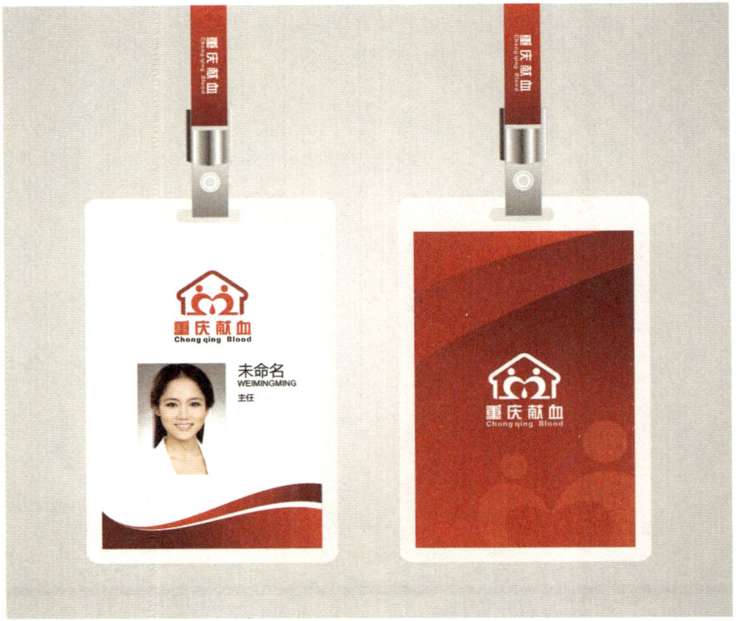

B-10 VISUAL IDENTITY SYSTEM

制度牌

制作时务必按设计规范进行，不得对规格字体、颜色及排版组合方式做任何改动，亦不得加印规定之外的任何内容。

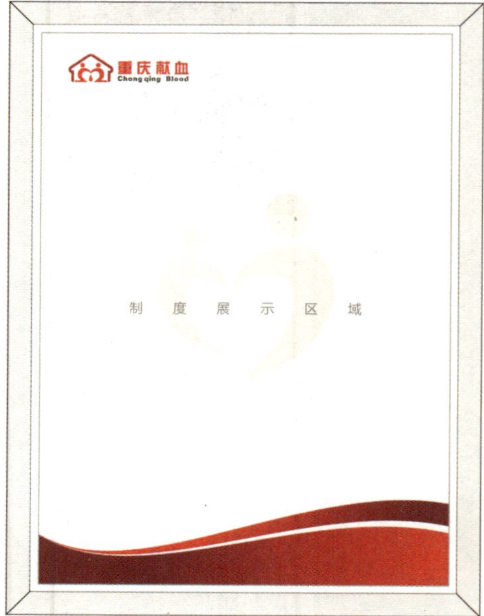

B-11 VISUAL IDENTITY SYSTEM

服装

制作时务必按设计规范进行,不得对规格字体、颜色及排版组合方式做任何改动，亦不得加印规定之外的任何内容。

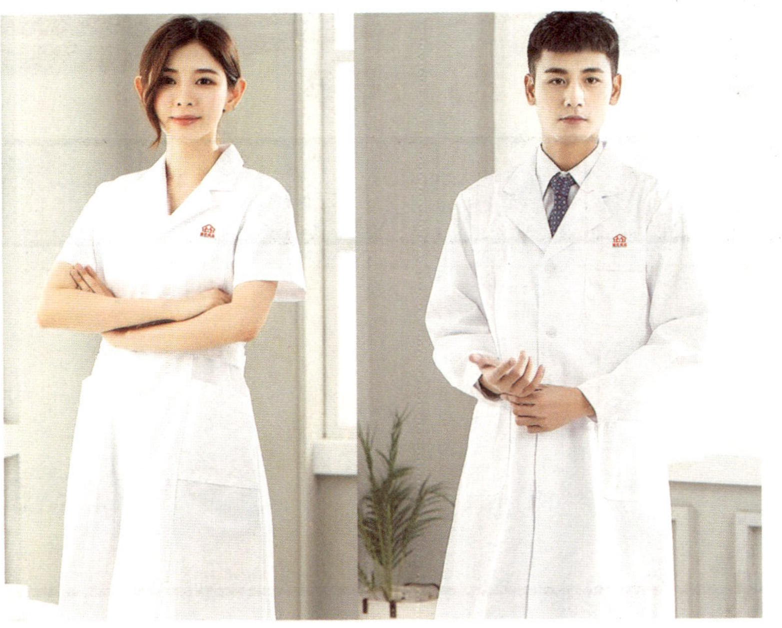

B-12 VISUAL IDENTITY SYSTEM

献血车

制作时务必按设计规范进行,不得对规格字体、颜色及排版组合方式做任何改动，亦不得加印规定之外的任何内容。

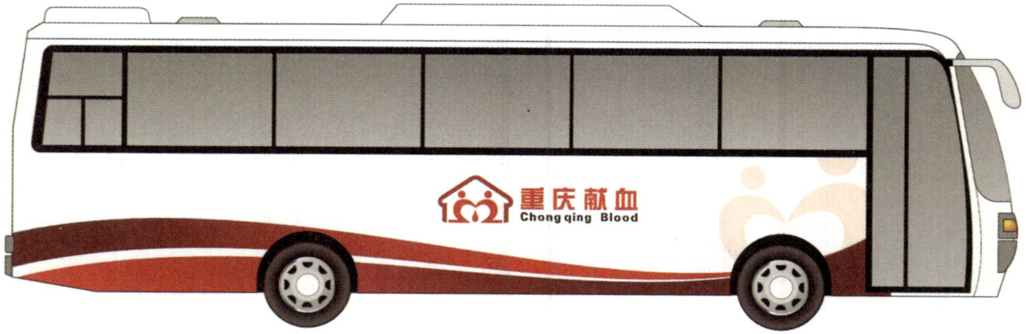

重庆献血
Chongqing Blood Donation

C.建筑装饰规范

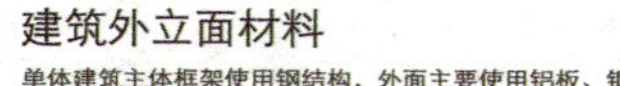

C-01 IDENTITY SYSTEM

建筑外立面材料

单体建筑主体框架使用钢结构，外面主要使用铝板、钢化玻璃、铝方通以及其他材料。材质规格可根据实际进行调整，颜色不得随意更换.

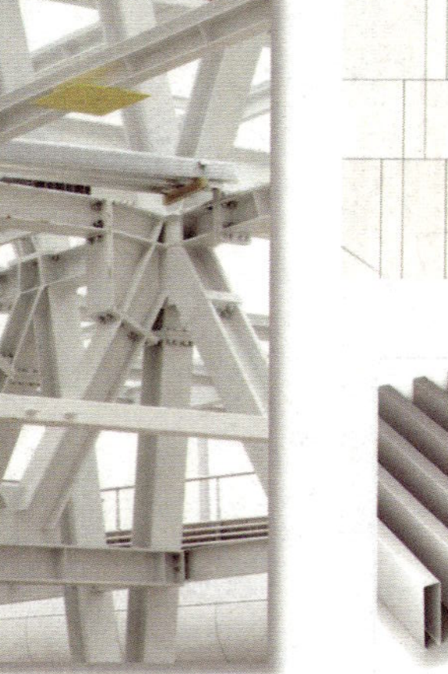

钢结构

铝板

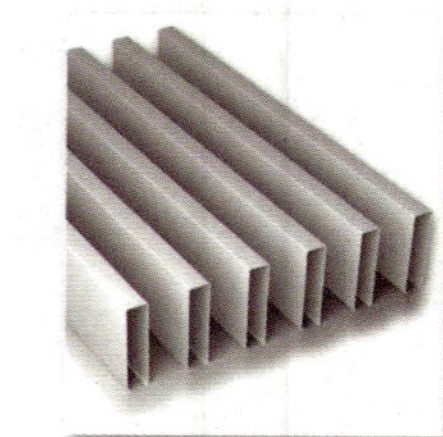

铝方通

清玻

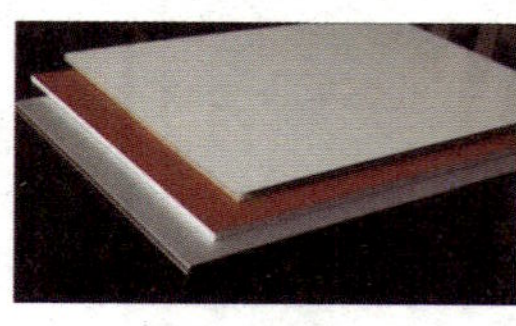

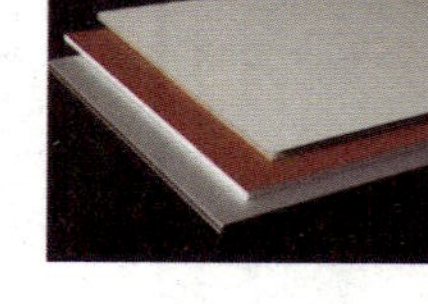

铝塑板

C-02 DECORATE IDENTITY SYSTEM

建筑室内装饰材料

单体建筑献血屋或者上下层商铺形式献血屋的室内装饰，需要统一使用材料。主要使用PVC地胶，爵士白大理石、防火饰面板，白色乳胶漆等，材质规格可根据实际进行调整，色样需经过设计单位选材确定。

PVC地胶

爵士白大理石

防火板木饰面

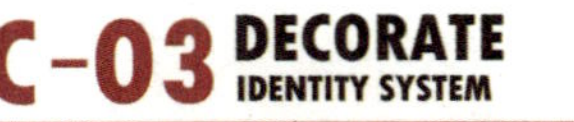

C-03 DECORATE IDENTITY SYSTEM

装饰必要造型

根据视觉系统意形延伸的的房屋形状结构，三种类型的等候的模块，至少一种需要出现在献血屋大厅内。形状大小可根据实际情况进行调整，材质不得随意改变。

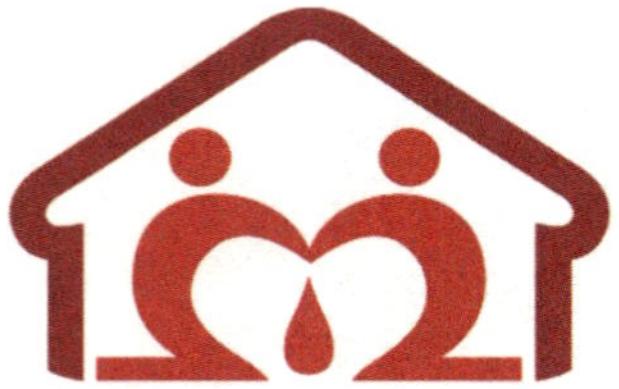

献血屋标志图形

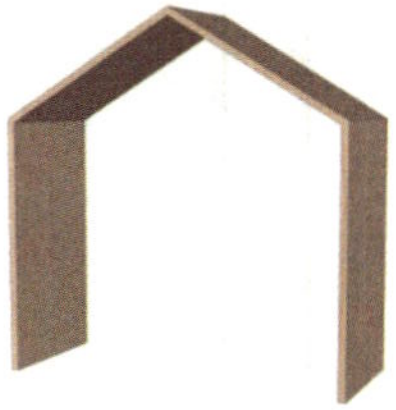

意形演变

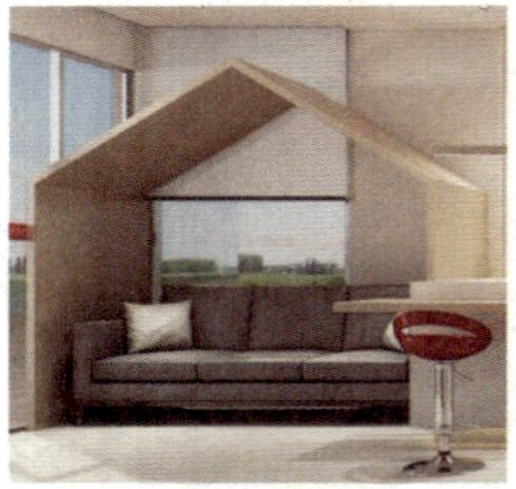

实际运用

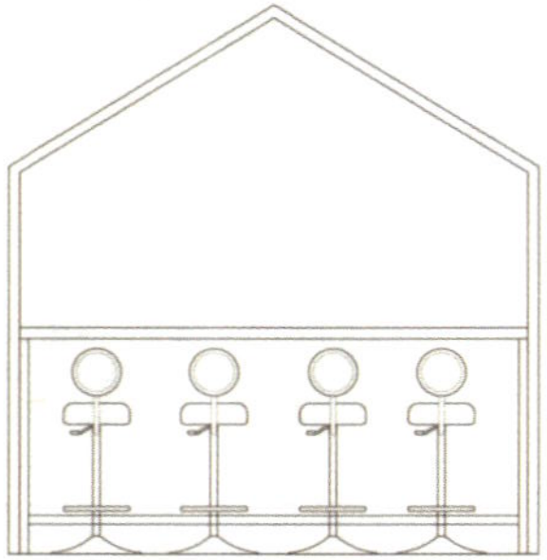

吧台形式

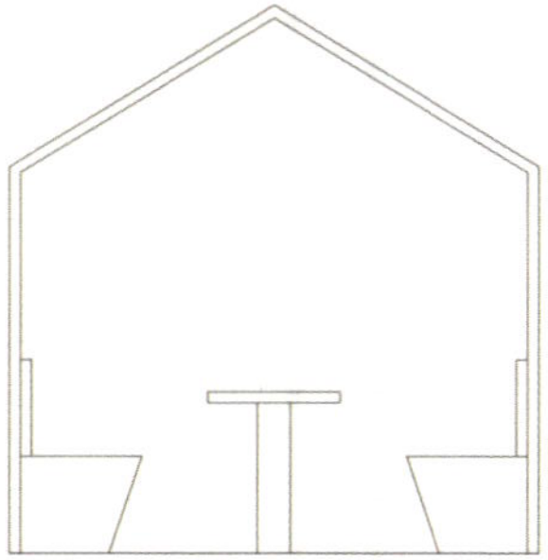

卡座形式

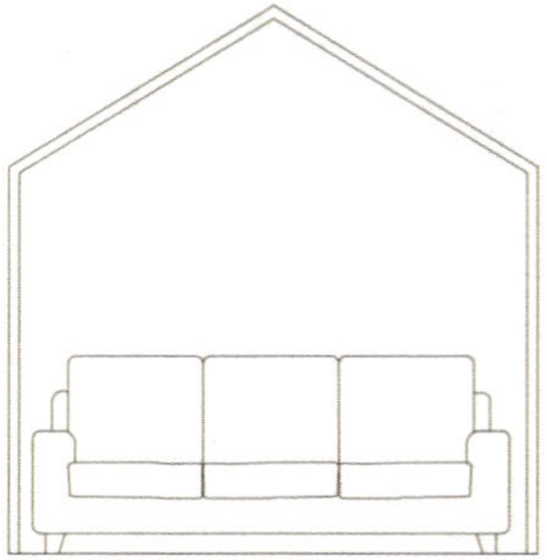

沙发形式

C-04 DECORATE IDENTITY SYSTEM

装饰必要符号

根据视觉系统意形延伸的的标志性符号，木格栅和发光背板需要至少一种出现在献血屋内。形状大小可根据实际情况进行调整，材质不得随意改变。

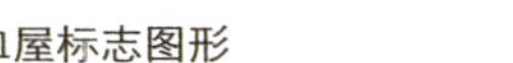

献血屋标志图形

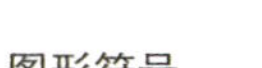
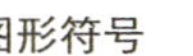
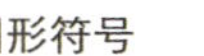

图形符号

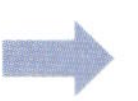

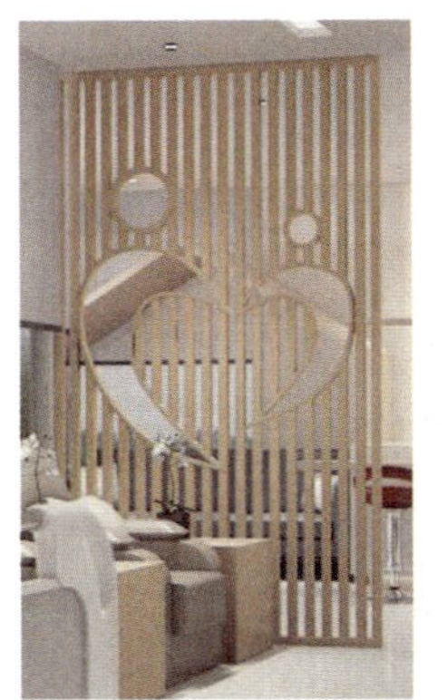

木格栅运用

发光背板运用

C-05 DECORATE IDENTITY SYSTEM

建筑装饰规范部分

单体建筑平面图

单体建筑占地面积约70㎡，分别设置以下区域：出入口、等候区、咨询区、快检区、采血区、采血准备台、消毒处置区、储藏间、更衣间、LED显示屏、户外宣传区、名人展示墙、景观花池。

1 入口
2 入口
3 沙发等候区
4 卡座等候区
5 接待区
6 快检区
7 采血区
8 采血准备台
9 储藏间
10 消毒处置区
11 更衣间
12 LED显示屏
13 户外宣传区
14 名人展示墙
15 景观花池

平面布置图

C-06 DECORATE IDENTITY SYSTEM

单体建筑外观

单体建筑外观，主体结构采用钢结构框架形式，外立面装饰材料为铝板、铝方通和铝塑板。建筑占地面积约70m²，外立面高度约4m。建设时应充分考虑地形、环境、采光和通风以及市政能源。因地制宜设置主方向。序有材料色样需经过设计单位认可后使用。

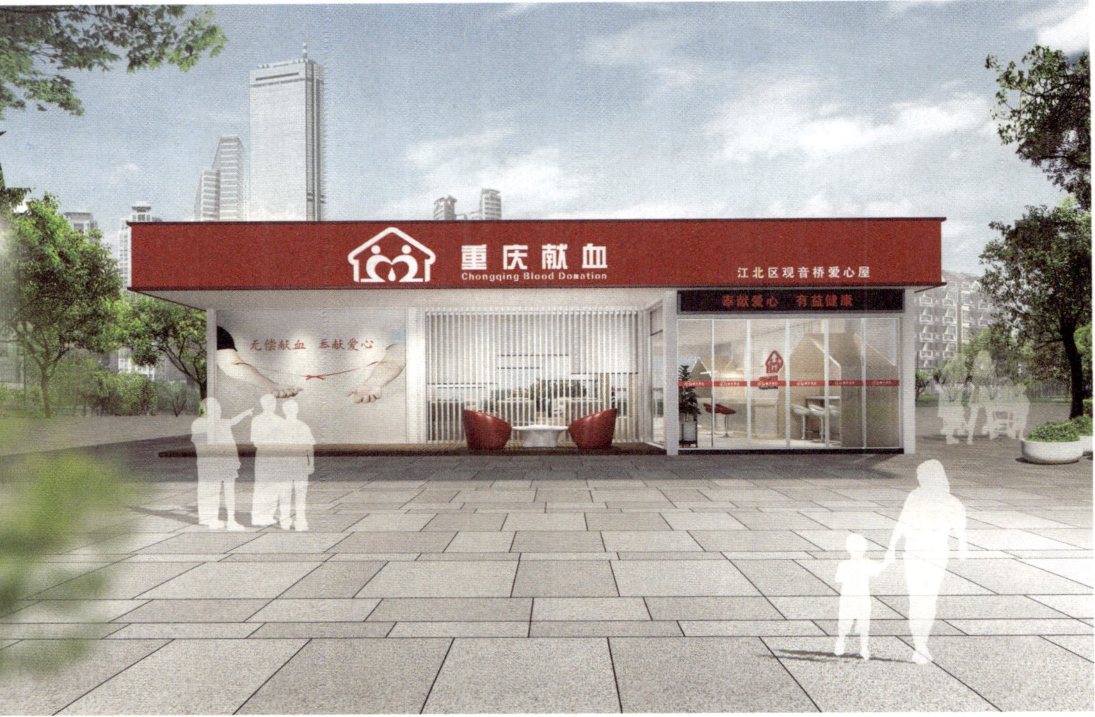

外观效果图

单体建筑外观

单体建筑外观，展示墙、LED屏幕、门楣等位置，尺寸可根据实际情况进行调整。门楣标志图形、命名规则等需结合结合视觉系统部分以及建设单位意见。

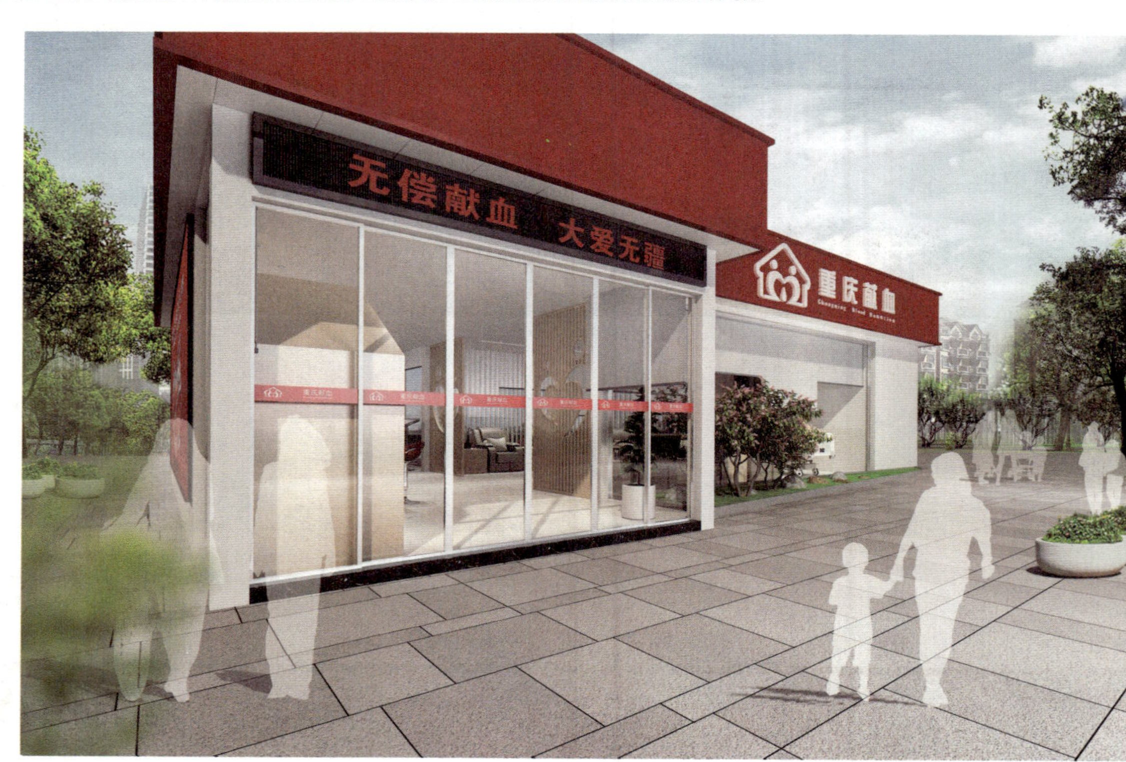

外观效果图

单体建筑室内装饰

单体建筑室内装饰部分，根据功能设置进行划分区域，区域空间大小可根据实际面积进行酌情调整。
灯光照度值根据实际面积和采光情况进行调整。

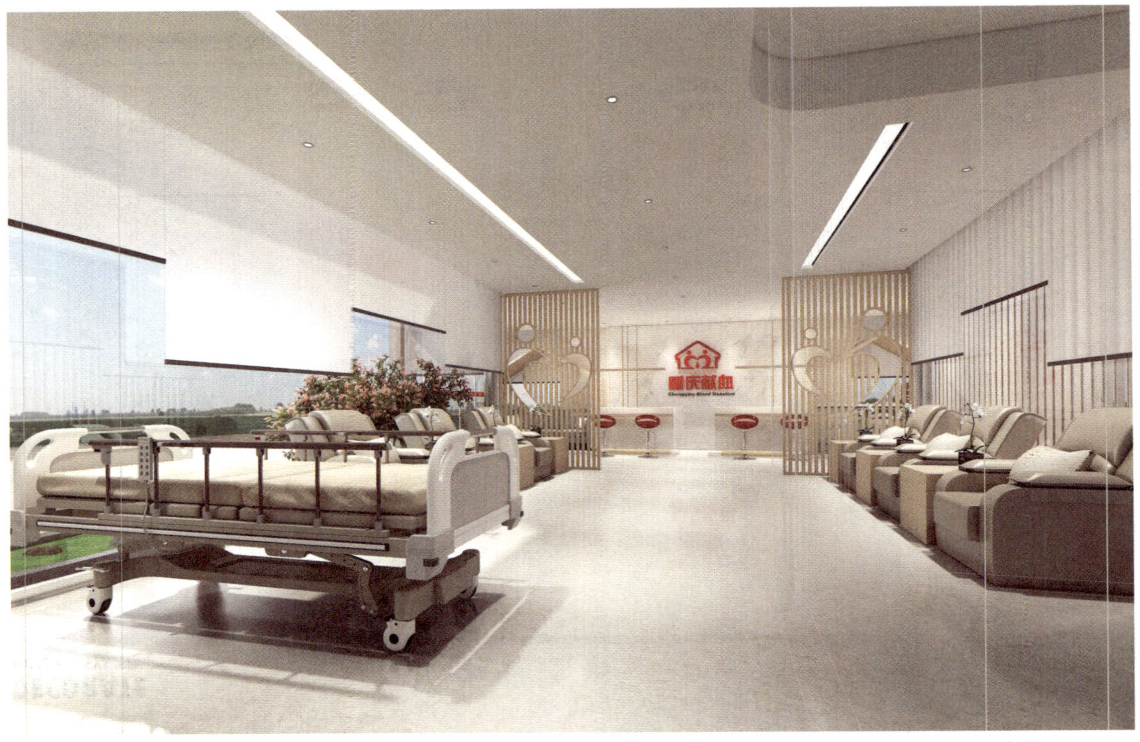

采血区效果图

C-09 DECORATE IDENTITY SYSTEM

单体建筑室内装饰

单体建筑室内装饰部分，使用材料根据材料样式以及设计单位意见选样。必要元素和造型需严格按照规范施工。主题墙造型尺寸可进行调整，标志使用规范参照视觉系统部分。移动家具以及其他软装根据使用要求进行调整。

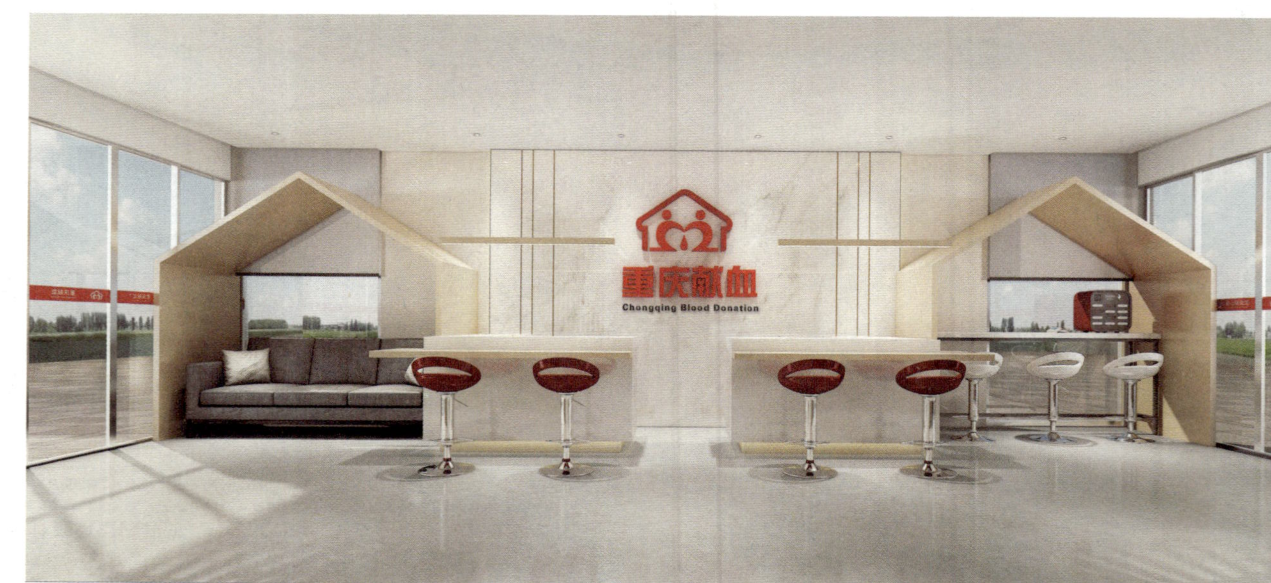

接待区效果图

商业空间平面图

商业空间分为单层和双层，面积合约100㎡，一层分别设置以下区域：出入口、接待区、等候区、LED显示屏、休息观察室、茶水间、展示墙、储物间、楼梯间等。可根据房屋结构已经面积进行空间优化，保留主要功能区域。

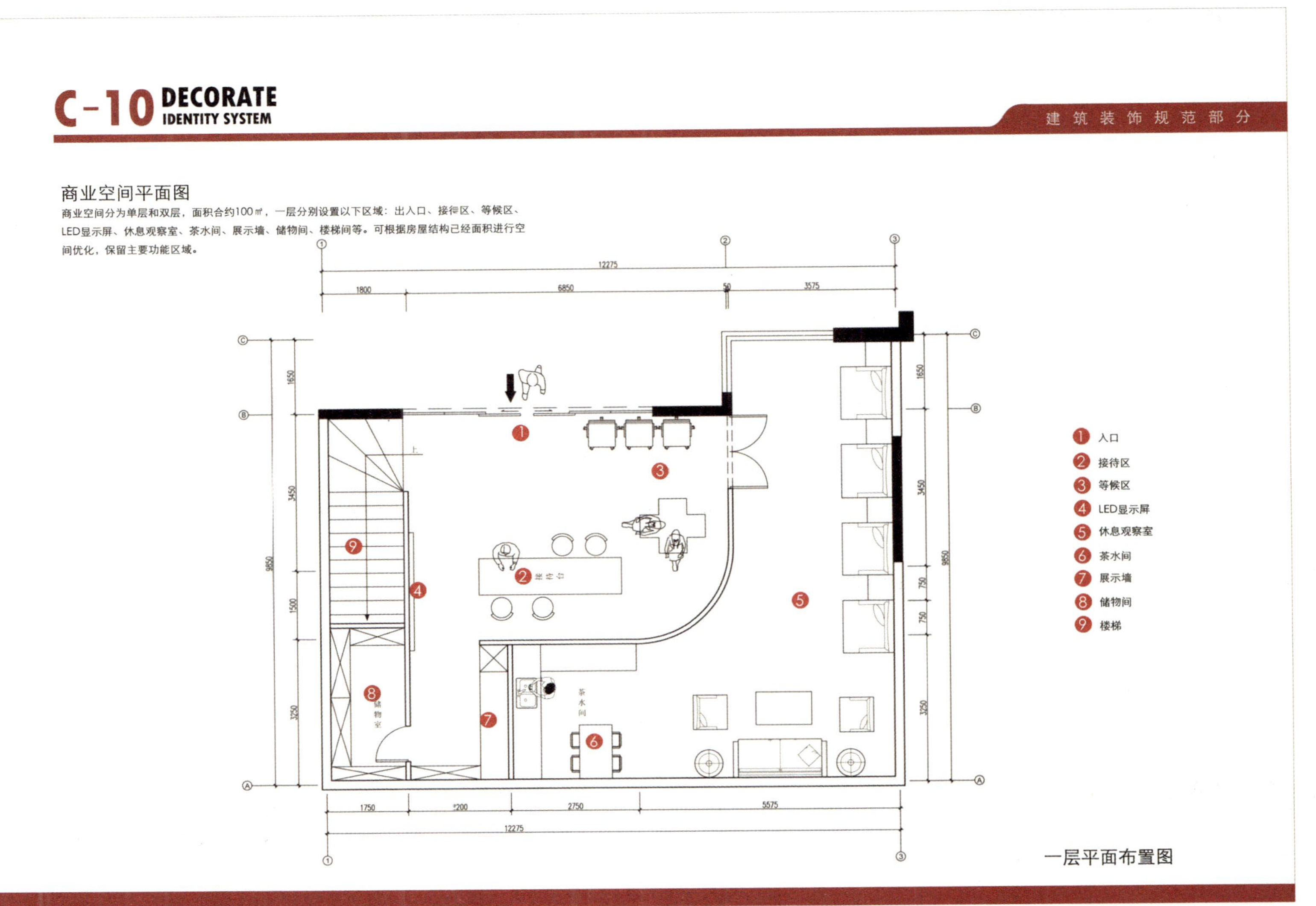

一层平面布置图

C-10 DECORATE IDENTITY SYSTEM

商业空间平面图

一层分别设置以下区域：采血区、急救床、快检区、污染物处置室、医务人员办公室、血浆储藏设备。可根据房屋结构已经面积进行空间优化，保留主要功能区域。

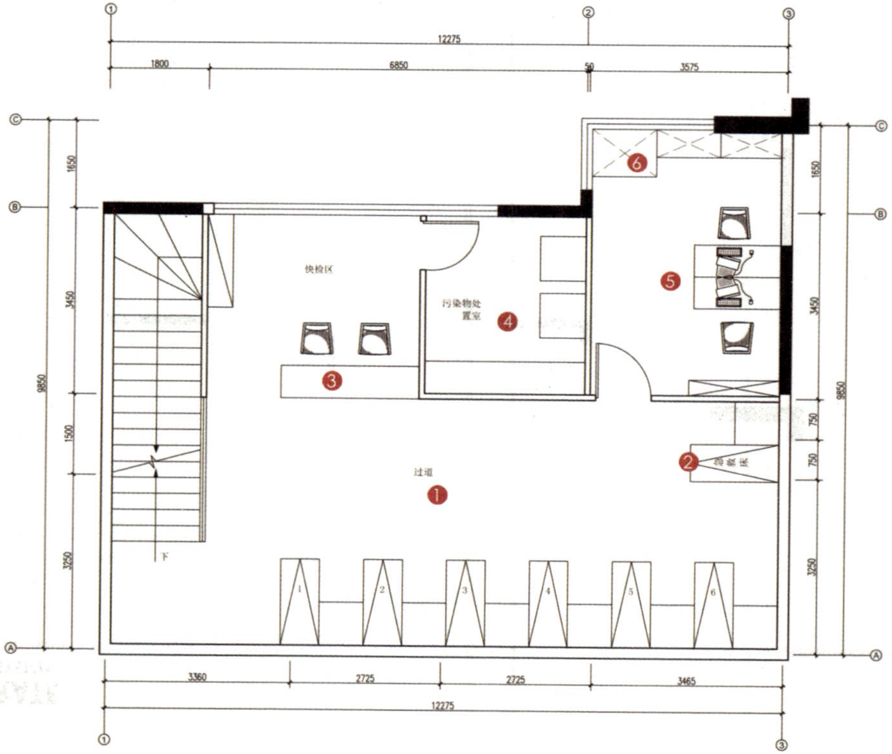

快检区

污染物处置室

过道

1 采血区
2 急救床
3 快检区
4 污染物处置区
5 医务人员办公室
6 血浆储藏设备

二层平面布置图

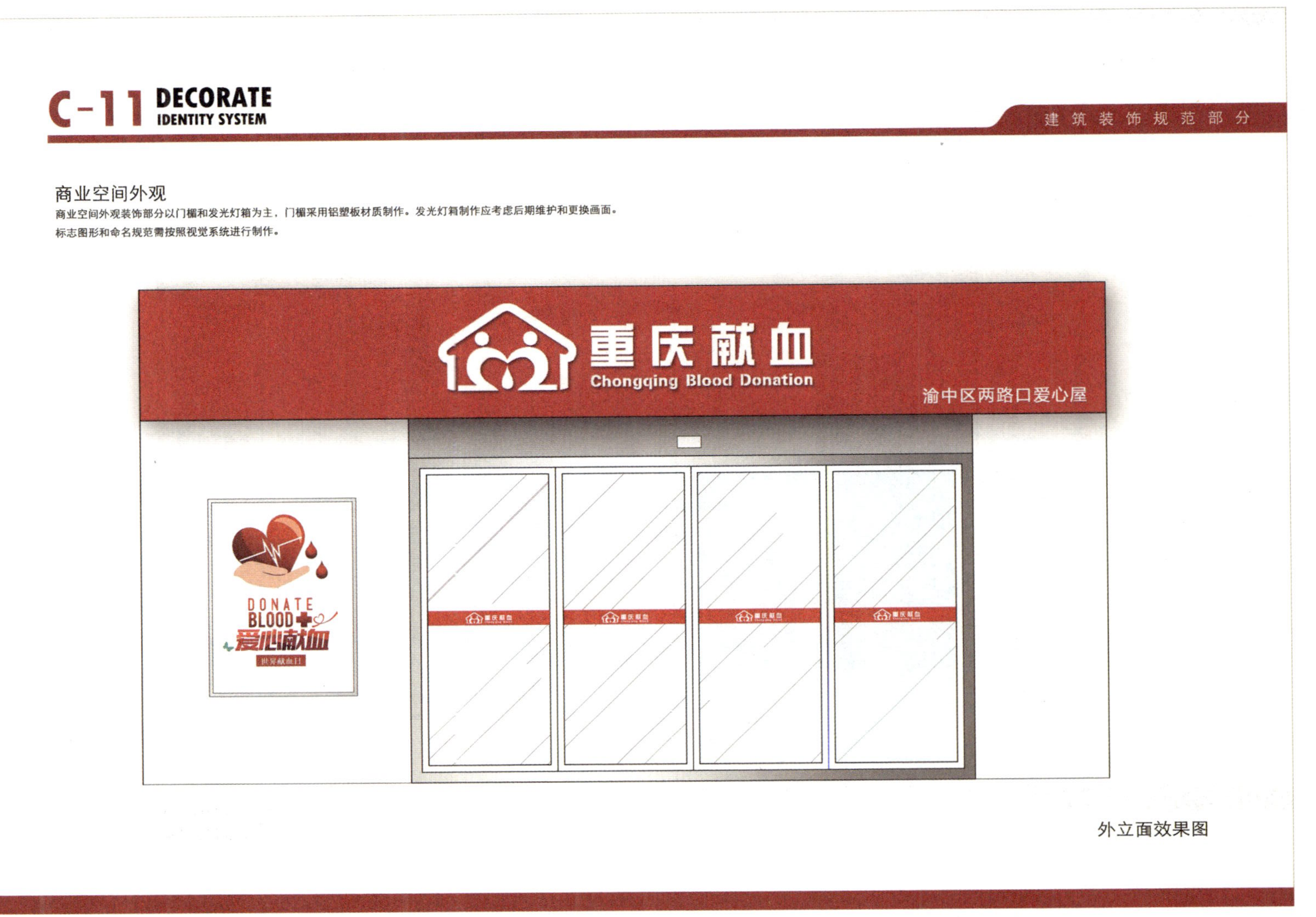
C-11 DECORATE
IDENTITY SYSTEM
建筑装饰规范部分
商业空间外观
商业空间外观装饰部分以门楣和发光灯箱为主，门楣采用铝塑板材质制作。发光灯箱制作应考虑后期维护和更换画面。
标志图形和命名规范需按照视觉系统进行制作。
重庆献血
Chongqing Blood Donation
渝中区两路口爱心屋
DONATE
BLOOD
爱心献血
外立面效果图

C-12 DECORATE IDENTITY SYSTEM

商业空间室内装饰

商业空间室内装饰部分，分为单层或上下两层，根据实际空间面积、结构和功能设置进行划分区域，区域空间大小和功能设置可根据实际进行酌情调整，吊顶样式已经灯光照明需结合实际情况。使用材料需按照材料样式以及设计单位意见选样。

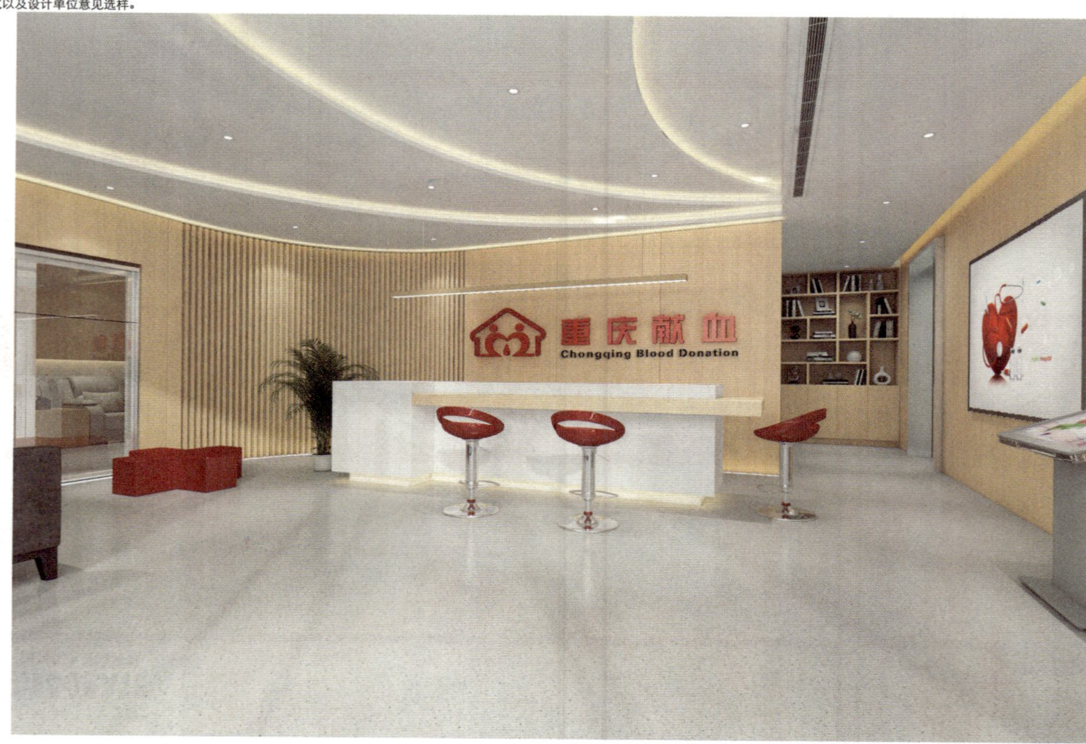

大厅效果图

C-13 DECORATE IDENTITY SYSTEM

商业空间室内装饰

商业空间室内装饰部分，必要出现元素和造型需要严格按照规范进行施工。主题墙尺寸可根据实际情况进行调整。

标志使用规范参照视觉系统部分。

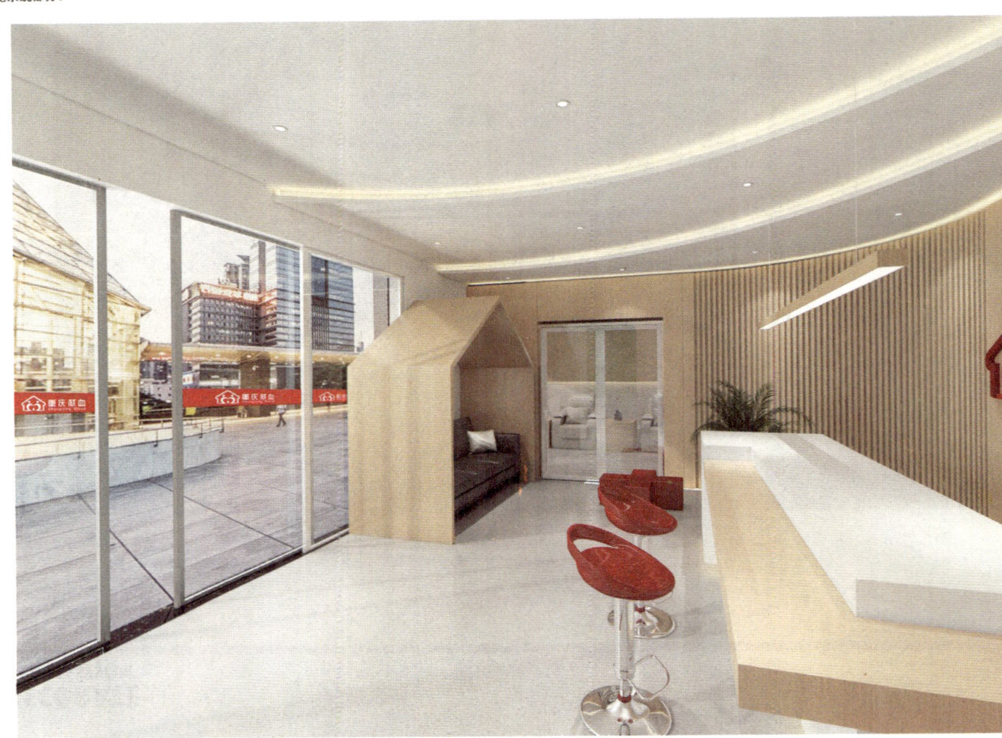

大厅效果图

C-14 DECORATE IDENTITY SYSTEM

商业空间室内装饰

商业空间室内装饰部分，必要出现元素和造型需要严格按照规范进行施工。背板可根据实际情况进行调整。
移动家具已经其他软装可根据使用要求进行调整。

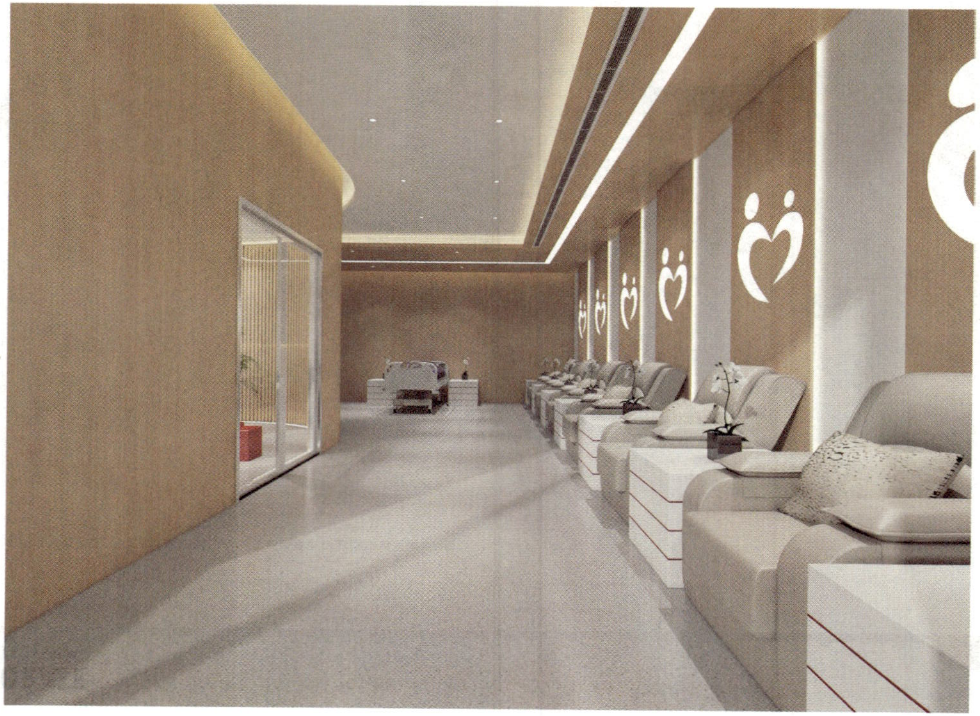

采血区效果图

C-15 DECORATE IDENTITY SYSTEM

建筑装饰规范部分

主要空间软装

单体建筑和商业空间室内装饰部分硬装和软装风格一致，主要使用移动家具、灯光照明已经其他软装样式如下，尺寸大小、数量可根据实际使用情况进行调整。

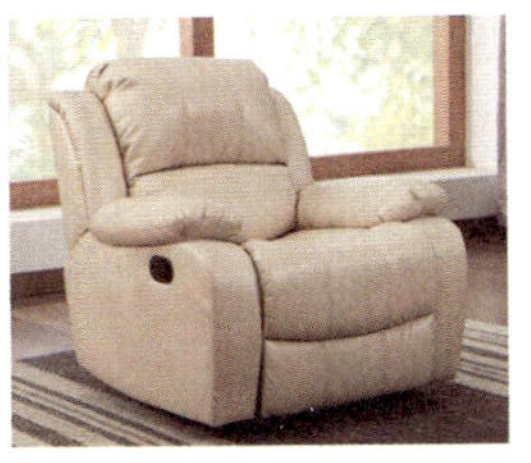

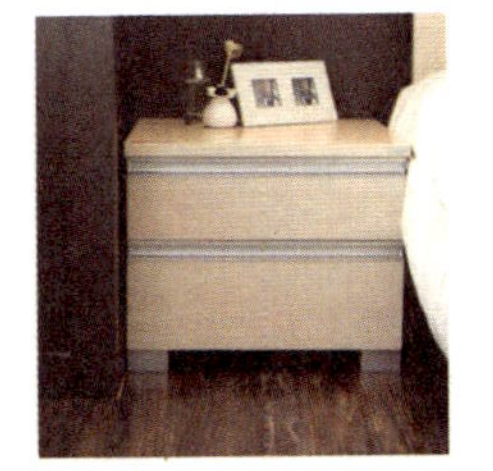

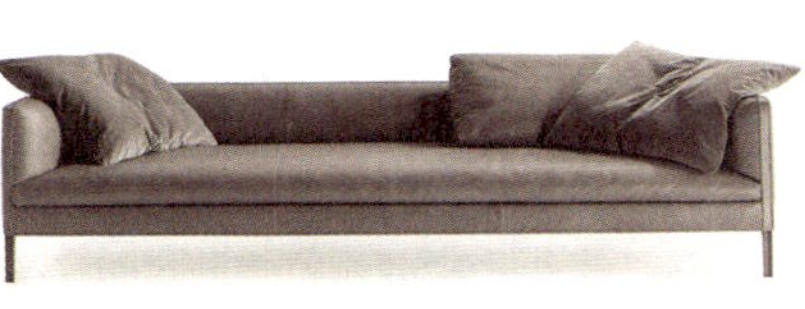

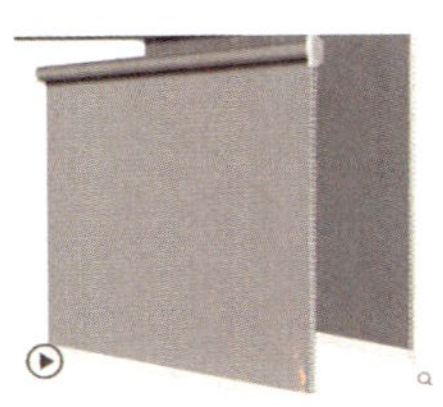

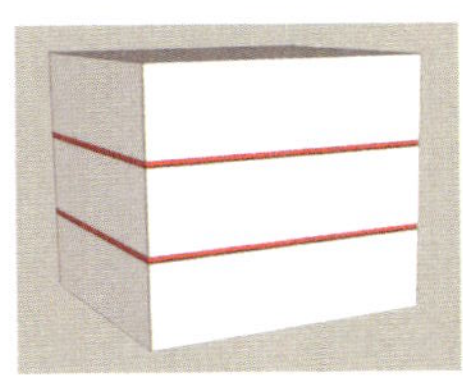

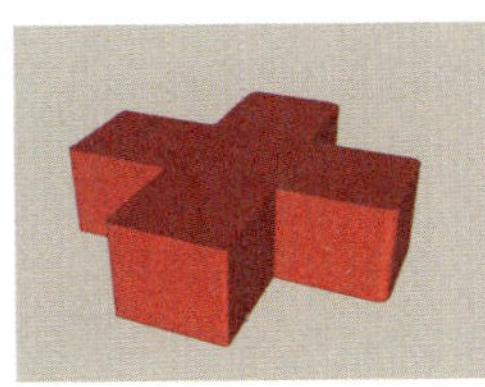

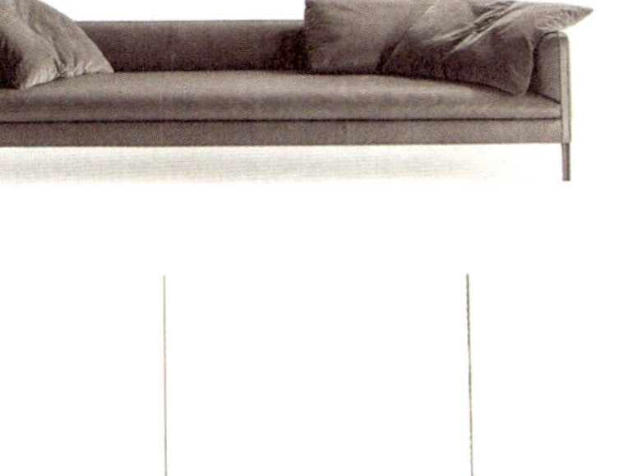

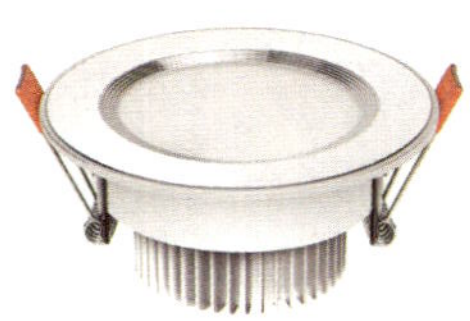

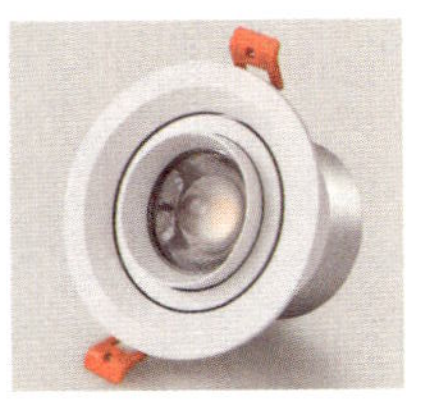